生理活性脂質

短鎖脂肪酸の生化学と応用

原　健次

幸　書　房

は じ め に

　本書は1993，1996年に刊行した「生理活性脂質の生化学と応用」の第3巻にあたる。酢酸，プロピオン酸，酪酸などの短鎖脂肪酸は，100年以上前より反芻動物の第一胃内に存在する事が知られており，反芻動物の主要なエネルギー源であることから，動物におけるその生理作用に関する研究が行われてきた。

　一方，食物繊維は当初，不消化成分として扱われ，消化器の負担を増加し，栄養素の生体内利用率を低下させるものとして糞便の増量効果，便秘の緩和効果以外の栄養学的役割はないと長い間軽視されてきた。その後の研究から食物繊維の栄養学的機能として，有害化学物質の毒性発現阻止作用，コレステロール代謝の正常化作用，耐糖性の改善とインスリン分泌抑制作用，大腸癌発生抑制作用，胆石形成予防作用などさまざまな作用が認められるようになってきた。しかし，最近の研究から食物繊維のこれらの栄養学的機能が，大腸内で嫌気性腸内細菌が食物繊維を分解して産生する酢酸，プロピオン酸，酪酸などの短鎖脂肪酸がその生理作用の本体であることが認識され，ヒトの健康に密接に関与していることから，注目を集めるようになった。短鎖脂肪酸の臨床応用研究の成果から，短鎖脂肪酸は脂質代謝，グルコースとインスリン代謝，大腸細胞の分化・増殖，大腸の恒常性維持に係わることが知られ，それゆえ大腸癌，直腸癌，潰瘍性大腸炎の発生にも深く係わっていると推定されている。

　本書では，大腸内微生物による短鎖脂肪酸の産生，大腸からの吸収，肝臓での代謝，腸管血流循環・腸管運動・消化管上皮細胞分化に対する作用，大腸癌発生抑制作用，脂質代謝・糖質代謝・窒素代謝に及ぼす影響，短鎖脂肪酸をその構成成分とするストラクチャード・トリグリセリドの栄養生理的作用，短鎖脂肪酸およびその関連化合物の臨床応用などについての最近の知見をまとめたものである。短鎖脂肪酸のヒトと動物の生体内での重要性と健康維持における役割を理解して頂き，生理学，生化学，栄養学，細胞生物学に携わる方々の知識の整理と今後の展開を考えるうえでお役に立てれば幸いである。

2000年11月

原　　健　次

目　　次

第1章　短鎖脂肪酸の生理活性物質としての意義 ……………………………… 1
1-1）短鎖脂肪酸研究の背景 …………………………………………………… 1
1-2）食物繊維 …………………………………………………………………… 1
1-3）反芻動物の第一胃における消化 ………………………………………… 1
1-4）短鎖脂肪酸とは …………………………………………………………… 3
1-5）大　　　腸 ………………………………………………………………… 4
　1-5-1）哺乳動物の大腸 ……………………………………………………… 4
　1-5-2）ヒトの大腸 …………………………………………………………… 8
　1-5-3）大腸の機能 …………………………………………………………… 9
　1-5-4）糞便量，ガス（おなら）生成量，性状，消化管通過時間に及ぼす
　　　　　食物繊維の影響 ……………………………………………………… 10
　1-5-5）消化管の形態，組織変化に及ぼす食物繊維の影響 ……………… 14
　1-5-6）消化管内pH変化に及ぼす食物繊維の影響 ……………………… 15
1-6）大腸内微生物と短鎖脂肪酸産生 ………………………………………… 18
　1-6-1）腸内のミクロフローラ ……………………………………………… 18
　1-6-2）大腸のミクロフローラとその機能 ………………………………… 19
　1-6-3）大腸ミクロフローラの食餌による調節 …………………………… 20
　1-6-4）短鎖脂肪酸の産生 …………………………………………………… 22
　1-6-5）血中脂肪酸濃度と，短鎖脂肪酸産生量の推定 …………………… 24
　1-6-6）大腸での短鎖脂肪酸の産生 ………………………………………… 25
　1-6-7）大腸内での短鎖脂肪酸産生に及ぼす因子 ………………………… 31

第2章　短鎖脂肪酸の吸収 ………………………………………………………… 38
2-1）はじめに …………………………………………………………………… 38
2-2）短鎖脂肪酸の拡散輸送 …………………………………………………… 38
2-3）短鎖脂肪酸の拡散輸送のしくみ ………………………………………… 41
　2-3-1）非解離型拡散輸送による短鎖脂肪酸の吸収 ……………………… 41
　2-3-2）短鎖脂肪酸の吸収における重炭酸イオン（HCO_3^-）の影響 …… 43
　2-3-3）Na^+-H^+，K^+-H^+の交換反応によるH^+の供給 ……………… 44
　2-3-4）短鎖脂肪酸の交換輸送系による輸送 ……………………………… 44

第3章　短鎖脂肪酸の代謝 ………………………………………………………… 49
3-1）はじめに …………………………………………………………………… 49
3-2）短鎖脂肪酸の肝臓での代謝 ……………………………………………… 49

3-2-1）酢酸の肝臓での代謝 ……………………………………………………49
　　　3-2-2）プロピオン酸肝臓での代謝 …………………………………………50
　　　3-2-3）酪酸の肝臓での代謝 …………………………………………………51
　　3-3）短鎖脂肪酸の大腸細胞での代謝 ……………………………………………51
　　　3-3-1）短鎖脂肪酸の大腸細胞での代謝 ……………………………………51
　　　3-3-2）短鎖脂肪酸の大腸細胞での代謝に影響を及ぼす因子 ……………53
　　　3-3-3）短鎖脂肪酸代謝に及ぼすアセチルサリチル酸の影響 ……………53

第4章　腸管機能に及ぼす短鎖脂肪酸の影響 ………………………………………56

　　4-1）大腸運動に及ぼす短鎖脂肪酸の影響 ………………………………………56
　　4-2）回腸運動に及ぼす短鎖脂肪酸の影響 ………………………………………57
　　4-3）食物の胃排出,回腸通過時間に及ぼす短鎖脂肪酸の影響 ………………59
　　4-4）大腸上皮細胞での塩素イオン分泌,吸収に及ぼす短鎖脂肪酸の影響 …60
　　　4-4-1）大腸上皮細胞での塩素イオン分泌に及ぼす短鎖脂肪酸の影響 …60
　　　4-4-2）大腸上皮細胞での塩素イオン吸収に及ぼす短鎖脂肪酸の影響 …62
　　4-5）大腸細胞の容積に及ぼす短鎖脂肪酸の影響 ………………………………63
　　4-6）膵液の分泌に及ぼす短鎖脂肪酸の影響 ……………………………………64
　　　4-6-1）はじめに ………………………………………………………………64
　　　4-6-2）膵液の分泌に及ぼす因子 ……………………………………………65
　　　4-6-3）膵液の分泌に及ぼす短鎖脂肪酸の影響 ……………………………65
　　　4-6-4）膵液の分泌に及ぼす食物繊維の影響 ………………………………67
　　4-7）ペプチドYYの分泌に及ぼす短鎖脂肪酸の影響 …………………………68
　　4-8）大腸の微小循環に及ぼす短鎖脂肪酸の影響 ………………………………69

第5章　消化管上皮細胞の増殖に及ぼす短鎖脂肪酸の影響 ……………………72

　　5-1）はじめに-細胞周期 …………………………………………………………72
　　5-2）消化管上皮細胞の増殖に及ぼす食物繊維の影響 …………………………72
　　5-3）消化管上皮細胞の増殖に及ぼす短鎖脂肪酸の影響 ………………………77
　　　5-3-1）反芻動物の胃上皮細胞の増殖に及ぼす短鎖脂肪酸の影響 ………77
　　　5-3-2）ヒト直腸の陰窩上皮細胞の増殖に及ぼす短鎖脂肪酸の影響 ……78
　　　5-3-3）ラットの消化管上皮細胞の増殖に及ぼす短鎖脂肪酸の影響 ……78
　　　5-3-4）*in vitro* での動物細胞の増殖抑制に及ぼす短鎖脂肪酸の影響 …83

第6章　短鎖脂肪酸の大腸癌に及ぼす影響 ………………………………………86

　　6-1）食物繊維の大腸癌に及ぼす影響 ……………………………………………86
　　6-2）食物繊維の発癌物質による大腸癌発癌抑制作用 …………………………87
　　6-3）食物繊維の細胞増殖・分化に関与する酵素活性に及ぼす影響 …………89
　　6-4）大腸内短鎖脂肪酸濃度,大腸内pHと大腸癌 ………………………………93
　　6-5）短鎖脂肪酸の大腸癌細胞の細胞周期に及ぼす影響 ………………………95

第7章　酪酸の大腸癌に及ぼす影響 ……………………………………………………98

- 7-1）はじめに ………………………………………………………………………98
- 7-2）酪酸の大腸癌細胞に及ぼす影響 ……………………………………………98
  - 7-2-1）酪酸の大腸癌細胞増殖抑制作用……………………………………98
  - 7-2-2）酪酸の大腸癌細胞分化促進作用 ………………………………………100
  - 7-2-3）酪酸の大腸細胞内情報伝達系に及ぼす影響 …………………………102
  - 7-2-4）酪酸の大腸癌細胞での癌胎児性抗原発現に及ぼす影響 ……………105
  - 7-2-5）酪酸の大腸癌細胞P-糖タンパク質のリン酸化に及ぼす影響 ………106
  - 7-2-6）酪酸とインターロイキン2が大腸癌細胞に及ぼす相乗効果 ………107
  - 7-2-7）酪酸の大腸癌細胞アポトーシスに及ぼす影響 ………………………108
  - 7-2-8）酪酸の大腸癌細胞のウロキナーゼ活性に及ぼす影響 ………………112
  - 7-2-9）酪酸のトレフォイル　ペプチド発現に及ぼす影響 …………………114
  - 7-2-10）酪酸の大腸癌細胞での活性酵素産生に及ぼす影響 …………………116
- 7-3）酪酸の大腸細胞に及ぼす影響 ………………………………………………118
  - 7-3-1）酪酸の大腸細胞の増殖に及ぼす影響 …………………………………118
  - 7-3-2）酪酸の大腸癌細胞と大腸細胞での逆作用 ……………………………120
  - 7-3-3）酪酸のインスリン様増殖因子-結合タンパク質分泌に及ぼす影響…120
- 7-4）酪酸の発癌の分子機構に及ぼす影響 ………………………………………122
  - 7-4-1）大腸癌発癌の過程と癌遺伝子，癌抑制遺伝子の関与 ………………122
  - 7-4-2）大腸癌，直腸癌の生成過程での癌遺伝子，癌抑制遺伝子の関与 …122
  - 7-4-3）酪酸の大腸癌に関与する癌遺伝子，癌抑制遺伝子の変異に及ぼす影響 …123
- 7-5）酪酸の大腸癌転位に及ぼす影響………………………………………………124
- 7-6）酪酸の大腸細胞，大腸癌細胞の分化，増殖に及ぼす影響
  （作用機序のまとめ） ……………………………………………………………126
- 7-7）酪酸誘導体の大腸癌抑制作用…………………………………………………128
  - 7-7-1）はじめに …………………………………………………………………128
  - 7-7-2）トリブチリン，イソブチルアミド ……………………………………128
  - 7-7-3）酪酸モノサッカライドエステル ………………………………………129
  - 7-7-4）ピバリルオキシメチル酪酸 ……………………………………………130
  - 7-7-5）その他の酪酸誘導体の大腸癌抑制作用 ………………………………131
- 7-8）酪酸の遺伝子発現に及ぼす影響………………………………………………132
- 7-9）フェニル酪酸の癌細胞に及ぼす影響…………………………………………133

第8章　食物繊維の脂質代謝への影響 ………………………………………………140

- 8-1）はじめに…………………………………………………………………………140
- 8-2）コレステロール無添加飼料投与時のコレステロール代謝への影響………142
  - 8-2-1）血漿総コレステロール濃度への影響 …………………………………142
  - 8-2-2）血漿リポタンパク質コレステロール濃度への影響 …………………144
  - 8-2-3）肝臓コレステロール濃度への影響 ……………………………………145
- 8-3）コレステロール添加飼料投与時のコレステロール代謝への影響…………145
  - 8-3-1）血漿コレステロール濃度への影響 ……………………………………145

8-3-2）血漿リポタンパク質コレステロール濃度への影響 …………………………………146
   8-3-3）肝臓コレステロール濃度への影響 ………………………………………………147
  8-4）ヒト血漿コレステロール濃度に及ぼす食物繊維の影響 …………………………………149
  8-5）食物繊維のコレステロール代謝に及ぼす因子 ……………………………………………152
   8-5-1）大腸内での短鎖脂肪酸産生量の関与 ……………………………………………152
   8-5-2）コレステロールの吸収，排泄に及ぼす影響 ……………………………………157
   8-5-3）コレステロールの体内分布，代謝回転に及ぼす影響 …………………………159
   8-5-4）コレステロールの肝臓，小腸での生合成に及ぼす影響 ………………………159
   8-5-5）コレステロール生合成に関与する酵素に及ぼす影響 …………………………160
   8-5-6）実験動物の種差，系統差，性差の影響 …………………………………………163
   8-5-7）食物繊維の物性の影響 ……………………………………………………………163
  8-6）食物繊維のトリグリセリド代謝に及ぼす影響 ……………………………………………164
   8-6-1）コレステロール無添加飼料投与時のトリグリセリド代謝への影響 …………164
   8-6-2）コレステロール添加飼料投与時のトリグリセリド代謝への影響 ……………165
   8-6-3）ヒト血漿トリグリセリド濃度に及ぼす食物繊維の影響 ………………………165
  8-7）食物繊維のリポタンパク質代謝に及ぼす影響 ……………………………………………166
   8-7-1）リポタンパク質の性状に及ぼす影響 ……………………………………………166
   8-7-2）アポタンパク質濃度と産生に及ぼす影響 ………………………………………167
  8-8）食物繊維のリン脂質代謝に及ぼす影響 ……………………………………………………169
  8-9）食物繊維の胆汁酸代謝に及ぼす影響 ………………………………………………………170
   8-9-1）胆汁酸代謝 …………………………………………………………………………170
   8-9-2）食物繊維の胆汁および胆汁酸分泌に及ぼす影響 ………………………………170
   8-9-3）食物繊維の胆汁酸のプールサイズに及ぼす影響 ………………………………171
   8-9-4）胆汁酸の組成に及ぼす食物繊維の影響 …………………………………………172

第9章　短鎖脂肪酸の脂質代謝への影響 …………………………………………………………177
  9-1）血中短鎖脂肪酸濃度と血中脂質濃度の関係 ………………………………………………177
  9-2）プロピオン酸，酢酸の脂質代謝に及ぼす影響 ……………………………………………178
  9-3）培養細胞での短鎖脂肪酸の脂質代謝への影響 ……………………………………………180

第10章　短鎖脂肪酸の糖質代謝への影響 …………………………………………………………182
  10-1）食物繊維の糖質代謝に及ぼす影響 …………………………………………………………182
  10-2）短鎖脂肪酸の糖質代謝に及ぼす影響 ………………………………………………………185
  10-3）単離細胞を用いての短鎖脂肪酸の糖質代謝に及ぼす影響の検討 ………………………188

第11章　短鎖脂肪酸の窒素代謝への影響 …………………………………………………………191
  11-1）食物繊維の窒素代謝に及ぼす影響 …………………………………………………………191
  11-2）タンパク質無投与条件下での食物繊維の窒素代謝に及ぼす影響 ………………………192
  11-3）食物繊維投与実験動物からの単離大腸・小腸細胞での窒素代謝の検討 ………………193
  11-4）胃・小腸内タンパク質分解酵素の活性に及ぼす食物繊維の影響 ………………………193
  11-5）食物繊維投与時の窒素代謝に及ぼす食物繊維の粘度の影響 ……………………………194

11-6）大腸内での腸内細菌によるアミノ酸，タンパク質分解に及ぼす食物繊維
　　　の影響 ··· 194

第12章　短鎖脂肪酸の免疫系への影響 ·· 196

第13章　短鎖脂肪酸の電解質の吸収，代謝への影響 ·· 198

13-1）食物繊維の組織内電解質濃度に及ぼす影響 ··· 198
13-2）食物繊維の電解質吸収，分泌に及ぼす影響 ··· 198
13-3）食物繊維の電解質の腸管内濃度，プールに及ぼす影響 ···························· 201
13-4）食物繊維のヘモグロビン（鉄イオン）代謝に及ぼす影響 ························ 202
13-5）ヒトでの食物繊維の電解質代謝に及ぼす影響 ··· 203
13-6）短鎖脂肪酸の電解質代謝に及ぼす影響 ·· 204

第14章　短鎖脂肪酸およびその誘導体の静脈・経腸栄養剤
としての応用 ··· 207

14-1）短鎖脂肪酸の高カロリー輸液としての応用 ··· 207
14-2）トリアセチンの高カロリー輸液としての応用 ··· 210
14-3）モノアセトアセチンの高カロリー輸液としての応用 ······························ 212
14-4）トリブチリン，その他の化合物の高カロリー輸液としての応用 ············· 214

第15章　短鎖脂肪酸と疾病 ··· 216

15-1）はじめに ··· 216
15-2）短鎖脂肪酸と潰瘍性大腸炎 ·· 216
15-3）短鎖脂肪酸とその他の大腸疾患 ··· 218
15-4）短鎖脂肪酸とβ-血球素病 ·· 221
15-5）短鎖脂肪酸と歯周病 ·· 222
15-6）穀物飼料が短鎖脂肪酸産生に及ぼす影響と病原性大腸菌との関係 ·········· 224

第16章　α-ヒドロキシ酸の皮膚への作用とその応用 ·· 229

16-1）はじめに ··· 229
16-2）α-ヒドロキシ酸の培養細胞系に及ぼす影響 ··· 229
16-3）α-ヒドロキシ酸の皮膚に及ぼす影響 ·· 230

第17章　短鎖脂肪酸をその構成脂肪酸とするストラクチャード・
トリグリセリド「サラトリム」··· 233

17-1）はじめに ··· 233

17-2) サラトリムの調整法, 組成, 性質 ……………………………………………………233
17-3) サラトリムの消化, 吸収 ……………………………………………………………236
　17-3-1) ラットでの吸収率 …………………………………………………………236
　17-3-2) ヒトでの吸収 ………………………………………………………………237
17-4) サラトリムの代謝 ……………………………………………………………………237
17-5) サラトリムの血漿脂質代謝に及ぼす影響 ………………………………………240
17-6) サラトリムの無機質代謝に及ぼす影響 …………………………………………242
17-7) サラトリムの脂溶性ビタミン代謝に及ぼす影響 ………………………………243
17-8) サラトリムの血漿内酵素濃度に及ぼす影響 ……………………………………244
17-9) サラトリムの腸内環境に及ぼす影響 ……………………………………………244
17-10) サラトリムの安全性, 副作用 ……………………………………………………245
17-11) サラトリムの食品への適応 ………………………………………………………245

■索　引 ……………………………………………………………………………………………249

第1章　短鎖脂肪酸の生理活性物質としての意義

1-1) 短鎖脂肪酸研究の背景

短鎖脂肪酸（short chain fatty acid）は，一般的には，酢酸，プロピオン酸，酪酸といった炭素数2～4の飽和モノカルボン酸を指すが，これまでは，草食の哺乳動物を主体とした反芻動物の第一胃内細菌による炭水化物の発酵生産物として産生され，それが反芻動物の主要なエネルギー源となることから研究が行われてきた[1,2]。

一方，食物繊維（dietary fiber）は，「ヒトの消化酵素で消化されない食品成分の総体」と定義されているが[3]，食物繊維は当初，不消化成分として扱われ，消化器の負担を増加し，栄養素の生体内利用率を低下させるものとして長い間軽視されており[4]，糞便の増量効果，便秘の緩和効果以外の栄養学的役割が認識されるようになったのは，1970年代に入ってからである[4]。食物繊維の栄養機能としては，さまざまな機能が認められるが，例えば，コレステロール代謝の正常化，有害化学物質の毒性阻止効果，耐糖性の改善とインスリン分泌の抑制効果，大腸癌発生率の抑制効果，胆石の予防効果などが挙げられる。これらの効果は，これまで食物繊維による食物粥の状態の変化，消化管腔内での内容物の移動速度の変化によるものと説明されてきた[5～7]。

しかし，最近の研究から，食物繊維やオリゴ糖の種々の生理作用あるいは腸内細菌の作用の本体が，大腸内の細菌が食物繊維やオリゴ糖を分解して産生する酢酸，プロピオン酸，酪酸などの短鎖脂肪酸であることが認められてきている[8～14]。本書では，腸内細菌が大腸内で産生する酢酸，プロピオン酸，酪酸に焦点を当て，大腸内微生物による短鎖脂肪酸の産生，大腸からの吸収，肝臓での代謝，腸管血流循環に対する作用，腸管運動への影響，消化管上皮細胞分化に対する作用，脂質代謝・炭水化物代謝に及ぼす影響，短鎖脂肪酸グリセリンエステル（トリアセチン，モノアセチンなど）の輸液としての応用について述べる。

1-2) 食物繊維

大腸内微生物による短鎖脂肪酸産生の基質となる食物繊維（dietary fiber）の用語は，当初「ヒトの消化酵素で消化されない植物細胞壁成分」と定義されたが，その後の種々の研究の結果，最終的には「ヒトの消化酵素で消化されない食品成分の総体」と定義されている。食物繊維についての詳細は成書[3～5,15]，総説[6～8,16～19]を参照されたいが，定義からも分かるように，食物繊維に含まれるものは多種多様で，その共通点は高分子物質であることである。動物・植物組織中に存在する食物繊維と単離された食物繊維およびその誘導体の形で分類すると表1-1[6]のようになり，また化学構造に基づいて食物繊維を分類すると表1-2[20]のようになる。また，すべての食物繊維を同時に定量できる方法はないが，主な食品中の食物繊維の含量を示すと表1-3[21]のようになる。

1-3) 反芻動物の第一胃における消化

短鎖脂肪酸の生理的意義については，すでに述べたように反芻動物の第一胃内細菌による炭水化物の発酵生産物として産生されたのち，主要なエネルギー源となることが，研究の出発点となっている[1,2,22]。ウシ，ヤギ，ヒツジ，スイギュウ，ラクダなどの反芻動物の胃は第一，第二，第三，第四の胃よりなる複胃であり，特に第一から第三胃をまとめて前胃（rumen）と呼ぶ[1]。第一から第四胃は，ウシの場合160～235lで腹腔容積の約75％を占め，第一胃，第二胃の合計はそのうちの約80％（全腹腔容積の約60％）を占めている[23]。

第一胃内には，10^{10}～10^{12}/gの細菌（ほとんどが非芽胞性偏性嫌気性細菌），10^{5}～10^{6}/gのプロトゾア（大部分が繊毛虫で，鞭毛虫もわずかにいる）が存在し，食餌成分を発酵し，最終生産物を宿主に与え，栄養源とさせるという，宿主との共生関係を営んでいる。第一胃内の微生物による物質の化学的変換をルーメン発酵（rumen fermentation）と呼ぶが，その主な反応は次の通りであ

表1-1 食物繊維の分類と主な構成成分[6]

形態	起源	食物繊維成分	おもな構成単位
動・植物組織中の食物繊維	植物組織	セルロース	D-グルコース
		キチン	N-アセチル-D-グルコサミン（きのこ類細胞壁中）
		ヘミセルロース	L-アラビノース, D-キシロース
			D-グルコース, D-ガラクトース, D-マンノース
			D-グルクロン酸
			L-ラムノース
		ペクチン質	D-ガラクツロン酸, L-ラムノース, D-ガラクトース, D-キシロース
		リグニン	フェニルプロパン（非糖類）
		クチン	ワックス, ポリフェノール類（非糖類）
	動物組織	キチン	N-アセチル-D-グルコサミン
		ヒアルロン酸	D-グルクロン酸, N-アセチル-D-グルコサミン
		コンドロイチン硫酸など	D-グルクロン酸, N-アセチル-D-ガラクトサミン
単離食物繊維およびその誘導体	果実類	ペクチン	D-ガラクツロン酸, L-ラムノース, D-ガラクトース, D-キシロース
	いも類	コンニャクマンナン	D-グルコース：D-マンノース（4：6）
	海藻類	寒天	D-ガラクトース, D-ガラクツロン酸, L-アラビノース, 3,6-アンヒドロ-L-ガラクトース
		アルギン酸	L-グルロン酸：D-マンヌロン酸（7：13）
		カラギーナン	D-ガラクトース：3,6-アンヒドロ-L-ガラクトース：硫酸基（6：5：7）
	種子類	グアーガム	D-ガラクトース：D-マンノース（3：6）
		ローカストビーンガム	D-ガラクトース：D-マンノース（2：8）
		タマリンドガム	D-ガラクトース：D-グルコース：D-キシロース（17：50：33：）
	樹液	アラビアガム	L-アラビノース, D-ガラクトース, D-グルクロン酸, L-ラムノース
		カラヤガム	D-ガラクトース, D-ガラクツロン酸, D-グルクロン酸, L-ラムノース
		トラガントガム	D-ガラクトース, D-ガラクツロン酸, D-キシラン
	細菌類	キサンタンガム	D-グルコース, D-グルクロン酸, D-マンノース
	多糖類誘導体	カルボキシメチルセルロース（CMC）	D-カルボキシメチルグルコース
		ポリデキストロース	D-グルコース
	木材	セルロース	D-グルコース

る[24]。
(1) 多糖類の加水分解
(2) 単糖類の短鎖脂肪酸（酢酸, プロピオン酸, 酪酸など）や乳酸への変換
(3) タンパク質の加水分解
(4) アミノ酸の脱アミノと炭素骨格の短鎖脂肪酸への変換
(5) 尿素や尿酸の分解
(6) 不飽和脂肪酸の飽和脂肪酸への還元
(7) 炭酸ガスやメタンなどのガスの生産

第一胃内の細菌はその内容量の約98%を占め、それらを分類すると表1-4[1]のようになる。表1-4にはそれぞれの細菌のエネルギー源、主な生産物も示してあるが、エネルギー源の出発物質は、食餌中に含まれるセルロース、ヘミセルロース、澱粉、二糖類、単糖類などの炭水化物である。

表1−2　化学構造に基づく食物繊維の分類[20]

基 本 構 造	名　称（所　在）
(1)ホモグルカン（直鎖型）	
グルカン	セルロース（植物一般），キチン（甲殻類，昆虫，かび，酵母，真菌），ラミナラン（褐藻）
ガラクタン	寒天（紅藻），カラギーナン（紅藻）
マンナン	ぞうげやしマンナン（ぞうげやし），サレップマンナン（サレップ）
キシラン	わらキシラン（わら），海藻キシラン（海藻）
フルクタン	イヌリン（菊芋）
(2)ホモグルカン（分枝型）	
ガラクタン	カタツムリガラクタン（カタツムリ）
マンナン	酵母マンナン（酵母），あさくさのりマンナン（あさくさのり）
アラビナン（アラバン）	ピーナッツアラビナン（落花生）
フルクタン	レバン（カホン科植物の茎）
(3)ヘテログルカン（中性）	
グルコマンナン	コンニャクマンナン（こんにゃく），ゆりマンナン（百合根）
ガラクトマンナン	グアーガム（グアー種子），ローカストビーンガム（イナゴマメ種子）
アラビノガラクタン	L-アラビノガラクタン（大豆）
ガラクトキシログルカン	タマリンドガム（タマリンド種子）
(4)ヘテログルカン（酸性）	
グルクロノキシログルカン	潤葉樹材ヘミセルロースB
グルクロノガラクトグルカン	アラビアガム（アカシア樹），メスキットガム（メスキート樹）
(5)グルクロナン（ウロン酸多糖）	
ガラクツロナン	ペクチン（果実，ビート，パルプ）
グルロノマンヌロノグルカン	アルギン酸（褐藻）
ガラクツロノラムナン	カーヤガム（マホガニー樹），カラヤガム（カラヤ樹）
グルクロノマンナン	さくらんぼガム（さくらんぼ）
(6)芳香族炭化水素重合体	リグニン（植物性食品一般）

これら炭水化物は，第一胃内細菌により，まずグルコースに代謝され，ピルビン酸を経由して，短鎖脂肪酸，二酸化炭素，メタンへと変換される（図1−1）[1]。これらの変換は速く，グルコースやピルビン酸が第一胃内容物中に見出されることはない。生成される短鎖脂肪酸は，投与する食餌の種類によっても大きく異なるが，酢酸（50～70％）が最も多く，プロピオン酸（10～20％），酪酸（5～15％），その他の酸（バレリアン酸など5％）であり，粗飼料を多く与えると酢酸含量が増え，澱粉質飼料を多く与えると，プロピオン酸，酪酸が増加する[1]。

1−4）短鎖脂肪酸とは

短鎖脂肪酸は，「直鎖のアルキル基を有するモノカルボン酸で，炭素数2～4のもの」と一般的に定義されており，炭素数2の酢酸（acetic acid），炭素数3のプロピオン酸（propionic acid），炭素数4の酪酸（n-butyric acid）が相当する[17,25]。ただし，分岐または環状のアルキル基を有するモノカルボン酸や，炭素数が2～8のものまで短鎖脂肪酸に含めるという考え方もあるが，短鎖脂肪酸

表1-3 常用食品中の食物繊維量[21]

種類＼食物繊維量	可食部 100 g 当たり			
	20 g 以上	19～10 g	9～5 g	4.9 g 以下
穀 類	トウモロコシ麩 57.1 小麦麩 44.9 米ぬか 23.2 ひえ(玄穀) 21.0	大麦(玄皮麦) 16.0	トウモロコシ 7.5 オートミール 7.0 ライ小麦粉 6.1 小麦胚芽 5.7	押し麦 4.9 はと麦 3.7 食パン 1.9 精白米 1.0
いも類				サツマイモ 0.9 コンニャク 2.8 ジャガイモ 0.5
豆 類	大豆おから 33.3	緑豆 15.4 小豆(乾) 13.5 えんどう豆 12.5	ソラマメ皮つき 8.8 糸引納豆 8.3 大豆(乾) 7.8	なし 1.5
野菜類		かんぴょう(乾) 12.6 キク 11.8	グリンピース 6.2 ゼンマイ 5.6	ヨメナ 4.9 ウド 4.3 ゴボウ 2.2 カボチャ 1.9 ホウレンソウ 1.3 レタス 1.0 タマネギ 0.8
果実類		スモモ 16.1	レモン 5.2	リンゴ国光 3.9 バナナ 3.3 イチゴ 2.2 カ キ 2.0 ミカン 0.9
きのこ類	キクラゲ 44.3～35.8 シイタケ 41.9～31.9		マイタケ 6.3 ヒラタケ 5.6 エノキタケ 5.1	マツタケ 3.5 ホンシメジ 2.6 ナメコ 2.3
藻 類	てんぐさ干し 38.4 ほしひじき 35.5	わかめ(乾) 18.3 あまのり 14.4 昆布 13.9～11.6		

生成の中間代謝生成物であるピルビン酸，コハク酸，乳酸（図1-1）などは，短鎖脂肪酸には含めない[25]。表1-5には，炭素数1～6のモノカルボン酸の構造式，IUPAC名，慣用名，物理化学的性質を示した[26]。

1-5) 大 腸
1-5-1) 哺乳動物の大腸

短鎖脂肪酸は反芻動物の前胃（ルーメン）以外には，すべての動物の下部消化管（大腸）に存在している（図1-2）[25]。動物の種類によって下部化管の構造，呼称は異なるが，一般的には盲腸（caecum），近位結腸（anterior colon），結腸（colon），遠位結腸（posterior colon），直腸（rectum）である。下部消化管で短鎖脂肪酸が最も多く存在しているのは，草食動物であるウシ，ヒツジ，ウマ，ウサギ，シカなどでは盲腸であり，肉食動物であるイヌなどでは結腸である（図1-2）。

またヒトの下部消化管中の短鎖脂肪酸濃度が，突然死，事故死のヒトから採取された試料で測定されている（図1-3）[27]。

消化管は，かつては食物を消化，吸収する管としての役割がその主たる役割と思われていたが，現在では，様々な役割を果たしており[28〜31]，その働きは「小さな脳」と形容されるほどの精妙なものである[30]。

表1-4　第一胃内細菌の分類[1]

形状	性状			細菌種	エネルギー源	主な生成物
球菌	グラム陽性	通性嫌気性		Streptococcus	澱粉	乳酸
		偏性嫌気性		Sarcina	グルコース	酢酸
				Rumminococcus	セルロース	コハク酸
	グラム陰性	好気性		Lampropedia		
		嫌気性		Veillonella	乳酸	プロピオン酸
				Megasphaera	乳酸	カプロン酸, 酪酸
				Ovals		
桿菌とラセン菌	グラム陽性	嫌気性		Lactobacillus	グルコース	乳酸
				Propionibacterium	グルコース	プロピオン酸, 酢酸
				Eubacterium	グルコースなど	乳酸, ギ酸
				Bifidobacterium	グルコース	乳酸, 酢酸
				Methanobrevibacter	酢酸	メタン
	グラム陰性	嫌気性		Bacteroides	セルロースなど	コハク酸, 酢酸
				Fusobacterium	グルコース	酪酸
				Desulfovibrio	酢酸	硫化水素
				Butyrivibrio	セルロース	酪酸
				Succinivibrio	グルコース	コハク酸, 酢酸
				Succinimonas	澱粉	コハク酸
				Lachnospira	澱粉	ギ酸, 酢酸
				Selenomonas	グルコースなど	プロピオン酸, 酢酸, 乳酸
				Anaerovibrio	グリセロール	酢酸
				Vibrio	グルコース	コハク酸
				Treponema	グルコース	ギ酸
			内芽胞形成性	Clostridium	グルコース	酢酸
				Desulfotomaculum	乳酸	硫化水素
				Oscillospira	グルコース?	
	マイコプラズマ			Anaeroplasma	グルコース	ギ酸, 酢酸

図1-1　第一胃内細菌による炭水化物の代謝[1]

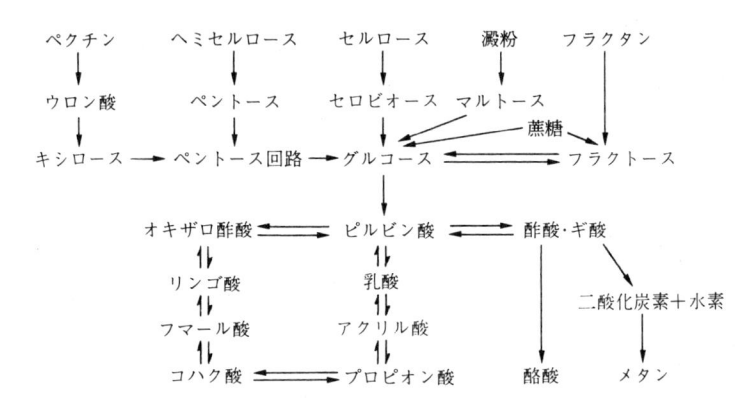

ペクチン　ヘミセルロース　セルロース　澱粉　フラクタン
↓　　　　↓　　　　　　↓　　　　↓　　↓
ウロン酸　ペントース　セロビオース　マルトース
　　　　　　　　　　　　　　　　　蔗糖
↓　　　　↓　　　　　　↓　　　　↓　　↓
キシロース → ペントース回路 → グルコース ⇌ フラクトース
　　　　　　　　　　　　　　↓
オキザロ酢酸 ⇌ ピルビン酸 ⇌ 酢酸・ギ酸
⇅　　　　　　⇅　　　　　　↓
リンゴ酸　　　乳酸　　　　　二酸化炭素＋水素
⇅　　　　　　⇅
フマール酸　　アクリル酸
⇅　　　　　　⇅　　　　　　↓　　↓
コハク酸 ⇌ プロピオン酸　　酪酸　メタン

表1-5 炭素数1～6のモノカルボン酸[26]

炭素数	構造式	IUPAC名*	慣用名*		分子量	pka	沸点(℃)
1	HCOOH	Methanoic	Formic	蟻酸	46.03	3.55	100.8
2	CH_3COOH	Ethanoic	Acetic	酢酸	60.05	4.56	117.8
3	C_2H_5COOH	Propanoic	Propionic	プロピオン酸	74.08	4.67	140.8
4	C_3H_7COOH	Butanoic	n-Butyric	n-酪酸	88.11	4.63	164
4	$(CH_3)_2CHCOOH$	2-Methylpropanoic	iso-Butyric	イソ酪酸	88.11	4.63	154.5
5	C_4H_9COOH	Pentanoic	n-Valeric	n-吉草酸	102.13	4.64	184
5	$(CH_3)_2CHCH_2COOH$	3-Methylbutanoic	iso-Valeric	イソ吉草酸	102.13	4.58	176.5
6	$C_5H_{11}COOH$	Hexanoic	n-Caproic	n-カプロン酸	116.16	4.63	205.8

* acidは省略

図1-2 哺乳動物の消化管各部位の短鎖脂肪酸濃度[25]

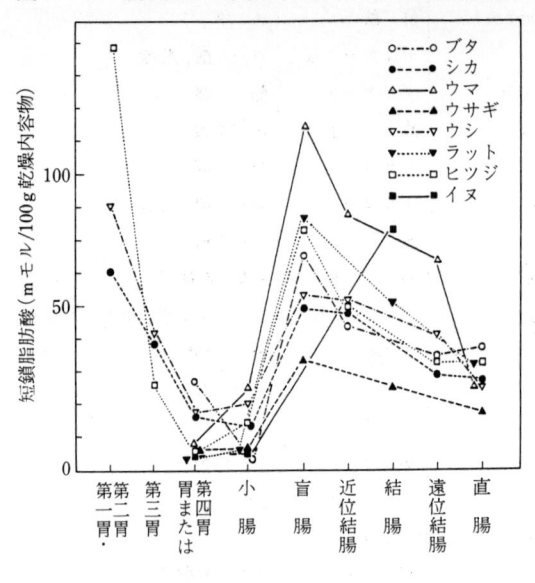

図1-3 ヒト消化管内容物の総短鎖脂肪酸濃度[27]

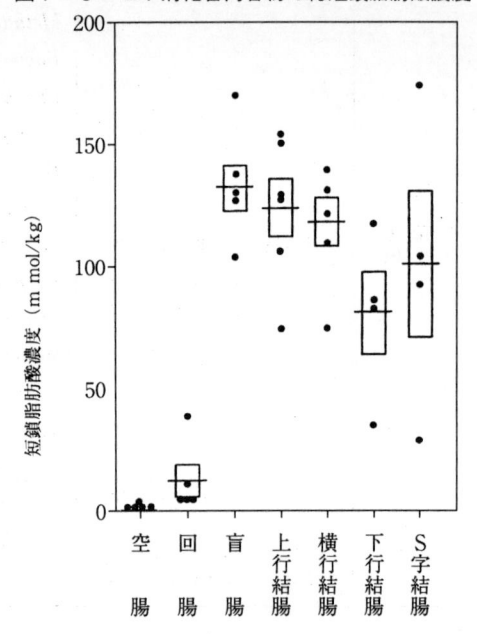

　哺乳動物の消化管は下部消化管に限らず，形や機能は多様である[32, 33]。哺乳動物の下部消化管は食性によって，その形や機能がおおまかに分類される。哺乳動物の食性は肉食，雑食，草食に分類できる。肉食哺乳動物類の食物は，節足動物の外骨格を除けば，消化吸収が良かったためと推定されるが，イヌ（Canis familiaris）の下部消化管は，小型の盲腸と短くて，単純な結腸から成っている（図1-4）[32]。草食哺乳動物はその栄養素やエネルギーを，植物そのものから得ている群と，摂取した植物を腸内細菌の働きにより発酵させ，それにより栄養素やエネルギーを得ている群に分類される。植物そのものを直接利用している例と

して，ほとんどタケだけを摂取しているジャイアントパンダ（Ailuropoda melanoleuca）が挙げられるが，その消化管は単純で食物の通過速度は大変速い[32]。また，摂取した植物の細胞壁を腸内微生物の動きを得て発酵させ，その生成物をエネルギーや栄養素として利用する群では，発酵にある一定の時間を要する。それに適応するために，腸の長さ，直径の増大，嚢状化，膨隆，狭窄などの形成が見られる。

　さらに，草食哺乳類で腸内微生物による発酵でエネルギーや栄養素を得ている群は，その主たる発酵部位により，前胃（ルーメン）発酵の草食哺乳動物類と大腸発酵の草食哺乳動物類に分類され

第1章　短鎖脂肪酸の生理活性物質としての意義

図1-4　種々の哺乳動物の消化管[32]

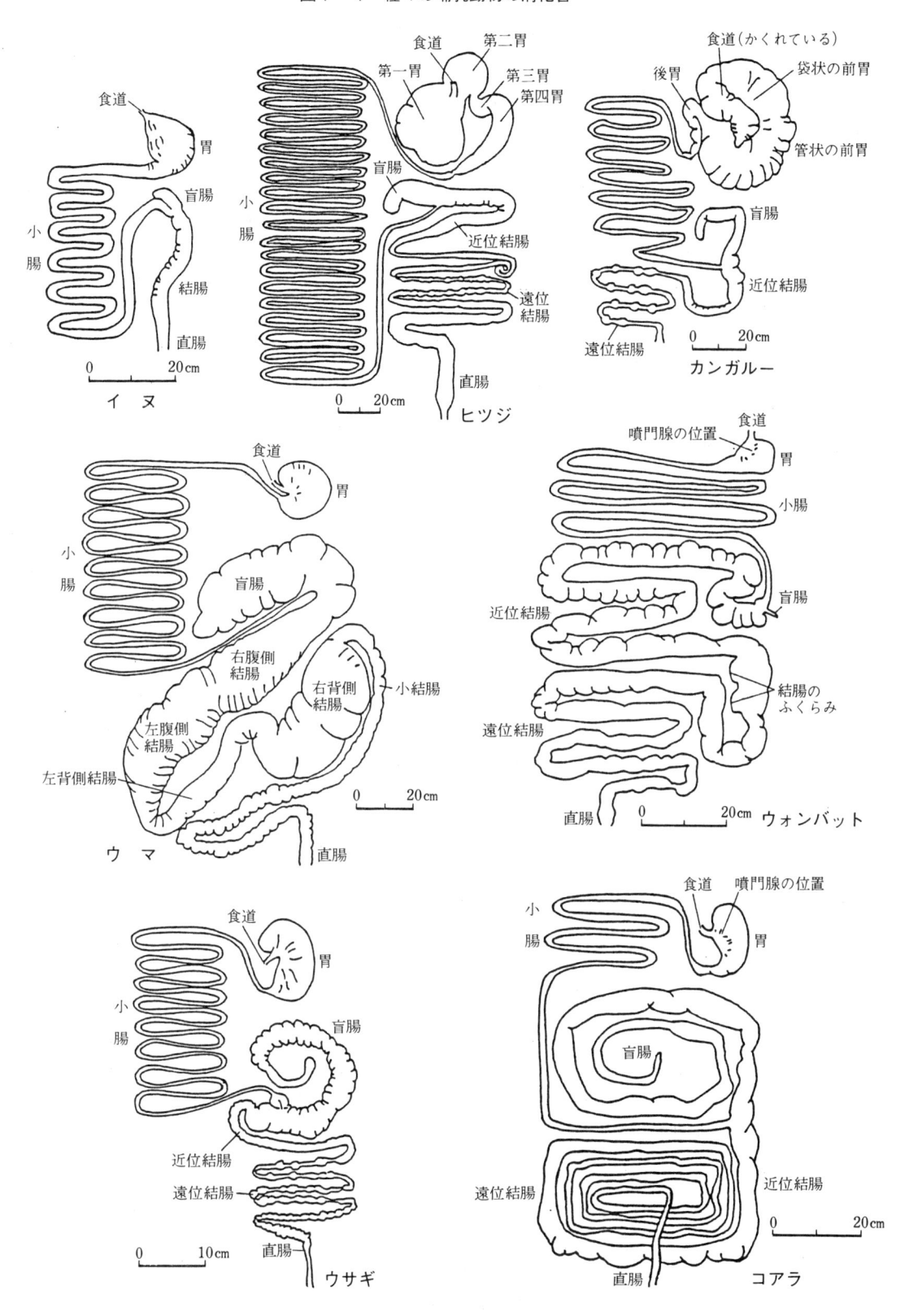

る。前胃（ルーメン）発酵の草食哺乳動物の例として，ヒツジ（Ovis aries）とカンガルーの一種（Macropus giganteus）を図1-4に示した[32]。大腸発酵の草食哺乳動物類はさらに，近位結腸をその主たる発酵部位としている群と，盲腸をその主たる発酵部位としている群に分類される。近位結腸をその主たる発酵部位とする草食哺乳動物類は，近位結腸の延長として盲腸が存在し，これに属するものとして，ゾウ，ウマ，バク，サイ，ジュゴン，マナティ，有袋類のウォンバットなどが挙げられ大型なものが多いが，図1-4にはウマ（Equus caballus）とウォンバット（Vombatus ursinus）を示した。盲腸を主たる発酵部位とする草食哺乳動物類では，盲腸が発達しており，これに属するものとしてウサギ，ビーバー，ハリネズミ，モルモットなどが挙げられるが，図1-4にはウサギ（Oryctolagus cuniculus）の消化管を示した。また，有袋類のコアラ（Phascolarctos cinereus）は，結腸と盲腸の両者をその主たる発酵部位として利用している（図1-4）[32]。

1-5-2）ヒトの大腸

ヒトの大腸は成人の場合，全長約150cmで，小腸より回盲弁に続いて，盲腸，虫垂，上行結腸，横行結腸，下行結腸，S状結腸，直腸，肛門より構成される（図1-5）[34]。回盲弁は，回腸と結腸の境に存在しており，通常は閉じており，回腸内容物を少しずつ結腸に移送すると共に，結腸内容物が回腸へ逆流するのを防いでいる[35]。盲腸は回腸弁より下の部分であるが，ヒトの場合ほとんど退化し，5cm位の袋状になっており，盲腸の尾部にシッポ状に虫垂が突き出ている。

図1-5　ヒト大腸各部の名称[34]

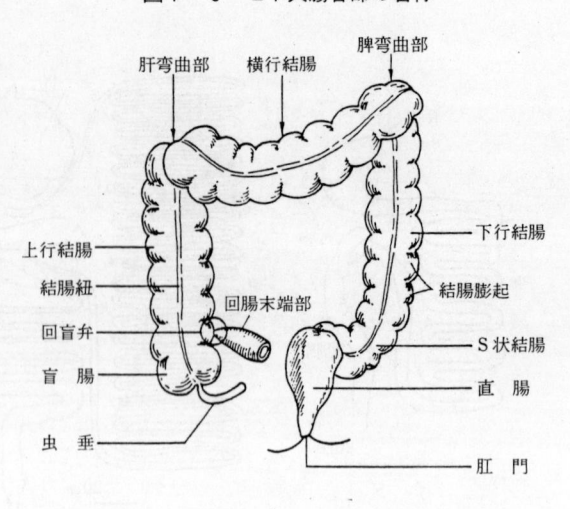

回盲弁より上の部分が結腸で，腹部の右側をまず上に向かって上行結腸が存在し，肝臓の下で左方向に折れ曲がり（肝弯曲部），右から左へ横行結腸が存在し，これは左上腹部の脾臓の下で折れ曲がり（脾弯曲部），下行結腸となり，さらに，左下腹部から体の正中線に向かってS状結腸となり直腸，肛門と続いている。横行結腸の左1/3位のところにはキャノン点と呼ばれる輪状のくびれが存在し，このキャノン点より右側の結腸（右半結腸）は発生学的には中腸由来であり，左側の結腸（左半結腸）は後腸由来であり，血管支配，神経支配も異なっている（図1-6）[35]。右半結腸の血管支配は小腸と同じ上腸間膜動脈で，左半結腸は下腸間膜動脈である。同様に運動を促進するように働く副交感神経，運動を抑制するように働く交感神経も右半結腸，左半結腸異なった支配である。

ヒトの大腸壁は内側から上皮，粘膜固有層，粘

図1-6　右半結腸と左半結腸の構造と役割（直腸を除く）[35]

	右半結腸	左半結腸
発生学的	中腸	後腸
血管支配	上腸間膜動脈	下腸間膜動脈
副交感神経	迷走神経	骨盤神経
交感神経	上腸間膜動脈神経節からの神経線維	下腸間膜動脈神経節からの下腸間膜神経と下腹神経
運動	分節運動，蠕動運動，逆蠕動運動	蠕動運動
機能	水分，電解質の吸収	腸内容物の移送

★キャノン点

膜筋板，粘膜下層，平滑筋層，漿膜層より成り，平滑筋層は，内側の輪状筋と外側の縦走筋の2層より構成されるが，輪状筋が回腸より肛門まで連続的に続いているのに対して，縦走筋は，大腸壁の全周に渡らず，縦走する3条の帯状物を形成しており，結腸紐（teniae coli）と呼ばれ，この結腸紐は結腸よりやや短いので，紐と紐の間の大腸壁は多くの袋状の結腸膨起と呼ばれる膨大部を形成している。

ヒトの大腸粘膜は，その表面は水や電解質を吸収する吸収上皮細胞と粘液を分泌する杯細胞から成る単層上皮で覆われ，円形または楕円形状の凹みである腸陰窩が発達している[36,37]。腸陰窩は多数の杯細胞と，散発性に分布する腸内分泌細胞が認められる[37]。吸収細胞は，小腸の吸収細胞に類似しているが，微絨毛の高さは小腸のそれに比較してやや短く，分布密度もやや疎である。これら上皮は，その下部の粘膜固有層の骨格をなすコラーゲン線維の構築網により裏打ちされ，形状を保持している。また，コラーゲン線維の構築網の間隙には，血管，リンパ管，細胞要素などが詰まっている。

またヒトの下部消化管中のpHも，突然死，事故死のヒトから採取された試料で測定されている（図1-7）[37]。

1-5-3) 大腸の機能

大腸の主たる機能，役割は外から取り入れられた食物のうち，小腸までではぼ消化・吸収された後に残った消化・吸収されなかったもの，食物以外の胃液，膵液，胆汁などの消化液，胃，小腸の脱落小皮細胞が脱落したものなどから，さらに水分を吸収すると共に，大腸内に一時的に貯え，最終的には糞便として，肛門より体外に排泄することである。つまり，大腸の機能，役割は，糞便（ウンコ，ウンチ）を製造することであるが，それに加え，大腸内に棲息する大腸内細菌が，腸内内容物を資化し増殖すると共に，種々の代謝産物を産生し，それらが様々な生理活性を呈している[38,39]。

糞便については，古来から健康のバロメーターという意識から，数々の啓蒙書が上梓されているし[40〜48]，また，糞便が，聖水，媚薬，毒薬，医薬，化粧品，調味料，食料，燃料，肥料などの世界各地の宗教的儀式，祭礼，呪術，通過儀礼，医術などに使われてきた文化史に関する記述も多い[49〜54]。

糞便の排出量は摂取する食物により大きく変化するが，ヒトの場合，肉食で54〜64g/日，肉・野菜の混合食で160〜250g/日，野菜食で370g/日，また長期絶食の場合は9.5〜22g/日であり[55]，糞便を構成する成分の由来は，食物，消化管分泌物（胆汁，膵液など），剥離消化管上皮細胞，腸内細菌であるが，食物由来のものはその種類により大きく変化するが，消化管分泌物，剥離消化管上皮細胞は，ほとんど影響を受けず定常的である。腸内細菌は種々の条件により菌叢は多少変化するが，糞便構成成分としての割合は，ほとんど変動しない。糞便の成分は，その状態によっても異なるが，水分が75〜80%，固形分が20〜25%であり，この固形分のうち，約40%が食物由来の残渣で，約30%が腸内細菌，約30%が塩，ムチン，その他の成分である[55]。

ヒトの場合，食物摂取後，約5時間前後で盲腸に送し，その後，少しずつ，水分とナトリウムや塩素などの無機質を吸収しながら，食物摂取後，約24〜72時間で糞便が形成される（図1-8）[56]。糞便の性状は，摂取する食物により大きく変化するが，特に食物繊維を摂取した場合，その食物繊維の種類，摂取量により，糞便量，盲腸内容物量，性状，消化管内滞留時間，ガス（おなら）の性状が大きく変化することが知られている[56]。これらの変化に加え，食物繊維摂取による盲腸，結腸，

図1-7 ヒト消化管内容物のpH[37]

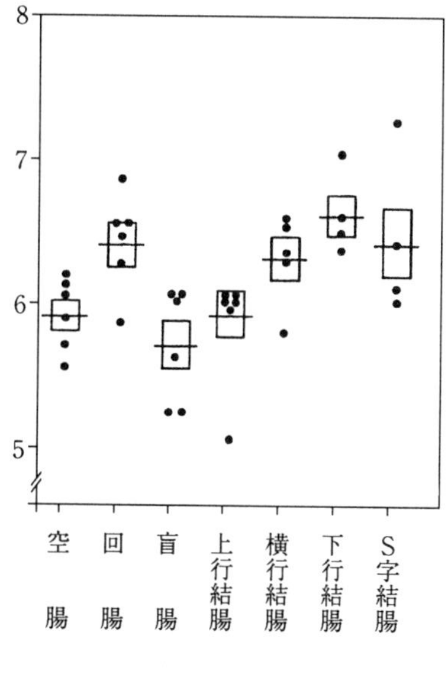

直腸の組織重量，組織表面積，組織，結腸内容物pH，糞便pHの変化などが報告されているが，これらはいずれも，盲腸，結腸，での短鎖脂肪酸の産生と，その生理作用と密接な関係がある。次に食物繊維を摂取した場合の種々のこれらの変化を述べる。

1-5-4) 糞便量，ガス（おなら）生成量，性状，消化管通過時間に及ぼす食物繊維の影響

食物繊維の種類，その摂取量と糞便量，ガス（おなら）生成量，性状，消化管通過時間については多くの検討がなされてきた[57]。ヒトに，粒子径の大きい小麦フスマ（直径0.3mm以上が主成分），粒子径の小さい小麦フスマ（直径0.6mm以下が主成分），精製セルロース，エタノール抽出キャベツ・セルロースを摂取させ，糞便量，糞便性状，消化管通過時間を検討した[58]。粒子径の大きい小麦フスマを摂取した場合に最も糞便量が増加し（図1-9）[58]，排便回数が増加した（図1-10）[58]。このとき，糞便量，排便回数の増加は，種々の食物繊維中に含有される細胞壁量と比例していた（図1-9，図1-10）。また，消化管内滞留時間は，1週間当たり食物繊維が100g増加すると，7～8時間消化管内滞留時間が短くなり，排便までの時間が短縮される。その他の検討からも粒子径の大きいフスマを1g食事に添加し摂取すると，糞便量が約2.7g増加し，キャベツ，ニンジン，リンゴ，グアーガムを摂取すると糞便量は増加し，消化管内滞留時間はこれらすべての食物繊維の摂取で短縮されている[56]。これらの結果から，ヒトの場合，食物繊維の摂取量と糞便量との間には正比例の関係があり，食物繊維の摂取量と消化管内滞留時間との間には，反比例の関係があることが一般的に認められている。

健常人に3週間，一定の基準で調整された試験食を摂食してもらったのち，さらに3週間，試験食と下剤のシサプリド（cisapride；腸内内容物の消化管通過時間を短縮する作用），あるいは試験食と整腸薬のロペラミド（loperamide；腸内内容物の消化管通過時間を延長する作用）を重篤な副作用が認められない量まで服用してもらい，

図1-8 糞便のできるまで[56]

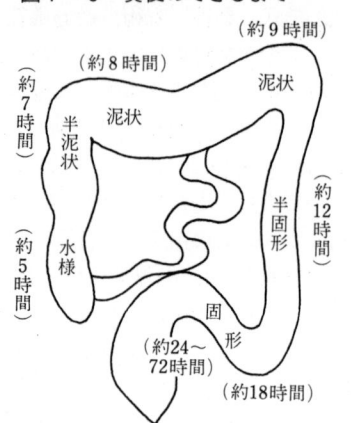

図1-9 食物繊維摂取量（食物繊維中の細胞壁量）と糞便量の関係[58]

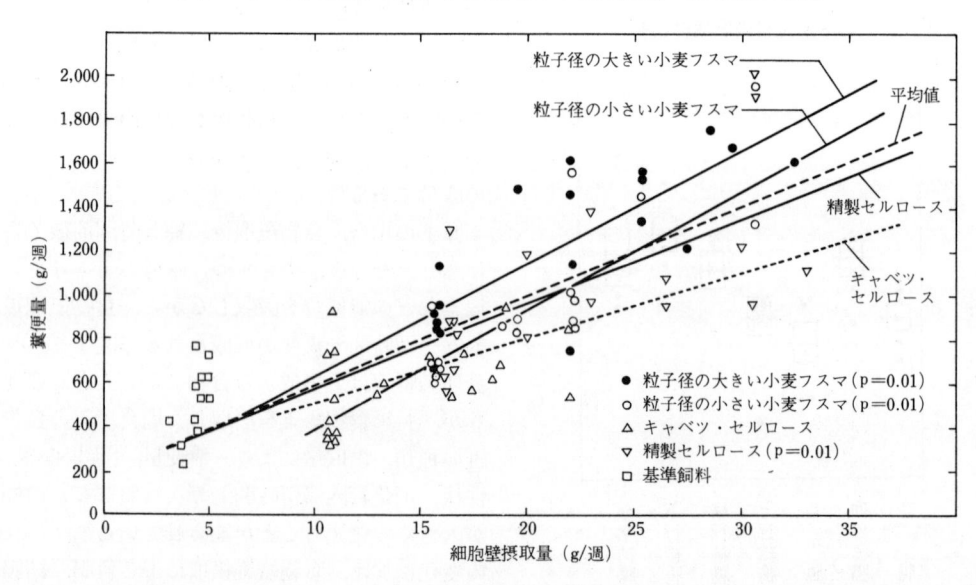

シサプリドあるいはロペラミド服用開始後18, 21日目の糞便を採取し，糞便中の酪酸，プロピオン酸濃度を測定し，腸内内容物の消化管通過時間との相関を求めたところ，高い負の相関が認められた（糞便中の酪酸濃度と消化管通過時間の間ではr=-0.76, ($p<0.001$)，糞便中のプロピオン酸濃度と消化管通過時間の間では，r=-0.94, ($p<0.001$)であった（図1-11)[59]。

グアーガムをガラクトマンナーゼで部分的に加水分解した分子量約2万の水溶性のグアーガム酵素分解物のヒトでの便通改善効果が検討されている[60]。健常人にグアーガム酵素分解物5g/日あるいは15g/日を含む飲料を2週間飲用してもらい，排便回数を検討したところ，排便回数は5g/日，

図1-10 食物繊維摂取量（食物繊維中の細胞壁量）と排便回数の関係[58]

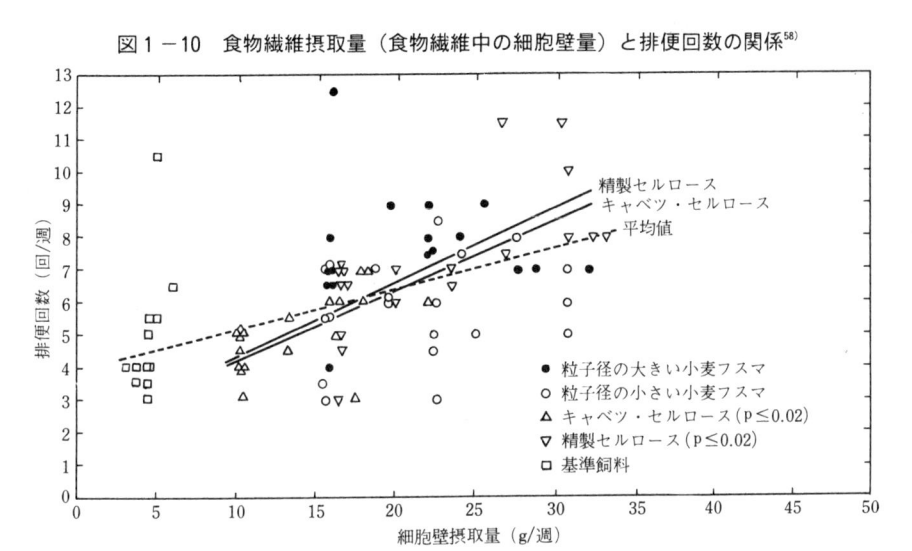

図1-11 腸内内容物の消化管通過時間と，糞便中の酪酸，プロピオン酸濃度の相関[59]

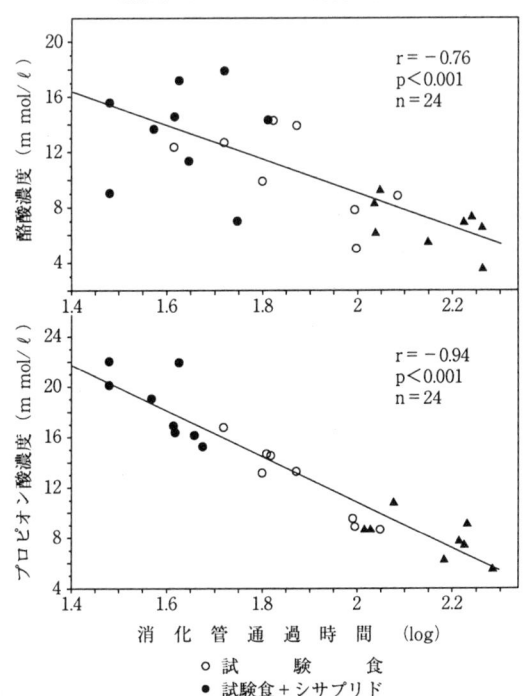

図1-12 グァーガム酵素分解物摂取の排便回数に及ぼす影響[60]

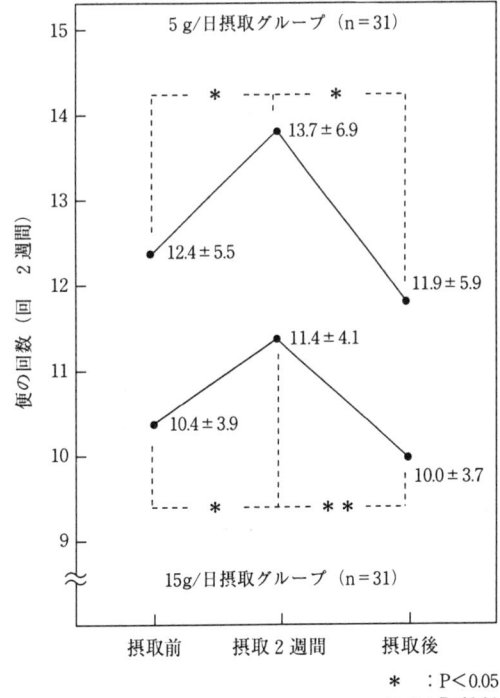

* : $P<0.05$
** : $P<0.01$

図1-13 グァーガム酵素分解物の糞便中水分含量に及ぼす影響[60]

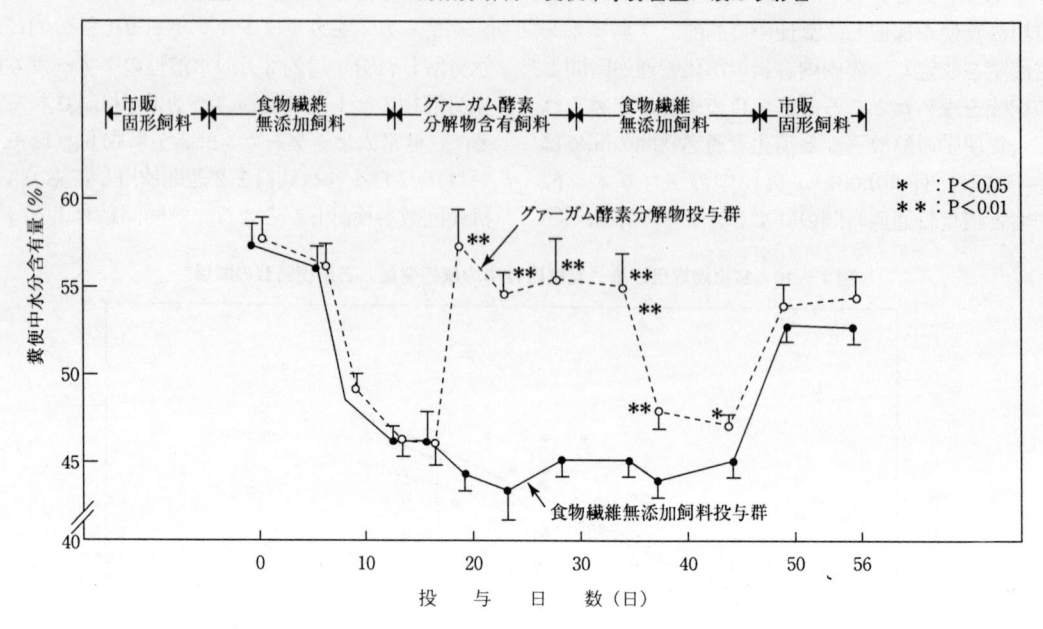

15g/日飲用群いずれも有意に増した（図1-12)[60]。また飲用を中止すると，再び飲用前の排便回数にもどった[60]。また，健常人に，4週間レジスタント・スターチ（55.2±3.5gレジスタント・スターチ/日）を4週間摂食してもらったところ，排便量は111.4±11.50g/日（湿重量）と対照群（7.7±0.3gレジスタント・スターチ/日）の74.7±6.18g/日（湿重量）に比較して，有意（p≦0.005）に増加した[61]。また消化管通過時間もレジスタント・スターチ摂食群で68.3±3.92時間，対照群で57.9±5.35時間と延長された[61]。

実験動物に種々の食物繊維を投与した場合には糞便量，消化管内滞留時間に加え，消化管内の内容物量の変化も検討されている[62]。ラットにイヌリン[63]，ジャガイモの生澱粉[64]を投与すると盲腸内容物が約3倍に増加する。また，アラビアガム（Acacia senegal 由来）および，オーストラリア・アカシア（Acacia pycnantha あるいは A. baileyana）由来の食物繊維をラットに投与すると，盲腸内容物が大幅に増加するのが認められている[65]。消化管内の内容物の大幅な増加に比例して，糞便量の大幅な増加も認められている。ラットの場合，ジャガイモ生澱粉[64, 66]，キシロシルフラクトシド（xylosylfructoside）[67]を投与すると糞便量が約3倍に増加する。

同様に小麦フスマ[68〜70]，米フスマ[69]，メチルセルロース[69]，ペクチン[70]，ガラクトシルスクロース（galactosylsucrose）[67]，グアーガム[71]，グアーガム酵素分解物[60]，カラヤガム[71]，キサンタンガム[71]，tragacanth[71]，ispaghula[71]，gellan[71] 投与の場合も糞便量の大幅な増加が認められているし，野菜投与の場合は，ニンジン，カブ，エンドウ豆，緑豆，芽キャベツの中でニンジン投与の場合に特に糞便量の増加が認められている[72]。さらに，イヌに微細あるいは粗セルロース，コーン・ファイバー（corn fiber），ペクチンを投与した場合も糞便量の増加が認められている[73]。この場合，粗セルロースの投与で糞便の性状が軟化する[73]。またヒトの場合と同様，消化管内滞留時間の短縮が認められているが[68, 73]，ラットにジャガイモの生澱粉を投与した場合は，約30%消化管内滞留時間が延長されることが報告されている[64]。

グアーガム酵素分解物の糞便中水分含量に及ぼす影響がラットで検討されている[60]。ラットの飼料を市販の固形飼料から食物繊維無添加飼料に切り替えると水の自由飲用条件下で糞便中の水分含量は約57%から約45%に低下し，いわゆる便秘状態となる。グアーガム酵素分解物を5%含有する飼料を投与すると，糞便中の水分含量は53〜57%に有意に上昇したが，食物繊維無添加飼料投与群の糞便中の水分含量は40〜45%のままであった（図1-13)[60]。この時，グアーガム酵素分解物含

有飼料投与群の糞便量は食物繊維無添加飼料投与群に比較して，約2倍に増加した[70]。

糞便の特有の臭気は腸内細菌の代謝産物であるインドール（indole），スカトール（skatole），硫化水素，メタンチオール（methanethiol, CH_3SH），ジメチルジスルフィド（dimethyl disulfide, $(CH_3)_2S_2$），ジメチルトリスルフィド（dimethyl trisulfide, $(CH_3)_2S_3$）に由来している[74]。また，ガス（おなら，屁，wind）は1回10～150ml，1日約1～1.5 l である[75]。ガス（おなら）については，いくつかの成書[76～81]もあるが，食物繊維の摂取により，その性質が変化する[81]。

盲腸にカニューレを留置した豚にラクチトール（lactitol；β-D-ガラクトピラノシル-（1→4）-D-ソルビトール）を投与したのち，カニューレより盲腸内容物を採取し，in vitro で培養し，ガスの発生量を測定した[82]。低食物繊維飼料にラクチトールを添加し投与したのちの，盲腸内容物からのガス産生量は，ラクチトール無添加の場合に比較して大幅に増加した（図1-14）[82]。この場合，発生したガス中のアンモニア含量は減少していた。高食物繊維飼料にラクチトールを添加し投与した場合のガスの発生量は，低食物繊維飼料にラクチトールを添加した場合のガスの発生量の場合ほど差は認められないものの，有意にラクチトール無添加の場合に比較して増加した[82]。

呼気中の水素は，炭水化物の小腸での消化吸収不全の指標として用いられている[83,84]。これは小腸機能が低下している場合，炭水化物が小腸で消化吸収されず未消化のまま大腸に到達すると，大腸内微生物により代謝され，水素が産生され，そ れが大腸壁より血液中に吸収され，肺で置換され呼気中に放出される。食物繊維を摂取した場合，食物繊維は小腸でほとんど消化吸収されず，大腸に到達し，大腸内微生物により代謝され水素を産生する。従って，食物繊維摂取後の呼気中の水素を分析することにより食物繊維の消化率を推定することができる。健常人に10gのラクツロース（lactulose，異性化乳糖）あるいは，β-サイクロデキストリンを摂取させたのち，呼気中の水素含量を測定したところ，ラクツロースの場合は，摂取後3～4時間で最大濃度を示し，12時間後には，摂取前の値にもどったが，β-サイクロデキストリンの場合は，ほとんど変化は見出されなかった（図1-15）[84]。これは，大腸でラクツロースは腸内微生物の代謝を受けるが，β-サイクロデキストリンは，ほとんど代謝を受けない（摂取β-サイクロデキストリンの4％以下）ことを示している[84]。

また健常人12名にレジスタント スターチ[61]を多く含有するアミロマイズ スターチ（amylomaize starch, 55.2±3.5gレジスタント スターチ/日）あるいは対照としてコーンスターチ（corn starch, 7.7±0.3gレジスタント スターチ/日）を含有する食事を4週間摂食してもらい，各週毎，14時間の呼気中の水素の排泄量を測定した[61]。その結果，対照群に比較して，高レジスタント スターチ含量のアミロマイズ・スターチ摂食群では高い水素の排泄量が認められた（図1-16）[61]。呼気中への水素の排泄量の1日の変化を見ると起床と共に日中少しずつ上昇し，夕方最高値に達した[61]。また被験者12名のうち，2名に糞便中への

図1-14 豚盲腸内容物の in vitro での培養によるガス産生量[82]

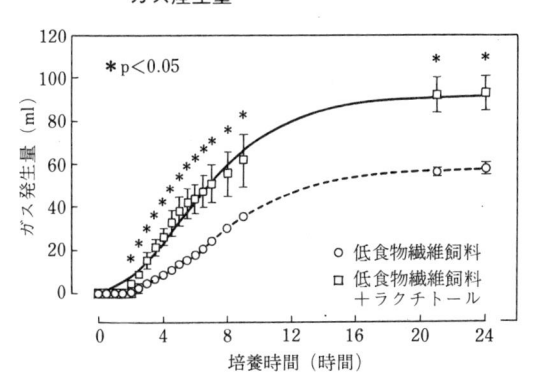

図1-15 ラクツロース，β-サイクロデキストリン摂取後の呼気中の水素含量（ヒト，n＝10）[84]

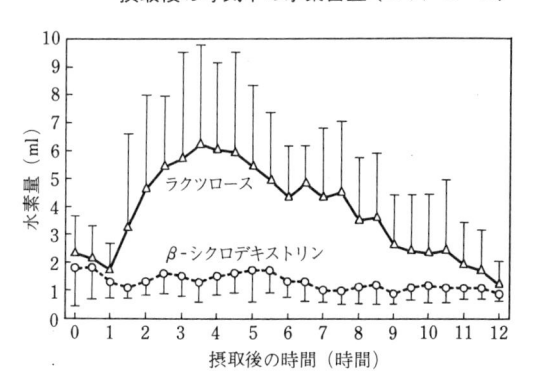

図1-16 レジスタント・スチーチの呼気中の水素排泄量に及ぼす影響[61]

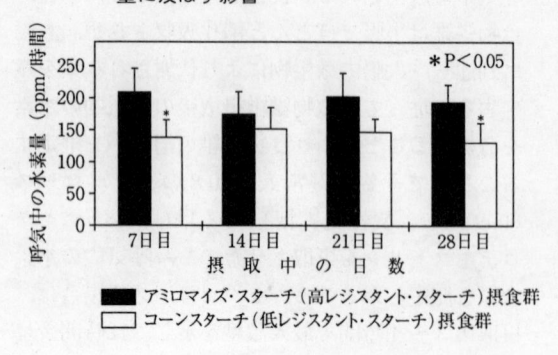

■ アミロマイズ・スターチ（高レジスタント・スターチ）摂食群
□ コーンスターチ（低レジスタント・スターチ）摂食群

図1-17 腸内内容物の消化管通過時間と、ラクチュロース負荷後の呼気中の水素排泄量の相関[59]

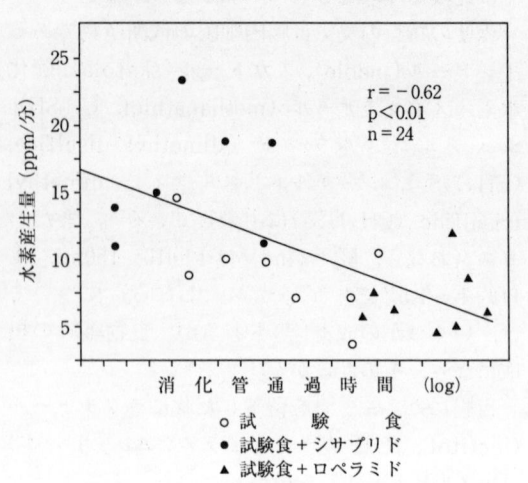

○ 試 験 食
● 試験食＋シサプリド
▲ 試験食＋ロペラミド

レジスタント スターチの排泄が認められたが（通常摂取レジスタント スターチの約90％は，腸管通過中に資化される），この被験者の呼気中の水素排泄量は，レジスタント スターチの摂食によってもほとんど変化が認められなかった[61]。

健常人に3週間，一定の基準で調製された試験食を摂食してもらったのち，さらに3週間，試験食を摂食しながら，下剤のシサプリド（cisapride；腸内内容物の消化管通過時間を短縮する作用）あるいは整腸薬のロペラミド（loperamide；腸内内容物の消化管通過時間を延長する作用）を重篤な副作用が認められない量まで服用してもらい，ラクチュロース（lactulose）負荷後の呼気中の水素排泄量と腸内内容物の消化管通過時間の相関を検討した[59]。その結果，ラクチュロース負荷後の呼気中の水素排泄量と，腸内内容物の消化管通過時間の間には，負の相関が認められた（図1-17）[59]。腸内内容物の消化管通過時間が短くなると，腸内内容物の混合度合が上昇し腸内微生物により産生される水素が，腸上皮細胞で利用されにくくなるためではないかと推定されている[59]。

1-5-5) 消化管の形態，組織変化に及ぼす食物繊維の影響

ヒトが食物繊維を摂食した場合，消化管の形態，組織がどのように変化するかが，具体的に示された例はない[85]。例えば，日本人とアメリカ人の腸の長さを比較した場合，日本人の腸の方がアメリカ人の腸より長いといわれてきており，これは，日本人が米食（食物繊維の多い食事），アメリカ人は，動物性食品や，加工度の高い食品（食物繊維の少ない食事）といわれているが，これまでのところ推察にすぎず，証拠はない。食物繊維摂取後の消化管の形態，組織変化については実験動物を用いての例が報告されている。食物繊維を投与した場合の腸内容物増加[63~65, 69]との関連で，盲腸，大腸の重量（長さ，幅，表面積などを含む）の変化が検討されている[63, 64, 67, 70, 71, 85~90]。ラットにガラクトシルスクロース，キシロシルフラクトシドを投与すると，肝臓，心臓，腎臓，精巣，副腎，胃

表1-6 ラット消化管の組織重量に及ぼすガラクトシルスクロース，キシロシルフラクトシドの影響[67]

投与飼料	n	胃	小腸	盲腸	大腸（直腸を含む）
			g		
対照	(7)	1.56	3.45	0.87	0.83
スクロース	(6)	1.58	3.30	0.76	0.87
ガラクトシルスクロース	(7)	1.53	3.65*	1.12*	0.92
キシロシルフラクトシド	(7)	1.57	3.92*	1.72*	1.12*

* $p<0.05$

図1-18 種々の食物繊維のラット盲腸重量に及ぼす影響（n=10）（文献89）より作図）

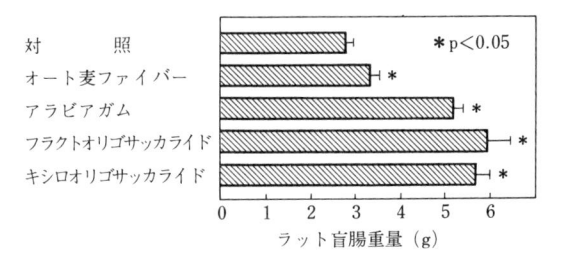

図1-19 大腸粘膜の組織学的変化の指標[92]

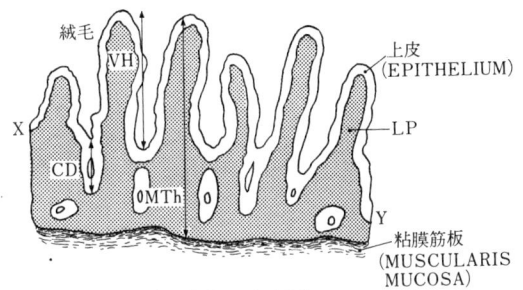

VH：絨毛の高さ(villous height)
CD：陰窩の深さ(crypt depth)
MTh：粘膜の厚さ(mucosal thickness)
MS, X-Y：粘膜表面の長さ(mucosal surface length)
LP：粘膜固有層(lamina propria)

などの組織重量は変化が見られなかったが，小腸，盲腸，大腸（直腸を含む）の組織重量は増加した（表1-6）[67]。特に盲腸，大腸の組織重量の増加は顕著でキシロシルフラクトシド投与の場合，著効であった。またラットにジャガイモ生澱粉を投与すると盲腸の長さ，幅，重量，大腸の長さ，重量が増加することが認められているし[64]，ペクチン[70]，小麦フスマ[70]，グアーガム[71]で大腸の長さが増加する。盲腸，大腸の組織重量の増加は，ビーグル犬にセルロース，ビート・パルプ（beet pulp），ペクチンとアラビアガム混合物を投与した場合[86]，ラットにセルロース[87]，ポリデキストロース[87]，ガラクトマンナン誘導体[87]，イヌリン[63]，グアーガム・セルロース複合体[88]，サイリウム（psyllium）・セルロース複合体[88]，高粘度カルボキシメチルセルロース[90]，グアーガム[71]，カラヤガム[71]，キサンタンガム[71]，tragacanth[71]，ispaghula[71]，gellan[71]，オート麦ファイバー[89]，アラビアガム[89]，フラクトオリゴサッカライド[89]，キシロオリゴサッカライド[89]ハムスターにイヌリン[91]を投与した場合など，数多く報告されている（図1-18）[89]。盲腸，大腸の組織重量の増加に伴って，盲腸，大腸の表面積の増加が，ビーグル犬にセルロース，ビート・パルプ，ペクチンとアラビアガム混合物を投与した場合[86]，ラットにペクチン[70]，小麦フスマ[70]，ポリデキストロース[87]を投与した場合で報告されている。しかし，これら種々の食物繊維の投与により肥大化した盲腸，大腸が，食物繊維の投与中止により，どの様に変化するか（対照群と同様な状態にもどるか否か）についての検討は見当たらない。

食物繊維を実験動物に投与した場合の盲腸，大腸の変化は組織重量，長さ，幅，表面積などの変化のみならず，組織学的な変化も検討されてい

る[64, 63, 70, 87]。盲腸，大腸の組織学的な変化を検討する場合，通常組織切片を顕微鏡下で，図1-19[92]に示す項目を測定する場合が多い。その中でも陰窩の深さ（crypt depth），陰窩の数を指標としている報告が多い。ラットにジャガイモ生澱粉を投与した場合，大腸陰窩の深さが約33％増加し，ポリデキストロースを投与した場合，その投与量に比例して盲腸陰窩の深さが増加することが認められている（図1-20）[87]。この場合，盲腸重量，盲腸表面積の増加も，ポリデキストロースの投与量に比例しており，これらの関係は盲腸内容物のpH低下と相関があることも認められている（図1-20）[87]。また，ラットに小麦フスマ[2, 70]，米フスマ[2]，メチルセルロース[2]，ペクチン[70]を投与した場合，陰窩の数が増加することが報告されている。

大腸粘膜においては粘液が最も大量に産生されている物質であるが[93]，大腸粘膜表面を覆ってそれを保護すると共に，潤滑剤として，糞便の排出を容易にしている。ラットにシトラスファイバー（citrus fiber）を投与すると大腸での粘液の分泌が促進される[94]。この現象は大腸のみならず，胃，小腸でも認められている[94]。

1-5-6) 消化管内pH変化に及ぼす食物繊維の影響

ラットにイヌリン[63]，ポリデキストロース[87]を投与すると，投与量にほぼ比例して盲腸内，大腸内のpHが低下するのが認められている。20％イヌリンを含有する飼料を21日間ラットに投与する

図1-20 ポリデキストロース投与後の盲腸重量，盲腸表面積，盲腸陰窩の深さと，盲腸内容物のpHの関係[87]

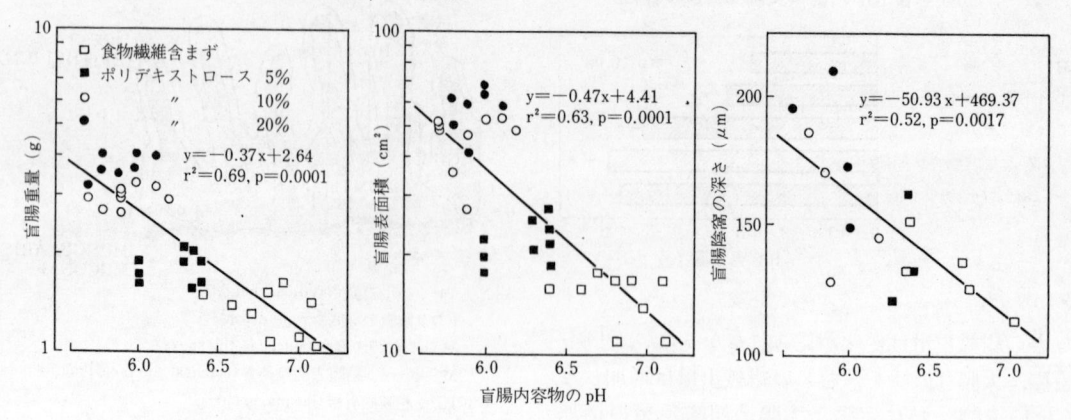

図1-21 種々の炭素源を用いたヒト糞便微生物の in vitro 嫌気培養下でのpHの経時的変化[97]

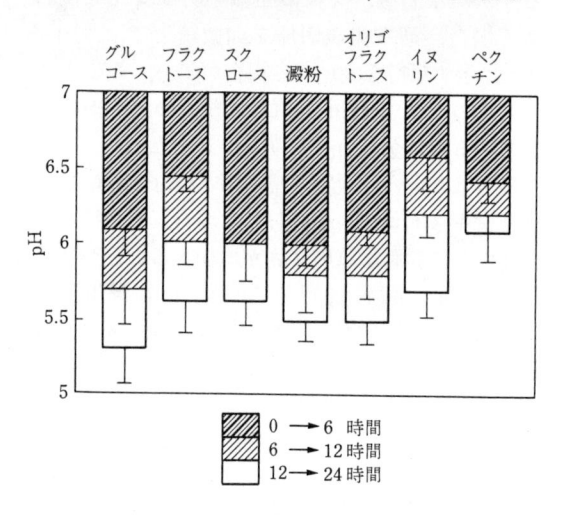

と盲腸内pHは6.98 ± 0.04より5.65 ± 0.07へと低下した[63]。20％ポリデキストロースを含有する飼料を52日ラットに投与すると盲腸内pHは6.8 ± 0.1から6.2 ± 0.2へ，大腸内pHは6.7 ± 0.1から6.2 ± 0.1へと低下した（図1-20）[87]。ラットに小麦フスマ[69,70,95]，米フスマ[69]，アラビアガム[89]，フラクトオリゴサッカライド[89]，キシロオリゴサッカライド（7.5％含有飼料を7日間投与した場合，盲腸内pHが7.37 ± 0.06から6.28 ± 0.18に低下）[89]，ペクチン[70]，オート麦フスマ[95]，グアーガム[95]，ジャガイモ生澱粉[96]，高アミロースコーンスターチ[96]を投与した場合の盲腸，大腸内容物のpH低下が，また，豚にラクチトールを投与した場合の盲腸内pHの低下が報告されている[82]。

しかし，食物繊維の実験動物への投与は盲腸内，大腸内pHの低下の報告が多いが，gellanの投与の場合はpHが6.56から7.08へと上昇する場合も報告されている[71]。ハムスターへのイヌリンの投与では，盲腸内容物のpHの変化は認められなかった[91]。また，実験動物の盲腸，大腸内のpH低下と短鎖脂肪酸の産生量とは相関は認められないとの報告もある[70]。

排泄された糞便のpHについては盲腸，大腸内容物のpH低下と同様に小麦フスマ[69,95]，米フスマ[69]，オート麦フスマ[95]，グアーガム[95]，キサンタンガム[71]などの投与で，低下が報告されているが，盲腸，大腸内容物のpHより糞便のpHの方がやや低い（約pH 0.5）ことが認められている[69]。ヒトの場合このような検討は不可能なので，ヒト糞便に炭素源として種々の糖，食物繊維を添加し，嫌気条件下，in vitroで培地中のpH変化が測定されているが（図1-21）[97]，グルコース，フラクトース，スクロース，澱粉などは通常，大腸までそのままの形態で到達することは少なく，ラットなどの実験動物の結果とはやや異なっている。

ヒト糞便スラリー（100g/l）にチッコリー（chicory）根（*Cichorium intybus*）から精製されたチッコリーイヌリン（長鎖フラクタン，nβ(2-1); 2<n<60)，あるいはスクロースから合成されたフラクトオリゴサッカライド（短鎖フラクタン，nβ(2-1); $2\leq n\leq4$）を7g/l 添加し，嫌気条件下で培養するといずれも4時間以内にほとんど資化された（図1-22）[98]チッコリーから精製されたイヌリンあるいはチッコリー・オリゴフラクトースを8種のビフィドバクテリア（bifidobacteria）と嫌気条件下で24時間培養し，

図1-22 ヒト糞便スラリーとチッコリー・イヌリン，フラクトオリゴサッカライドを嫌気培養した場合のチッコリー・イヌリンとフラクトオリゴサッカライドの消失速度[98]

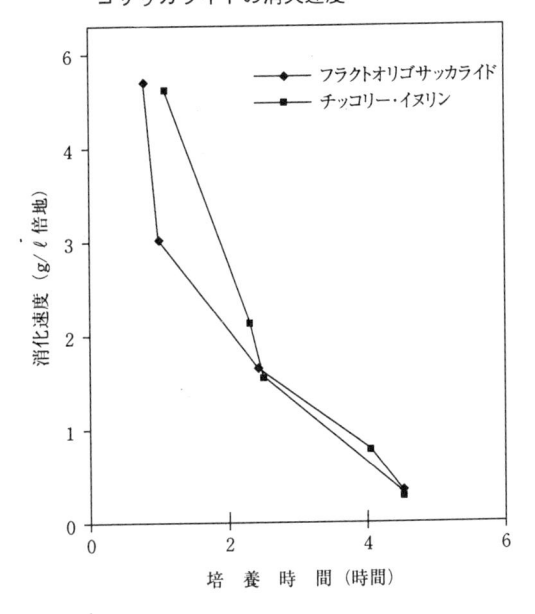

図1-23 チッコリー・オリゴフラクトース，チッコリー・イヌリンを8種のビフィドバクテリアと嫌気培養した場合の培養液pHの変化[98,99]

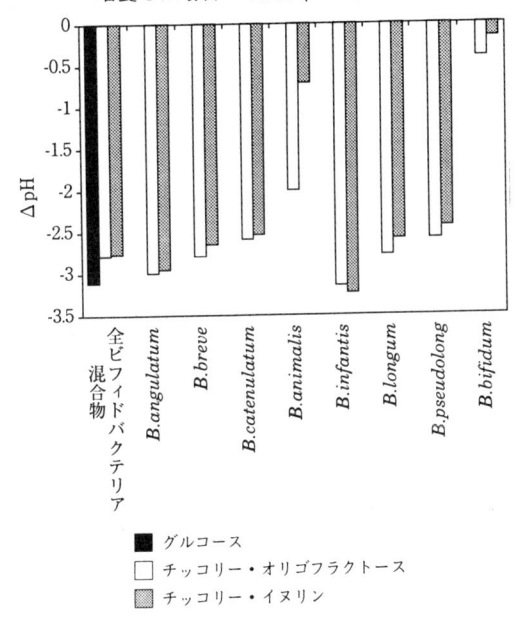

pHの変化を測定したところ，特定のビフィドバクテリアを除いて培養液のpHは2.5～3低下した（図1-23）[98,99]。Bifidobacterium bifidum では，チッコリー イヌリン，チッコリー オリゴフラクトースいずれもpH低下は認められなかったが，この菌はいずれも資化することが出来なかった[98,99]。Bifidobacterium animalis でも，チッコリー・オリゴフラクトースは資化されたが，チッコリー・イヌリンは基質となり難かった[98,99]。しかし，チッコリー イヌリン，チッコリー オリゴフラクトースをヒト糞便スラリーと嫌気条件下で24時間培養した場合はいずれもpHは7.0からpH5.5に低下した[98,99]。

大腸，盲腸内のpH低下は，大腸，盲腸内細菌がその内容物を資化し，産生する短鎖脂肪酸によると推定されるが，その機序については明確にはなっていない。ラットにペクチン，小麦フスマを投与して，盲腸，近位結腸（proximal colon），遠位結腸（distal colon）内のpHと，それぞれの部位の酢酸，プロピオン酸，酪酸，吉草酸の濃度，あるいは短鎖脂肪酸総量との相関を求めたところ，遠位結腸でのpH変化とプロピオン酸濃度との間に逆相関が認められたのみで（$p<0.05$），その他はまったく相関は認められなかった[70]。

これまで盲腸，大腸表面のpHは，表面電極を用いて直接測定してきたが，最近はpH感受性蛍光色素を用い細胞内外微小構造の部分のpH測定が可能になってきており，結腸組織での短鎖脂肪酸によるpH変化の測定にも用いられている[100~102]。家兎の結腸細胞を単離し，pH感受性蛍光色素2',7'-ビス-(2-カルボキシエチル)-5(-6)-カルボキシフロロシン（2',7'-bis-(2-carboxyethyl)-5(and-6)-carboxyfluorescein；BCECF）を用い，プロピオン酸カリウム添加時の結腸細胞内のpH変化を測定した（図1-24）[100]。

図1-24 プロピオン酸カリウム添加による家兎結腸細胞内pHの変化[100]

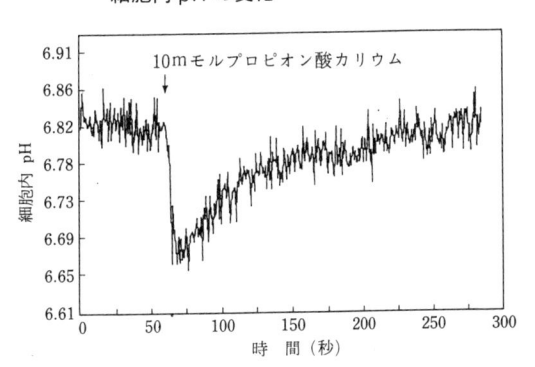

図1-25 短鎖脂肪酸の結腸還流時のマウス陰窩およびその周辺のpH変化[102]

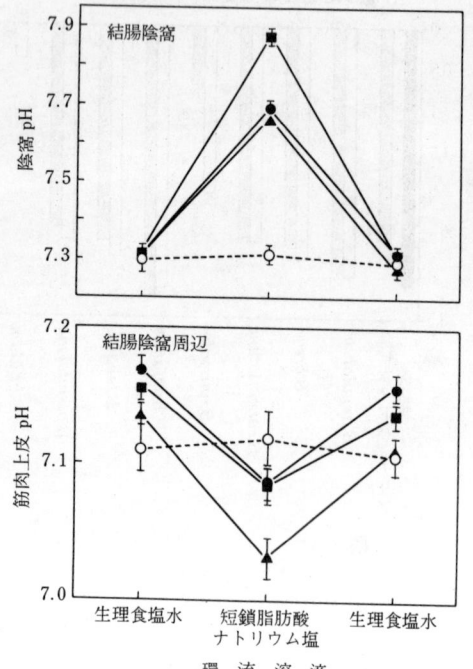

図1-26 新生児の生後7日目までの腸内ミクロフローラの変動[120]

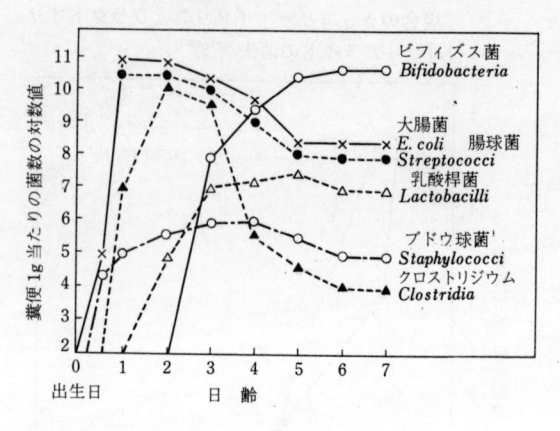

プロピオン酸カリウム添加後直ちにpHは低下するが、低下後100〜200秒で添加前のpHまで回復した。この場合、酢酸よりプロピオン酸カリウム添加時の方が、pHの低下は大きかった[100]。

また、マウスの結腸を短鎖脂肪酸で還流した場合の結腸陰窩およびその周辺部位の細胞外のpHの変化が検討されている[102]。マウスの結腸を酪酸ナトリウム、イソ酪酸ナトリウム、あるいは結腸内類似短鎖脂肪酸組成物（酢酸ナトリウム／プロピオン酸ナトリウム／酪酸ナトリウム＝91：13：26）溶液を還流した場合、結腸陰窩部分のpHはやや上昇し、陰窩周辺のpHはやや低下した（図1-25)[102]。短鎖脂肪酸のナトリウム塩の還流により結腸陰窩およびその周辺のpH変化がどのような機序により起きるのかは不明であるので、盲腸、結腸内の短鎖脂肪酸によるpH変化は、今後検討が必要である[103]。

1-6) 大腸内微生物と短鎖脂肪酸産生

1-6-1) 腸内のミクロフローラ

ヒトの腸内のミクロフローラは約100種類、約100兆個から成り立っている[104,105]。もちろん健常人あるいは動物の体表、消化管内では、盲腸、大腸に存在する微生物の数が際立って多いが、体表、消化管内すべて微生物で覆い尽されている[106]。体表も場所によって異なるが、1平方センチメートル当たり3,000個から数万個の微生物が活動しており、通常は病原性の微生物が侵入、付着してもこれら常在微生物に阻止されて増殖できないしくみになっている[106]。腸内ミクロフローラは摂取された食物、消化管分泌物などを栄養源として増殖、糞便への排泄を繰り返しており、その生態は宿主であるヒトの健康あるいは疾病と非常に重要な係わりを保っており、多くの研究もなされてきている[104,107〜120]。

糞便中に排泄される微生物は、かつては、ほとんど死菌であるといわれときたが、嫌気性培養の技術がほぼ確立された現在では、糞便中に存在する70〜90％の細菌が培養できるようになっている[104]。

大腸内のミクロフローラを構成する主な菌群は、ビフィズス菌 (*Bifidobacterium*)、乳酸桿菌 (*Lactobacillus*)、連鎖球菌 (*Streptococcus*) などの乳酸菌類、バクテロイデス (*Bacteroidaceae*)、ユウバクテリウム (*Eubacterium*)、嫌気性連鎖球菌 (*Peptococcaceae*)、ベーヨネラ (*Veillonella*)、ウェルシュ菌 (*Clostridium perfingens*) などの嫌気

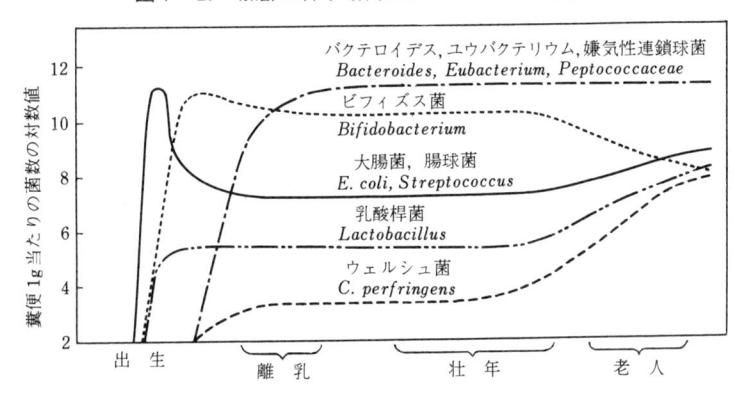

図 1-27 加齢に伴う腸内ミクロフローラの変動[121]

図 1-28 成人の糞便ミクロフローラ (n=42)[121]

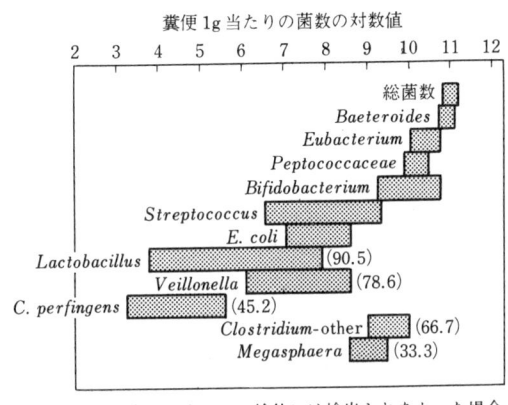

( )内の数字は，すべての検体には検出されなかった場合の検出率(％)。
( )がないものは，検出率100％。

性菌類，また，好気性菌類のブドウ球菌（Staphylococcus），バチルス属（Bacillus），シュードモナス属（Pseudomonas），酵母などに大別される。

これら大腸内のミクロフローラをはじめ，皮膚，気道，消化管内の菌叢の形成は，出産直後から開始される。胎児の糞便中の細菌を測定すると，出生後初めて排泄される胎便は通常無菌であるが，生後1日目には，大腸菌（Escherichia coli），Streptococcus, Lactobacillus, Staphylococcus, クロストリジウム（Clostridium）がほとんどの新生児で認められるようになり，総菌数は10^{11}個/g以上に達する（図1-26）[120]。母乳で育てられた新生児は，生後3日目ごろBifidobacteriumが出現し始め，増加してくると同時に，生後1日目から出現していたミクロフローラが減少し始め，生後4～7日目には，Bifidobacteriumが最優勢になり，生後7日目にはミクロフローラはほぼ安定する（図1-26）。この時のBifidobacteriumの総菌数は10^{10}～10^{11}個/g（ミクロフローラの95～100％近く）となり，E. coli, Streptococcus, Staphylococcus, ClostridiumなどはBifidobacteriumの約1/100となる[120]。乳児が離乳食を摂るようになると，腸内ミクロフローラは，成人のミクロフローラに類似したものへと変化してくる。Bifidobacteriumは乳児の約1/10となり，この菌の菌種，菌型は，B. infantis, B. breveから構成されている乳児型から，成人型のB. longum, B. adolescentisから構成されるものに移行される。Bifidobacteriumの減少に伴い，Bacteroides, Eubacterium, Peptococcaceaeが増加し，腸内ミクロフローラの主体を占めるようになり，Enterobacteriaceae, Streptococcusも減少する（図1-27, 28）[121]。成人期，壮年期はほぼ一定の腸内ミクロフローラで移行するが，老年期に入ると変化が見られる。総菌数がやや減少すると共に，Bifidobacteriumが減少し，ウェルシュ菌（Clostridium perfringens）が顕著に増加してくる。

1-6-2) 大腸のミクロフローラとその機能

口腔，胃，十二指腸，空腸，回腸，盲腸，結腸，直腸の消化管各部のミクロフローラを検討すると各部位により著しく異なっている（図1-29）[121]。健常人の口腔には唾液1ml当たり10^7～10^9個の細菌が棲息している。胃では胃酸によりpHが低下するので細菌数は減少し，十二指腸や空腸などの小腸上部ではまた細菌数は少ないが，（10～10^4個/g内容物），小腸下部では急激に増加する（空

図1-29 健常人の消化管各部位のミクロフローラ[121]

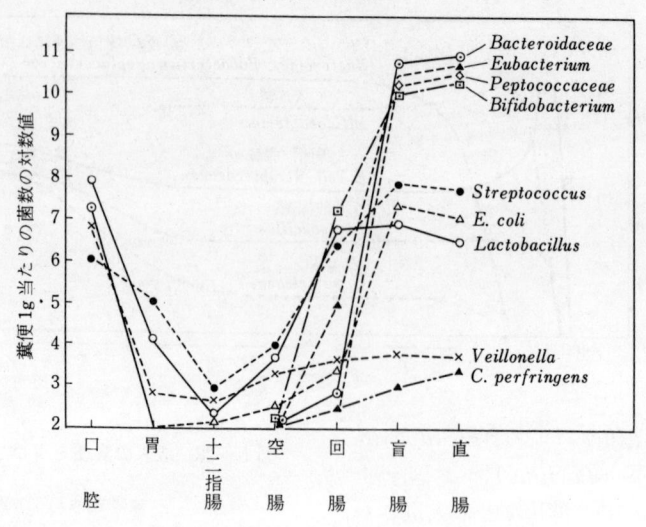

腹時で10^5〜10^7個/g内容物)[121]。回盲弁を境にして，大腸内では細菌数は大幅に増加し（10^{11}個/g内容物以上），ミクロフローラも大幅に変化する。大腸内のミクロフローラは，嫌気性菌が最優勢で，*Bacteroidaceae, Eubacterium, Peptococcaceae, Bifidobacterium* がその主たるものである（図1-29）。

これらの大腸のミクロフローラの主要な機能としては栄養的機能，代謝的機能，免疫学的機能，保護的機能が挙げられている[122]。代謝的機能としては，食物繊維などの食事由来の難消化性基質，生体由来の粘液の代謝であり，糖質類の代謝産物は短鎖脂肪酸類である。栄養的機能は主としてこれら代謝産物を利用して行われ，大腸より吸収された短鎖脂肪酸類や乳酸は，大腸細胞，肝臓細胞，末梢組織などのエネルギー源として利用される[123]。免疫学的機能としては，大腸のミクロフローラが，大腸の免疫システムの発達と恒常性に関与していると推定されているが，今後検討されなければならない課題が多い[122]。保護的機能についても，いくつかの知見が得られているが，大腸ミクロフローラの役割の全体像は明らかになっていない[122]。

これらの大腸ミクロフローラの4つの機能は次に示す大腸の種々の生理的活動と深く係わりあっている[122]。

(1) バクテリアの生育と増殖
(2) エネルギーの再利用
(3) 上皮細胞の増殖と分化の制御
(4) 生体異物の代謝と腸肝循環
(5) 免疫的刺激
(6) 好/抗発癌（pro/anticarcinogenesis）と変異
(7) 感染への抵抗力
(8) バクテリアの移動と予防
(9) イオン濃度と吸収の制御
(10) 結腸の自動運動性と滞留時間の制御
(11) 結腸のpHの制御

1-6-3) 大腸ミクロフローラの食餌による調節

通常の食事を普通の方法で普通に摂っている成人は，個々人については違いがあるにしても，その個人個人について大腸ミクロフローラは安定している[105]。大腸ミクロフローラの食餌による調節の方法としては2つの方法が行われている。1番目は直接的な方法で生きた *Bifidobacterium longer* などの細菌をヨーグルトのような形で摂取することで，プロバイオティクス（probiotics）と呼ばれている[98, 103, 124〜130]。この場合，摂取した微生物の一部は胃，上部消化管の中でも生き残り，大腸にごく一部が到達すると推定される。大腸に到達した外因性微生物が，大腸内に定着できるのか否か，定着しなくても長い間滞留できるのか否かについては，ほとんど不明である[105]。2番目の方法は，プレバイオティクス（prebiotics）と呼ばれるもの[97]で，これは大腸内の特定の微生物の成長，増殖を促進するもので，例えば，ビフィズス菌を対象としたプレバイオティクスは，ビフィズス因子と呼ばれている。

図1-30 人乳，牛乳，ヤギ乳のラット投与時の大腸内 *Bifidobacterium* 増殖に及ぼす影響[136]

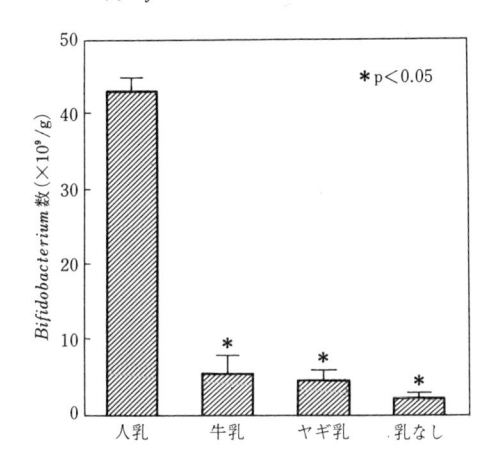

プロバイオティクスの例としては，*Bifidobacterium longum* の生菌 10^9 個/g を含有する剤を成人に経口投与したところ，ビフィズス菌（*Bifidobacterium*）が増加し，*Clostridium* が減少し，糞便および血清中のβ-グルクロニダーゼ[注1-1]活性が低下した[131]。プレバイオティクスの例としては，種々の食物繊維，オリゴ糖などで検討されて

注1-1) β-グルクロニダーゼ（β-glucuronidase）
β-グルクロニド（D-グルクロン酸のグリコシド）を加水分解して，D-グルクロン酸を遊離させる反応を触媒する酵素で，大腸では，肝臓で解毒され，胆汁中に排泄されたβ-グルクロニド（グルクロン酸抱合体）を加水分解して，毒性物質を遊離させる。この結果，毒性物質は大腸内滞留時間が長くなり，大腸での発癌の指標として用いられる。

いる。コーンファイバー[131,132]，ポリデキストロース[131,132]，プランタゴオバタ（*Plantago ovata*，オオバコ科の植物種子の皮殻を粉砕したもの）[131]，コンニャクマンナン[131,132]，玄米[131]，および種々のオリゴ糖，例えばフラクトオリゴ糖[131,133]，大豆オリゴ糖[131,134]，ラクトスクロース[131,135]，イソマルトオリゴ糖[131]，ガラクトオリゴ糖[131]，パラチノース縮合物[131]，ラフィノース[131]，ラクツロース[131]などが検討されている。さらに興味深いことには，ラットに4週間，人乳，牛乳，ヤギ乳の凍結乾燥物を投与すると，人乳の投与の場合のみ盲腸 *Bifidobacterium* の増殖が認められた（図1-30）[136]。

これらプレバイオティクス投与により，ほとんどの場合，大腸内のビフィズス菌（*Bifidobacterium*）が増加し，ウェルシュ菌（*Clostridium perfringens*）が減少する。例えばフラクトオリゴ糖摂取の場合，*Bifidobacterium* は約10倍増加する[134]。ヒトの糞便に，澱粉，フラクトオリゴ糖，ペクチンを添加し，*in vitro* でのミクロフローラの変化を検討したところ，*Bifidobacterium* の増加が顕著であった（図1-31）[97]。このとき *Bifidobacterium* の増加と *Clostridium perfringens* の減少は高い相関が認められている（図1-32）[137]。ラットにスキムミルク，*Lactobacillus acidophilus*，フラクトオリゴ糖添加スキムミルクを投与し，盲腸内の *Bifidobacterium* と *Clostridium perfringens* の数を測定したところ，両者には高い逆相関関係が見出されている（図1-32）[137]。

また，これらのプレバイオティクスの摂取，投与で，大腸内のβ-グルクロニダーゼ活性，ニトロレダクターゼ[注1-2]活性の低下が認められてい

図1-31 種々の炭素源添加によるヒトミクロフローラの変化[97]

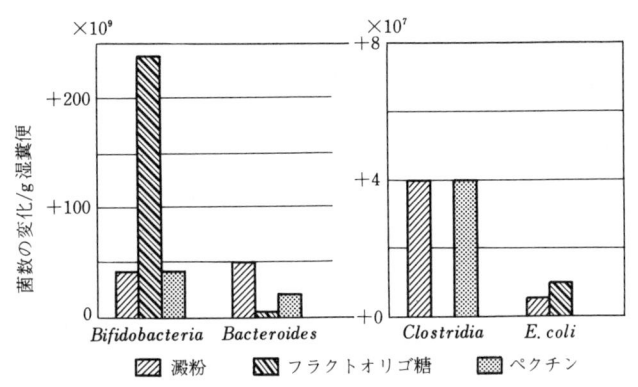

図1-32 ラット盲腸の *Bifidobacterium* spp. と *Clostridium perfringen* の棲息数の関連[137]

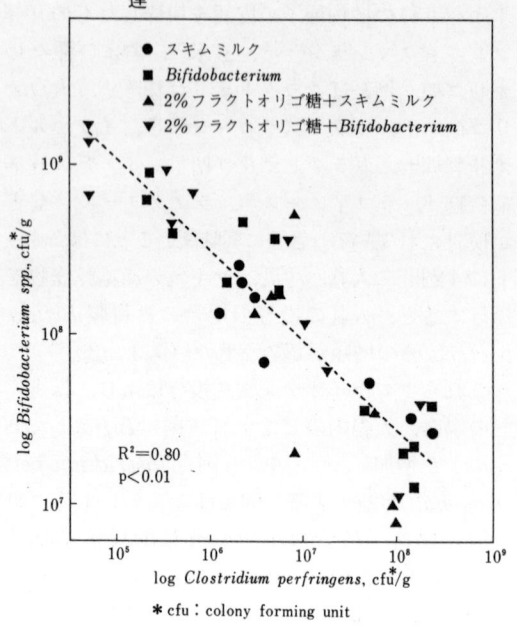

● スキムミルク
■ *Bifidobacterium*
▲ 2%フラクトオリゴ糖+スキムミルク
▼ 2%フラクトオリゴ糖+*Bifidobacterium*

$R^2=0.80$
$p<0.01$

＊cfu : colony forming unit

る[131]。さらに，食物繊維，オリゴ糖以外でも，薬用人参（朝鮮人参，高麗人参，*Panax ginseng*）の抽出物[138]を *in vitro* で種々の腸内ミクロフローラへの影響を検討した結果，*Bifidobacterium breve*, *Bifidobacterium longum* に対して発育促進作用が，*Clostridium perfringens*, *Clostridium paraputrificum* などの *Clostridium* 属に対して発育抑制作用を示した[131]。しかし，逆に，*Clostridium perfringens* が増加する例として，高コレステロール食を摂取した場合が報告されている[131]。

さらに海藻食物繊維をラットに投与した場合の腸内ミクロフローラに及ぼす影響も検討されている[139~142]。食品として利用される海藻類にはマコンブ，ワカメ，ヒジキなどの褐藻類（細胞壁成分としてアルギン酸，フコダインを，貯蔵多糖類としてラミナランを多く含む），アサクサノリ，スサビノリなどの紅藻類（キシラン，マンナン，ポ

ルフィラン，カラギーナンなどを多く含む），およびアオノリ，ヒトエグサなどの緑藻類などである[139]。ヒトの代表的な腸内細菌18種を用いて，これら海藻中に含まれる多糖類の *in vitro* における分解能を検討したところ，アルギン酸は *Bacteroides ovatus* でのみ資化され，ラミナランは *Bacteroides ovatus*, *Clostridium ramosum* で，キシラン，マンナンは *Bifidobacterium adolescentis* で資化された[140,143]。

食物繊維無添加飼料に2%のマコンブあるいはスサビノリを添加した飼料を2週間投与し，腸内ミクロフローラの変化を検討したところ，2%マコンブ含有飼料投与群では，嫌気性菌群であるBacteroidaceaeや *Bifidobacterium* が増加傾向を示し，通性嫌気性菌群のEnterobacteriaceaeや *Staphylococcus* は減少し，総生菌数が増加した[141]。また，2%スサビノリ含有飼料投与群では，総生菌数の変化は認められなかったが，全体の微生物菌数中の *Bifidobacerium* や *Lactobcaillus* などの乳酸菌数が増加し，腸内ミクロフローラのバランスは改善された[140,142]。また，投与期間中の腸内内容物のpH値の低下，アンモニア性窒素含量の減少，および糞便重量の増加などが認められ，腸内環境も改善されることが示された[140,142]。

1-6-4) 短鎖脂肪酸の産生

大腸内での短鎖脂肪酸産生の基質となるのは糖質およびタンパク質（アミノ酸）が主なものである。糖質は，酸素を必要としない嫌気的条件下でエネルギーを産生することができる解糖系（glycolysis）を通じて代謝される。解糖系では補酵素の一つのNAD⁺で酸化が進行するが，短鎖脂肪酸産生に重要な化合物はピルビン酸および，アセチルCoAである（図1-33）[144]。図1-33には，セルロース，澱粉，ペクチンやヘミセルロースなどの非セルロース多糖類を基質とした大腸内での糖質の代謝，その代謝に係わる主な腸内ミクロフローラを示している[144]。

糖質の代謝に係わる腸内ミクロフローラとは異なる腸内ミクロフローラによりアミノ酸が代謝され，短鎖脂肪酸が産生される。摂取あるいは投与されたタンパク質，あるいは胃，小腸の脱落上皮細胞由来のタンパク質は，プロテアーゼ（prote-

注1-2）ニトロレダクターゼ（nitroreductase）
環境汚染物質，人体汚染物質として存在している芳香族ニトロ化合物を還元し，変異原性を有するN-ヒドロキシ化合物を生成する[132]。β-グルクロニターゼ同様，大腸での発癌の指標として用いられている[137]。

表1-7 ヒト大腸での多糖類，タンパク質発酵による短鎖脂肪酸産生[144]

腸内ミクロフローラ	糞便中の数 ($\log_{10}$/g乾燥重量)	基質のアミノ酸	主な産生短鎖脂肪酸
Clostridium	9.8	グリシン	酢酸
		アラニン	プロピオン酸，酢酸
		スレオニン	プロピオン酸，酢酸
		バリン	イソ酪酸
		ロイシン	イソ吉草酸
		イソロイシン	2-メチル酪酸
		グルタミン酸	酢酸，酪酸
		リジン	酢酸，酪酸
Fusobacterium nucleatum	測定値なし	リジン	酢酸，酪酸
Fusobacterium	8.4	グルタミン酸	酢酸，酪酸
Porphyromonas asaccharolytica	9.4	アスパラギン酸	酢酸，コハク酸
Acidaminococcus fermentans	8.5	グルタミン酸	酢酸，酪酸
Peptococcus	10.0	グルタミン酸	酢酸，酪酸

図1-33 大腸内の炭水化物の主な代謝系，代謝産物と，それに関与する腸内ミクロフローラ[144]

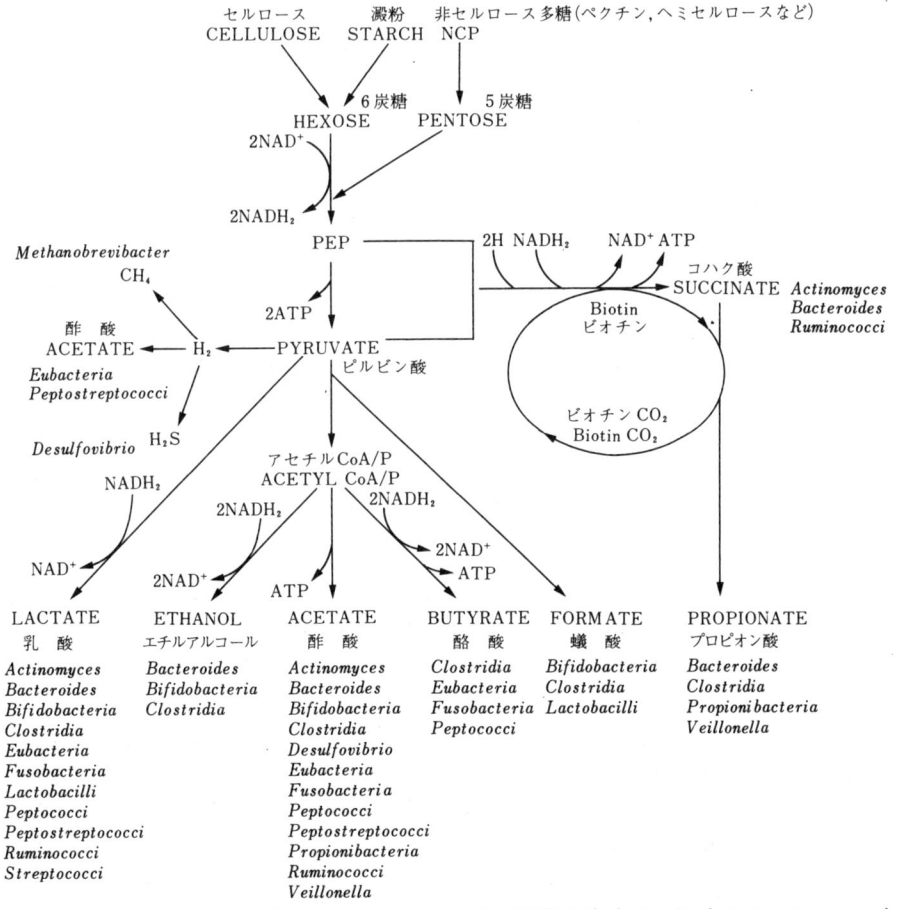

ase）によりアミノ酸に分解され，腸内ミクロフローラにより代謝される。アミノ酸を代謝して短鎖脂肪酸を産生する腸内ミクロフローラとしては，*Clostridium, Fusobacterium, Peptococcus, Fuso-*

bacterium nucleatum, Porphyromonas asaccharolytica, Acidaminococcus fermentans などが挙げられており，基質としてのアミノ酸，そのアミノ酸を基質とした場合の主たる短鎖脂肪酸産物も検討されている（表1-7）[144]。

大腸内ミクロフローラによる多糖類，タンパク質を基質とした場合の短鎖脂肪酸産生には次のような種々の条件により，その産生量が変化することも知られている[122]。

(1) ミクロフローラの基質の化学的組成
(2) ミクロフローラが資化しうる基質量
(3) 基質の物理化学的性質（粒子径，溶解度，リグニン，タンニン，硅素の含量，その他など）
(4) ミクロフローラの種類
(5) 生態学的要因（ミクロフローラ間の相互作用）
(6) 基質としての多糖類，タンパク質の分解速度
(7) 消化管各部位の消化特異性
(8) 基質と該当ミクロフローラのマッチング
(9) 大腸内容物のpH
(10) 無機電解質受容体の有無
(11) 大腸内滞留時間

1-6-5）血中短鎖脂肪酸濃度と，短鎖脂肪酸産生量の推定

in vivo での短鎖脂肪酸の産生量を正確に測定することは非常に困難である[145]。大腸内で産生された短鎖脂肪酸はすみやかに大腸より吸収されるが，それぞれの短鎖脂肪酸は，同一組織で代謝される訳ではなく，一般的には，酢酸は筋肉組織で，プロピオン酸は肝臓で，酪酸は大腸上皮細胞で主に代謝される[145]。それに加え，肝臓では内因性の酢酸が産生される。

これまで短鎖脂肪酸の産生量は，手術中，突然死，事故死のヒトでの動脈血液中の短鎖脂肪酸濃度と末梢組織血液中の短鎖脂肪酸濃度の差の測定，門脈血液中の短鎖脂肪酸濃度測定などの直接測定，糞便を用いて *in vitro* での短鎖脂肪酸産生量の測定，安定性同位元素を用いての代謝速度の測定などから推定されている。糞便中の短鎖脂肪酸含量あるいは，糞便発酵物中の短鎖脂肪酸含量はガスクロマトグラフィーを用いてほぼ正確に測定が

図1-34 大腸切除患者と健常人の動脈血液中の酢酸濃度[149]

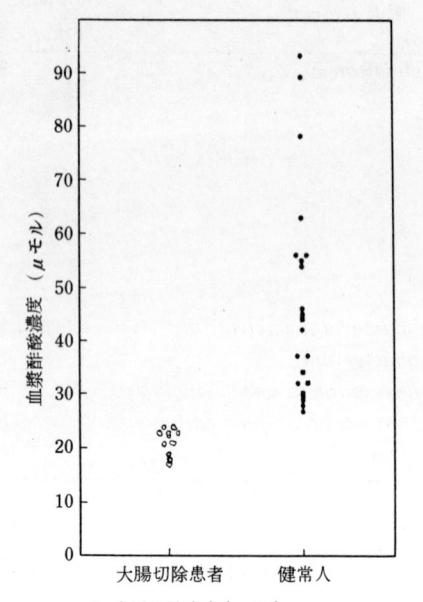

可能である[146~148]。しかし，血漿中の短鎖脂肪酸含量は低濃度であるのでガスクロマトグラフィー[149,150]，高速液体クロマトグラフィー[151,152]を用いても，これまでは正確に測定するのが困難でその測定例が少なかった[145]。最近，血液中の短鎖脂肪酸濃度が，有機溶媒抽出とキャピラリーガスクロマトグラフィーを組み合わせた定量法で，精度良く測定されるようになった[153]。

ヒトの門脈血液中の短鎖脂肪酸を測定した例は非常に少ないが，その測定値の平均値は288μモル/*l*，動脈血液中の短鎖脂肪酸濃度と末梢組織血液中の短鎖脂肪酸濃度の差は192μモル/*l*であり，これらの濃度から算出される短鎖脂肪酸の1日の産生量は，約277mモルであった[145]。これらの測定値を空腹時の測定値と，食後の測定値に分類すると，空腹時の短鎖脂肪酸の1日の産生量は約163mモル，食後のそれは，353mモルであった。動脈血液中に見出される酢酸は大腸以上の部位で産生されると推定されるが，大部分の短鎖脂肪酸はヒトの場合，大腸で産生されると推定される[145]。これはたとえば，手術により大腸を切除した患者の大動脈血液中の酢酸含量は大幅に低下した（図

図1-35 盲腸内短鎖脂肪酸産生に及ぼす食物繊維の影響[89]

(グラフ：盲腸内短鎖脂肪酸産生量(μモル)、酢酸・プロピオン酸・酪酸、対照・オート麦ファイバー・アラビアガム・フラクトオリゴ糖・キシロオリゴ糖)

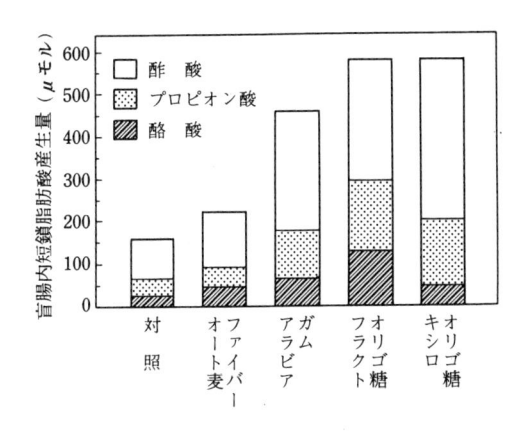

1-34)[149]。

有機溶媒による血液中の短鎖脂肪酸抽出と，キャピラリーガスクロマトグラフィーによる短鎖脂肪酸の新しい定量法が開発されたことにより，これまで知られていない事実が明らかになってきている[153]。今後この新しい定量法を用いることにより，大腸内で産生される短鎖脂肪酸が種々の臓器や全身のエネルギー代謝に与える影響などについての研究が大幅に進展すると思われる。

1-6-6) 大腸での短鎖脂肪酸の産生

大腸（ラットの場合は盲腸も含む）での短鎖脂肪酸の産生は，実験動物では難消化性の食物繊維を投与したのち，直接，盲腸・大腸内容物中，あるいは排泄された糞便中の短鎖脂肪酸含量を測定する方法[63,65,69~71,82,88,89,95,154~161]，食物繊維投与後排泄された糞便を in vitro で一定時間発酵させて産生される短鎖脂肪酸を測定する方法[155]，また食物繊維を投与していない動物より採取した糞便と，食物繊維，アミノ酸，タンパク質などを混合し，一定時間発酵させて短鎖脂肪酸産生量を測定する方法[156,162~166]，最近では，食物繊維投与後の門脈血液中の短鎖脂肪酸濃度を測定する方法[153,161]が用いられている。ヒトの場合は，大腸内容物中の短鎖脂肪酸含量の測定は，結腸切除手術の際，人工肛門造設の場合などに限定され[123,144,149,150,167,168,175]，あとは実験動物の場合と同様，健常人より採取した糞便と食物繊維，アミノ酸，タンパク質を混合し，一定時間発酵させたのち，短鎖脂肪酸産生量を測定する方法[123,144,169~173]，食物繊維摂取後の末梢血液

第1章 短鎖脂肪酸の生理活性物質としての意義

中の酢酸濃度測定による方法[174]が用いられている。

ラットに難発酵性のセルロースを投与しても，盲腸，大腸内の短鎖脂肪酸濃度はほとんど変化せず[155,158]，セルロースは，難消化性の食物繊維の対照群として用いられる。食物繊維のラット，豚への投与は，ごく一部の例外[65]を除けば，盲腸，大腸での短鎖脂肪酸の産生量を増加させる。産生される短鎖脂肪酸の種類と量は投与される食物繊維の種類と量によって異なるが，一般的には，酢酸が最も多く，次いでプロピオン酸，酪酸の順で，その割合は，平均すると酢酸約60％，プロピオン酸20～25％，酪酸15～20％である。盲腸，大腸内で短鎖脂肪酸の産生を増加させる食物繊維として，コーンスターチ[154,156]，小麦フスマ[69,70,95,161]，大麦フスマ[95,160]，米フスマ[69]，オート麦ファイバー[89,161]，豆ファイバー[155]，リンゴパルプ[158]，ペクチン[70,155]，アラビアガム[65,89,158]，グアーガム[71,88,95,158]，カラヤガム[71]，キサンタンガム[71]，tragacanth[71]，gellan[71]，ispaghula[71]，サイリューム[88]，イヌリン[63,159]，ラクツロース[157]，ラクチトール[70]，β-シクロデキストリン[159]，メチルセルロース[69]，フラクトオリゴ糖[89]，キシロオリゴ糖[89]，調理ずみ豆[161]，ジャガイモ生澱粉[176]，高アミロースコーンスターチ[96]が挙げられる。代表的な例として，ラットにオート麦ファイバー，アラビアガム，フラクトオリゴ糖，キシロオリゴ糖を投与した場合の盲腸内の短鎖脂肪酸の産生量を示した（図1-35）[89]。

ラットへラクトスクロースを投与した場合の盲腸内の酢酸およびプロピオン酸の産生量は，投与量に関係なくほぼ一定であったが，酪酸および乳酸の産生量は，投与量に比例して増加した[157]。ラクチトールの豚への投与では，酪酸の産生量は増加したが，他の短鎖脂肪酸産生はほとんど変化が認められなかった[70]。また，酢酸以外の短鎖脂肪酸の産生を増加させる食物繊維としては，ペクチン（プロピオン酸）[155]，グアーガム（酪酸）[88,158]，アラビアガム（酪酸）[158]が挙げられる。しかし，オーストラリア産の Acacia pycnantha, Acacia baileyana から得られるアカシアガムをラットに投与すると，盲腸での短鎖脂肪酸の産生が抑制されることが知られている[65]。この場合，特に酢酸，酪酸の産生が抑制され，プロピオン酸の産生が促進された[65]。

イヌの糞便に種々の食物繊維を添加し in vitro

図1-36 *in vitro* での盲腸内容物あるいは糞便の発酵生産物中の短鎖脂肪酸産生量[164]

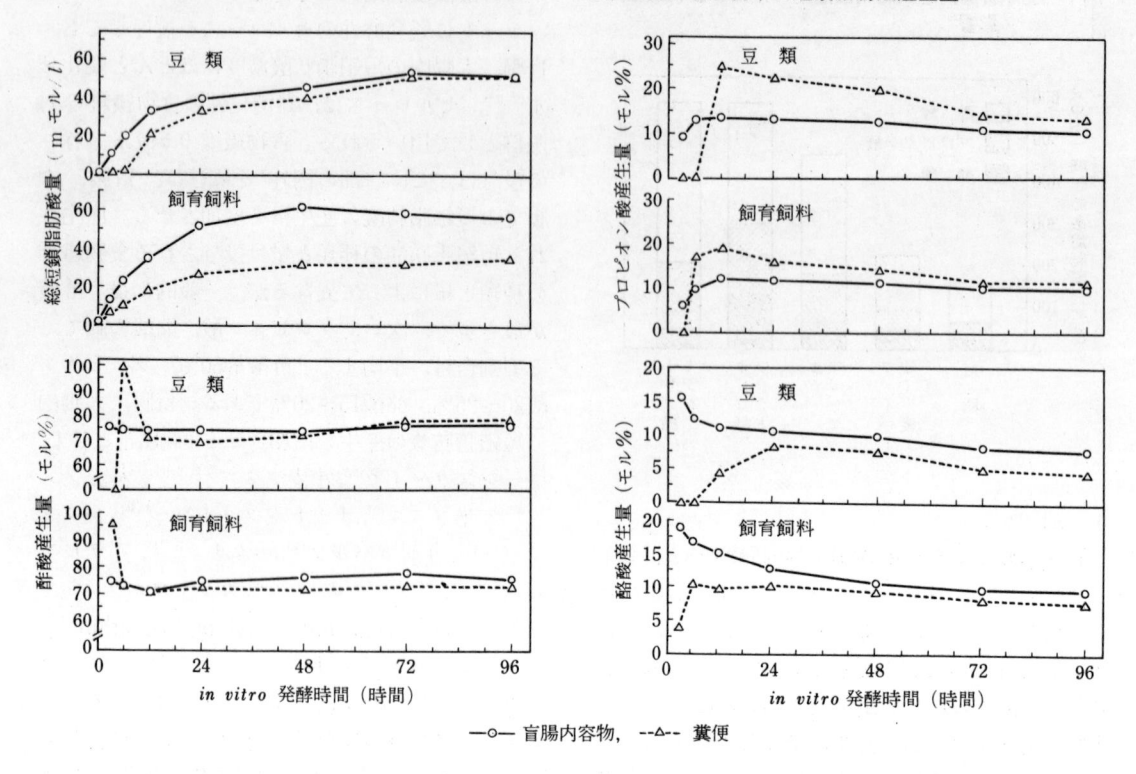

―〇― 盲腸内容物, --△-- 糞便

で発酵させ，短鎖脂肪酸の産生を検討した[162,163,165]。その結果，酢酸の産生が非常に高かったのは，シトラスペクチン，グアーガム，ローカストビーンガムであり，ほとんど産生が認められなかったのはセルロース，gum talha，アラビアガムであった。ビートパルプ，carbo bean gum，フラクトオリゴ糖，カラヤガム，オート麦ファイバー，米フスマ，キサンタンガム，シトラスパルプ，ピーナッツ殻，大豆殻，サイリュームガムなどは，中程度の産生であった。また，プロピオン酸の産生が非常に高かったのは，グアーガム，ローカストビーンガム，ラクチュロースであり，ほとんど産生が認められないのは，gum talha，アラビアガム，ピーナッツ殻，セルロースであった。大豆殻，ビートパルプ，サイリュームガム，シトラスパルプ，carbo bean gum，シトラスペクチン，フラクトオリゴ糖，カラス麦ファイバー，米フスマ，キサンタンガムなどは，中程度の短鎖脂肪酸の産生であった。ネコの糞便に種々の食物繊維を添加し *in vitro* で発酵させた場合の，短鎖脂肪酸の産生も，イヌの糞便を用いた場合とほぼ同様の結果を示した[163,166]。また，*in vitro* での発酵に用いる

糞便の採取部位によっても短鎖脂肪酸の産生は異なっている[164]。ラットに食物繊維を170g/kg含有する通常の飼育飼料あるいは，食物繊維を100g/kg含有する豆類をラットに2週間投与したのち，盲腸内容物あるいは糞便を採取し，両者の *in vitro* での短鎖脂肪酸の産生を検討したところ，総短鎖脂肪酸産生量は盲腸内容物由来の発酵生産物中に多く見出されたが，酢酸産生量は，両者ほぼ同等であり，プロピオン酸産生量は糞便由来の発酵生産物中に多く見出され，酪酸の産生量はその逆であった（図1-36）[164]。

ヒトの大腸内短鎖脂肪酸含量は，突然死の場合が報告されている。近位結腸と遠位結腸中の短鎖脂肪酸含量，組成を検討したところ，近位結腸の方がやや含量は高かったが，酢酸：プロピオン酸：酪酸の割合は57：22：21でほぼ同等であった（図1-37）[123,144,148,175]。また，ヒト糞便中の酢酸：プロピオン酸：酪酸：その他の割合は62：18：11：9であった[148]。ヒト糞便と食物繊維の *in vitro* での発酵生産物中の短鎖脂肪酸の産生については種々の食物繊維について検討されている[123,170〜173]。ヒトが通常摂食する野菜（ブロッコリィ，ニンジ

図1-37 ヒト近位結腸，遠位結腸中の短鎖脂肪酸含量および組成[123, 144]

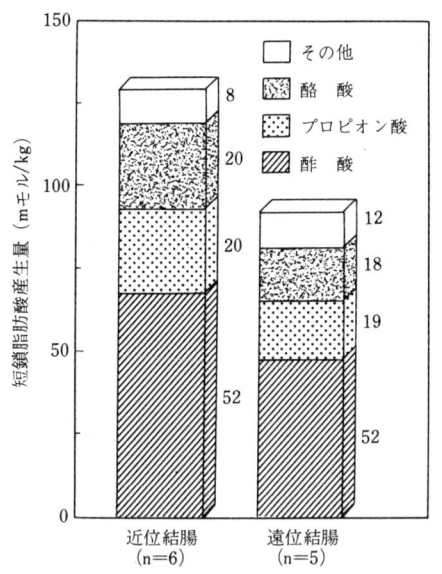

近位結腸 (n=6): その他 8, 酪酸 20, プロピオン酸 20, 酢酸 52
遠位結腸 (n=5): その他 12, 酪酸 18, プロピオン酸 19, 酢酸 52

棒グラフ右の数字は全体に占める割合を表わす。
その他は，分枝脂肪酸，吉草酸，カプロン酸を含む。

ン，カリフラワー，セロリ，キャベツ，レタス，タマネギ，ラディッシュ）より食物繊維を抽出し，ヒト糞便と混合，発酵させ，短鎖脂肪酸の産生を検討したところ，すべての野菜由来の食物繊維を混合，発酵させた場合で酢酸の産生が最も多く見出され，酢酸：ピロピオン酸：酪酸の割合は76：14：10であった[170]。また，種々の単糖類，2糖類をヒト糞便と混合，発酵させ短鎖脂肪酸の産生を検討したところ，試験に用いた15種類の単糖類，2糖類すべてで酢酸の産生と増加が認められた[173]。また，プロピオン酸の産生の増加が認められた糖は，ラムノース，アラビノース，キシロース，リボース，ガラクツロン酸，グルコン酸などであり，酪酸の産生の増加が認められたのは，ソルビトール，ガラクツロン酸，グルコン酸などであり，リボースでは酪酸の産生減少が認められた[173]。さらに，コーンファイバー，オート麦フスマ，小麦フスマをヒト糞便と混合，発酵させた場合，すべてで，酢酸の産生が増加し，この産生量は混合食物繊維中の細胞壁含量に比例していた[171]。これら3種の食物繊維の中でもコーンファイバーで顕著なプロピオン酸産生の増加が認められ，これはコーンファイバー中に含有されるアラビノース，ガラクトース，キシロース，ウロン酸が資化された結果と推定される[171]。

血液中の短鎖脂肪酸含量と大腸内短鎖脂肪酸含量はあまり相関は見出されていない。豚に低食物繊維の対照飼料，小麦フスマ含有飼料，オート麦フスマ含有飼料，調理済豆類含有飼料を投与し，大腸内および血中短鎖脂肪酸濃度を測定したところ，大腸内短鎖脂肪酸濃度は調理済豆類含有飼料投与の場合が最も高かったが，血中短鎖脂肪酸濃度はオート麦フスマ含有飼料投与の場合が最も高かった（表1-8）[161]。

ヒトの場合，人口の約半分は呼気中にメタンを排出する[144]。呼気中にメタンを排出するヒトとメタンを排出しないヒトは，食物繊維を摂取した場合，呼気中への水素の排出のパターンも異なっている[144, 174]。呼気中にメタンを排出するヒトおよび，排出しないヒトにラクツロースを摂取させ，呼気中の水素，メタンの排出量および，血漿中の酢酸含量を測定したところ，メタンを呼気中に排出しないヒトの方がメタンを呼気中に排出するヒトに比較して，呼気中の水素排出量，血漿中酢酸濃度が高かった（メタンを呼気中に排出するヒトの血漿中酢酸濃度84±5μモル/l，メタンを呼気中

表1-8 食物繊維投与の場合の大腸内および血中短鎖脂肪酸濃度（豚, n=5）[161]

	大腸内短鎖脂肪酸濃度				血中短鎖脂肪酸濃度			
	酢酸	プロピオン酸	酪酸	総短鎖脂肪酸*	酢酸	プロピオン酸	酪酸	総短鎖脂肪酸*
	mモル/l				mモル/l			
対　　照	6.1	3.9	1.6	12.7	0.42	0.25	0.07	0.89
小麦フスマ	16.3	9.7	3.9	32.2	0.37	0.19	0.05	0.71
オート麦フスマ	18.3	10.3	4.0	34.9	1.01	0.55	0.15	1.85
調理済豆類	36.6	16.7	4.1	60.0	0.76	0.34	0.06	1.27

* 酢酸，プロピオン酸，酪酸，イソ酪酸，吉草酸，イソ吉草酸，カプロン酸の合計

図1-38 メタン産生者と非産生者での呼気中の水素，メタンおよび血漿酢酸濃度変化に及ぼす食物繊維の影響[174]

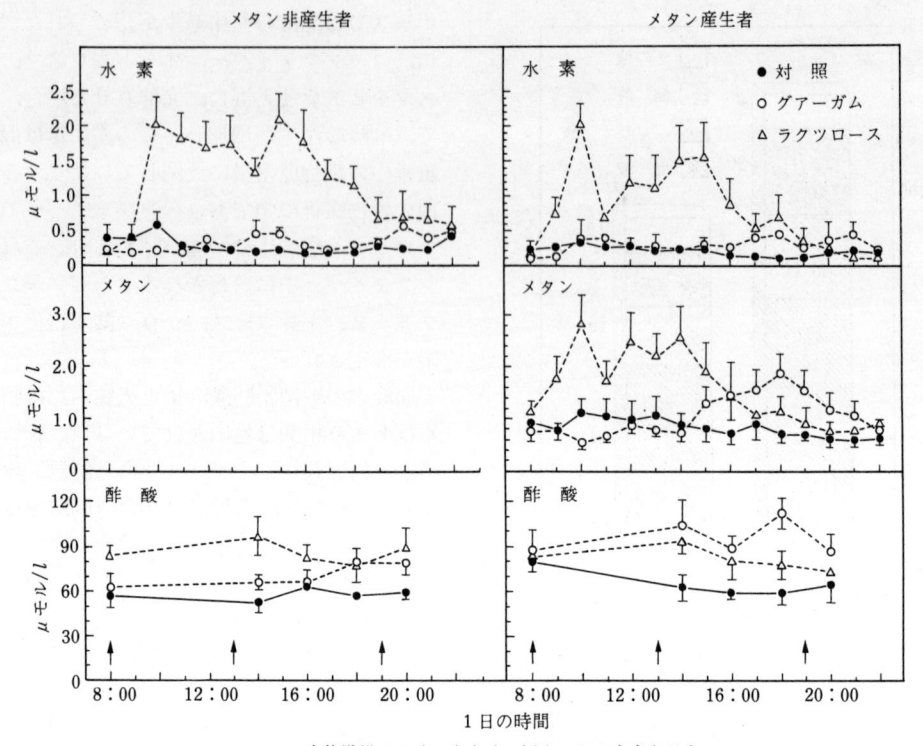

食物繊維は8時の食事時に摂取。↑は食事を示す。

に排出しないヒトの血漿中酢酸濃度 $69\pm5\mu$ モル/l，$p<0.05$）（図1-38）[174]。また，グアーガムを摂取させた場合は，メタンを呼気中に排出しないヒトで血漿中酢酸濃度が，ラクツロース投与群に比較して増加した（図1-38）[174]。

最近，血液中の短鎖脂肪酸濃度が，有機溶媒抽出とキャピラリーガスクロマトグラフィーを組み合わせた方法で精度良く測定できることが見出されており[153]，興味深い知見が得られている。ラットにイヌリン，ジャガイモ澱粉，ジャガイモ澱粉加水分解物，セルロースを投与すると，門脈血漿中の短鎖脂肪酸濃度は，難発酵性のセルロースではほとんど変化しないが，難消化性の食物繊維であるイヌリンを投与すると，血漿中酢酸濃度は約2倍，プロピオン酸濃度は約8倍に上昇した[153,159]。また，ジャガイモ澱粉，小麦フスマ投与の場合は，イヌリン，ジャガイモ澱粉加水分解物に比較して吉草酸やカプロン酸などの分子量の大きい短鎖脂

表1-9 種々の食物繊維投与の場合の門脈中の短鎖脂肪酸濃度（ラット）[153]

飼　料	n	短鎖脂肪酸産生量（μモル）				
		酢　酸	プロピオン酸	酪　酸	吉草酸	カプロン酸
無食物繊維	5	370±106	36±13	14±3	6±2	2±1
セルロース	6	353±155	32±14	16±7	5±2	2±1
イヌリン	6	818±443	282±289	36±29	2±4	2±1
ジャガイモ澱粉加水分解物	6	726±196	171±67	59±31	3±3	2±1
ジャガイモ澱粉	6	523±122	67±29	66±49	11±3	19±13
小麦フスマ	6	591±133	90±58	74±48	8±4	6±10

図1-39 in vitro での分枝脂肪酸の産生量[144]

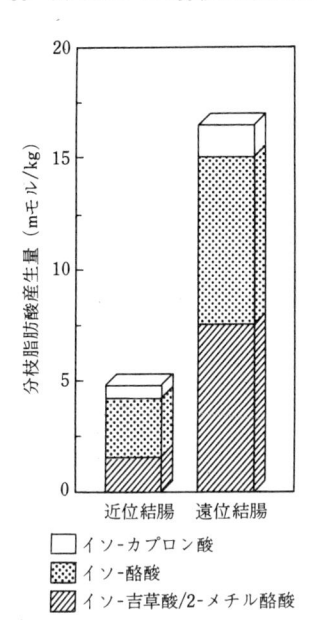

近位結腸／遠位結腸
□ イソ-カプロン酸
▨ イソ-酪酸
▧ イソ-吉草酸/2-メチル酪酸

図1-40 分枝短鎖脂肪酸産生量から推定されるタンパク質からの短鎖脂肪酸産生量[145]

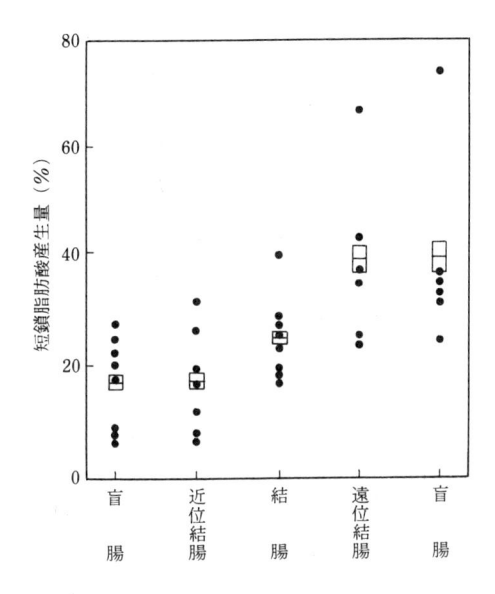

盲腸／近位結腸／結腸／遠位結腸／盲腸

肪酸が増加した（表1-9）[151]。

大腸内での短鎖脂肪酸産生の90％以上は難消化性の食物繊維であるが[144]，短鎖脂肪酸，特に分枝短鎖脂肪酸（イソ酪酸，イソ吉草酸，イソカプロン酸，2-メチル酪酸）は，タンパク質，アミノ酸由来であると推定されている[144]。ヒト糞便を採取し，in vitro で発酵させ，それより産生されるタンパク質，アミノ酸由来（内因性の小腸，大腸上皮粘膜由来）の分枝短鎖脂肪酸の産生を測定すると近位結腸由来の糞便内容物の場合が，遠位結腸由来内容物の場合と比較して，約3倍産生量が多かった（図1-39）[144]。食物繊維の場合と比較して，短鎖脂肪酸の産生量は，約10％以下であるが，難消化性の食物繊維投与時の短鎖脂肪酸産生の部位が異なっているのも，難消化性食物繊維とタンパク質，アミノ酸では資化される部位が異なるためではないかと推定される[144]。

ヒト糞便にタンパク質を添加し，in vitro で発酵させたところ，約30％のタンパク質が短鎖脂肪酸に転換され，そのうちの約16％（ウシ血漿アルブミンを基質として添加した場合）が，分枝短鎖脂肪酸であった[145]。ヒトの近位結腸および遠位結腸中での分枝短鎖脂肪酸濃度は平均4.6および6.3 mモル/kgであり，これは，総短鎖脂肪酸濃度の3.4および7.5％に相当する[145]。これらの結果か

ら，タンパク質の発酵から産生される短鎖脂肪酸の約17％は盲腸で，約38％は直腸で産生されると推定される（図1-40）[145]。

ヒト糞便に19種類のアミノ酸，アルブミン，血液を添加し，発酵生産物中に見出される短鎖脂肪酸を測定したところ，セリン添加で酢酸，酪酸，バリン添加でイソ酪酸，グルタミンあるいは，ヒドロキシプロリン添加で酢酸，酪酸，吉草酸，プロリン添加で吉草酸，ロイシンあるいはイソロイシン添加でイソ吉草酸が特徴的に増加するのが認められた（図1-41）[170]。また，血液添加の場合は，すべての短鎖脂肪酸の増加が認められた（図1-40）[170]。アミノ酸，血液からの短鎖脂肪酸の産生は，発酵系のpHが4以上では，pHが上昇するに伴い促進され，pH4以下では，対照群との間には差は認められない（図1-42）[170]。また，糞便とアミノ酸，血液の混合系に，ラクツロースを添加すると，ラクツロース由来の酢酸の産生により，発酵系のpHが低下し，短鎖脂肪酸の産生が抑制される（図1-43）。この時，緩衝液を用いpHを7～8に保持すると，短鎖脂肪酸の産生は継続される[170]。短鎖脂肪酸のうち，酢酸を除くプロピオン酸，酪酸，イソ酪酸，吉草酸，イソ吉草酸の血液中濃度が上昇すると昏睡（coma）を引き起こす原因となり[169]，特にヒトでの肝性昏睡

図1-41 アミノ酸（19種），血液と糞便の発酵から産生する短鎖脂肪酸（24時間）[170]

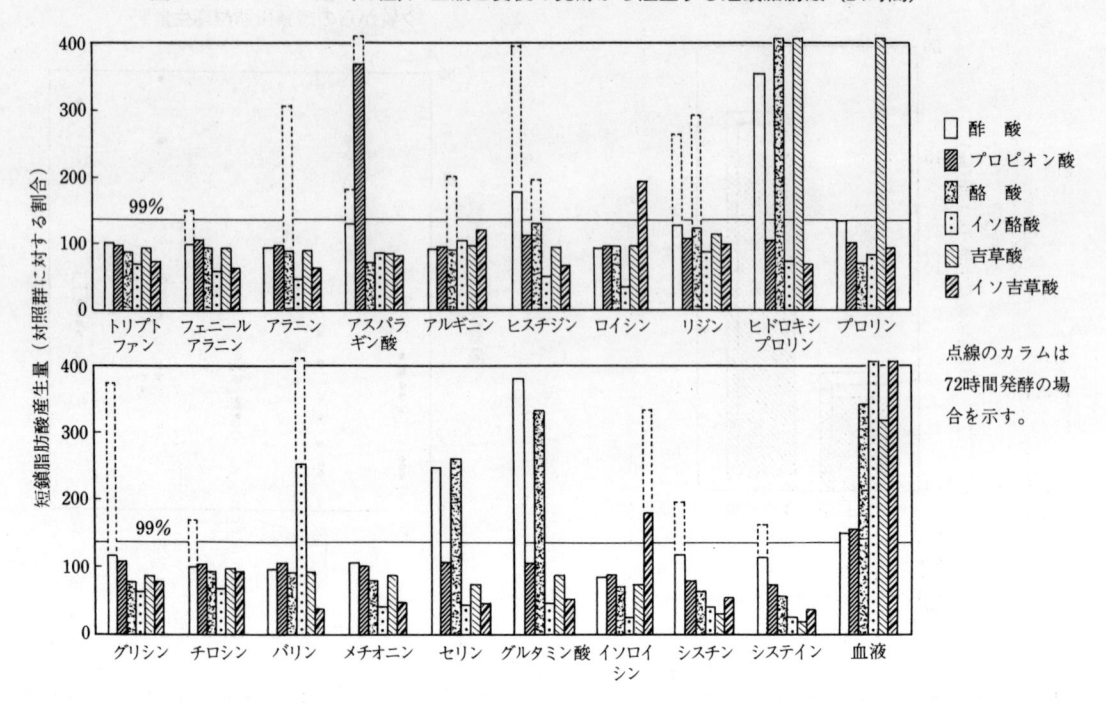

点線のカラムは72時間発酵の場合を示す。

図1-42 種々のpHでの発酵後の短鎖脂肪酸の産生[170]

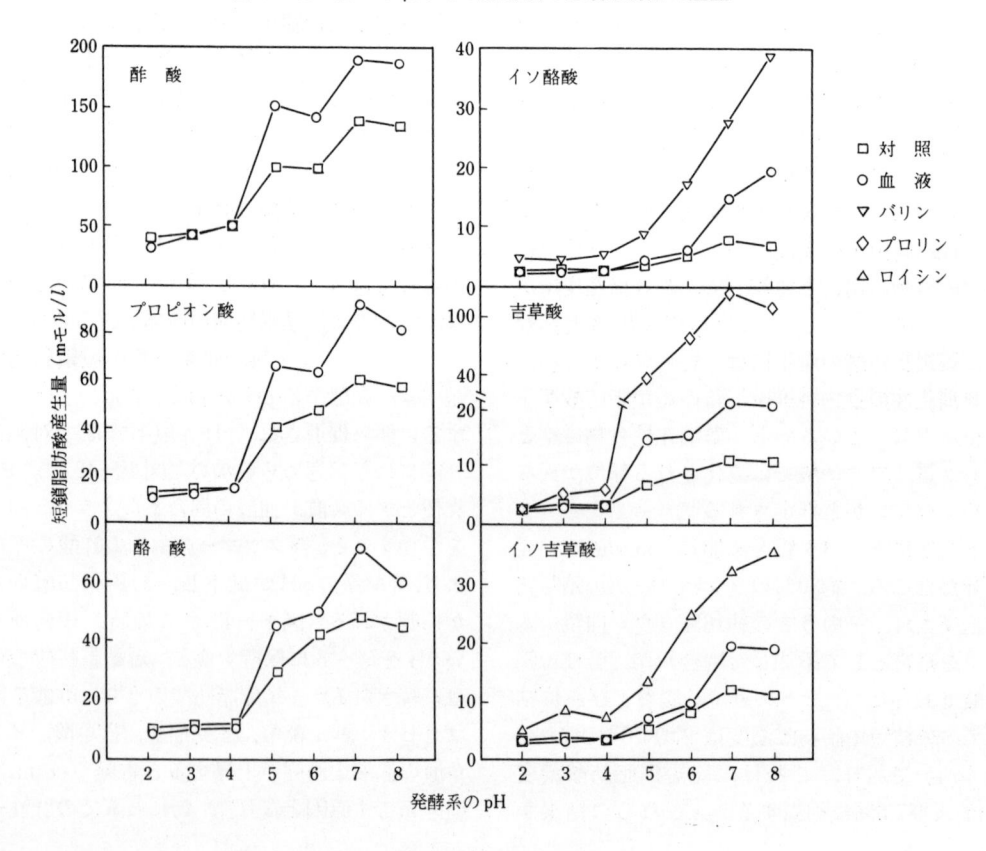

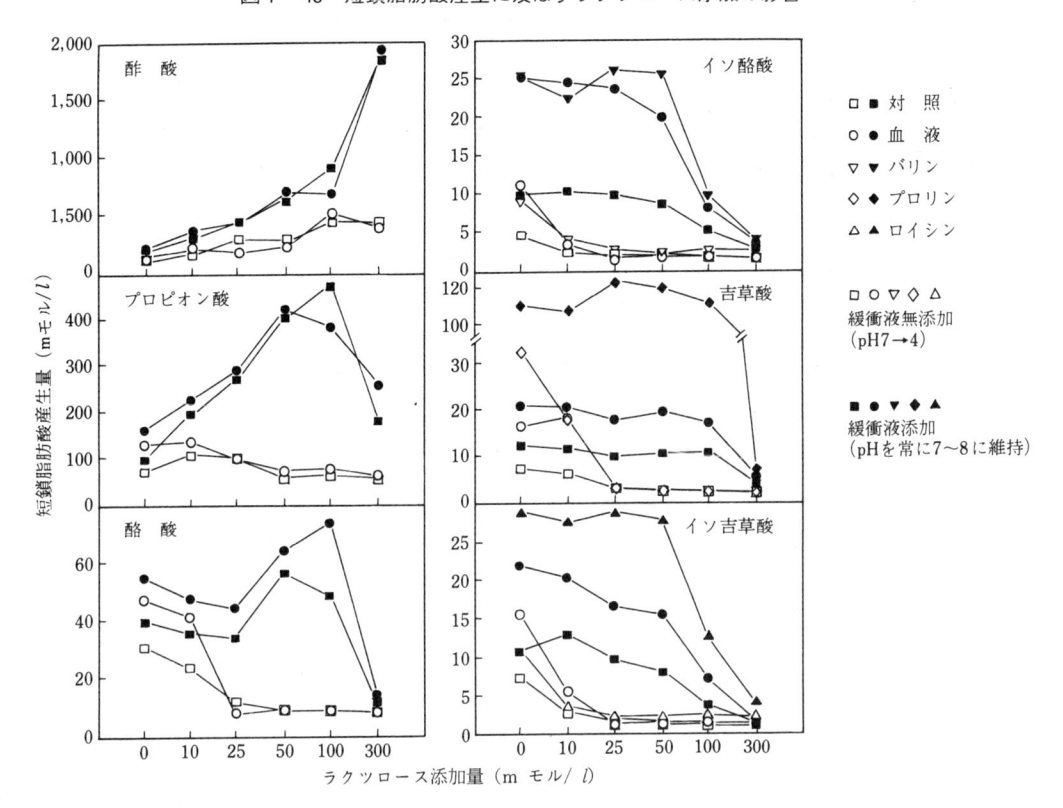

図1-43 短鎖脂肪酸産生に及ぼすラクツロース添加の影響[170]

(hepaticcoma) の予防にラクツロースの投与が有効であることが認められている[170]。

1-6-7) 大腸内での短鎖脂肪酸産生に及ぼす因子

大腸でのミクロフローラによる難消化性の多糖類，タンパク質を基質とした場合の短鎖脂肪酸の産生量は種々の要因により変化する[122]。健常人の場合摂取する難消化性多糖類の種類も量もさまざまで，短鎖脂肪酸の産生量に及ぼす因子の検討は困難である。新生児の場合，生後の一定期間，組成が規定された飲食物を摂取させることが可能であり，新生児での母乳あるいは調製粉乳投与の場合の短鎖脂肪酸産生量の変動が検討されている[177,178]。また，短鎖脂肪酸産生量の変化が著しい例として，小腸，結腸切除手術後[149,167,179]，人工肛門造設後[167,168]，胆嚢切除手術後[150]および抗生物質投与後[180]が報告されている。

新生児の胎便 (meconium) 中の短鎖脂肪酸濃度は，成人の約10％の11.2±3.9mモル/lであったが，4日後には28.4±20.1mモル/lまで上昇し，この時の酢酸：プロピオン酸：酪酸：その他の短鎖脂肪酸は89：5：5：1で酢酸含量が非常に高かった（成人の短鎖脂肪酸の割合は65：18：11：6であった）[181]。健常新生児を3群に分け，母乳，母乳と調製粉乳，調製粉乳を生後9カ月間授乳し，短鎖脂肪酸の産生量を検討したところ，調製粉乳授乳群，母乳と調製粉乳併用授乳群，母乳授乳群の順で産生量が多かった（図1-44）[177]。新生児での短鎖脂肪酸の平均産生量は，生後6カ月目から24カ月目まで，成人の平均産生量を上まわっていた（図1-44）。この時，産生される主要短鎖脂肪酸は酢酸とプロピオン酸であった。母乳授乳の乳児と調製粉乳授乳の乳児の糞便に乳糖を添加し，pH6.8で1時間発酵させ，その時産生する短鎖脂肪酸の産生量を検討したところ，母乳授乳群で，加齢と共に短鎖脂肪酸の産生量は増加した（p=0.03）が，調製粉乳投与群ではこのような傾向は見出されなかった（図1-45）[178]。この時，母乳授乳群の乳児より採取した糞便に乳糖を添加すると，短鎖脂肪酸の産生の増加と共に，糞便中の乳糖，ブドウ糖，ガラクトースの含量の増加が認められたが，調製粉乳授乳群の乳児の糞便の場

図1-44 新生児での摂取物の短鎖脂肪酸産生に及ぼす影響[177]

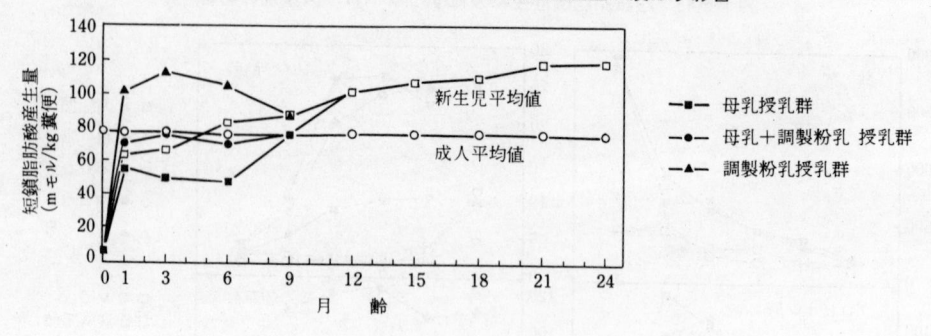

図1-45 新生児における日齢と短鎖脂肪酸産生量の関係[178]

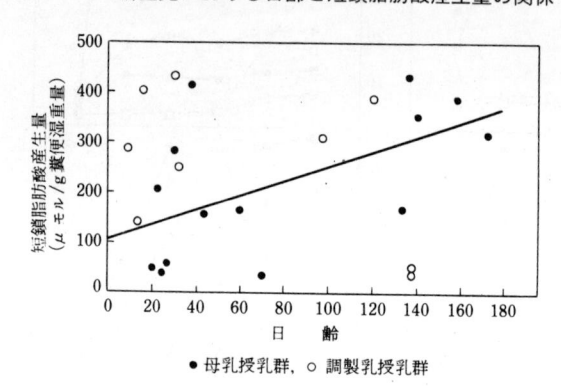

合は認められなかった[178]。

また新生ブタに異なる食餌を投与した場合の大腸内および門脈血液中の短鎖脂肪酸濃度の変化も検討されている[183]。分娩直後の新生ブタを，離乳しない群，離乳させ多量のブタ母乳を投与した群，離乳させ少量のブタ母乳を投与した群，離乳させ離乳飼料を投与した群の4群に分け，7日間飼育し，0，4，7日目の大腸内および門脈血液中の短鎖脂肪酸濃度を測定した。大腸内酢酸，プロピオン酸，酪酸濃度は飼育4，7日目の離乳食投与群で有意に上昇した（図1-46）[183]。また，飼育7日目の非離乳新生ブタ群では大腸内酢酸濃度が有意に上昇した（図1-46）[183]。門脈血液内の短鎖脂肪酸濃度では，飼育4，7日目の酢酸，プロピオン酸，酪酸濃度が増加した（図1-46）[183]。種々の疾患により小腸，結腸を切除した場合[149,167,179]，またその結果，人工肛門を造設した場合[167,168]などでは短鎖脂肪酸の産生量が抑制され，産生短鎖脂肪酸の種類も変化する[167,184]。健常人の糞便中の短鎖脂肪酸含量は98.9±21.4mモル/lであったが，結腸切除患者では0.8±0.8mモル/l，

回腸瘻孔設置術（ileostomy）患者では11.1±38.2mモル/l，大腸切除患者では65.3±42.9mモル/lであった[167]。また，それぞれの患者の糞便中の短鎖脂肪酸の種類は，健常人，回腸瘻孔設置術患者，大腸切除患者では酢酸が60～70%，プロピオン酸15～20%，酪酸10～15%であったが，結腸切除患者では，酢酸12.5%，プロピオン酸26.0%，酪酸22.1%，イソ酪酸，吉草酸，イソ吉草酸，カプロン酸の合計が39.4%と，他の患者の場合とは大きく異なっていた[167]。また，それぞれの患者の糞便を24時間発酵させた場合の短鎖脂肪酸の産生量は，健常人で9.3±1.5mモル/l・時間，結腸切除患者では0.9±0.5mモル/l・時間，回腸瘻孔設置術患者では2.6±2.4mモル/l・時間，大腸切除患者では4.7±2.1mモル/l・時間であった[167]。

抗生物質の投与によっても大腸内短鎖脂肪酸の産生量が変化する[180]。健常人の糞便中の短鎖脂肪酸含量は59.5mモル/lであったが，抗生物質投与により下痢の発生が認められた群では，22.1mモル/lと産生量は低下した。特にジクロキサシリン（dicloxacillin），エリスロマイシン（erythro-

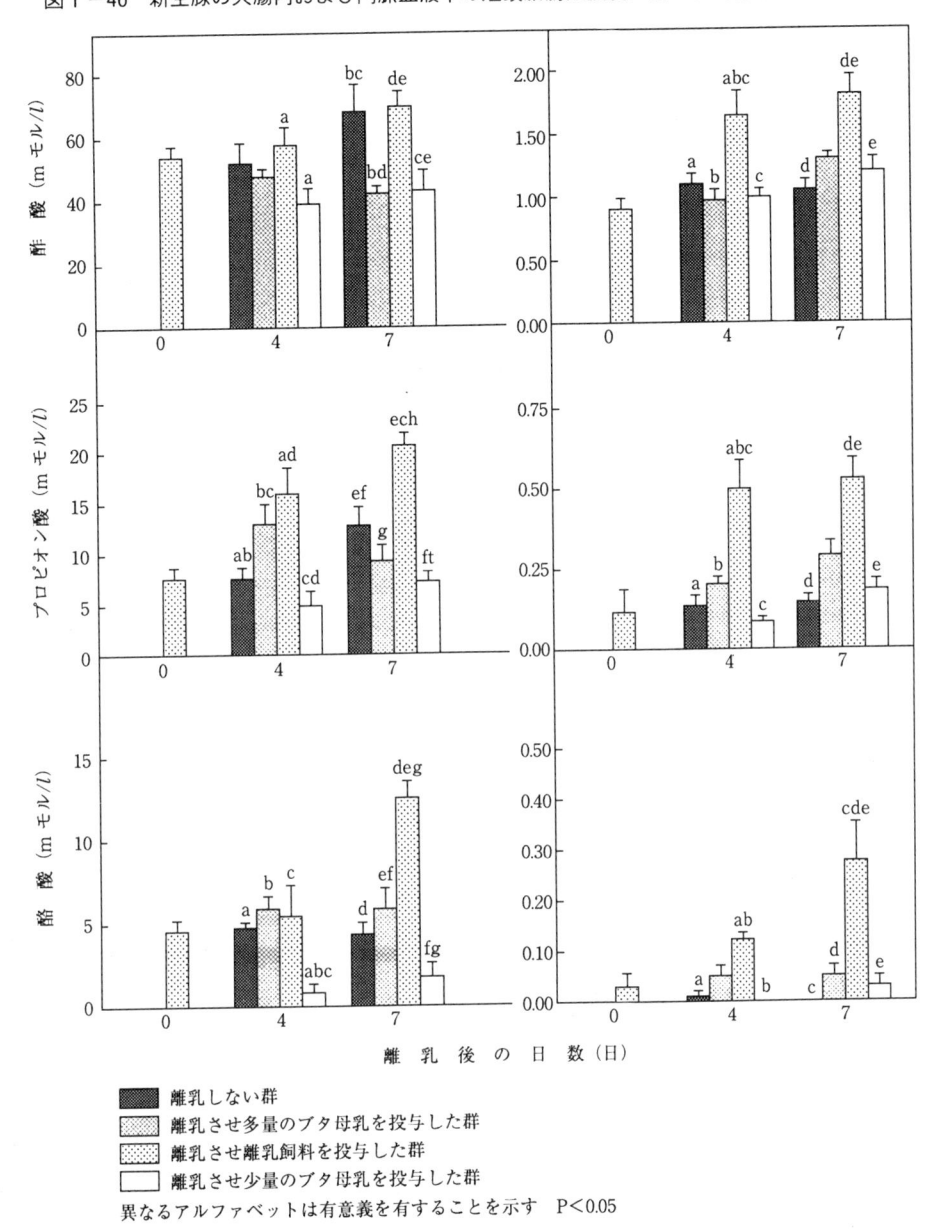

図1-46 新生豚の大腸内および門脈血液中の短鎖脂肪酸濃度に及ぼす飼育条件の影響[183]

離乳後の日数（日）

■ 離乳しない群
▨ 離乳させ多量のブタ母乳を投与した群
▩ 離乳させ離乳飼料を投与した群
□ 離乳させ少量のブタ母乳を投与した群

異なるアルファベットは有意義を有することを示す P<0.05

mycin）の経口投与で下痢が発生した群での糞便中の短鎖脂肪酸含量はそれぞれ27.1mモル/l, 38.2mモル/lであった[180]。しかし, ペニシリン（penicillin）, ピバムピシリン（pivampicillin）の経口投与でも下痢が発生しなかった群での糞便中の短鎖脂肪酸含量はそれぞれ69.9mモル/l, 66.7mモル/lで, 健常人の糞便中短鎖脂肪酸含量より増加が認められた[180]。健常人より採取した糞便に種々の抗生物質を添加し, 6時間発酵させたのちの短鎖脂肪酸の産生量を検討した結果, 試験に供した11種の抗生物質のうち, 10種の抗生物質で有意の短鎖脂肪酸産生低下が認められた[180]。短鎖脂肪酸産生の低下が認められた抗生物質は, セフォタクシメ（cefotaxime）, エリスロマイシン, バンコマイシン（vancomycin）, クリンダマイシン（clindamycin）, メトロニダゾール（metronidazole）, クロラムフェニコール（chloramphenicol）, ネチルマイシン（netilmicin）, ナトリウム

メチシリン（methicillin sodium），ジクロキサシリン（dicloxacillin），ナトリウムベンジルペニシリン（benzylpenicillin sodium）であった[180]。

さらに便通正常群と便秘群を比較した場合，便秘群で糞便中の短鎖脂肪酸濃度および排泄量は低値であった[182]。便秘とは1週間の排便回数が3回以下のもの，または硬便の排出に困難を伴うものと定義されているが，糞便中の短鎖脂肪酸濃度は酢酸2.1 ± 0.9mg/g，プロピオン酸0.9 ± 0.3mg/g，酪酸0.9 ± 0.6mg/gで，正常群の糞便中の酢酸3.0 ± 0.9mg/g，プロピオン酸1.2 ± 0.4mg/g，酪酸1.4 ± 0.6mg/gに比較して低値であった[182]。

文献

1) 星 猛，藤田道也（編），新生理学大系，第18巻，消化と吸収の生理学，p245，医学書院（1988）
2) 坂田 隆，家畜診療 270, 3 (1985)
3) 印南 敏，桐山修八（編），食物繊維，第一出版（1982）
4) バーキット，D.P.，トローウェル，H.G.（編），細谷憲政（監修），阿部 岳，阿部啓子（訳），食物繊維と現代病，自然社（1982）
5) 印南 敏，井上五郎，五島雄一郎，細谷憲政，吉田 昭，桐山修八（編），食物繊維——食品学・栄養学的アプローチ，篠原出版（1983）
6) 吉田 昭，杉本悦郎（編），非栄養素と生体機能，p5，光生館（1987）
7) 桐山修八，食品機能——機能性食品創製の基盤，藤巻正生（監），p214，学会出版センター（1988）
8) 鈴木裕一，石川 誠，矢島高二，食品の生体調節機能，千葉英雄（監），p226，学会出版センター（1992）
9) 坂田 隆，化学と生物 32, 23 (1994)
10) Cummings, J.H., Rombeau, J.L., Sakata, T. (Eds.) Physiological and clinical aspects of short-chain fatty acids, Cambridge Univ. Press (1995)
11) Hove, H., Danish Med. Bull. 45, 15 (1998)
12) 市川宏文，坂田隆，臨床栄養 90, 641 (1997)
13) Von Engelhardt, W., Bartels, J., Kirschberger, S., Meyer zo D., Tighdorf, H,D., Busche R., Vet. Q. 20, S52 (1998)
14) Pouillart, P.R., Life Sci. 63, 1739 (1998)
15) 土井邦紘，辻 啓介（編），食物繊維－基礎と臨床，朝倉書店（1997）
16) Eastwood, M.A., Annu. Rev. Nutr. 12, 19 (1992)
17) 特集/腸の健康 繊維・オリゴ糖・乳酸菌，Food Style 21 2(8) (1998)
18) 「食品と開発」編集部，食品と開発 32(2) 38 (1997)
19) FDA，食の化学 237, 49 (1997)
20) 印南 敏，食物繊維（印南 敏，桐山修八（編）），p1，第一出版（1982）
21) 舛重正一，田所忠弘，食品学総論（舛重正一，野口 忠（編）），p100，朝倉書店（1988）
22) 神立 誠，須藤恒二（監），ルーメンの世界——微生物生態と代謝機能，農山漁村文化協会（1985）
23) 神尾好是，化学と生物 34, 239 (1996)
24) 今堀和友，山川民夫（監），生化学辞典，第2版，p1443，東京化学同人（1990）
25) Wrong, O.M., Physiological and clinical aspects of short-chain fatty acids (Cummings, J.H., Rombeau, J.L., Sakata, T.(Eds), p1, Cambridge Univ. Press (1995)
26) Fukushima, M., Physiological and clinical aspects of short-chain fatty acids (Cummings, J.H., Rombeau, J.L., Sakata, T.(Eds), p15, Cambridge Univ. Press (1995)
27) Cummings, J.H., Pomare, E.W., Branch, W.J., Naylor, C.P.E., Macfarlane, G.T., Gut 28, 1221 (1987)
28) 奥井勝二（監），消化と吸収——その神秘を探る，風濤社（1986）
29) 武藤泰敏，消化・吸収——消化管機能の調節と適応，第一出版（1988）
30) 藤田恒夫，腸は考える，岩波書店（1991）
31) 坂田 隆，はじめてナットク！大腸・内幕物語——知られざる臓器をさぐる，講談社（1989）
32) Hume, I. D., 科学 57, 77 (1987)
33) NHK取材班，NHKサイエンススペシャル，驚異の小宇宙・人体3，消化吸収の妙（胃・腸），p16，日本放送出版協会（1989）
34) 稲葉 允，消化と吸収——この長い旅路にもっと光を，p42，女子栄養大学出版部（1983）
35) 黒沢 進，屋嘉比康治，薬局 44, 33 (1993)
36) 山元寅男，和佐野公二郎，医学のあゆみ 122, 305 (1982)
37) 山元寅男，岩田 康，平野 豊，臨床検査 36, 465 (1992)
38) 中谷林太郎，Food Style 21, 2(8), 26 (1998)
39) 印南 敏，Food Style 21, 2(8), 30 (1998)
40) 日野貞雄，ウンコによる健康診断——色と形で病気がわかる，光文社（1969）
41) 平塚秀雄，トイレで健康診断——毎朝チェック，良い便，悪い便，光文社（1986）
42) 藤井康男，異説糞尿譚——古今東西，ちょっとくさい話，光文社（1986）
43) 井美昭一郎，改訂版，赤ちゃんのウンチ——カラーでみる乳児の糞便，建帛社（1977）
44) 下山 孝，ウンコの本——ウンコでわかるあなたの健康，神戸新聞総合出版センター（1987）
45) 松田保秀，うんちの話，静岡新聞社（1994）
46) 大便工学研究所，雲古百話，情報センター出版局（1996）
47) 平田純一，トイレのなぜ？——日本の常識は世界の非常識，講談社（1996）
48) シルビア・ブランゼイ，きみのからだのきたないもの学，講談社（1988）
49) ジョン・G・ボーク，スカトロジー大全，青弓社（1995）
50) 李家正文，二十一世紀のスカトロジー——糞尿と生活文化 泰流社（1987）
51) 山田 稔，スカトロジア 糞尿譚，未来社（1977）
52) 中村 浩，糞尿博士・世界漫遊記，現代教養社（1985）
53) 礫川全次，糞尿の民族学，批評社（1996）
54) ジャン・フェクサス，うんち大全，作品社（1998）
55) 日本生化学会（編），生化学データブック I，p.1611，東京化学同人（1979）
56) 松田保秀，うんちの話，p15，静岡新聞社（1994）
57) 馬場忠雄，布施建治，臨床栄養 84, 280 (1994)
58) Wrick, K.L., Robertson, J.B., van Soest, P.J., Lewis, B.A., Rivers, J. M., Roe, D.A,. Hackler, L.R., J. Nutr. 113, 1464 (1983)

59) Oufir, L.E., Flourié, B., Des Varannes, S.B., Barry, J. L., Cloarec, D., Bornet, F., Galmiche, J.P., Gut **38**, 870 (1996)
60) 宮野利則, New Food Ind. **41**(2) 31 (1999)
61) Hylla, S., Gostner, A., Dusel, G., Anger, H., Bartram, H.-P., Christl, S.U., Kasper, H., Scheppach, W., Am. J.Clin. Nutr. **67**, 136 (1998)
62) 中村公英, 牧野 勲, 食物繊維——基礎と臨床 (土井邦紘, 辻 啓介 (編)), p316, 朝倉書店 (1997)
63) Levrat, M.-A., Rémésy, C., Demigné, C., J. Nutr. **121**, 1730 (1991)
64) Calvert, R.J., Otsuka, M., Satchithanandam, S., J. Nutr. **119**, 1610 (1989)
65) Annison, G., Trimble, R.P., Topping, D.L., J. Nutr. **125**, 283 (1995)
66) Mathers, J.C., Smith, H., Carter, S., Br. J. Nutr. **78**, 1015 (1997)
67) Hoshi, S., Sakata, T., Mikuni, K., Hashimoto, H., Kimura, S., J. Nutr. **124**, 52 (1994)
68) Otsuka, M., Satchithanandam, S., Calvert, R.J., J. Nutr. **119**, 566 (1989)
69) Folino, M., McIntyre, A., Young, G. P., J. Nutr. **125**, 1521 (1995)
70) Lupton, J.R., Kurtz, P.P., J. Nutr. **123**, 1522 (1993)
71) Edwards, C.A., Eastwood, M.A., Br. J. Nutr. **73**, 773 (1995)
72) Nyman, M., Schweizer, T.F., Tyrén, S., Reimann, S., Asp, N.-G., J. Nutr. **120**, 459 (1990)
73) Lewis, L.D., Magerkurth, J. H., Roudebush, P., Morris, Jr. M.L., Mitchell, E.E., Teeter, S.M., J. Nutr. **124**, 2716S (1994)
74) Moore, J.G., Jessop, L.D., Osborne, D.N., Gastroenterology, **93**, 1321 (1987)
75) 鈴木隆雄, 日本人のからだ——健康・身体データ集, p191, 朝倉書店 (1996)
76) 佐藤清彦, おなら考, 青弓社 (1994)
77) 八岩まどか, 匂いの力, 青弓社 (1995)
78) 山名正太郎, ㊙珍臭匂臭, 泰流社 (1986)
79) 福富織部, 屁, 双文館 (1926)
80) 興津 要, 薫響集, 読売新聞社 (1972)
81) ロミ&ジャンフェクサス, おなら大全, 作品社 (1997)
82) Piva, A., Panciroli, A., Meola, E., Formigoni, A., J. Nutr. **126**, 280 (1996)
83) Bond, J.H., Levitt, M.D., J. Clin. Invest. **51**, 1219 (1972)
84) Flourié, B., Molis, C., Achour, L., Dupas, H., Hatat, C., Rambaud, J.C., J. Nutr. **123**, 676 (1993)
85) 奥 恒行, 食物繊維 (印南敏, 桐山修八 (編)), p80, 第一出版 (1982)
86) Reinhart, G.A., Moxley, R.A., Clemens, E.T., J. Nutr. **124**, 270 1S (1994)
87) Yoshioka, M., Shimomura, Y., Suzuki, M., J. Nutr. **124**, 539 (1994)
88) Hara, H., Saito, Y., Nagata, M., Tsuji, M., Yamamoto, K., Kiriyama, S., J.Nutr. **124**, 1238 (1994)
89) Younes, H., Garleb, K., Behr, S., Rémésy, C., Demigé, C., J.Nutr. **125**, 1010 (1995)
90) Larsen, F.M., Wilson, M. N., Moughan, P.J., J. Nutr. **124**, 833 (1994)
91) Trautwein, E.A., Rieckhoff, D., Erbersdobler, H.F., J. Nutr. **128**, 1937 (1998)
92) Nasmyth, D.G., Godwin, P.G. R., Dixon, M.F., Williams, N.S., Johnston, D., Gastror-enterology **96**, 817 (1989)
93) 勝山 努, 小野謙二, 医学のあゆみ **122**, 311 (1982)
94) Satchithanandam, S., Vargofcak-Apker, M., Calvert, R.J., Leeds, A.R., Cassidy, M.M., J. Nutr. **120**, 1179 (1990)
95) McIntyre, A., Young, G.P., Taranto, T., Gibson, P.R., Ward, P.B., Gastroenterology **101**, 1274 (1991)
96) Morita, T., Kasaoka, S., Ohhashi, A., Ikai, M., Numasaki, Y., Kiriyama, S., J. Nutr. **128**, 1156 (1998)
97) Gibson, G.R., Roberfroid, M.B., J. Nutr. **125**, 1401 (1995)
98) Roberfroid, M.B., Van Loo, J.A.E., Gibson, G.R., J. Nutr. **128**, 11 (1998)
99) Wang, X., Gibson, G.R., J. Appl. Bacteriol. **75**, 373 (1993)
100) DeSoignie, R., Sellin, J.H., Gastroenterology **107**, 347 (1994)
101) Rowe, W.A., Lesho, M.J., Montrose, M.H., Proc. Natl. Acad. Sci. USA **91**, 6166 (1994)
102) Chu, S., Montrose, M.H., Proc. Natl. Acad. Sci. USA **92** 3303 (1995)
103) Jiang, T., Savaiano, D.A., Dig. Dis. Sci. **42**, 2370 (1997)
104) 光岡知足, 食衛誌 **36**, 583 (1995)
105) 光岡知足 (監修), ミクロの住人たち——腸内細菌の世界を探る, ㈱ヤクルト本社 (1988)
106) 井上真由美, 食の科学 211, 2 (1995)
107) 光岡知足 (編), 腸内フローラと発癌——理研腸内フローラシンポジウム1, 学会出版センター (1981)
108) 光岡知足 (編), 腸内フローラと生体防御——理研腸内フローラシンポジウム2, 学会出版センター (1982)
109) 光岡知足 (編), 腸内フローラと栄養——理研腸内フローラシンポジウム3, 学会出版センター (1983)
110) 光岡知足 (編), 腸内フローラと食物因子——理研腸内フローラシンポジウム4, 学会出版センター (1984)
111) 光岡知足 (編), 腸内フローラと成人病——理研腸内フローラシンポジウム5, 学会出版センター (1985)
112) 光岡知足 (編), 腸内フローラと感染病——理研腸内フローラシンポジウム6, 学会出版センター (1986)
113) 光岡知足 (編), 腸内フローラの代謝——理研腸内フローラシンポジウム7, 学会出版センター (1987)
114) 光岡知足 (編), 腸内フローラの研究方法論——理研腸内フローラシンポジウム8, 学会出版センター (1989)
115) 光岡知足 (編), 腸内フローラと生体ホメオスタシス——理研腸内フローラシンポジウム9, 学会出版センター (1989)
116) 光岡知足 (編), 腸内フローラの生態と役割, 理研腸内フローラシンポジウム10, 学会出版センター (1990)
117) 光岡知足 (編), 腸内フローラの分類と生態, 理研腸内フローラシンポジウム11, 学会出版センター (1992)
118) 光岡知足 (編), 腸内フローラと食餌, 理研腸内フローラシンポジウム12, 学会出版センター (1994)
119) Savage, D. C., Annu. Rev. Nutr. **6**, 155 (1986)
120) 光岡知足, 腸内フローラの生態と役割, 理研腸内フローラシンポジウム10, (光岡知足 編), p1, 学会出版セン

ター (1990)
121) 光岡知足, 食物繊維 (印南 敏, 桐山修八 編) p243, 第一出版 (1982)
122) Roberfroid, M.B., Bornet, F., Bouley, C., Cummings, J. H., Nutr. Rev. **53**, 127 (1995)
123) Cummings, J.H., Englyst, H.N., Am, J. Clin, Nutr. **45**, 1243 (1987)
124) 田中隆一郎, 栄養学雑誌 **55**, 167 (1997)
125) 松崎 健, 細胞 **30**, 362 (1998)
126) 渡部恂子, New Food Industry **40**, (5), 9 (1998)
127) 保井久子, 食の科学 **241**, 35 (1998)
128) 前田雅民, 上田浩史, 山崎正利, 大塚正盛, 土井梅幸, 薬学雑誌 **118**, 150 (1998)
129) Pessi, T., Sütas, Y., Marttinen, A., Isolauri, E., J. Nutr.**128**, 2313 (1998)
130) Kleessen, B., Sykura, B., Zunft, H.J., Blaut, M., Am. J. Clin. Nutr. **65**, 1397 (1997)
131) 光岡知足, 腸内フローラと食餌, 理研腸内フローラシンポジウム12, (光岡知足 編), p1, 学会出版センター (1994)
132) 遠藤希三子, 久米村恵, 菅原正義, 田代靖人, 中村華月, 鈴木邦彦, 藤沢倫彦, 白神伸江, 鈴木邦夫, 光岡知足, 腸内フローラと生体ホメオスタシス, 理研腸内フローラシンポジウム9, (光岡知足 編), p31, 学会出版センター (1989)
133) 日高秀昌, 原 哲郎, 栄田利章, 岡田 淳, 島田馨, 光岡知足, 腸内フローラと食餌, 理研腸内フローラシンポジウム12, (光岡知足 編), p1, 学会出版センター (1994)
134) 小林洋一, 越前隆一, 馬田三夫, 務台方彦, 腸内フローラと食物因子, 理研腸内フローラシンポジウム4, (光岡知足 編), p69, 学会出版センター (1984)
135) 米山 勝, 万代隆彦, 阿賀 創, 藤井和子, 堺 修造, 片山 (須川) 洋子, 日栄食誌 **45**, 101 (1992)
136) Krause, L.J., Forsberg, C.W., O'Connor, D.L., J. Nutr. **126**, 1505 (1996)
137) Gallaher, D.D., Stallings, W.H., Blessing, L.L. Busta, F.F., Brady, L.J., J. Nutr. **126**, 1362 (1996)
138) 薬用人参, 治療学 **28**(1), (1994)
139) 久田 孝, 藤井建夫, New Food Industry **38** (5), 1 (1996)
140) 河津大輔, 田中みさ子, 藤井建夫, 日水誌 **61**, 59 (1995)
141) 久田 孝, 藤井建夫, 佐伯和昭, 長谷川綾, 奥積昌世, 日水誌 **58**, 307 (1992)
142) 河津大輔, 藤井建夫, 大島直子, 奥積昌世, 日水誌 **60**, 111 (1994)
143) 藤井建夫, 久田 孝, 佐伯和昭, 奥積昌世, 日水誌 **58**, 147 (1992)
144) Macfarlane, G.T., Gibson, G.R., Physiological and clinical aspects of short-chain fatty aids (Cummings, J. H., Rombeau, J.L., Sakata, T. (Eds.) p87, Cambridge Univ. Press (1995)
145) Cummings, J.H., Falk Symp. **73**, (Short Chain Fatty Acids), 11 (1994)
146) McGrath, L.T., Weir, C.D., Maynard, S., Rowlands, B. J., Anal. Biochem. **207**, 227 (1992)
147) Stansbridge, E.M., Mills, G.A., Walker, V., J. Chromatogr. **621**, 7 (1993)

148) Tangerman, A., Nagengast, F.M., Anal. Biochem. **236**, 1 (1996)
149) Scheppach, W., Pomare, E.W., Elia, M., Cummings, J. H., Clin. Sci. **80**, 177 (1991)
150) Peters, S.G., Pomare, E.W., Fisher, C.A., Gut **33**, 1249 (1992)
151) Miwa, H., Yamamoto, M., J. Chromatogr. **421**, 33 (1987)
152) Kroumova, A.B., Wagner, G.J., Anal. Biochem. **225**, 270 (1995)
153) Murase, M., Kimura, Y., Nagata, Y., J. Chromatogr. **664**, 415 (1995)
154) Morand, C., Rémsy, C., Levrat, M.-A., Demigń C., J. Nutr. **122**, 345 (1992)
155) Stark, A. H., Madar, Z., J. Nutr. **123**, 2166 (1993)
156) Bianchini, F., Caderni, G., Magno, C., Testolin, G., Dolara, P., J. Nutr. **122**, 254 (1992)
157) 米山 勝, 万代隆彦, 阿賀 創, 藤井和子, 堺 修造, 新谷太佳子, 孟 崗, 片山 (須川) 洋子, 日栄食誌 **46**, 109 (1992)
158) 竹久文之, 日栄食誌 **45**, 325 (1992)
159) Levrat, M.-A., Favier, M.-L., Moundras, C., Rémsy, C., Demigń, C., Morand, C., J. Nutr. **124**, 531 (1994)
160) Knudsen, K.E. B., Jensen, B.B., Hansen, I., J, Nutr. **12 3**, 1235 (1993)
161) Topping, D.L., Illman, R.J., Clarke, J. M., Trimble, R. P., Jackson, K.A., Marsono, Y., J. Nutr. **123**, 133 (1993)
162) Sunvold, G.D., Fahey, Jr. G.C., Merchen, N.R., Titgemeyer, E.C., Bourquin, L.D., Bauer, L.L., Reinhart, G.A., J. Anim. Sci. **73**, 1099 (1995)
163) Sunvold, G.D., Fahey, Jr. G.C., Merchen, N.R., Reinhart, G.A., J. Anim. Sci. **73**, 1110 (1995)
164) Monsma, D.J., Marlett, J. A., J, Nutr. **125**, 2463 (1995)
165) Sunvold, G.D., Fahey, Jr. G.C., Merchen, N.R., Reinhart, G.A., J. Nutr. **124**, 2719S (1994)
166) Sunvold, G.D., Titgemeyer, E.C., Bourquin, L.D., Fahey, Jr. G.C., Reinhart G.A., J. Nutr. **124**, 2721S (1994)
167) Mortensen, P.B., Hegnhφj, J., Rannem, T., Rasmussen, H.S., Holtug, K., Gastroenterology **97**, 1090 (1989)
168) Clausen, M.R., Tvede, M., Mortensen, P.B., Gastroenterology **103**, 1144 (1992)
169) Mortensen, P.B., Holtug, K., Bonnén, H., Clausen, M. R., Gastroenterology **98**, 353 (1990)
170) Bourquin, L.D., Titgemeyer, E.C., Fahey, Jr. G.C., J, Nutr. **123**, 860 (1993)
171) Bourquin, L.D., Titgemeyer, E.C., Garleb, K.A., Fahey, Jr. G.C., J. Nutr. **122**, 1508 (1992)
172) Mortensen, P.B., Rasmussen, H.S., Holtug, K., Gastroenterology **94**, 750 (1988)
173) Mortensen, P.B., Holtug, K., Rasmussen, H.S., J, Nutr. **118**, 321 (1988)
174) Wolever, T.M. S., Robb, P.A., Wal, P.T., Spadafora, P. G., J. Nutr. **123**, 681 (1993)
175) Mortensen, P.B., Clausen, M.R. Scand. J. Gastroenterol. **31**, Suppl. 216, 132 (1996)
176) Mathers, J.C., Smith, H., Carter, S., Br. J. Nutr. **78**, 1015 (1997)

177) Lifschitz, C. H., Physiological and clinicalaspects of short-chain fatty acids (Cummings, J.H., Rombeau, J.L., Sakata, T. (Eds.)), p525, Cambridge Univ. Press (1995)
178) Lifschitz, C.H., Wolin, M.J., Reeds, P.J., Pediat. Res. **27**, 165 (1990)
179) Aghdassi, E., Plapler, H., Kurian, R., Raina, N., Royall, D., Jeejeebhoy, K.N., Cohen, Z., Allard, J.P., Ga-stroenterology **107**, 637 (1994)
180) Clausen, M.R., Bonnén, H., Tvede, M., Mortensen, P.B., Gastroenterology **101**, 1497 (1991)
181) Rasmussen, H.S., Holtug, K., Ynggard, C., Mortensen, P.B., Acta Paediat. Scand. **77**, 365 (1988)
182) 高橋敏之，村上秀樹，加藤久人，福田真作，樋口茂樹，馬場滝夫，吉田 豊，消化と吸収 **12** (2), 24 (1989)
183) Van Beers-Schreurs, H.M.G., Nabuurs, M.J.A., Vellenga, L., Kalsbeek-van der Valk, H.J., Wensing, T., Breukink, H.J., J. Nutr. **128**, 947 (1998)
184) Thompson, J.S., Quigley, E.M., Adrian, T.E., Dig. Dis. Sci. **43**, 624 (1998)

第2章　短鎖脂肪酸の吸収

2-1) はじめに

かつては，大腸で産生された短鎖脂肪酸の大腸での吸収は低く，ヒトでは発酵性下痢の原因と推測されていた時期もあった[1]が，その後の研究から，大腸で産生される短鎖脂肪酸の95〜99％は大腸から吸収され，ヒトの場合，基礎代謝エネルギー要求量に対する短鎖脂肪酸の貢献度は6〜9％であると推定されている[1]。ヒト以外の動物の基礎代謝エネルギー要求量に対する短鎖脂肪酸の貢献度は，モルモットでは31％，家兎では40％，豚では30〜76％，小馬では33％と推定されている[2]。

短鎖脂肪酸の大腸からの吸収はまだ確定はされていないが単純拡散とされているが[2]，その吸収はNa^+やCl^-より速く，短鎖脂肪酸の吸収に伴い，これらのイオンの吸収も促進される[1]。これらのことから短鎖脂肪酸はNa^+やCl^-の吸収に連動した大腸での水分の吸収にも重要な役割を担っていると推定される[3,4]。

ブタの後腸（hindgut）組織を採取し，チャンバー法で短鎖脂肪酸の粘膜からの吸収，漿膜からの放出，後腸組織内貯留量の測定が行なわれている[5]。チャンバーに張られた後腸組織の粘膜側に短鎖脂肪酸ナトリウム塩混合物（酢酸ナトリウム36mモル/l，プロピオン酸ナトリウム15mモル/l，酪酸ナトリウム9mモル/l）を添加し，1時間の短鎖脂肪酸の粘膜からの吸収量，漿膜からの放出量，組織内貯留量を測定した。粘膜側に添加した短鎖脂肪酸の組成割合は，酢酸60％，プロピオン酸25％，酪酸15％であったが，漿膜側から放出された短鎖脂肪酸の組成割合は，酢酸65％，プロピオン酸25％，酪酸10％と，酢酸の割合が増加し，酪酸の割合が減少した[6]。また，後腸組織内貯留量は，酢酸2.7μモル/時間，プロピオン酸0.5μモル/時間，酪酸0.6μモル/時間であった[5]。

また，ヒトの直腸内に透析チューブに充填した短鎖脂肪酸溶液を30分間留置し，短鎖脂肪酸のヒト直腸からの吸収量が測定されている[7]。健常人の直腸内に20mモル/lの酢酸あるいは酪酸を水酸化ナトリウムでpH7.4に調節した溶液を充填した透析チューブ（ポアサイズ2.4nm）を直腸内に30分間留置し，直腸からの酢酸および酪酸の吸収速度を測定したところ，酢酸は1.9±0.1μモル/cm^2・時間，酪酸は2.5±0.2μモル/cm^2・時間と両者に差は認められなかった[7]。また同じ系で測定されたカプロン酸（$C_{6:0}$），カプリル酸（$C_{8:0}$），カプリン酸（$C_{10:0}$）の直腸からの吸収速度も酢酸，酪酸と同じであった[7]。この時，酢酸，酪酸の直腸からの吸収速度とNa^+の吸収速度の相関を求めたところ酪酸の場合は高い相関（$r=0.89$，$P<0.0001$）が認められたが，酢酸の場合は相関は認められなかった（$r=0.54$, $P=0.21$）（図2-1）[7]。

2-2) 短鎖脂肪酸の拡散輸送

短鎖脂肪酸の大腸での吸収はかなり速く，その吸収速度は8〜10μモル/cm^2/時間と推定されている[8]。大腸から吸収された短鎖脂肪酸の一部は，血液側に2〜4μモル/cm^2/時間の速度で輸送される。

これまでの種々の検討から，大腸における短鎖脂肪酸の輸送は主に拡散によると推定されている[1,2,6,9,10]。その理由としては，短鎖脂肪酸の濃度と大腸からの吸収速度の相関が非常に高く，高

図2-1　ヒト直腸からの酢酸，酪酸の吸収速度とNa^+の吸収速度の関係[7]

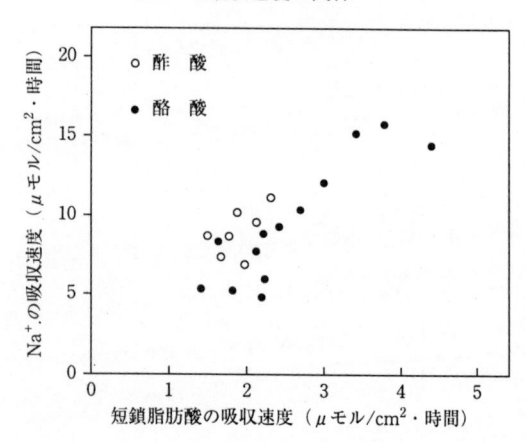

図2-2 短鎖脂肪酸の大腸からの吸収[9]

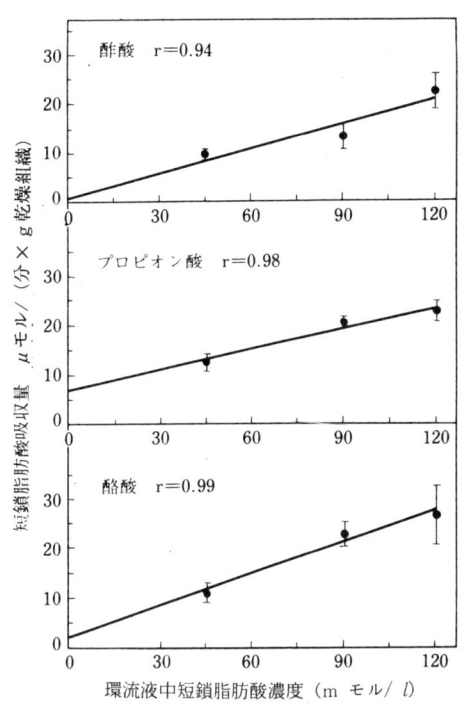

濃度でもその関係が保たれること，短鎖脂肪酸同志が共存する場合でも，短鎖脂肪酸同志の拮抗抑制が起こらないことが挙げられている。ラットの場合は，酢酸，プロピオン酸，酪酸いずれも120mモル/lまで直線的に増加することが認められている（図2-2）[9]。またモルモットでも酢酸の吸収に関しても，120mモル/lまで直線的に増加することが認められている[11]。このとき，ラットの場合は，酢酸，プロピオン酸，酪酸の吸収率に有意の差は見出されず，短鎖脂肪酸の鎖長の吸収に及ぼす影響は見出されていない[9]。また，2種の短鎖脂肪酸を濃度を変化させて共存させた場合，それぞれの短鎖脂肪酸の吸収は影響を受けなかった（図2-3）[9]。

ヒトおよびブタの大腸組織より粘膜細胞膜ベシクル（luminal membrane vesicle ; LMV）[12]を調整し〔^{14}C〕酪酸のベシクル内への取り込まれが検討されている[13]。LMVは細胞のホモジネートと比較して，細胞質内小器官（organelles）や基底側膜（basolateral membrane）を含まず細

図2-3 短鎖脂肪酸の吸収に及ぼす他の短鎖脂肪酸の影響[9]

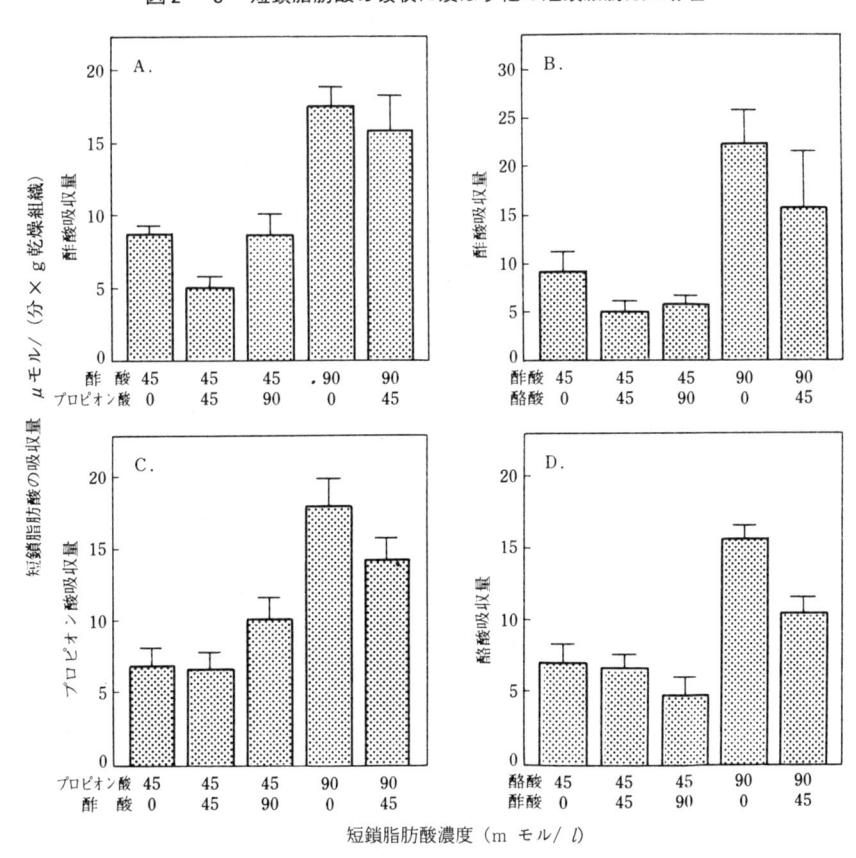

胞膜のマーカー酵素，例えばシスティン感受性アルカリ　ホスファターゼ（cystein-sensitive alkaline phosphatase），Tris耐性α-グルコシダーゼ（Tris-resistance α-glucosidase），α-マンノシダーゼ（α-mannosidase），コハク酸デヒドロゲナーゼ（succinate dehydrogenase）などが濃縮される。特にシスティン感受性アルカリ　ホスファターゼは，ヒト大腸組織より調整されたLMVの場合約17倍に，ブタ大腸組織より調整されたLMVの場合約10倍に濃縮された[13]。

ヒトおよびブタLMVを，[^{14}C]酪酸を含有するpH5.5～8.0緩衝液と5秒間インキュベートし，[^{14}C]酪酸のLMVへの取り込まれを測定したところ，pH8.0の場合に比較してpH5.5の場合は約5倍多く取り込まれた（図2-4）[13]。ヒトおよびブタLMVへの[^{14}C]酪酸の取り込まれを検討する際，LMV外の緩衝液に有機陰イオン，無機陰イオンを添加して[^{14}C]酪酸の取り込まれに及ぼす影響を検討したところ，酢酸ナトリウム，プロピオン酸ナトリウムでヒトおよびブタLMVへの[^{14}C]酪酸の取り込まれが約50％抑制された（図2-5）[13]。また，ブタLMLでは，酢酸ナトリウム，プロピオン酸ナトリウム以外にも，ピルビン酸ナトリウム，L-乳酸ナトリウム，α-ケトグルタル酸のLMV外の緩衝液への添加で，[^{14}C]酪酸の取り込まれが約50％前後抑制されたが，Cl^-，SO_4^{--}，NO_3^-の添加では影響は認められなかった（図2-5）[13]。

酢酸ナトリウム，プロピオン酸ナトリウムによる[^{14}C]酪酸のLMVへの取り込まれ阻害は，競争的阻害によるものと推定されるが，ピルビン酸ナトリウム，L-乳酸ナトリウムの場合は，ピルビン酸，乳酸がモノカルボン酸トランスポーター（monocarboxylate transporter；MCT1）[14]の基質であるのでMCT1が関与しているのではないかと推定されているが，定かではない（図2-5）[13]。またLMVの内部に種々の陰イオンを前負荷した場合の[^{14}C]酪酸のLMVへの取り込まれを測定した[13]。LMVの内部を種々の陰イオンを含有するpH7.5の緩衝液で満し，外部をpH5.5の緩衝液とし，5秒間の[^{14}C]酪酸の取り込まれを測定したところ，酢酸＝HCO_3^-＞プロピオン酸＝酢酸＞Cl^-であり，マンニトールあるいは，グルコン酸ナトリウムを前負荷した場合は，低い取り込まれであった（図2-6）[13]。酪酸ナトリウムあるいは炭酸水素ナトリウムを前負荷した場合，マンニトール（陰イオンを含まない）前負荷に比較して，LMVへの[^{14}C]酪酸の取り込まれは約2.5倍に上昇した（図2-6）[13]。

このLMVへの酪酸の取り込まれは，p-クロロマーキュリフェニルスルホン酸（p-chloromercuribenzosulphonic acid；PCMBS），p-クロロマーキュリ安息香酸（p-chloromercuribenzoate；PCMB），メルサリール酸（mersalyl acid），塩化水銀（$HgCl_2$）などのシスティン（SH）基の阻害剤で抑制された，PCMBの場合は約60％阻害された[13]。しかしスチルベン陰イオン交換

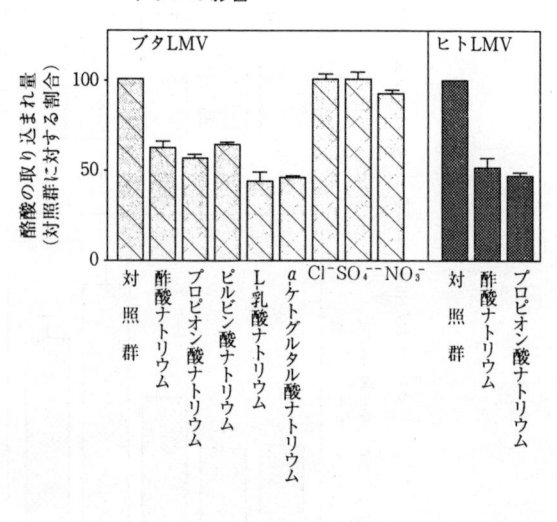

図2-5　[^{14}C]酪酸の吸収に及ぼすLMV外緩衝液陰イオンの影響[13]

図2-4　ヒトおよびブタLMVでの[^{14}C]酪酸の取り込まれ量に対するpHの影響[13]

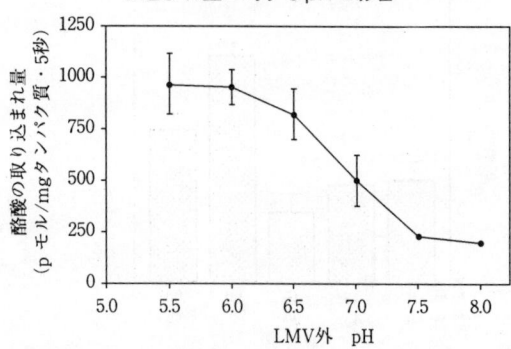

図2-6 [^{14}C] 酪酸の吸収に及ぼすLMV内緩衝液陰イオンの影響[13]

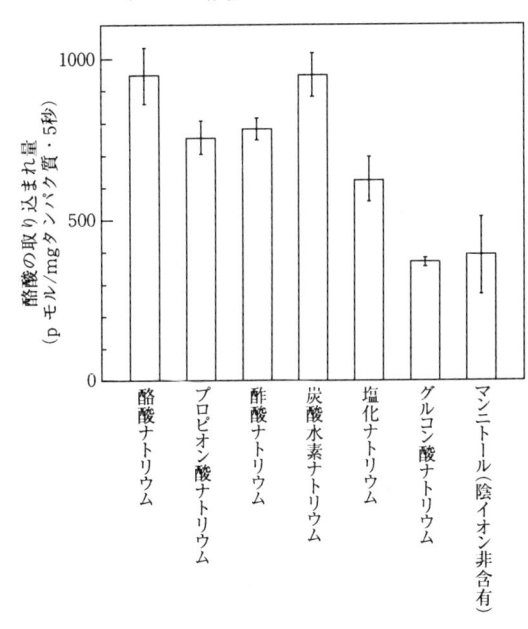

図2-7 大腸からの酢酸,酪酸の吸収に及ぼす管腔内pHの影響[9]

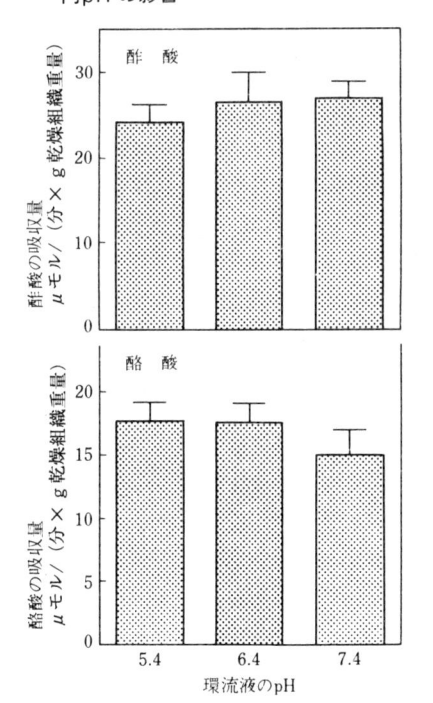

阻害剤 (stilbene anion exchange inhibitors) である4.4-ジイソチオシアノスチルベン-2.2′-ジスルホン酸塩 (4.4-diisothiocyanostillbene-2.2′-disulphonate ; DIDS), 4.4′-ジニトロスチルベン-2.2′-ジスルホン酸塩 (4.4′-dinitrostill-bene-2.2′-disulphonate ; SITS) では阻害されなかった[13]。これらの結果から、LMVへの酪酸の取り込まれには、いくつかの運搬タンパク質のSH基が関与していると推定されるが、LMVに濃縮されているシスティン感受性アルカリ ホスファターゼが関与しているか否かは不明である[13]。

2-3) 短鎖脂肪酸の拡散輸送のしくみ
2-3-1) 非解離型拡散輸送による短鎖脂肪酸の吸収

pH分配説 (pH-partition theory) によれば短鎖脂肪酸は吸収部位において非解離型(脂溶性)で存在する分子種が吸収されるので[15]、非解離型の短鎖脂肪酸は容易に拡散輸送されるはずである。しかし、短鎖脂肪酸のpK値は約4.6の弱酸である[16]ので、大腸内の生理的条件下では、ほとんど解離型(アニオン)として存在している。従って短鎖脂肪酸の拡散輸送が非解離型で起こるか、解離型で起こるかは重要な問題である。

大腸内の生理的条件下で存在している非解離型で存在する短鎖脂肪酸は、0.1～5%と非常に少ないが[2]、水溶液中に存在する非解離型の短鎖脂肪酸の割合はpHの低下に伴って増加する。実際、大腸を用いた環流実験、結腸単離組織、結腸単離上皮細胞を用い、pHを7.4から6.8～6.4に変化させた場合、短鎖脂肪酸の吸収量増加が認められている[13,16,22]。家兎近位結腸を用いpHを7.4から6.8に変化させた時のin vitroでのプロピオン酸の粘膜側から漿膜側への移動 (J_{ms}^{Pr})[注2-1] および、漿膜側から粘膜側への移動 (J_{sm}^{Pr})[注2-1] は、pH 7.4の場合、J_{ms}^{Pr} が0.28μモル/cm^2・時間、J_{sm}^{Pr}

注2-1)
短鎖脂肪酸のin vitroでの腸管からの吸収量を測定する場合の記合として
粘膜 (mucosal) から漿膜 (serosal) への短鎖脂肪酸 (SCFA) の吸収量: J_{ms}^{SCFA}.
漿膜 (serosal) から粘膜 (mucosal) への短鎖脂肪酸の吸収量: J_{sm}^{SCFA}
見かけの吸収量: J_{net}^{SCFA} ($J_{ms}^{SCFA} - J_{sm}^{SCFA}$)
短鎖脂肪酸の略号としては、酢酸:Ac, プロピオン酸:Pr, 酪酸:Buを用いる。

図2-8 生理食塩水あるいは酢酸溶液（90mモル/l）を，還流した場合のH$^+$，CO$_2$，HCO$_3^-$濃度およびpCO$_2$の変化[9]

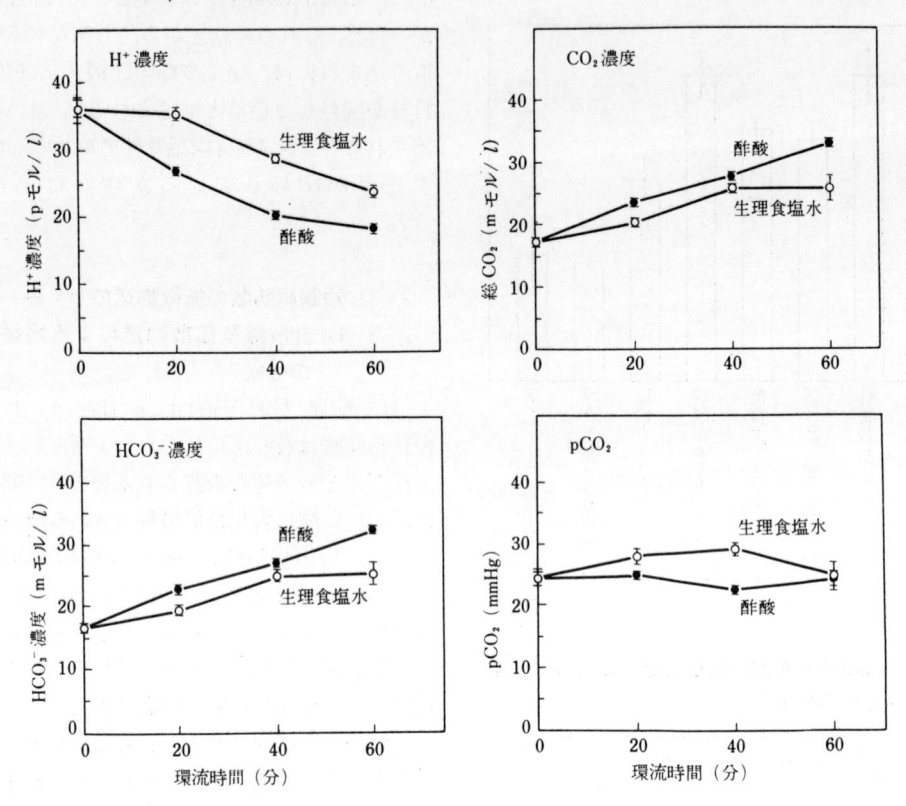

が0.85μモル/cm^2・時間であるのに対して，pH6.8の場合は，J$_{ms}^{Pr}$が2.22μモル/cm^2・時間，J$_{sm}^{Pr}$が1.74μモル/cm^2・時間であり，J$_{ms}^{Pr}$とJ$_{sm}^{Pr}$の差は，いずれのpHでもほとんど差は見出されなかった[17]。

しかし，in vivoでの大腸での短鎖脂肪酸の吸収が，pHによって影響されないという報告も多い[1,2,9]。ラットの盲腸を酢酸あるいは酪酸を含有するpH5.4，6.4，7.4の溶液を1時間還流して，酢酸あるいは酪酸の吸収を検討したところ，いずれのpHでも吸収に差は見られなかった（図2-7）[9]。このとき，pH5.8以上では，短鎖脂肪酸の90%以上は解離型（アニオン）として存在していたが，還流中の還流液中のpH，総CO$_2$，HCO$_3^-$は増加し，pCO$_2$は変化しなかった（図2-8）[9]。総CO$_2$，HCO$_3^-$の増加は後述するが，短鎖脂肪酸の非解離型拡散輸送による吸収は，HCO$_3^-$との陽イオン交換による拡散もその吸収機構に含まれていることを示している[9,18~20]。ところで，大腸での短鎖脂肪酸の吸収がpHによってほとんど影響を受けないのは，in vivoでは，消化管粘膜上に，上皮膜(epithelium)に比較して非常に厚いムチン層より成る親水性の非攪拌水層(unstirred water layer)が存在しているためと推定される[1,2,9]。この非攪拌水層は，厚さ140~700μm[1]，ラットの盲腸の場合は499±9μmであり[9]，上皮膜が1~2μmであるのに対して非常に厚く，盲腸，大腸管腔内pHが変化しても，それらの変化に影響されない環境を保持しているのではないかと推定される。大腸内で難消化性食物繊維が発酵し，短鎖脂肪酸が産生し，その発酵環境のpHが低下することも予想され，また産生された短鎖脂肪酸が，かなりの速度で吸収されることも事実であるので，大腸の非攪拌水層の微小環境におけるpHの変化の検討は重要になってくると推定され，今後pH感受性色素を用いた微小環境におけるpH測定が適用されると推定される。

短鎖脂肪酸の吸収が非解離型で主に吸収されるとすれば，脂肪酸の鎖長が増加するに従って，短鎖脂肪酸の油と水の分配係数（oil-water parti-

図 2 − 9　粘膜→漿膜，漿膜→粘膜への短鎖脂肪酸の移動[10]

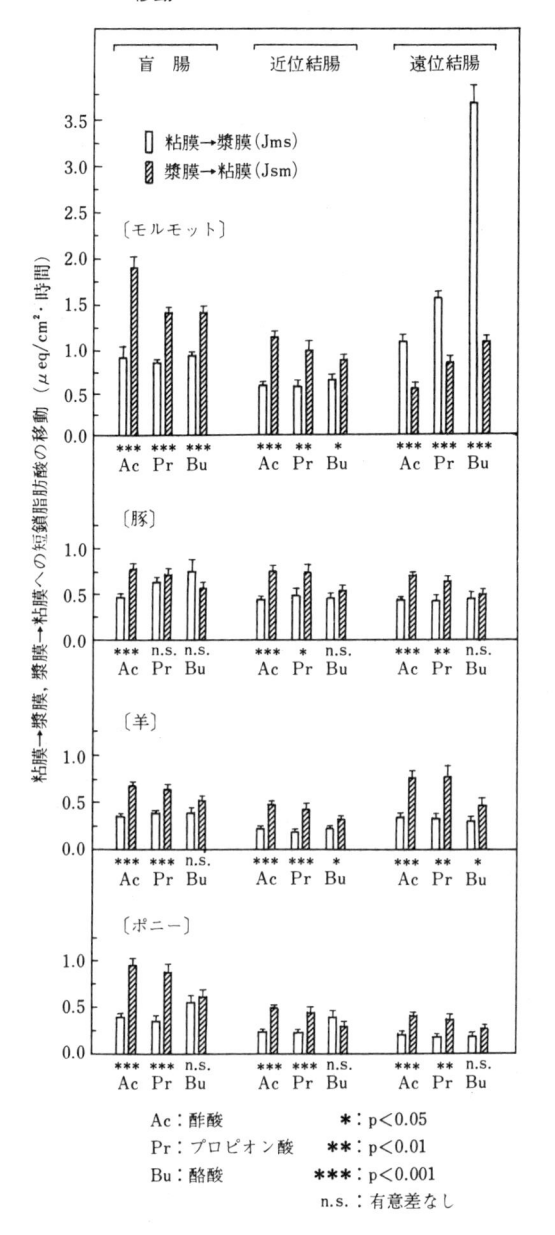

図 2 − 10　大腸での短鎖脂肪酸吸収模式図[20]（HCO_3^- との交換系）

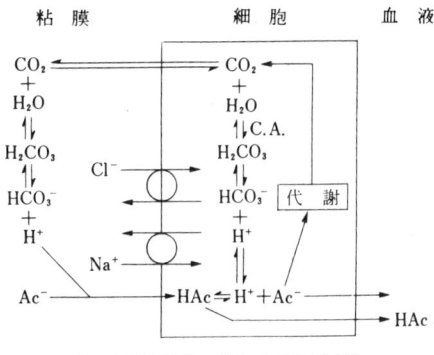

酸の J_{ms}^{SCFA}，J_{sm}^{SCFA} を測定したところ，モルモットの遠位結腸でのみ炭素鎖長に比例した $J_{ms}^{Bu}>J_{ms}^{Pr}>J_{ms}^{Ac}$ が認められた（図 2 − 9）[10]。このモルモットの遠位結腸の例とわずかな例外を除いて，大部分 $J_{sm}^{SCFA}>J_{ms}^{SCFA}$ であった[10]。

2 − 3 − 2）短鎖脂肪酸の吸収における重炭酸イオン（HCO_3^-）の影響

大腸内の pH は通常 pH 5.8〜7.8 であり，短鎖脂肪酸の大部分は解離型で存在しているにもかかわらず，短鎖脂肪酸の吸収は非常に速く行われる。

前項で述べたように，短鎖脂肪酸の吸収が主として非解離型で起こるならば水素イオン（H^+）の供給が必要となり，吸収機構から推定すると，H^+ は非攪拌水層に直接供給される必要があり，その供給は現在のところ，次の二つの機序により行われていると推定されている[1,2]。

① 二酸化炭素（CO_2）の水和反応による H^+ の供給[19,20]。
② Na^+-H^+，K^+-H^+ の交換反応（Na^+，K^+ の吸収，H^+ の分泌）による H^+ の供給[9,19,23]。

ラット盲腸で，酢酸溶液を環流すると酢酸は非常に速く吸収される（図 2 − 2）[9]。この時環流溶液中の CO_2，HCO_3^- は増加し，H^+ は減少した（図 2 − 8）[9]。これらの変化は酢酸溶液の方が，生理食塩水に比較して変化が大きかった。また，二酸化炭素分圧（pCO_2）はほとんど変化が見られなかった（図 2 − 8）[9]。大腸上皮細胞内の代謝産物や大腸内微生物の発酵に由来する CO_2 は水（H_2O）と反応して，HCO_3^- と H^+ を生じる。

tion coefficient）は増加するので，脂質二重膜の透過量は増加するはずである。実際 in vitro で摘出大腸粘膜の非攪拌水層が除去された条件下で，短鎖脂肪酸の J_{ms}^{SCFA} を測定すると，酪酸＞プロピオン酸＞酢酸の結果が得られており，炭素鎖の影響が認められる[1,2,8]。しかし，生理的条件下では，炭素鎖の影響がほとんど見られない場合が多い[2,10]。モルモット，豚，羊，ポニーの盲腸，近位結腸，遠位結腸での酢酸，プロピオン酸，酪

H^+は解離型短鎖脂肪酸を非解離型にするために使われ，その結果，短鎖脂肪酸が吸収され，HCO_3^-が蓄積すると共に回り巡ってCO_2濃度が増加する（図2－10）[20]。これらの結果から，短鎖脂肪酸の大腸での吸収機構として，HCO_3^-との交換系が関与していると推定される[1,18~20,24,25]。

2－3－3） Na^+-H^+，K^+-H^+の交換反応によるH^+の供給[9,19,20,24,25]

大腸の細胞のみならず，細胞内の種々の酵素系を始めとする種々の代謝系が，その機能を最大に発揮するためには，細胞内pHを調節し，常に至適pHに保つことが必須である。そのため，ほとんどの細胞には，Na^+の駆動するアンチポート系（注2－2）が，細胞膜に存在しており，細胞内のpHをほぼ一定に保っている[26]。大腸の上皮細胞からのNa^+の吸収は刷子縁膜に存在する起電性経路のNa^+チャンネルを経由するものと運搬体タンパク質を介したNa^+-H^+交換経路で行われている。Na^+-H^+交換経路により分泌されたH^+により，大腸内に存在する解離型短鎖脂肪酸は非解離型となり吸収される。ラットの遠位結腸の単離標本でHCO_3^-を含有しない系で，Na^+吸収に及ぼす短鎖脂肪酸の影響を検討したところ，炭素鎖に比例して，酪酸＞プロピオン酸＞酢酸（＞蟻酸）の順に吸収促進効果が認められた（図2－11）[27]。

また，高食物繊維含飼料で飼育したラットの盲腸では短鎖脂肪酸の大幅な産生と共に盲腸よりの短鎖脂肪酸の吸収促進と共に，Na^+の吸収が促進されるのみならず，K^+，Ca^{++}，Mg^{++}の吸収も大幅に促進された[28]。このとき，Cl^-はNa^+の約2倍盲腸内に分泌されていた[28]。また家兎の近位結腸

注2－2）
生体膜は脂質二重層から成り立っており，ほとんどの極性分子は透過できない。その極性分子を透過させるために細胞膜には種々の運搬体タンパク質が存在している。この運搬体タンパク質には，単一の物質を膜の一方から他方へ輸送するユニポート（uniport）と，1つの物質の輸送に伴って別の物質の輸送が行われる共役輸送系（coupled transport）がある。共役輸送系には，2つの物質の輸送方向が同じシンポート（symport）と，輸送方向が逆のアンチポート（antiport）がある。

図2－11　短鎖脂肪酸によるNa^+吸収の促進[27]

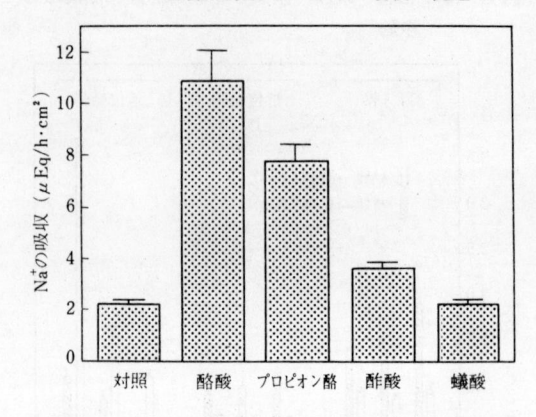

（横軸：対照，酪酸，プロピオン酸，酢酸，蟻酸／縦軸：Na^+の吸収（$\mu Eq/h \cdot cm^2$））

でプロピオン酸，酪酸はNa^+の吸収を促進することも認められている[22,29]。

Na^+-H^+交換経路により分泌されたH^+により，短鎖脂肪酸の吸収が促進されることは，Na^+-H^+交換経路の阻害剤であるアミロライド（amiloride），ウアバイン（ouabain），アセタゾルアミド（acetazolamide），フロセミド（furosemide），エトキシゾルアミド（ethoxzolamide）を用いて確められている[10,17~19,22,23]。モルモットの場合，アミロイドはJ_{ms}^{SCFA}を盲腸，近位結腸で阻害するが，遠位結腸ではその阻害はほとんど認められなかった[10,23]。豚および羊の場合は，アミロイドによるJ_{ms}^{SCFA}の阻害は盲腸，遠位結腸で認められたが，ポニーの場合は盲腸のみで認められた[10]。アミロライドは家兎盲腸[17]，家兎近位結腸[22]でプロピオン酸の吸収を阻害し，ウアバインも家兎盲腸でプロピオン酸の吸収を阻害した[17]。またラットの遠位結腸ではHCO_3^-により酪酸が吸収促進されるが，この吸収促進作用は，アミロライド，アセタゾルアミド，フロセミド，ウアバインの影響を受けないが，Cl^--OH^-，$Cl^--HCO_3^-$の陰イオン交換経路阻害剤であるバリノマイシン（valinomycin），4,4′-ジイソチオシアナトスチルベン-2,2′-ジスルホン酸（4,4′-diisothiocyanatosilbene-2,2′-disulfonicacid, DIDS）で阻害されることから，これらは異なる交換路であると推定される。

2－3－4）短鎖脂肪酸の交換輸送系による輸送

モルモット，豚，羊，ポニーの摘出盲腸，近位結腸，遠位結腸を用い，盲腸，結腸の非攪拌水層を除去した条件下で短鎖脂肪酸の吸収を検討したところ，モルモットの遠位結腸の例とわずかな例

図2-12 短鎖脂肪酸の移動に対するアミロライドとウアバインの影響[23]

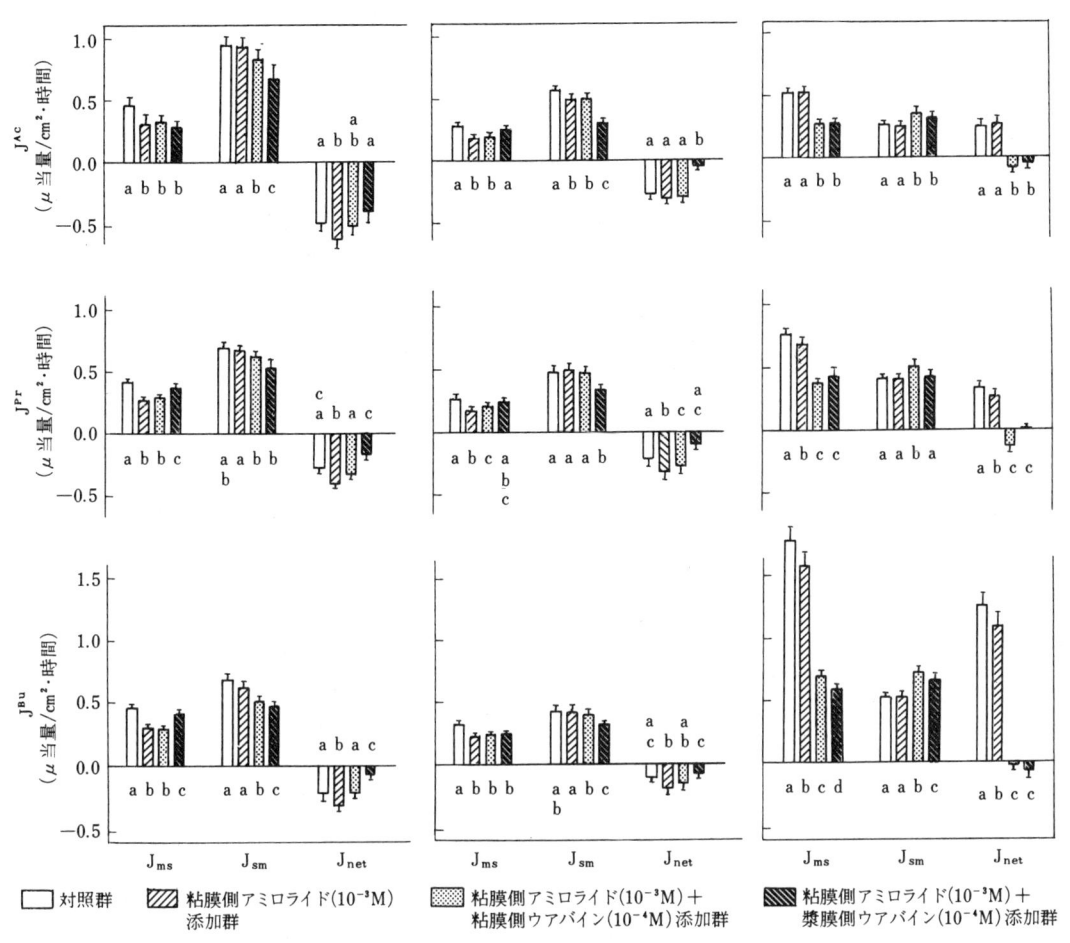

□ 対照群
▨ 粘膜側アミロライド(10^{-3}M)添加群
▦ 粘膜側アミロライド(10^{-3}M)＋粘膜側ウアバイン(10^{-4}M)添加群
▧ 粘膜側アミロライド(10^{-3}M)＋漿膜側ウアバイン(10^{-4}M)添加群

図中同じアルファベット間では有意差なし。異なるアルファベット間で有意差あり（$p<0.05$）

図2-13 プロピオン酸の移動に対するナトリウムイオンの影響[23]

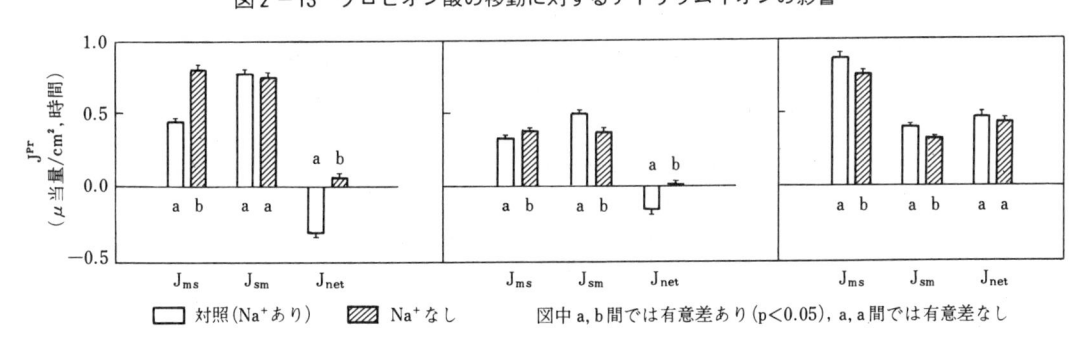

□ 対照（Na^+あり）　▨ Na^+なし　図中a, b間では有意差あり（$p<0.05$）, a, a間では有意差なし

外を除いて，ほとんどの場合が $J_{sm}^{SCFA} > J_{ms}^{SCFA}$ であった[18]。（2-3-1の項，図2-7参照）。この現象は in vitro でのみ観察される現象で，in vivo では認められない。in vivo の生理的条件下では，大腸内の短鎖脂肪酸濃度は約100mモル/lであるが，末梢血液中のそれは約1mモル/lと低く，短鎖脂肪酸の漿膜側から粘膜側への流動はあまり重要な意味を持たない[2]。

in vitro でモルモットの摘出盲腸，近位結腸，遠位結腸での短鎖脂肪酸の J_{ms}^{SCFA} および

図2-14 モルモット盲腸,近位結腸,遠位結腸細胞での短鎖脂肪酸吸収のモデル図[2]

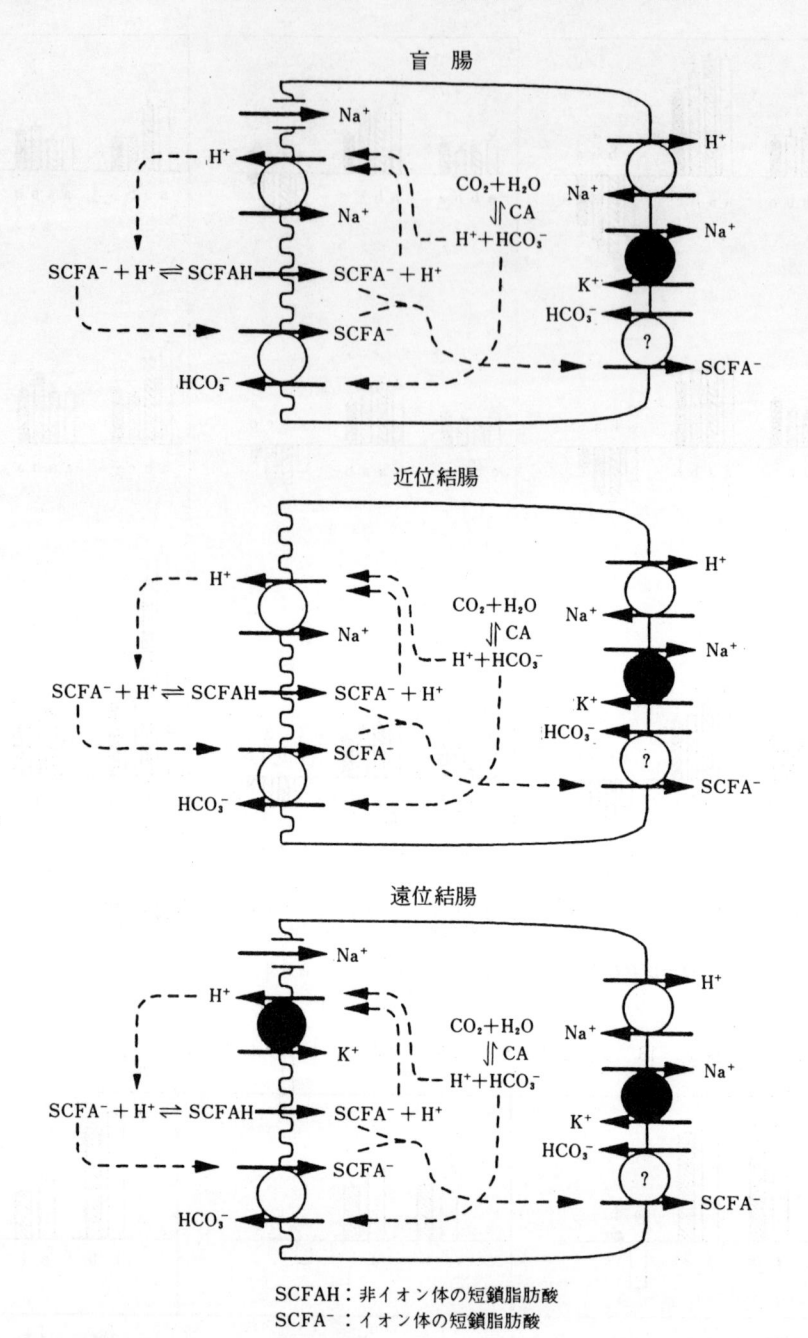

盲腸

近位結腸

遠位結腸

SCFAH：非イオン体の短鎖脂肪酸
SCFA$^-$：イオン体の短鎖脂肪酸

J_{sm}^{SCFA}を測定したところ，盲腸，近位結腸では$J_{sm}^{SCFA} > J_{ms}^{SCFA}$，遠位結腸では$J_{ms}^{SCFA} > J_{sm}^{SCFA}$であった。(図2-12)[23]。モルモットの摘出盲腸，近位結腸，遠位結腸の粘膜側にアミロライド（1 mモル）を添加すると，盲腸，近位結腸で，酢酸，プロピオン酸，酪酸のいずれでも，J_{ms}^{SCFA}は30～40％減少した[23]。このアミロライド添加はJ_{sm}^{Ac}を除いて，J_{sm}^{SCFA}には，ほとんど影響を及ぼさなかった[23]。遠位結腸では，粘膜側へのアミロイド添加によっても，$J_{ms}^{SCFA} > J_{sm}^{SCFA}$であり，短鎖脂肪酸の中では$J_{ms}^{Bu} > J_{ms}^{Pr} > J_{ms}^{Ac}$であった[23]。モルモットの摘出盲腸，近位結腸，遠位結腸の粘

膜側にアミロライド（1mモル）を添加したのち，さらにウアバイン（0.1mモル）を添加すると遠位結腸で J_{ms} は50〜60％減少し，J_{sm} は30％増加した。その結果，J_{ms} と J_{sm} はほぼ等しくなり，酪酸の場合，見掛け上の移動は認められない。盲腸では J_{ms} は不変で，J_{sm} はやや減少し，近位結腸は J_{ms}，J_{sm} は不変であった（図2-12）[23]。これは，遠位結腸の粘膜に存在する K^+-H^+ATPアーゼ（K^+-H^+ATPase）[30]がウアバインにより，その活性が阻害されたためと推定され，モルモット遠位結腸の粘膜には K^+-H^+ATPアーゼが存在していると推定される[18,28]。

モルモットの摘出盲腸，近位結腸，遠位結腸の粘膜側にアミロライド（1mモル）を添加したのち，さらに漿膜側にウアバイン（0.1mモル）を添加すると，盲腸および近位結腸で，J_{ms} が低下し，J_{sm} がやや減少した（図2-12）[23]。これは，盲腸および近位結腸の Na^+-K^+ATPアーゼ（Na^+-K^+ATPase）[31,32]がウアバインにより，その活性が阻害されたためと推定され，モルモットの盲腸，近位結腸には Na^+-K^+ATPアーゼが存在していると推定される[19,23,33]。さらに J_{ms}，J_{sm} の測定を Na^+ が存在しない状態で行うと，漿膜側にウアバインを添加し，Na^+-K^+ATPアーゼを阻害した場合と同様の効果が認められる（図2-13）[23]。モルモットの盲腸，近位結腸では，Na^+ 存在下では $J_{sm}^{Pr} > J_{ms}^{Pr}$ であるが，Na^+ 非存在下では，J_{sm}^{Pr} と J_{ms}^{Pr} はほぼ等しくなり，見掛け上移動は認められない。遠位結腸では，Na^+ 存在下では，J_{ms}^{Pr} は J_{sm}^{Pr} の2倍であったが，Na^+ 非存在下では，J_{ms}^{Pr}，J_{sm}^{Pr} それぞれ少しずつ減少するが $J_{ms}^{Pr} > J_{sm}^{Pr}$ のままであり，漿膜側にウアバインを添加し，Na^+-K^+ATPアーゼを阻害した場合と同様の効果であった。

短鎖脂肪酸の吸収機構をこれまでの知見よりまとめ，モデル図としてまとめると図2-14のようになる[2,19]。盲腸，近位結腸，遠位結腸の粘膜側では，いずれの部位でも短鎖脂肪酸の拡散輸送，短鎖脂肪酸-HCO_3^- の交換反応が認められる。Na^+-H^+ 交換反応は盲腸，近位結腸の粘膜側で認められるが，遠位結腸の粘膜側では認められないが，K^+-H^+ATPアーゼが存在すると推定される。盲腸，近位結腸，遠位結腸の漿膜側では，いずれの部位でも，Na^+-H^+ 交換反応が認められ，Na^+-K^+ATPアーゼが存在すると推定される。

文献

1) 矢島高二，続医薬品の開発 4巻，薬物の生体膜輸送と組織標的化〔1〕，廣川書店，p83（1991）
2) Engelhardt, W. v., Physiological and clini-cal aspects of short-chain fatty acids (Commings, J.H., Rombeau, J. L., Sakata, T. (Eds.)), p149, Cambridge Univ. Press (1995)
3) 山田和彦，臨床栄養 86, 349（1995）
4) 鈴木裕一，三条敏邦，亀山仁一，矢島高二，消化と吸収 14(2), 59（1991）
5) Breves, G., Krumscheid, R., Comp. Biochem. Physiol. 118A, 399（1997）
6) Charney, A.N., Micic, L., Egnor, R.W., Am. J. Physiol. 274. (Gastrointest. Liver Physiol. 37) : G518 (1998)
7) Jrgensen, J., Holtug, K., Jeppesen, P.B., Mortensen, P.B., Scand. J. Gastroenterol. 33, 590 (1998)
8) Bugaut, M., Comp. Biochem. Physiol. 86B, 439 (1987)
9) Fleming, S.E., Choi, S.Y., Fitch, M.D., J. Nutr. 121, 1787 (1991)
10) Engelhardt, W.v., Burmester, M., Hansen, K., Becker, G., J. Comp. Physiol. 165, 29 (1995)
11) Rechkemmer, G., Engelhardt, W.v., Comp. Biochem. Physiol. 91A, 659 (1988)
12) Harig, J.M., Dudeja, P.K., Knaup, S.M., Shoshara, J., Ramaswamy, K., Brasitus, T.A., Biochem. Biophys. Res. Commun. 167, 438 (1990)
13) Ritzhaupt, A., Ellis, A., Hosie, K.B., Shirazi-Beechey, S.P., J.Physiol. 507, 819 (1998)
14) Poole, R.C., Halestrap, A.P., Am. J. Pgysiol. 264, C761 (1993)
15) 丹羽弘司，新・薬剤学総論，改稿版（岡野定輔編著），p183, 南江堂（1984）
16) 本書，第1章，1-1.
17) Sellin, J.H., DeSoignie, R., Gastroentero-logy 99, 676 (1990)
18) Mascolo, N., Rajendran, V.M., Binder, H.J., Gastroenterology 101, 331 (1991)
19) Engelhardt, W.v., Gros, G., Burmester, M., Hansen, K., Becker, G., Rechkemmer, G., J. Physiol. 477, 365 (1994)
20) Titus, E., Ahearn, G. A., Am. J. Physiol. 262, R547 (1992)
21) Guth, R.D., Engelhardt, W.v., Quart. J. Exp. Physiol. 74, 511 (1989)
22) Butzner, J.D., Meddings, J.B., Dalal, V., Gastroenterology 106, 1190 (1994)
23) Engelhardt, W.v., Burmester, M., Hansen, K., Becker, G., Rechkemmer, G., J. Physiol. 460, 455 (1993)
24) Diener, M., Scharrer, E., Comp. Biochem. Physiol. 118A, 375 (1997)
25) Charney, A.N., Micic, L., Egnor, R.W., Am. J. Physiol. 274(Gastrointest.Liver Physiol. 37), G518 (1998)
26) 葛西道生，膜 21, 223（1996）
27) Binder, H.J., Mehta, P., Gastroenterology 96, 989 (1989)

28) Demigné, C., Rémésy, C., J. Nutr. **115**, 53 (1985)
29) Sellin, J.H., De Soignie, R., Gastroenterology **114**, 737 (1998)
30) 竹口紀晃, 新生理科学大糸, 第3巻, 膜輸送の生理学 (星 猛, 香川靖雄 (編)), p 81, 医学書院 (1987)
31) 福島義博, 中尾 真, 新生理科学大系, 第3巻, 膜輸送の生理学 (星 猛, 香川靖雄 (編)), p 44, 医学書院 (1987)
32) 長野 敬, 川上 潔, 実験医学 **10**, 718 (1992)
33) Sellin, J. H., De Soignie, R., Gastroenterology **99**, 676 (1990)

第3章 短鎖脂肪酸の代謝

3-1) はじめに

大腸内で産生された短鎖脂肪酸は大腸から吸収されたのち，すべてが血中に輸送されるのではなく，一部は大腸上皮細胞に取り込まれ代謝され，エネルギー源となっている[1,2]。特に酪酸は大腸上皮細胞で代謝される割合が多く，酢酸，プロピオン酸に比較して，門脈内濃度は低い（表3-1)[1,3]。大腸上皮細胞で代謝を受けなかった短鎖脂肪酸は門脈経由で肝臓に運ばれるが，門脈中の短鎖脂肪酸濃度は，大腸内の短鎖脂肪酸濃度に比較して1/100から1/1000と低い[1,3~5]。酪酸，プロピオン酸は肝臓でほぼ代謝され，末梢血中の酢酸濃度に比較して低い[1,3~5]。末梢血中の酢酸は末梢組織で代謝される。短鎖脂肪酸の代謝の概念を示すと図3-1のようになる[1]。

安定な炭素同位体から構成される酢酸ナトリウム（[1,2-^{13}C] sodium acetate）をヒトの静脈内あるいは直腸内に投与したのち，呼気二酸化炭素中への^{13}Cの出現を測定したところ，静脈内投与では，投与30分以内に最大排出濃度に達し，投与後4時間までに約33％が，10時間までに約38％が回収された（図3-2)[6]。直腸内投与の場合は，投与後2時間で最大排出濃度に達し，投与後4時間までに約24％が，10時間までに約31％が回収された（図3-2)[6]。

体重11～23kgのイヌに安定な炭素同位体から構成される酢酸（[1-^{13}C] acetic acid）を200または70μモル/kg静脈内投与したのち1.05±0.02または2.10±0.10μモル/kg・分をそれぞれ120分，200分かけて静脈内投与したのちの血液中の[1-^{13}C]酢酸濃度を測定したところ，動脈血では144±17μモル/l，静脈血では155±20μモル/l，抹消血では131±16μモル/lと，ほとんど差は認められなかった[7]。

3-2) 短鎖脂肪酸の肝臓での代謝
3-2-1) 酢酸の肝臓での代謝

門脈経由で肝臓に達した酢酸の約55％は肝臓で代謝される[1]。酢酸はアセチル-CoAシンテター

図3-1 酢酸，プロピオン酸，酪酸の代謝[1]

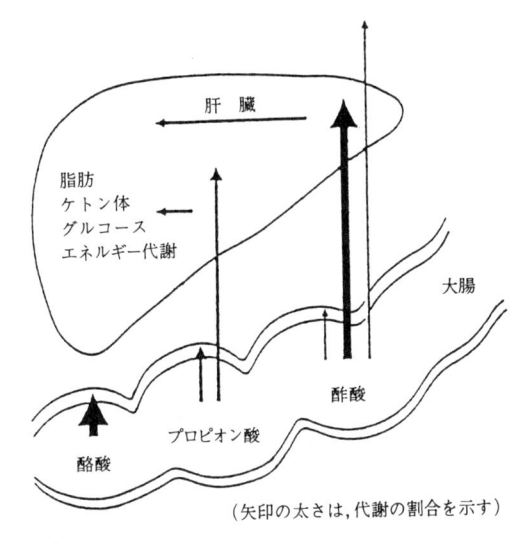

（矢印の太さは，代謝の割合を示す）

表3-1 ヒト結腸，門脈，肝静脈，末梢血中の短鎖脂肪酸濃度（突然死，n=6)[1]

	酢 酸		プロピオン酸		酪 酸	
	mモル/l	割 合	mモル/l	割 合	mモル/l	割 合
近位結腸	69(±5)	57%(±2)	25(±4)	22%(±2)	26(±4)	21%(±2)
遠位結腸	50(±16)	57%(±1)	20(±7)	21%(±1)	18(±6)	22%(±1)
門 脈	0.258	71%(±4)	0.088	21%(±4)	0.029	8%(±1)
肝 静 脈	0.115	81%(±2)	0.021	12%(±2)	0.012	7%(±1)
末 梢 血	0.070	91%(±1)	0.005	5%(±2)	0.004	4%(±1)

図3-2 〔1,2-^{13}C〕酢酸ナトリウム投与後の呼気中の$^{13}CO_2$出現量[6]

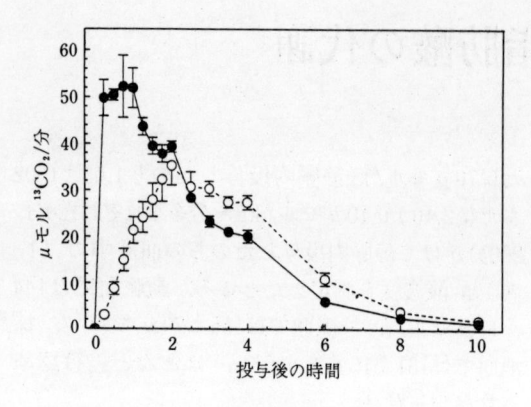

ゼ（acetyl-CoA synthetase）によりアセチル-CoAに変換されたのち，アセチル-CoAはトリカルボン酸サイクル（TCA cycle, Krebs cycle）を通じて，二酸化炭素と水に分解される。これまでのところ，アセチル-CoAシンテターゼは，肝臓細胞の細胞質に存在する酵素とミトコンドリアに存在する酵素のいずれが主に利用されるかは不明である（図3-3）[8]。安定な炭素同位体から構成される酢酸の代謝の検討から，安定炭素同位体の行方が検討され，カルボキシル基由来の炭素から二酸化炭素が生成することが認められている（図3-4）[9,10]。

また，プロピオン酸と酪酸は，肝臓細胞での酢酸の代謝を阻害することが認められている[8,11]。単離肝臓細胞で，酢酸はすみやかに代謝されるが，生理的濃度のプロピオン酸（短鎖脂肪酸），オクタン酸（中鎖脂肪酸）では，酢酸の代謝は抑制されるが，オレイン酸（長鎖脂肪酸）では，影響は受けない（図3-5）[8]。肝臓細胞（Hep-G2）培養系に酢酸を添加した場合，添加1.5時間後で約10％，6時間後で約20％の酢酸がリン脂質，トリグリセリド画分に取り込まれた[12]。（ラウリン酸，パルミチン酸添加の場合は酢酸添加の場合の約3倍多く取り込まれた）。この時酢酸はリン脂質画分に75％〜85％と多く取り込まれ，トリグリセリド画分には12〜20％と取り込まれは少なかった[12]。

3-2-2）プロピオン酸の肝臓での代謝

大腸より吸収され，門脈を通じて肝臓へ送られ

図3-3　肝臓での酢酸の代謝[8]

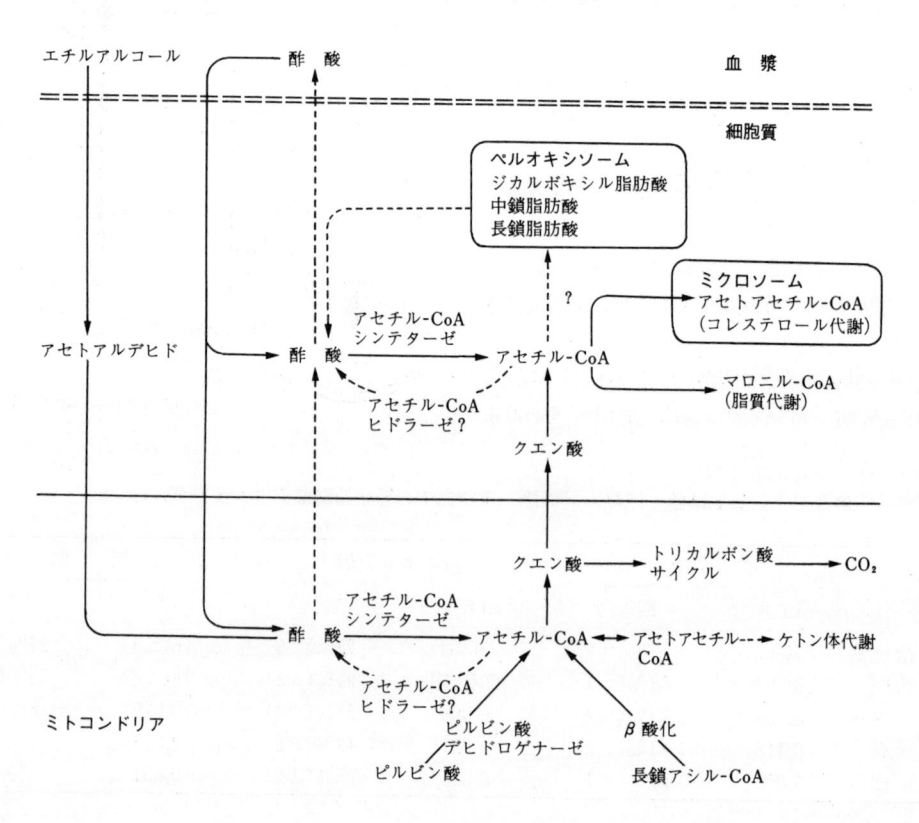

図3-4 酢酸,アセチル-CoAを中心としたトリカルボン酸サイクル[9,10]

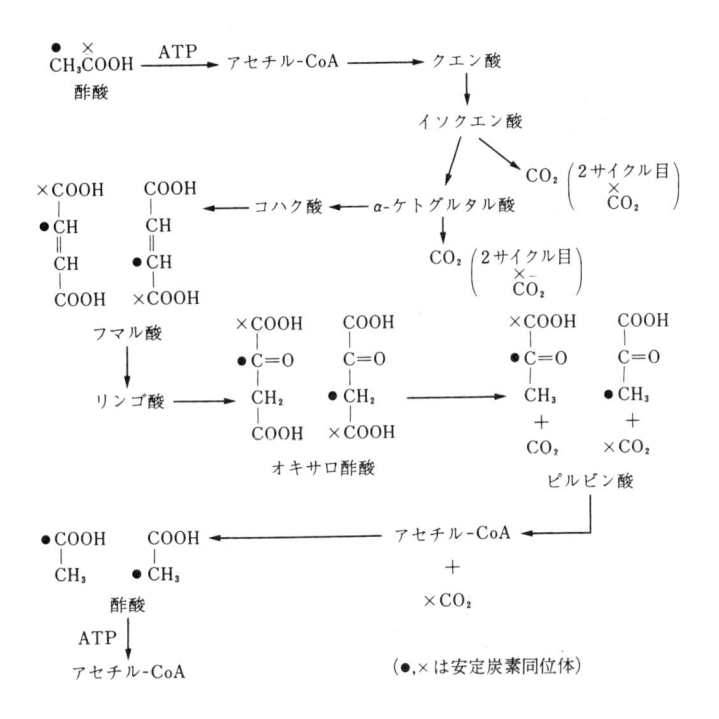

(●,×は安定炭素同位体)

図3-5 単離肝臓細胞での酢酸代謝に及ぼすプロピオン酸,オクタン酸,オレイン酸の影響[8]

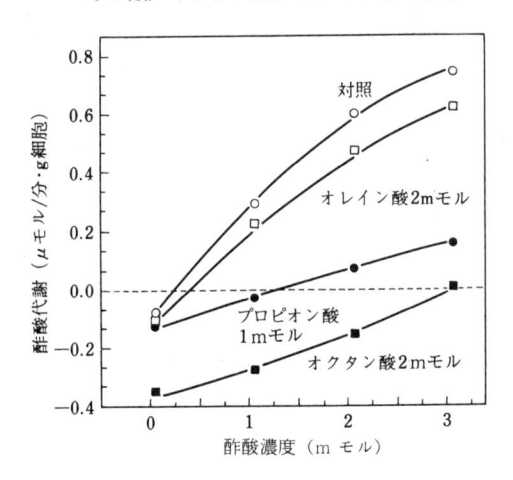

たプロピオン酸の大部分は肝臓に取り込まれ,グルコースに変換される[2,8]。肝臓では,プロピオン酸は,プロピオニル-CoAシンテターゼ(propionyl-CoA synthetase)により,プロピオニル-CoAに変化し,さらにプロピオニル-CoAカルボキシラーゼ(propionyl-CoA carboxylase)の作用により,D-メチルマロニル-CoA(D-methyl-malonyl-CoA)に変換される。D-メチルマロニル-CoAは,メチルマロニル-CoAムターゼ(methylmalonyl-CoA mutase)によりコハク酸-CoA(succinyl-CoA)に変換され,さらにコハク酸-CoAシンテターゼ(succinyl-CoA synthetase)によりコハク酸に変換される。コハク酸はさらにトリカルボン酸サイクルでフマル酸,リンゴ酸,オキサロ酢酸に変換される。オキサロ酢酸は,ホスホエノールピルビン酸(phosphoenol-pyruvate)を経て,グルコースあるいはグリコーゲンに変換されるか,クエン酸を経て脂肪酸に変換される[8]。

3-2-3) 酪酸の肝臓での代謝

酪酸は,ほとんど大腸上皮細胞でケトン体あるいは二酸化炭素まで代謝され,残りは門脈を通じて肝臓に取り込まれ,ミトコンドリアで代謝される[8]。

3-3) 短鎖脂肪酸の大腸細胞での代謝
3-3-1) 短鎖脂肪酸の大腸細胞での代謝

大腸内で産生された短鎖脂肪酸のうち,酪酸の大部分は,大腸上皮細胞のエネルギー源として消費され,in vivoでは産生された酪酸の約70%が

図3-6 エンドウ豆食物繊維投与後の回腸内容物の *in vitro* での短鎖脂肪酸産生量と，回腸からのエネルギー吸収量の関係[18]

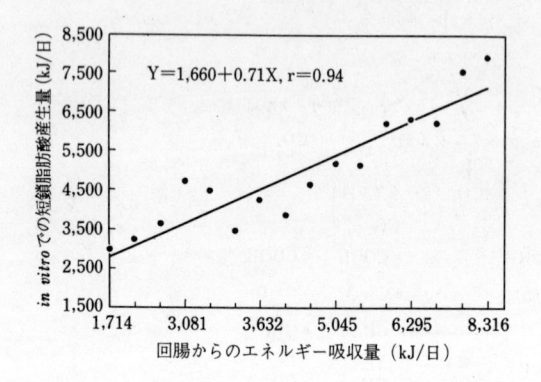

用いられていると推定されている[12~14]。短鎖脂肪酸の大腸細胞での代謝の検討は，*in vivo* で行うのは困難なため，ほとんどが単離大腸上皮細胞を用いた *in vitro* の検討である[15~21]。ラットの単離大腸細胞培養系に放射線同位元素で標識した短鎖脂肪酸を添加し，標識二酸化炭素の産生速度を検討したところ，酪酸＞プロピオン酸＞酢酸であり，その Vmax は酢酸；$1.114\pm0.061\mu$モル/分・g 細胞，プロピオン酸；$0.991\pm0.072\mu$モル/分・g 細胞，酪酸；$1.007\pm0.070\mu$モル/分・g 細胞とほとんど差は認められないが，Km（Michaelis-Menten定数）は，酢酸；0.487 ± 0.019mモル/l，プロピオン酸；0.339 ± 0.025mモル/l，酪酸；0.184 ± 0.017mモル/l であった[17]。また，ラット単離大腸細胞を用いた検討では短鎖脂肪酸の代謝速度は酪酸≧酢酸≧プロピオン酸の結果が得られている場合[15]，あるいは，ラットの空腸，盲腸，大腸から単離された細胞を用いた検討では，酪酸＞酢酸＞プロピオン酸の結果が報告されている場合[16]もあるが，いずれの場合も酪酸がエネルギー源として最も多く消費されていた。

ブタの回腸に瘻孔設置手術を施したのち，エンドウ豆食物繊維を含有する飼料を投与し，回腸内容物を一部回収したのち，*in vitro* で回腸内容物からの短鎖脂肪酸の産生量を測定した[18]。また，エンドウ豆食物繊維を含有する飼料を投与したブタでの回腸からの1日当たりのエネルギー吸収量を測定し，*in vitro* での回腸内容物からの短鎖脂肪酸の産生量との相関を検討したところ，両者は比例しており（図3-6）[18]，回腸で，食物繊維から産生した短鎖脂肪酸は，かなりの部分が回腸でエネルギーとして消費されていると推定される[18]。またブタ単離大腸細胞培養系へ酪酸および酢酸を添加し，その代謝を検討したところ，酢酸の場合は添加量を増加させても，二酸化炭素の産生量とケトン体の産生量は，ほとんど変化しなかった（図3-7）[19]。酪酸の場合は，二酸化炭素の産生量はほぼ一定であったが，ケトン体の産生量は，添加量が増加するに従って抑制された（図3-7）[19]。ブタ単離大腸細胞培養系に酢酸，酪酸を添加した場合に産生されるケトン体は，80～86%はアセト酢酸（acetoacetate）であった[19]。

潰瘍性大腸炎（ulcerative colitis）では，大腸細胞での短鎖脂肪酸の代謝阻害がその発病の要因の1つになっていると考えられているが，潰瘍性大腸炎患者の直腸内に〔^{14}C〕酪酸および〔^{51}Cr〕-エチレンジアミン3酢酸（〔^{51}Cr〕-ethylene diaminetetraacetic acid；〔^{51}Cr〕-EDTA，大腸粘

図3-7 ブタ単離大腸細胞での酢酸，酪酸代謝に及ぼす酢酸，酪酸の添加量の影響[19]

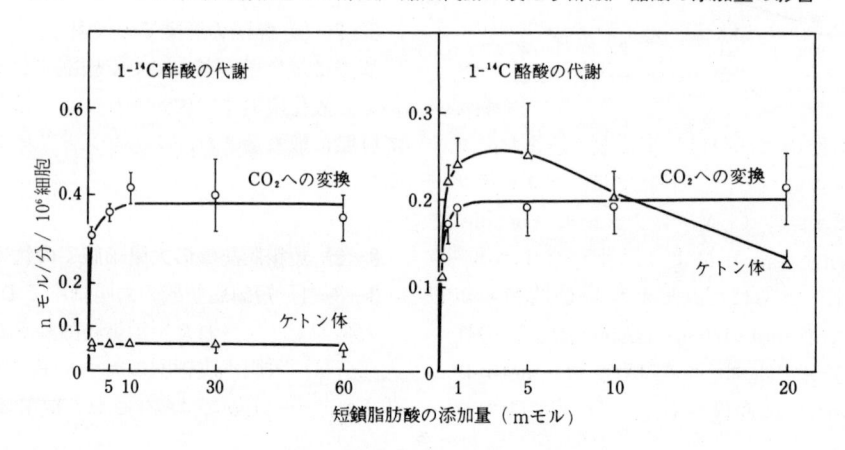

膜の透過性のマーカー）を注入し大腸での酪酸の代謝と，透過性が検討されている[22]。〔^{14}C〕酪酸，〔^{51}Cr〕－EDTA，の直腸内注入後6時間の呼気中の$^{14}CO_2$排泄量および尿中への〔^{51}Cr〕－EDTAの排泄量を測定したところ，健常人に比較して，潰瘍性大腸炎患者では，大腸での酪酸の代謝は有意に抑制され，透過性は有意に上昇していた[22]。

3－3－2）短鎖脂肪酸の大腸細胞での代謝に影響を及ぼす因子

大腸内で産生された酢酸，プロピオン酸，酪酸あるいは，その代謝物は，それぞれの短鎖脂肪酸の代謝に相互に影響を及ぼしている。酪酸は酢酸の代謝を非競争的に強く阻害し，プロピオン酸は酢酸の代謝を非競争的に阻害し，酪酸の代謝を競争的に阻害する[17]。また，ラット盲腸での酪酸の代謝は，酪酸の代謝産物である3-ヒドロキシ酪酸で抑制される[16]。ブタ単離大腸細胞培養系に酪酸を添加すると，β-酸化系が活性化され，二酸化炭素，ケトン体の産生が増加するが，この系に塩化アンモニウム（大腸内で産生されるアンモニアに相当）を添加すると，約30％酪酸の代謝は抑制される[17]。これは，酪酸によって活性化されたβ-酸化系が，アンモニアにより抑制された結果と推定されるが，酢酸の代謝は塩化アンモニウム添加により影響を受けない[17]。

ラットに牛脂，魚油，紅花油を含有する飼料を投与すると大腸細胞の膜脂質組成が投与脂質の脂肪酸組成を反映して変化するが，短鎖脂肪酸の代謝に関しては，酪酸≧酢酸≧プロピオン酸の順で投与前後で変化は認められなかった[15]。また食物繊維を投与した場合の影響も検討されている[20,21]。ブタに食物繊維高含有飼料と低含有飼料を投与したのち，大腸細胞を採取し，その培養系での短鎖脂肪酸の代謝を測定したところ，高食物繊維含有飼料を投与したブタから得た大腸細胞での短鎖脂肪酸の代謝の方が，低食物繊維含有飼料を投与したブタから得たそれより大きかった[20]。また，高食物繊維含有飼料を投与したブタから得た大腸細胞では，酪酸の代謝がグルコースにより抑制されたが，低食物繊維含有飼料を投与したブタから得た大腸細胞では，そのような変化は認められなかった[20]。また，ラットに，成分栄養剤（elemental diet）単独，あるいは成分栄養剤と食物繊維を同時投与した群から，大腸細胞，小腸細胞を得て，それらの細胞での短鎖脂肪酸の代謝を検討したところ，成分栄養剤単独，食物繊維との併用投与にかかわらず，短鎖脂肪酸の代謝は，大腸細胞の方が小腸細胞よりは多かった[21]。大腸での短鎖脂肪酸代謝は，成分栄養剤と食物繊維との併用投与群の方が，成分栄養剤投与群より低かったが，小腸細胞ではその逆であった[21]。

また，出産直後の実験動物には腸内細菌が存在せず，従って短鎖脂肪酸も産出されていない。大腸細胞の主エネルギーである酪酸が出産後のどの時期から利用されるようになるかを検討する目的で，分娩直後の仔ラット，出生後10日目，成獣ラットの大腸細胞を採取し，〔^{14}C〕酪酸と〔^{14}C〕グルコースを細胞培養系に添加し，〔^{14}C〕二酸化炭素の産出量，代謝中間化合物量産出量を測定し，大腸細胞での代謝を検討した[23]。酪酸の酸化速度は，分娩直後の仔ラット大腸細胞で$5.83\pm1.76\mu$モル/mgタンパク質・時間，生後10日目のラット大腸細胞で$1.32\pm0.28\mu$モル/mgタンパク質・時間，成獣ラットの大腸細胞では$0.34\pm0.04\mu$モル/mgタンパク質・時間と，出生後の時間の経過と共に減少した[23]。グルコースの酸化速度も分娩直後の仔ラット大腸細胞でもっとも高く（$0.39\pm0.23\mu$モル/mgタンパク質・時間），生後20日目まで維持され，成獣ラットの大腸細胞では0.05μモル/mgタンパク質・時間と減少した[23]。また代謝中間化合物産出量は，アセト酢酸（acetoacetate）が分娩直後の仔ラット大腸細胞では$4.35\pm2.68\mu$モル/mgタンパク質・時間，生後10日目のラット大腸細胞では2.07 ± 1.29nモル/mgタンパク質・時間であった。また，β-ヒドロキシ酪酸，L-乳酸の産出量は分娩直後の仔ラット大腸細胞で最も高く，生後10日目のラット大腸細胞では激減した。これらの結果は，ラット大腸細胞では，グルコースより酪酸の方がエネルギー源として用いられ，酪酸の代謝能は分娩直後から備わっていることが示された[23]。

3－3－3）短鎖脂肪酸代謝に及ぼすアセチルサリチル酸の影響

アセチルサリチル酸（アスピリン）は梗塞の（infarction）予防に用いられ，心筋梗塞（myocardial infarction）の予防には低服用量のアス

表3-2 血中脂肪酸濃度に及ぼすアスピリン投与の影響[29]

脂肪酸	対照群	800mg/lアスピリン含有飲料水投与群
プロピオン酸（C_3）	8.4±3.0	6.8±2.2
酪酸（C_4）	11.1±4.9	9.4±5.3
イソ酪酸（isoC_4）	31.9±10.4	23.6±12.8
吉草酸（C_5）	4.6±6.1	4.0±3.2
イソ吉草酸（isoC_5）	12.3±6.5	8.8±1.4
ヘキサン酸（C_6）	23.8±12.3	78.7±36.2**
オクタン酸（C_8）	20.1±9.0	61.1±30.6*
デカン酸（C_{10}）	24.3±12.1	21.5±15.1**
ラウリン酸（C_{12}）	6.3±5.6	47.5±24.0**
（ジカルボン酸）		
アジピン酸（C_6）	0.56±0.50	3.64±2.09**
スベリン酸（C_8）	0.44±0.25	1.71±1.45*
セバチン酸（C_{10}）	0.45±0.32	2.06±1.36

* $P<0.0005$, ** $P<0.006$

ピリンが，脳梗塞（cerebral infarction）の予防には高服用量のアスピリンが用いられている[24,25]。ライ症候群（Reye syndrome）は乳児，小児に見られ微小脂肪滴が肝臓小葉全体に沈着した状態の脂肪肝を伴う急性脳症で，肝臓ミトコンドリアの障害による遊離脂肪酸の蓄積により起こり[26]，アスピリン摂取もその原因の1つではないかと推定されている[27]。アスピリンの生体内代謝産物であるサリチル酸（salicylic acid）は，ミトコンドリアの種々の機能を阻害することが知られており，例えばミトコンドリアの酸化的リン酸化，アデニン ヌクレオチド トランスロケース（adenine nucleotide translocase）活性，脂肪酸代謝などを阻害する。特に脂肪酸代謝阻害では，ミトコンドリアでのカプリル酸（caprylic acid, octanoic acid；炭素数8の脂肪酸）のβ-酸化と，オクタノイル-CoA リガーゼ（octanoyl-CoA ligase）活性がサリチル酸で完全に抑制された[28]。

ラットに800mg/lのアスピリンを含有する飲料水を30日間，自由に摂飲させ血中短鎖および中鎖脂肪酸濃度の変化を測定した[29]。この場合，ラットは1日当たり35～40ml飲水したので，アスピリン摂取量は28～32mgラットとなり，99～113mg/kg体重であり，血中サリチル酸濃度は0.50±0.14mモル/lであった[29]。血中短鎖脂肪酸（プロピオン酸，酪酸，イソ酪酸，吉草酸，イソ吉草酸）濃度は有意ではないが低下した（表3-2）[29]。また，中鎖モノカルボン酸（ヘキサン酸（カプロン酸），オクタン酸（カプリル酸），ラウリン酸）および中鎖ジカルボン酸（アジピン酸，スベリン酸）濃度は大幅に有意に増加した（表3-2）[29]。炭素数10のジカルボン酸であるセバチン酸の血中濃度も増加したが，対照群との間に有意差は認められなかった（表3-2）[29]。ミトコンドリアのβ-酸化が抑制されると，ミトコンドリアのω-酸化が促進されることが知られているが[30,31]。その結果，血中に高濃度のジカルボン酸が見い出されたと推定される[29]。

文　献

1) Mortensen, P. B., Clausen, M. R., Scand. J. Gastroenterol. **31**, 132 (1996)
2) 山田和彦，臨床栄養 **86**, 349 (1995)
3) Cummings, J. H., Pomare, E. W., Branch, W. J., Naylor, C. P. E., Macfarlane, G. T., Gut **28**, 1221 (1987)
4) Scheppach, W., Pomare, E. W., Elia, M., Cummings J. H., Clin. Sci. **80**, 177 (1991)
5) Peters, S. G., Pomare, E. W., Fisher, C. A., Gut **33**, 1249 (1992)
6) Wolever, T. M. S., Spadafora, P. J., Cunnane, S. C., Pencharz, P. B., Am. J. Clin. Nutr. **61**, 1241 (1995)
7) Pouteau, E., Dumon, H., Nguyen, P., Darmaun, D.,

Champ, M., Krempf, M., J. Nutr. **128**, 111 (1998)
8) Rémésy, C., Demigné, C., Morand, C., Physiological and clinical aspects of short-chain fatty acids (Cummings, J. H., Rombeau, J. L., Sakata, T. (Eds)), p171, Cambridge Univ. Press(1995)
9) Kien, C. L., Kepner, J., Grotjohn, K., Ault, K., McClead, E., Gastroenterology **102**, 1458(1992)
10) Wolfe, R. R., Jahoor, F., Am. J. Clin. Nutr. **51**, 248(1990)
11) Gordon, M.-J., Crabtree, B., Int. J. Biochem. **24**, 1029 (1992)
12) Pakula, R., Rubin, M., Mosen, A.M., Lichtenberg, D., Tietz, A., Lipids **32**, 489 (1997)
13) Fleming, S. E., Arce, D. S., Clin. Gastroenterology **15**, 787 (1986)
14) Scheppach, W., Gut, Suppl 1, S35 (1994)
15) Awad, A. B., Ferger, S. L., Fink, C. S., Lipids **25**, 316 (1990)
16) Fleming, S. E., Fitch, M. D., DeVries, S., Liu, M. L., Kight, C., J. Nutr. **121**, 869 (1991)
17) Clausen, M. R., Mortensen, P. B., Gastroenterology **106**, 423 (1994)
18) McBurney, M. I., Sauer, W. C., J. Nutr. **123**, 721 (1993)
19) Darcy-Vrillon, B., Cherbuy, C., Morel, M.-T., Durand, M., Duée, P.-H., Mol. Cell. Biochem. **156**, 145 (1996)
20) Darcy-Vrillon, B., Morel, M.-T., Cherbuy, C., Bernard, F., Posho, L., Blachier, F., Meslin, J.-C., Duee, P.-H., J. Nutr. **123**, 234 (1993)
21) Marsman, K. E., McBurney, M. I., J. Nutr. **125**, 273 (1995)
22) den Hond, E., Hiele, M., Evenepoel, P., Peeters, M., Ghoos, Y., Rutgeerts, P., Gastroenterology **115**, 584 (1998)
23) Krishnan, S., Ramakrishna, B.S., J. Pediatr. Gastroenterol. Nutr. **26**, 432 (1998)
24) Steering Committee of the Physician's Health Study Research Group, New Engl. J. Med. **321**,129 (1989)
25) Antiplatelet Trialists' Collaboration, Br Med. J. **308**, 81 (1994)
26) Tonsgard, J.H., Getz, G.S., J. clin. Invest. **76**, 816 (1985)
27) Arrowsmith, J.B., Kennedy, D.L., Kutritsky, J.N., Faich, G.A., Pediatrics **79**, 858 (1987)
28) Yoshida, Y., Fujii, M., Brown, III, F.R., Singh, I., Pediatr. Res. **23**, 338 (1988)
29) Yoshida, Y., Wang, S., Osame, M., Eur. J. Pharmacol. **349**, 49 (1998)
30) Kundu, R.K., Tonsagard, J.H., Getz, G. S., J. Clin, Invest. **88**, 1865 (1991)
31) Mortensen, P.B., Biochim, Biophys, Acta. **1124**, 71 (1992)

第4章 腸管機能に及ぼす短鎖脂肪酸の影響

4-1) 大腸運動に及ぼす短鎖脂肪酸の影響

ラットの近位結腸，中位結腸，遠位結腸より組織片を摘出し，*in vitro* で短鎖脂肪酸を添加し，その収縮を検討したところ，短鎖脂肪酸添加による自発的な収縮は，中位結腸，遠位結腸でのみ観察され，近位結腸では認められなかった（図4-1）[1]。また，この収縮はプロピオン酸，酪酸，吉草酸で認められるが，酢酸，乳酸では認められなかった[1]。収縮は短鎖脂肪酸添加1分位で認められ，閾値は0.02～0.04mモルであり，約0.1mモルで，最大収縮に達し，アセチルコリンによる収縮に比較し，40～60％の収縮であった（図4-2）[1]。酢酸の場合は10mモルの添加まで，乳酸の場合は30mモルの添加まで収縮は認められなかった[1]。この収縮は短鎖脂肪酸を粘膜側に添加した場合にのみ認められ，漿膜側に添加した場合には認められなかった[1]。しかし，100mモルの高濃度の短鎖脂肪酸の添加では，これらの収縮は阻害された[2,3]。これらの結果から，短鎖脂肪酸による収縮は低濃度で認められ，高濃度では収縮は阻害されると推定される。

短鎖脂肪酸による大腸の収縮の機序は，テトロドトキシン（tetrodotoxin，神経膜のナトリウムチャネルをふさぎ，神経の刺激伝達を阻害する化合物），アトロピン（atropine，アセチルコリンおよびアセチルコリン様薬物の可逆的拮抗化合物），プロカイン（procaine，合成局所麻酔薬で神経の活動電位の発生を抑制し，神経伝導を遮断する化合物）により阻害されることから，まだ証明はさ

図4-1 短鎖脂肪酸およびアセチルコリンの大腸収縮に及ぼす影響[1]

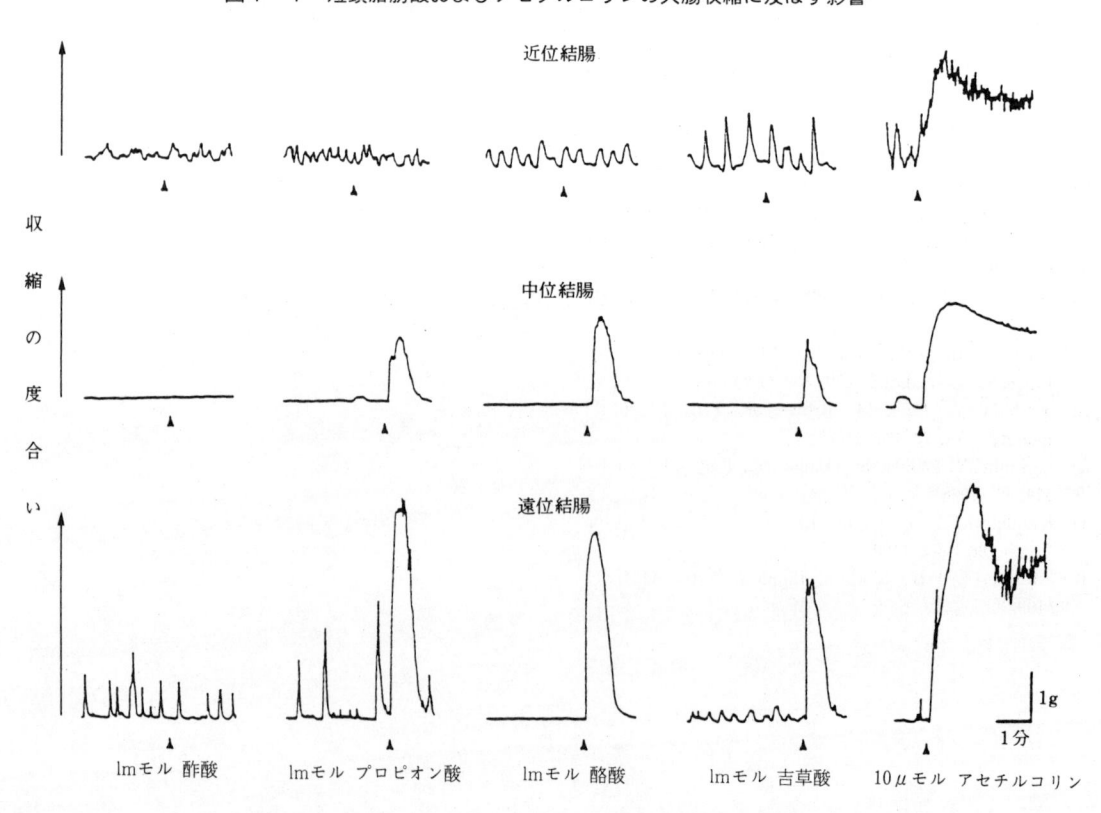

れていないが，次の仮説が立てられている[1,3,4]。
すなわち，中位結腸および遠位結腸の大腸上皮細胞の表面には短鎖脂肪酸の受容体が存在し，この受容体に短鎖脂肪酸が結合した時，その作用機序は検討されていなくて不明であるが，何らかの作用機序により神経を興奮させ，大腸の収縮を引き起こしていると推定される。アセチルコリンおよびアセチルコリン様薬物の可逆的拮抗化合物であるアトロピンで阻害されることから，コリン作動性神経の関与が大きいと推定される。

4-2) 回腸運動に及ぼす短鎖脂肪酸の影響

回腸では，短鎖脂肪酸は大腸とはやや異なる挙動を示す。中位結腸，遠位結腸での短鎖脂肪酸による自発的な収縮は，プロピオン酸，酪酸で認められるが，酢酸では認められなかった[1]。ラットの回腸では，酢酸，プロピオン酸，酪酸のいずれでも，10^{-7}～10^{-2}モル/lで自発的な収縮が認められ，外因性の有機酸である酒石酸，クエン酸でも認められるが酢酸ナトリウムでは認められなかった[5]。またこの収縮は，ラット回腸標本の粘膜を除去しても，粘膜が存在する場合と同様に認められ，短鎖脂肪酸による回腸の収縮には，回腸の筋肉が関与していると推定される[5]。

酢酸を添加する前の回腸標本に硫酸アトロピン（atropin sulphate；アセチルコリンなどのムスカリン様薬物の拮抗薬），ブロムヘキサメトニウム（hexamethonium bromide；神経節遮断薬），塩酸ナロキソン（naloxone hydrochloride；モルヒネなどのアヘンアルカロイド類の麻薬拮抗薬で中枢神経抑制作用を特異的に拮抗），テトロドトキシン（tetrodotoxin；神経伝達遮断薬），塩酸プロカイン（procaine hydrochloride；表面麻酔薬），インドメタシン（indomethacin；シクロオキシゲナーゼ阻害剤），塩酸ベラパミル（verapamil hydrochloride；筋肉の収縮機構に関与するカルシウムチャネルの拮抗薬）を添加し，その後，同じ回腸標本に酢酸を添加し，酢酸による回腸収縮に及ぼす影響を検討した[5]。その結果，塩酸ベラパミル以外は酢酸による回腸収縮に影響を及ぼさなかった（図4-3）[5]。塩酸ベラパミルは，酢酸による回腸収縮を阻害した。神経伝達に関与する薬物が酢酸による回腸収縮にほとんど影響を及ぼさず，カルシウムチャネル拮抗薬である塩酸ベラパミルが収縮を抑制することから，短鎖脂肪酸による回腸収縮は，神経を介するものではなく，カルシウム依存性の筋原性収縮であると推定された[5]。

短鎖脂肪酸による回腸収縮がカルシウム依存性筋原性収縮であることを証明することを目的に，回腸平滑筋細胞に酢酸を添加したのち，カルシウムチャネルの電位依存性（voltage dependent）[注4-1]

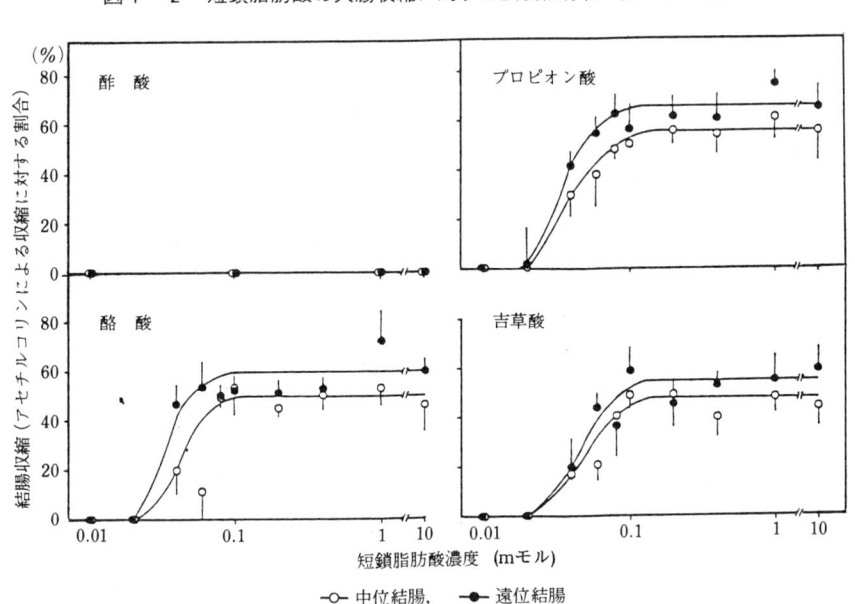

図4-2 短鎖脂肪酸の大腸収縮に対する濃度依存性 (n=5～6)[1]

―○― 中位結腸, ―●― 遠位結腸

図4-3 酢酸による回腸収縮に及ぼす種々の阻害剤の影響[5]

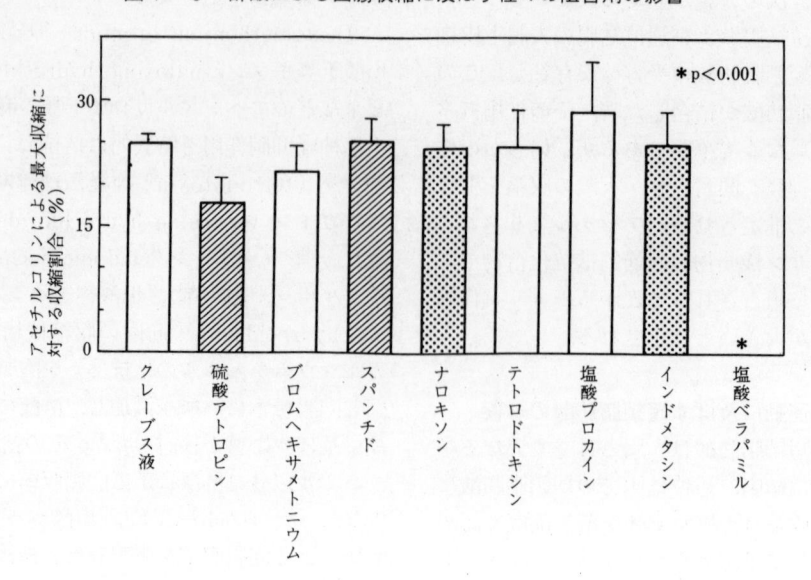

図4-4 回腸平滑筋細胞への酢酸添加時の細胞内カルシウム濃度に及ぼすカルシウムチャネル電位依存性阻害剤D600の影響[5]

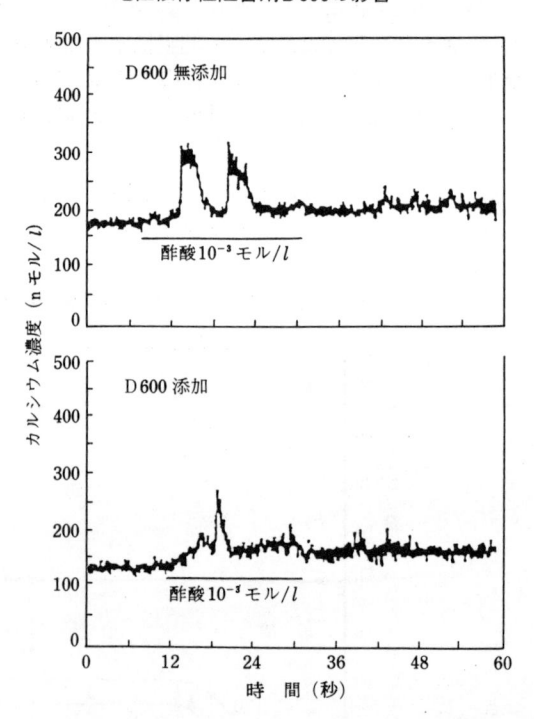

の阻害剤であるD600を添加し,回腸平滑筋細胞内のカルシウム濃度の変化を検討している[5]。回腸平滑筋細胞内カルシウム濃度測定にはあらかじめカルシウム感受性蛍光色素であるインド-1 ペンタ-アセトキシメチル エステル (indo-1 penta-acetoxymethyl ester) を取り込ませた。この細胞にD600を添加したのち,酢酸を加え,細胞内カルシウム濃度変化を測定したところ,D600無添加の場合には,酢酸添加により細胞内カルシウム濃度の上昇が認められたが,D600添加の場合には,ほとんどその変化は認められなかった(図4-4)[5]。

ヒト回腸への短鎖脂肪酸の影響は,短鎖脂肪酸を直接回腸内へ注入することにより検討されている[7]。ヒトの口から多管腔チューブを挿入し,それぞれの先端を空腸,回腸,盲腸,上位結腸,横行結腸,左結腸曲に留置した。5カ所に留置されたチューブには圧力センサーが取り付けられており,回腸,盲腸に留置されたチューブには,それに加えて腸内容液を採取したり,腸内に短鎖脂肪酸を注入するためのチューブも取り付けられている。18名の健常人より採取された回腸内容液中の短鎖脂肪酸濃度は平均0.93mモル(0〜5.2mモル)

注4-1) 電位依存性カルシウムチャネル
(voltage-dependent calcium channel)[6]
細胞内外のイオン成分の透過性および,イオン濃度の差により生じる膜電位の変化を感知して,細胞外に高濃度に存在するCa^{++}を選択的に透過させ,細胞内のCa^{++}依存性の種々の現象を引き起こすイオンチャネル。

図4-5 回腸内に短鎖脂肪酸を注入した場合の腸内圧力変化[7]

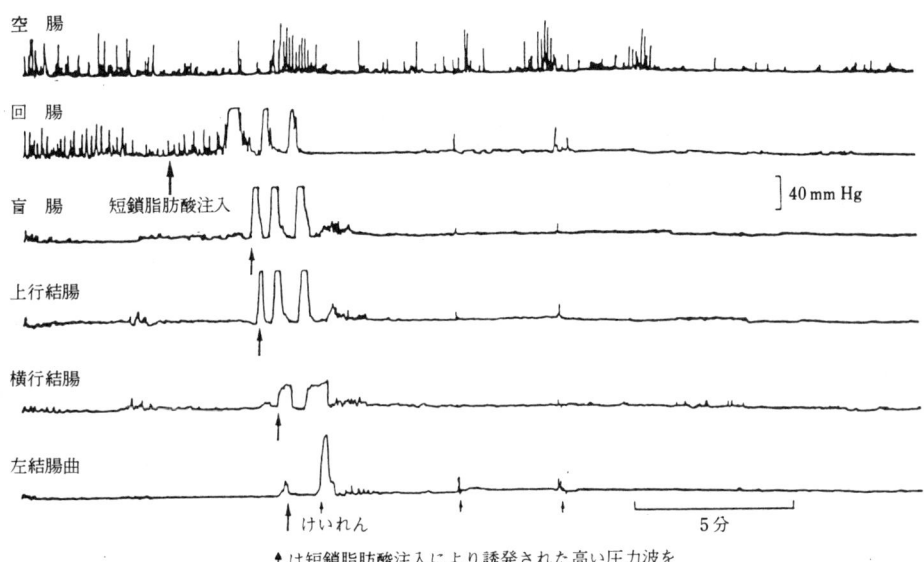

↑は短鎖脂肪酸注入により誘発された高い圧力波を
↑は被験者が不快を感じた腹部けいれんを示す。

であり、盲腸内容液中の短鎖脂肪酸濃度の平均62.02mモル（11.6～137.5mモル）に比較して非常に低かった[7]。回腸内に短鎖脂肪酸混合組成物（酢酸66％、プロピオン酸24％、酪酸10％）を注入すると、約1.8分後に回腸内圧力が上昇し、その圧力上昇の波は、盲腸、上行結腸、横行結腸、左結腸曲へと少しずつ圧力が減少しながら、伝播してゆく（図4-5）[7]。しかし、この圧力上昇の波は、空腸には伝播しなかった。また、短鎖脂肪酸を回腸内に注入された被験者は、注入後約4.4分、8.9分、12分の3回、不快な腹部けいれんを感じた（図4-5）[7]。

4-3) 食物の胃排出、回腸通過時間に及ぼす短鎖脂肪酸の影響

回腸末端にカニューレを留置し、短鎖脂肪酸を回腸に注入した時の胃排出（gastric emptying；胃の内容物が小腸へ排出されること）に及ぼす影響[8]、あるいは、回腸から盲腸への輸送時間（transit time）に及ぼす影響[9]が検討されている。ラットに調理済の豆を投与したあと、回腸内にpH6.5に調節した各濃度の酢酸、酪酸、カプリル酸を注入したところ、対照の生理食塩水注入に比較して、酢酸（20、50、100mモル）、酪酸（100mモル）、カプリル酸（100mモル）で胃排出が速くなった（図4-6）[8]。また、その作用の強さは、酢酸＞酪酸＞カプリル酸であった[8]。回腸内への短鎖脂肪酸の注入では胃排出の促進が認められるが、長鎖脂肪酸のミリストオレイン酸（$C_{14:1}$, myristoleic acid）、ペトロセリン酸（$C_{18:1}$, petroselinic acid）、オレイン酸（$C_{18:1}$）、リノール酸（$C_{18:2}$）、リノレン酸（$C_{18:3}$）、エルカ酸（$C_{22:1}$, erucic acid）や、コーン油エマルションを注入すると、胃排出の大幅な抑制が認められる[10,11]。この時、回腸内に、ブドウ糖、タンパク質の溶液、蒸留水、高浸透圧の食塩水を注入しても、胃排出には影響を及ぼさない[11]。

回腸に短鎖脂肪酸混合組成物（酢酸66％、プロ

図4-6 短鎖脂肪酸の胃排出に及ぼす影響[8]

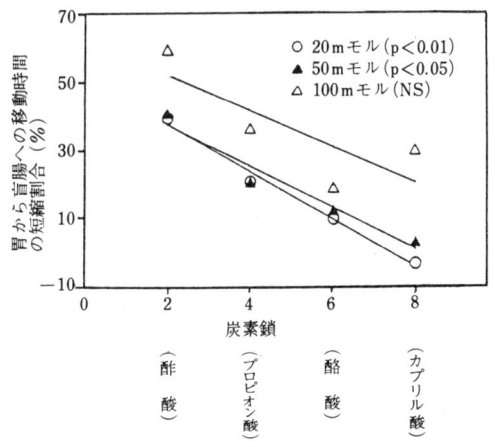

図4-7 回腸への短鎖脂肪酸注入の回腸通過時間に及ぼす影響[9]

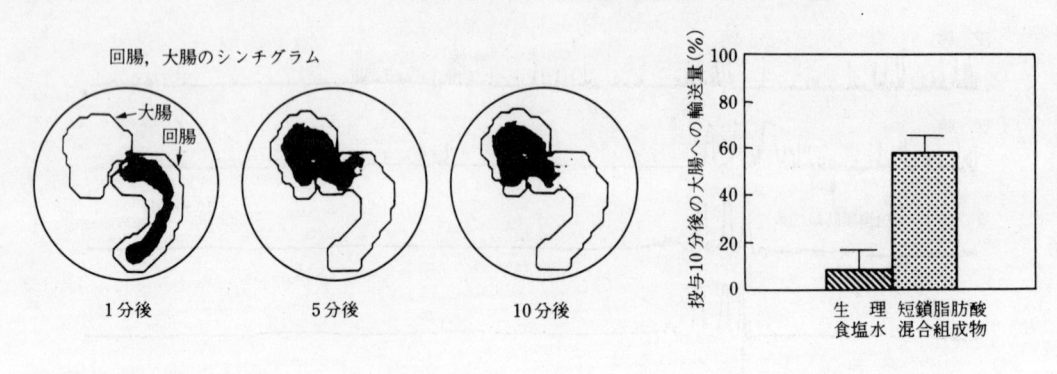

回腸,大腸のシンチグラム

1分後　　5分後　　10分後

ピオン酸24%,酪酸10%)を注入した場合の回腸から盲腸への輸送時間は,〔^{99}Tc〕ジエチレントリアミン-ペンタ酢酸(diethylenetriamine-pentaacetic acid ; DTPA)を用い,イヌでシンチグラム[注4-2]を撮影することにより検討されている[9]。短鎖脂肪酸混合組成物にDTPAを溶解し,イヌの回腸末端部に注入し,回盲弁からの消失の様子を注入1,5,10分後に測定すると,注入10分後に,注入物は,58±7%大腸に輸送されたが,生理食塩水に溶解したDTPAを注入した場合は,注入10分後で,8±8%大腸へ輸送された(図4-7)[9]。これらの結果から,短鎖脂肪酸を回腸に注入すると,胃排出の促進あるいは,回腸から大腸への内容物の輸送の促進が認められるが,これらの作用がいかなる機序によるものかは明らかにはなっていない[8,9]。

4-4) 大腸上皮細胞での塩素イオン分泌,吸収に及ぼす短鎖脂肪酸の影響

4-4-1) 大腸上皮細胞での塩素イオン分泌に及ぼす短鎖脂肪酸の影響

ラットの結腸の筋層を剥離し,上皮細胞と粘膜下組織からのみなる結腸上皮標本を,チャンバーに装着したのち,結腸上皮標本を横切って能動輸送されるイオンにより,チャンバー間に生じる短絡電流(short-circuit current : Isc),経上皮電位(transmucosal potential difference ; PD),経上皮コンダクタンス(transmucosal conductance ; Gt)を測定した[12,13]。本実験系の結腸上皮標本の粘膜側にプロピオン酸を添加すると,粘膜側負電位の増加(経上皮電位の上昇)および短絡電流の増加が観察された(図4-8)[12]。この経上皮電位の変化は,プロピオン酸を漿膜側に添加

図4-8 ラット結腸上皮標本での電気的活動に及ぼすプロピオン酸の影響[12]

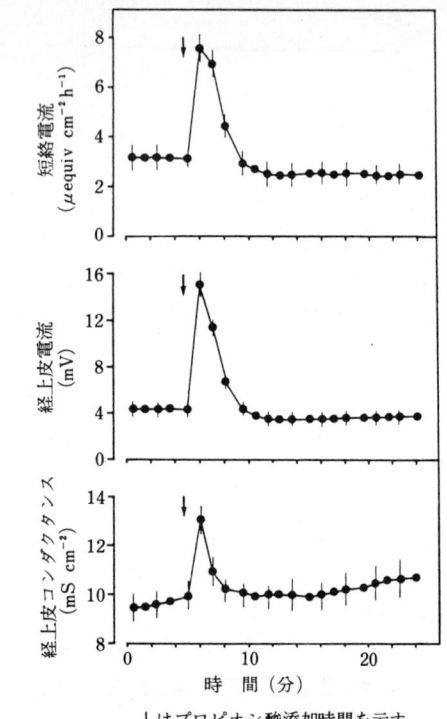

↓はプロピオン酸添加時間を示す

しても認められず,プロピオン酸による経上皮電位の増加は,抵抗が減少したことを意味する経上皮コンダクタンスの増加を伴った粘膜側から漿膜側への短絡電流の増加によるものと推定された[12]。

注4-2) シンチグラム(scintigram)

　γ線を放出する放射性同位元素を投与したあとシンチスキャナまたはシンチカメラで,生体の一部あるいは全部の放射能分布を測定することにより得られる放射能分布図のことをいう。

このプロピオン酸による短絡電流の増加は，近位結腸，中位結腸，遠位結腸の順で増大し，プロピオン酸の濃度増加に依存して増加し，閾値は0.03mモル以下でED_{50}は約0.07mモルであった。この濃度は，ラット結腸内プロピオン酸濃度の約30mモルに比較して，極めて低い濃度で短絡電流の増加が引き起こされることを意味しており，通常の生理的条件下では，大腸のイオン輸送応答に関しては，短鎖脂肪酸により脱感作の状態であると推定される。また，この短絡電流の増加は，プロピオン酸の他，酪酸，吉草酸，カプロン酸で認められたが，酢酸，カプリル酸では認められなかったことから，炭素数3から6の短鎖脂肪酸で認められた[12]。

この短鎖脂肪酸による短絡電流の増加は，粘膜での陽イオンの吸収あるいは陰イオンの分泌により起こると推定され，従って添加したプロピオン酸は解離しても陰イオンとなるので，プロピオン酸の吸収によるものではないと推定された。大腸内のイオン輸送は主にNa^+とCl^-によっているので，^{26}Naと^{36}Clを用いて，単一方向性のイオンの移動を測定したところ，プロピオン酸の粘膜側への添加により漿膜側から粘膜側へのCl^-の移動を増加させたが，粘膜側から漿膜側への移動には影響を及ぼさなかった（図4-9）[12]。またNa^+の移動にはまったく影響を与えなかった（図4-9）[12]。さらにブメタナイド（bumetanide；Cl^-分泌の抑制薬）の漿膜側投与により，プロピオン酸添加による短絡電流の増加を大幅に抑制すること[12]，能動輸送に関わるNa^+-K^+ATPアーゼの阻害薬であるウアバインを添加すると，プロピオン酸添加による短絡電流の増加を顕著に抑制すること[12]，漿膜側の緩衝液中のCl^-をグルコン酸で置換して除去すると，プロピオン酸添加による短絡電流の増加がまったく認められなくなること[12]などからプロピオン酸による短絡電流の上昇はCl^-の分泌によるものと推定される[9]。

さらに，プロピオン酸による短絡電流の増加はテトロドトキシン（神経伝達遮断薬），ヘキサメソニウム（神経節遮断薬），ソマトスタチン（somatostatin；抗神経ペプチド）を漿膜側に添加することにより抑制される[12]ことから，プロピオン酸による短絡電流の増加には粘膜下神経が関与していることが推定されるが，漿膜側にプロピオ

図4-9 Cl^-，Na^+の移動に及ぼすプロピオン酸の粘膜側への添加の影響[12]

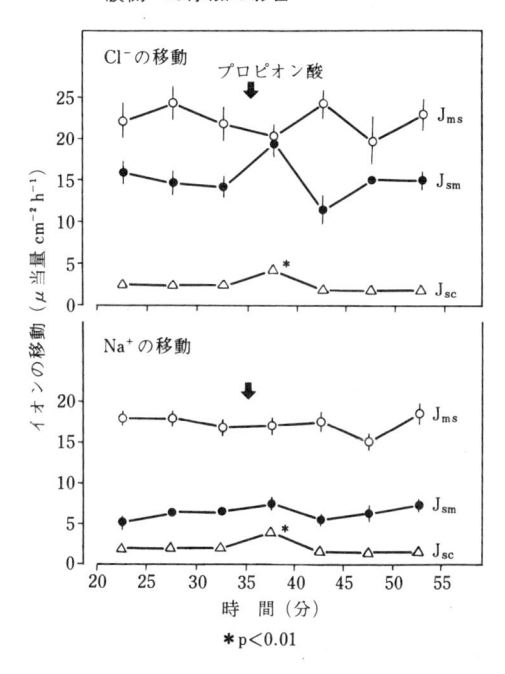

ン酸を添加しても，短絡電流には変化が認められないことから，プロピオン酸による直接作用ではないと推定される。さらに，アセチルコリンはラット結腸上皮細胞のムスカリン性アセチルコリン受容体を刺激し，Cl^-の分泌と短絡電流を増加させること[13]，硫酸アトロピン（ムスカリン性アセチルコリン受容体拮抗薬）の添加により，プロピオン酸による短絡電流の増加が約90％抑制されることから，プロピオン酸によるCl^-の分泌と短絡電流の増加は，アセチルコリンによるムスカリン性アセチルコリン受容体刺激を介していると推定された[12〜14]。

これらの結果から，短鎖脂肪酸による大腸でのCl^-の分泌は，短鎖脂肪酸の粘膜上皮細胞への直接作用ではなく，未だ解明はされていないものの，短鎖脂肪酸の受容体が上皮細胞表面に存在し，受容体が短鎖脂肪酸で活性化されると，何らかの作用機序により，大腸壁内の神経が活性化され，粘膜下神経節，コリン作動性運動神経を介して起こるものと推定された[9,12〜15,20,21]。

さらに短鎖脂肪酸類はサイクリックAMPが関与する塩素イオンの分泌を抑制することも認められている[22,23]。

4-4-2) 大腸上皮細胞での塩素イオン吸収に及ぼす短鎖脂肪酸の影響

ラットの遠位結腸の先端膜ベシクル（apical membrane vesicle；AMV）[24]を用い，放射性同位元素で標識した塩素イオンおよび酪酸を用いて，塩素イオンの吸収に及ぼす酪酸の影響が検討されている[25]。50mモル酪酸ナトリウム，100mモルグルコン酸カリウム，10mモルグルコン酸-N-メチル-D-グルカミン（N-methyl-D-glucamin-gluconate；NMG-gluconate）を含む緩衝液（I）でAMVに前負荷したのち，50mモルグルコン酸ナトリウム，100mモルグルコン酸カリウム，10μモルのバリノマイシン（valinomycin，カリウムイオノホア），100μモルカルボニル シアニド P-(トリフロロメトキシ)-フェニルヒドラジン（carbonyl cyanide P-(trifluoromethoxy)-phenylhydrazone；FCCP）および10mモルのN-メチル-D-グルカミン-^{36}Cl（N-methyl-D-glucamin-^{36}Cl；NMG-^{36}Cl）を含有するpH5.5〜8.0の緩衝液中での^{36}ClのAMVへの9秒間（この系での^{36}Clの取り込まれは，約10秒で最大値に達する）の取り込まれを測定したところ，pH6.5で最大の取り込まれ量を示した（図4-10）[25]。

同様にAMVを緩衝液（I）を前負荷した後，100mモルのグルコン酸カリウムとNMG-^{36}Clを含有する緩衝液（pH6.5）に酪酸ナトリウム，グルコン酸ナトリウムあるいは，グルコン酸ナトリウム+4.4'-ジイソチオシアナトスティルベネ-2.2'-ジ硫酸（4.4'-diisothiocyanatostilbene-2.2'-disulfonic acid；DIDS，陰イオン交換阻害剤）を添加し，^{36}Clの9秒間のAMVへの取り込まれを測定した[25]。その結果，酪酸ナトリウムのAMVへの前負荷は2分後で平衡状態に比較して，^{36}Clの取り込まれは約2倍に増加した（図4-11）[25]。この^{36}Cl取り込まれ促進は，陰イオン交換阻害剤（anion exchange inhibitor）であるDIDSで阻害されることからClのAMVへの取り込まれは，酪酸は陰イオン交換過程を促進した結果と推定されている。

また，AMVを緩衝液（I）を前負荷したのち，グルコン酸ナトリウム存在下，添加塩化カリウム（KCl）濃度を変化させ，^{36}ClのAMVへの取り込まれを測定したところ，塩素イオンの濃度増加と共に^{36}Clの取り込まれ量は増加し，平衡に達した（図4-12A）[25]。またグルコン酸カリウム，NMG-グルコン酸を含有する緩衝液をAMVに前負荷したのち酪酸ナトリウム濃度を変化させ，^{36}ClのAMVへの取り込まれを測定したところ，酪酸イオンの濃度増加と共に^{36}Clの取り込まれ量は増加し，ある濃度で平衡に達した（図4-12，B）[25]。酪酸ナトリウム以外の短鎖脂肪酸のAMVへの^{36}Clの取り込まれを測定したところ，プロピオン

図4-10　酪酸ナトリウム存在下AMVへの^{36}Clの取り込まれ量に及ぼすpHの影響[25]

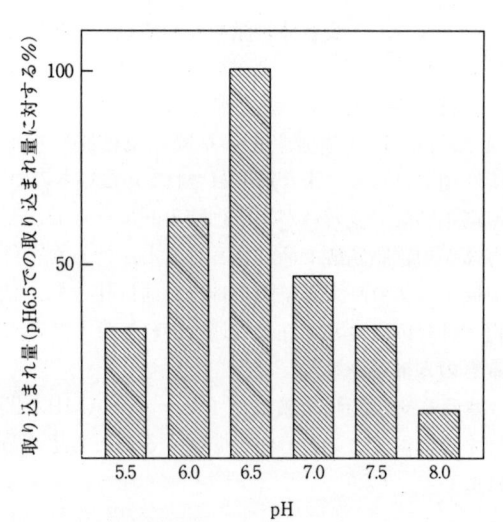

図4-11　酪酸ナトリウムの^{36}ClのAMVへの取り込まれ量に対する影響[25]

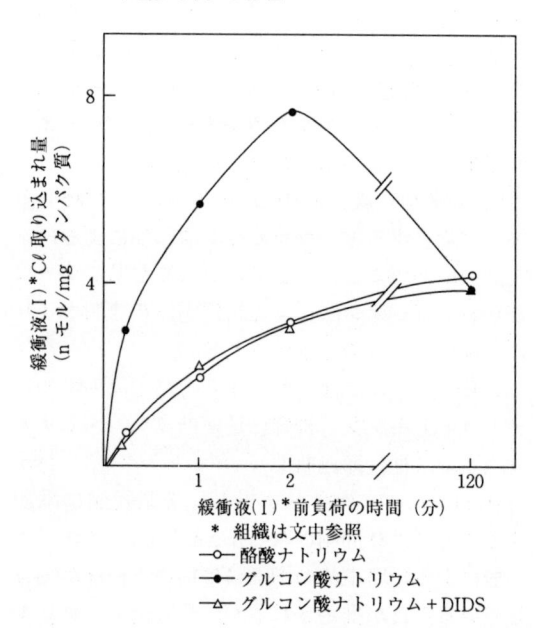

図4-12 AMVへの塩素イオン，酪酸イオンの取り込まれに対する塩素イオン及び酪酸イオンの影響[25]

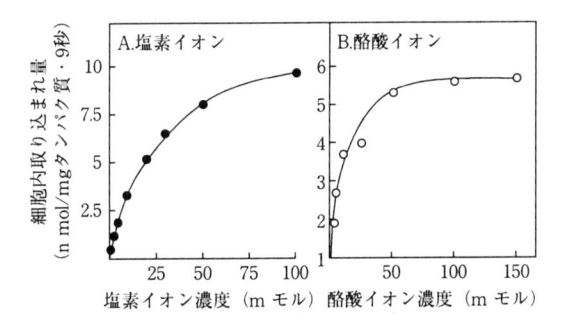

図4-13 短鎖脂肪酸の^{36}ClのAMVの取り込まれ量に対する影響[25]

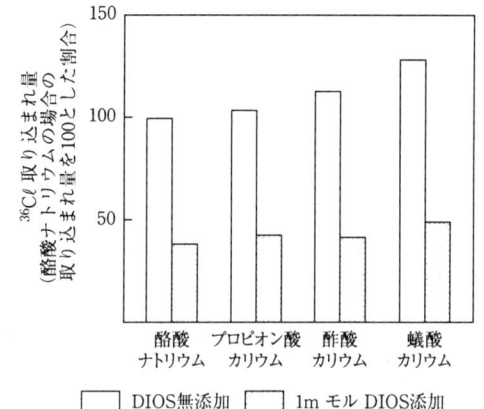

図4-14 酪酸のNa^+とCl^-の細胞内取り込まれ作用の模式図[25]

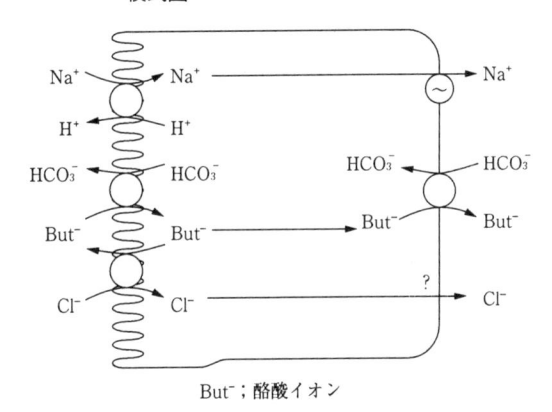

But$^-$；酪酸イオン

酸カリウム，酢酸カリウム，蟻酸カリウムでも酪酸ナトリウムと同等の^{36}Cl取り込まれ作用を示し，この作用はいずれもDIDSで阻害された（図4-13）[25]。

短鎖脂肪酸の大腸での吸収機構として，HCO_3^-との交換系が関与していることが知られている[26-30]。HCO_3^-の細胞外への流出は酪酸イオンの細胞内取り込まれを促進し，その結果，細胞内pHは低下し，塩素イオンと酪酸イオンの交換反応はpH6.5の時に最大となる（図4-10）[25]。この細胞内pH低下はNa^+-H^+の交換反応を促進し，結果として細胞内へのNa^+の取り込まれと，細胞内pHの復元が起る（図4-14）[25]。全体的にみれば，酪酸により，Na^+および塩素イオンの細胞内への取り込まれが促進されると推定されている[25]。

4-5）大腸細胞の容積に及ぼす短鎖脂肪酸の影響

家兎の中位結腸，遠位結腸から単離された大腸細胞の容積は，遠位結腸から単離されたものよりやや小さい[16]。また単離された大腸細胞をHEPES（N-(2-ヒドロキシエチル)ピペラジン-N-2-エタンスルホン酸；N-(2-hydroxyethyl)piperazine-N-2-ethanesulphonic acid）緩衝液中と重炭酸緩衝液中で保存した場合，中位結腸細胞，遠位結腸細胞いずれもHEPES緩衝液中で保存した場合の方が細胞容積は大きかった[16]。

HEPES緩衝液，重炭酸緩衝液中に保存された大腸細胞にプロピオン酸ナトリウムを添加すると，中位結腸では添加直後から，遠位結腸では，添加約10分後から容積は増大し，約20分後にはほぼ一定に達した（図4-15）[16]。いずれの場合も，重炭酸緩衝液に添加した場合の方が，HEPES緩衝液に添加した場合の方より容積の増加は大きかった。プロピオン酸ナトリウム添加前の容積に対する添加後の最大容積の割合（V_{max}/V_0）は，中位結腸の細胞で1.3±0.1（HEPES緩衝液），1.5±0.1（重炭酸緩衝液）（$p<0.05$）であり，遠位結腸の細胞では1.3±0.1（HEPES緩衝液），1.7±0.2（重炭酸緩衝液）（$p<0.01$）であった（図4-15）[16]。また，HEPES緩衝液中の遠位結腸細胞に酪酸ナトリウムを添加した場合のV_{max}/V_0は1.4±0.1で，プロピオン酸ナトリウム添加の場合よりやや容積の変化は大きかった[16]。

HEPES緩衝液中の大腸結腸に短鎖脂肪酸を添加した場合の細胞容積増大に対するアミロライド（Na^+-H^+イオンチャネル阻害剤）の影響を検討

〔 〕したところ，中位結腸の細胞に対してはまったく影響は認められなかったが，遠位結腸の細胞に対しては，著しく阻害した（図4-16）[16]。これらの結果から，短鎖脂肪酸による遠位結腸細胞での細胞容積増大に関しては，Na^+-H^+イオンチャネルが関与していると推定されるが，中位結腸細胞での短鎖脂肪酸による細胞容積増大に関しては，他の機構によるものと推定されるが，その機構は不明である。

しかし，遠位結腸細胞，中位結腸細胞いずれの場合も，HEPES緩衝液中より重炭酸緩衝液中に短鎖脂肪酸を添加した場合の方が細胞容積の増加割合が大きかった機構については次のように推定されている。すなわち，HCO_3^-は短鎖脂肪酸と同様に生体膜透過性を有する弱酸性イオンであり，重炭酸緩衝液を添加すると，HCO_3^-が細胞内のpHをやや低下し，その結果pH感受性のK^+チャネルが抑制され，細胞容積が増大する[16,17]，あるいは，HCO_3^-が，Cl^-の輸送を変化させた結果[16〜19]ではないかと推定されているが，定かではない。

4-6）膵液の分泌に及ぼす短鎖脂肪酸の影響

4-6-1）はじめに

膵臓（pancreas）は胃の背部に存在し，後腹壁に癒着している長さ約15cm，幅約3〜5cm，厚さ約2cm，重さ約60gの細長い器官で，α-アミラーゼ（α-amylase），リパーゼ（lipase），トリプシノーゲン（trypsinogen），キモトリプシノーゲン（chymotrypsinogen），プロカルボキシペプチダーゼ（procarboxypeptidase），HCO_3^-を含有する膵液を分泌する外分泌部分とインスリン

図4-15 ラット中位結腸，遠位結腸の細胞容積変化に及ぼす短鎖脂肪酸の影響[16]

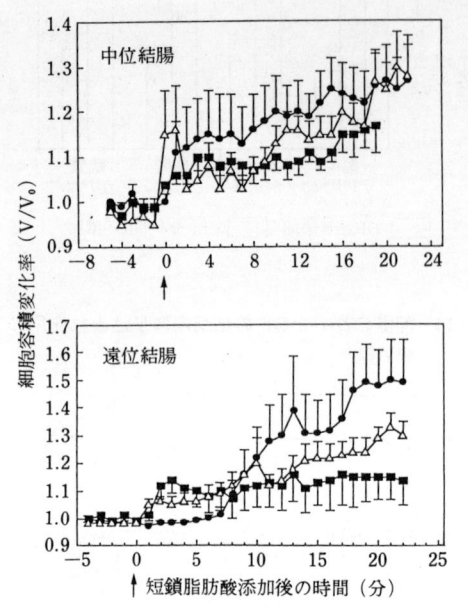

──■── 90mモル NaCl，50mモル プロピオン酸ナトリウム（HEPES緩衝液）
──●── 90mモル NaCl，50mモル プロピオン酸ナトリウム（重炭酸緩衝液）
──△── 140mモル 酪酸ナトリウム（HEPES緩衝液）
↑ 短鎖脂肪酸添加時を示す

図4-16 ラット中位結腸，遠位結腸の短鎖脂肪酸による細胞容積変化に及ぼすアミロライドの影響[16]

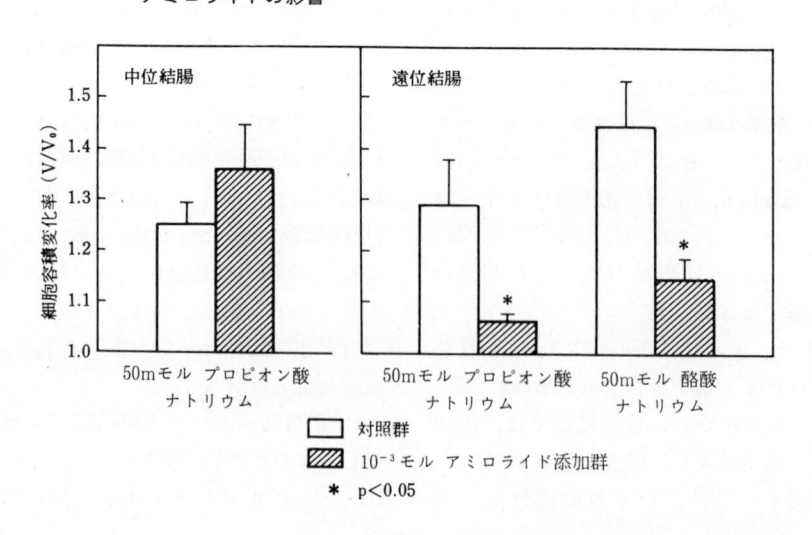

□ 対照群
▨ 10^{-3}モル アミロライド添加群
* $p<0.05$

(insulin)，グルカゴン（glucagon）などのホルモンを分泌する内分泌部分がキメラ構造をなしている臓器である[31]。外分泌部分は，腺房組織と導管組織によって構成されており，腺房組織は腺房細胞（acinal cell）から，導管組織は腺房中心細胞と導管終末部細胞から構成されている。腺房細胞は粗面小胞体およびゴルジ装置に富み，分泌顆粒の形成を行っており，種々の刺激，特にコレシストキニン（cholecystokinin）の作用により酵素原顆粒の放出と $NaCl$ に富む膵液流量の上昇を引き起こす。一方導管組織は種々の刺激に対して $NaHCO_3$ に富む膵液流量の上昇を引き起こす。外分泌部の腺房組織と導管組織は集合して小葉を形成しており，各小葉の導管は合流して主膵管となり，幽門から8～10cm，肝門側の十二指腸乳頭部に開口している[32]。

内分泌部分は，外分泌腺の小葉構造の中に島状に散在するランゲルハンス（Langerhans）島から構成されている。ランゲルハンス島は，大きさが $50〜500\mu m$（多くは $200\mu m$）で類円形であり，全部で100万個以上（膵臓重量の約2％を占める）あるといわれており，この中には α 細胞，β 細胞，δ 細胞および PP 細胞の4種類の内分泌細胞が認められており，それぞれ，グルカゴン，インスリン，ソマトスタチン（somatostatin），膵ポリペプチド（pancreatic polypeptide：PP）を分泌する[31]。

これまで，膵臓の外分泌機能と内分泌機能はそれぞれ独立に機能していると考えられていたが，最近の研究では，それぞれの機能が連関していることが明らかになっている[33,34]。腺房細胞の表面には，ランゲルハンス島より分泌されるインスリンとソマトスタチンの受容体が存在している。コレシストキニンは腺房組織に作用して膵臓酵素の分泌を促進するが，インスリンはコレシストキニンの作用を増強する[33]。コレシストキニンの膵臓酵素分泌促進作用は，腺房細胞内の Ca^{++} 濃度の上昇と，細胞膜のリン脂質の分解によって生じるジアシルグリセロールが活性化するプロテインキナーゼCを介している[34]。一方，ソマトスタチンは，抑制性GTP結合タンパク質を介して，細胞内サイクリックAMP含量を低下させて，酵素分泌を抑制する[33]。

4-6-2) 膵液の分泌に及ぼす因子

膵液は通常の食事を摂っている場合は，1日約 $0.7〜1.5 l$，最高約 $3 l$ 分泌される[31]。このことは，食物の摂取，種類により大きく影響を受けることを示している。食物摂取時の膵液の分泌は次の3相に分けられる[32,35]。

①脳相（cephalic phase）：食物を見る，匂いをかぐ，食物からの連想などを条件づけされた条件反射による膵液分泌と，食物を口腔内に入れた場合の味覚神経を求心路とする無条件反射による膵液分泌が行われ，この場合は膵酵素に富んだ膵液が分泌される。

②胃相（gastric phase）：食物が胃内に移送されると，食物が胃壁を機械的に刺激することにより，迷走神経－迷走神経反射あるいは，局所反射により膵液の分泌を促進すると共に，体液性にも胃から分泌されるガストリン（gastrin）によっても膵液の分泌が促進される。

③腸相（intestinal phase）：胃から十二指腸へ酸性の糜粥が移送されると，十二指腸粘膜内のセクレチン産生細胞より，セクレチンが内分泌され，血液を介して膵臓へ至り，HCO_3^- 濃度の高い膵液の分泌が増加する。HCO_3^- の分泌増加は，酸性の糜粥を中和し，pHが4.5以上になると，セクレチンの分泌が停止するといわれている[31]。また，酸性の糜粥が十二指腸粘膜に接触すると，粘膜内のⅠ細胞でコレシストキニンが産生され，血流を介して膵臓へ至り，消化酵素に富んだ少量の膵液を分泌させる[32]。

膵液分泌量の酸性の糜粥，ペプトン，アミノ酸，脂肪酸などによる増加は，移植した膵臓でも認められるので，神経性因子より，体液性因子の寄与が大きいと推定される[31]。

4-6-3) 膵液の分泌に及ぼす短鎖脂肪酸の影響

ヒツジの頸静脈に短鎖脂肪酸を注入したのち，膵液分泌量および膵液中のタンパク質量を測定すると，投与量に比例して，いずれも増加した（図4-17）[35,36]。その効果は，酪酸＞プロピオン酸＞酢酸であり，酪酸のアミラーゼ分泌促進効果は，コレシストキニンとほぼ同等であり，プロピオン酸，酢酸の分泌促進効果より，イソ吉草酸の効果の方が大きかった[36,37]。

図4-17 ヒツジ膵液分泌量と，膵液中の総タンパク質分泌量に及ぼす短鎖脂肪酸の影響[35]

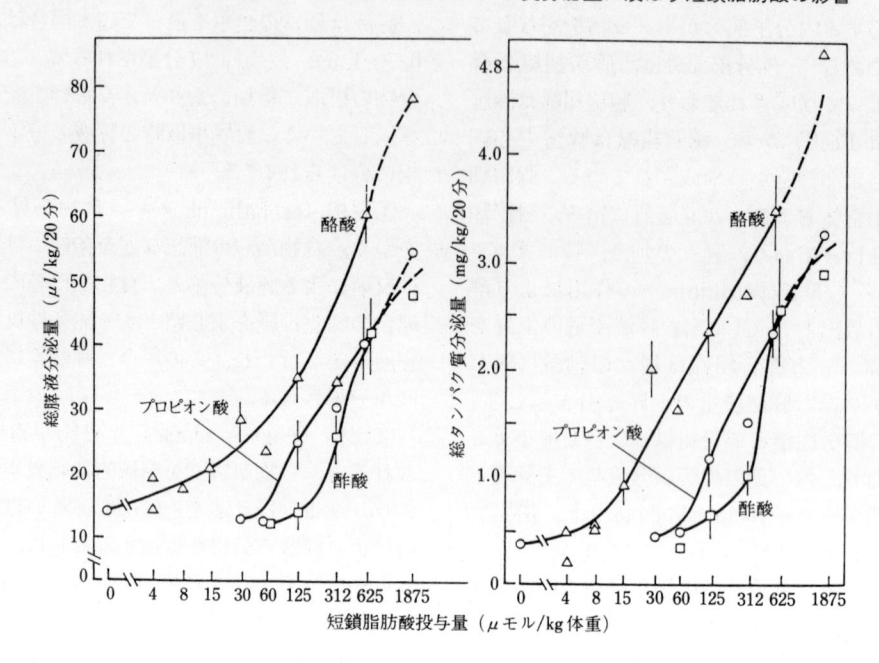

図4-18 アミラーゼ分泌に及ぼすアセチルコリン，短鎖脂肪酸の影響（ヒツジ）[37]

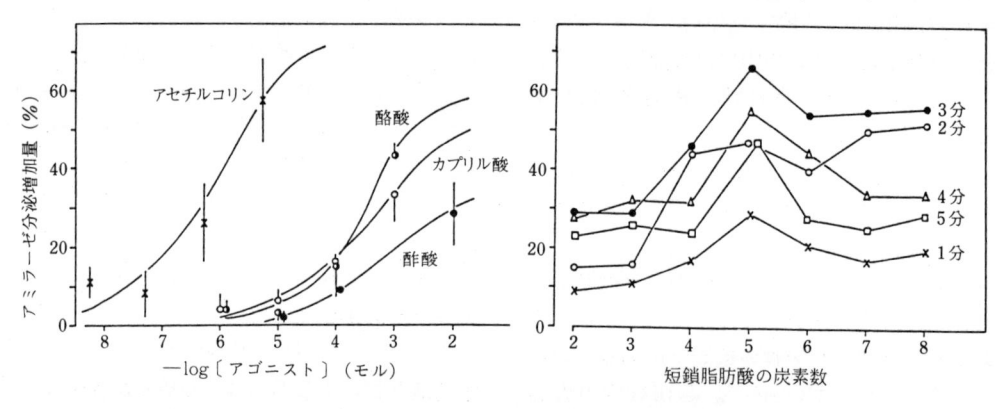

　ヒツジの単離膵臓を，アセチルコリンあるいは短鎖脂肪酸を還流すると，*in vitro* の場合同様，短鎖脂肪酸の還流濃度に比例してアミラーゼ分泌量の増加が認められた（図4-18）[37]。炭素鎖長2〜8の短鎖脂肪酸を還流（濃度1mモル）し，アミラーゼ分泌に及ぼす影響を検討したところ，炭素数5の吉草酸がその効果が最も大きく，その効果は，還流3分後に最大に達した（図4-18）[37]。

　短鎖脂肪酸の膵液分泌に及ぼす効果は動物種により異なっている。マウス，ハムスター，家兎，モルモットの単離膵臓での定常状態の膵液中のアミラーゼ分泌量は，マウスの場合，ハムスター，家兎，モルモットに比較して4倍多い[37]。この4種の動物の単離膵臓をアセチルコリン（5.5×10^{-6}モル）あるいは，炭素数8のカプリル酸（10^{-3}モル）を還流し，アミラーゼ分泌量を測定したところ，アセチルコリン還流の場合のアミラーゼ分泌量はマウスの場合157.8±21.7u./g・分，ハムスターの場合21.4±2.3u./g・分，家兎の場合20.8±2.5u./g・分，モルモットの場合12.0±1.2u./g・分であったが，カプリル酸還流の場合のアミラーゼ分泌量はモルモットのみで認められ，10.6±1.8u./g・分であった（図4-19）[37]。これらの結果から，短鎖脂肪酸の膵液分泌促進作用は，ヒツジ，モルモットでは認められるが，マウス，ハムスター，家兎では認められず，動物種によりそ

図4-19 アミラーゼ分泌に及ぼすアセチルコリン,カプリル酸の影響
(マウス,ハムスター,家兎,モルモット)[37]

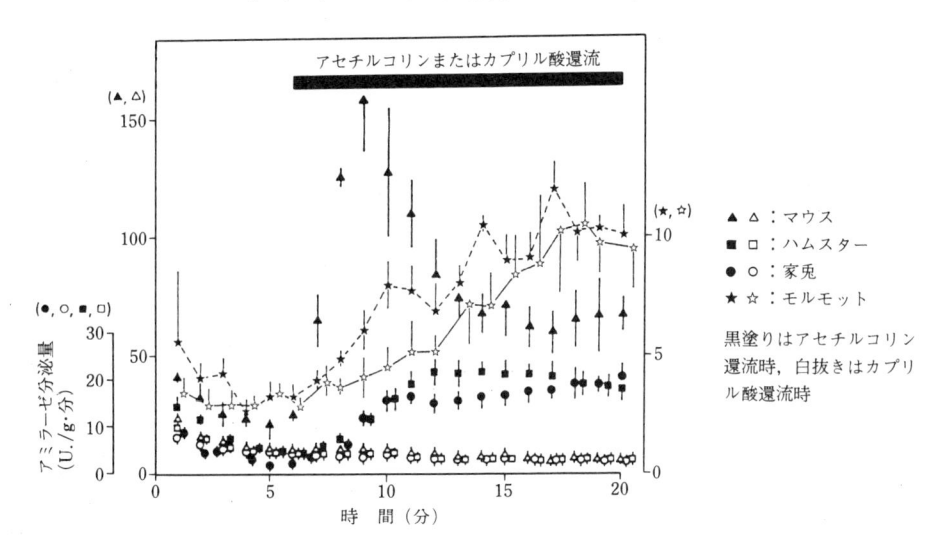

の反応が異なる。

短鎖脂肪酸の膵液分泌促進の作用機序についてはほとんど解明されていないが,短鎖脂肪酸によりアミラーゼ分泌が促進される時に細胞内のCa^{++}濃度変化が認められている[37,38]。ヒツジの単離膵臓の培養液中に放射能活性を有する^{45}Caを添加し,一定時間培養すると,一定量の^{45}Caが細胞内に取り込まれる。この培養液中より^{45}Caを除くと,細胞内に取り込まれた^{45}Caは時間の経過と共に,ほぼ定量的に細胞外へ放出される[37]。この時,単離膵臓にアセチルコリンあるいはカプリル酸を還流すると,アミラーゼの分泌が促進されると同時に,細胞内^{45}Caが一定に保たれ,^{45}Caの細胞内から細胞外への移動が抑制された[37]。また,カプリル酸の還流によりアミラーゼ分泌促進が認められたモルモットの単離膵臓では,ヒツジの場合と同様,^{45}Caの細胞内から細胞外への移動が抑制されたが,カプリル酸の還流によりアミラーゼ分泌促進が認められないマウスの単離膵臓では,このような現象は認められない[37]。これらの結果から,短鎖脂肪酸によるアミラーゼ分泌促進作用には,細胞内Ca^{++}濃度の上昇が関与していると推定される。

また,Ca^{++}を含有しないヒツジ膵臓腺房細胞培養系にカプリル酸を添加すると,培養液中にCa^{++}を含有していないにもかかわらず,細胞内Ca^{++}濃度がやや上昇し,さらに培養外液に2.5 mモルのCa^{++}を添加すると,細胞内Ca^{++}濃度は急激に,大幅に上昇する(図4-20)[38]。パッチ-クランプ(patch-clamp)ピペットを用いて,腺房細胞の細胞質中に直接短鎖脂肪酸を注入しても,細胞内Ca^{++}濃度の上昇は認められないので,細胞内Ca^{++}濃度の上昇は,短鎖脂肪酸の直接作用ではなく,腺房細胞の細胞表面に存在する何らかの短鎖脂肪酸の認識機構を介して発現されると推定されるが,はっきりは分かっていない[30,38]。

4-6-4) 膵液の分泌に及ぼす食物繊維の影響

ラットに18.5カ月,小麦フスマ,カラス麦フスマ,サイリュームハスク(psyllium husk)を投与した場合の3.5, 10, 15, 18.5カ月目の膵液中のタンパク質,アミラーゼ,トリプシン含量の変化が検討されている[39]。食物繊維を含有しない飼料を投与した群では,月齢の増加と共に,膵液中のタンパク質,アミラーゼ,トリプシン含量いずれも減少した。例えばアミラーゼ含量の場合,14週齢で77.7u./mg・タンパク質が,40週齢で56.0u./mg・タンパク質,74週齢で22.9u./mg・タンパク質であった[39]。投与食物繊維のうち,小麦フスマ,サイリュームハスクは,膵液中のタンパク質,アミラーゼ,トリプシン含量に対して,有意な変化は認められなかった[39]。カラス麦フスマは,膵液中のタンパク質含量の週齢に伴う減少

図4−20 腺房細胞内カルシウム濃度変化に及ぼすカプリル酸,塩化カルシウム添加の影響[38]

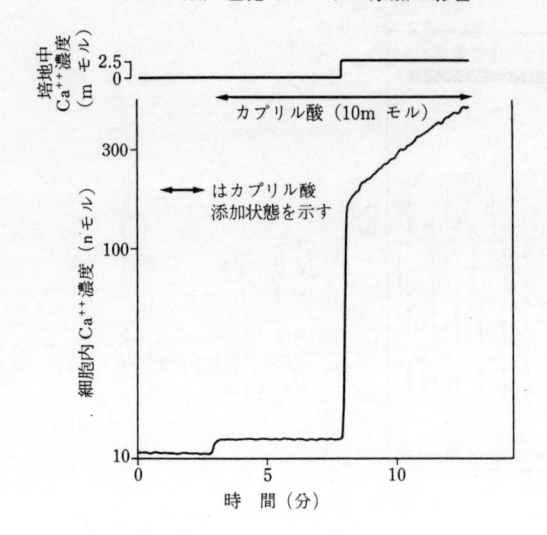

図4−21 アミラーゼ分泌量と食物繊維粘度(小腸内)の相関[40]

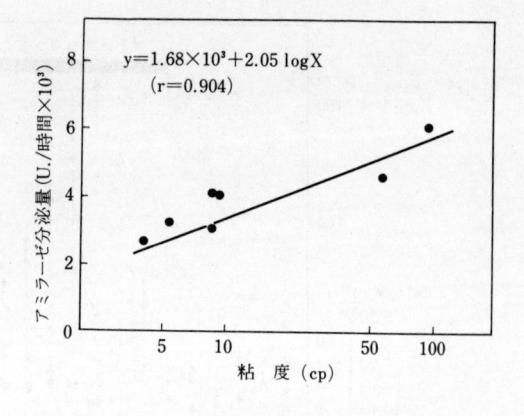

を有意に抑制したが,アミラーゼ,トリプシン含量に対しては有意な変化は認められなかった[39]。

またラットに,リンゴペクチン,λ-カラギーナン,アルギン酸ナトリウム,ローカストビーンガム,キサンタンガム,グアーガムを約5％含有する飼料を,2週間投与した場合の膵液の分泌量,膵液中のアミラーゼ,プロテアーゼ,リパーゼ含有量の変化が検討されている[40]。その結果,これら食物繊維が小腸内に到達した場合に想定される粘度と膵液の分泌量との間にはやや弱い相関が,膵液中のアミラーゼ含量との間には強い相関(図4−21)[40]が認められた。しかし,小腸内に到達した場合に想定される粘度と膵液中のプロテアーゼ,リパーゼ含量との間には,ほとんど相関は認められなかった[40]。

4−7) ペプチドYYの分泌に及ぼす短鎖脂肪酸の影響

ペプチドYY(peptide YY)は消化管ホルモン(gastrointestinal peptide)[注4-3]の一種で,小腸,大腸の消化管粘膜上皮中の内分泌細胞に存在し,ヒトでは直腸で最大に存在する。アミノ酸36個から構成されるペプチドホルモンである[43]。大腸粘膜上皮中のL細胞の分泌顆粒内に認められる。ペプチドYYはヒトでの胃酸およびペプシンの分泌抑制作用,胃排出促進作用,ラット空腸,下行結腸での短絡電流(short-circuit current)を減少

させる[44]ことが知られているが,その生理機能は十分解明されていない。

家兎遠位結腸組織を酢酸,アセト酢酸,酪酸,ピルビン酸を還流し,大腸粘膜上皮中のL細胞からのペプチドYYの分泌に及ぼす影響が検討されている[45]。10mモルの酢酸,アセト酢酸,酪酸,ピルビン酸を10分間還流すると,10〜20分で最高放出濃度に達した(図4−22)[45]。また還流する酪酸濃度を1,3.3,10,100mモルと変化させると,1,3.3,100mモル還流の場合のペプチドYYの分泌量はほぼ同等で低く,10mモル還流の場

注4−3) 消化管ホルモン[41]

消化管の特定の区域の消化管粘膜上皮中に存在する内分泌細胞(基底顆粒細胞)で産生され,食物摂取とその消化物などの物理的,化学的刺激,あるいは神経性刺激に反応して,血液中へ内分泌され,隣接する消化管や,膵臓,肝臓,胆嚢に作用し,消化液の分泌や消化管の運動機能を調節するペプチドホルモンである。その代表的なものはガストリン,コレシストキニン,セクレチン(secretin),エンテログルカゴン(enteroglucagon),モチリン(motilin),ソマトスタチン(somatostatin),セルレイン(caerulein),ボンベシン(bombesin),サブスタンスP(substance P),ニューロテンシン(neurotensin),ペプチドYYなどである。現在では,これらの消化管ホルモンの多くは,消化管粘膜上皮中の内分泌細胞のみならず,脳にも存在しており,また逆に脳に発見された多くのペプチドホルモンは消化管にも存在しており,「脳腸ホルモン」の概念が確立されている[42]。

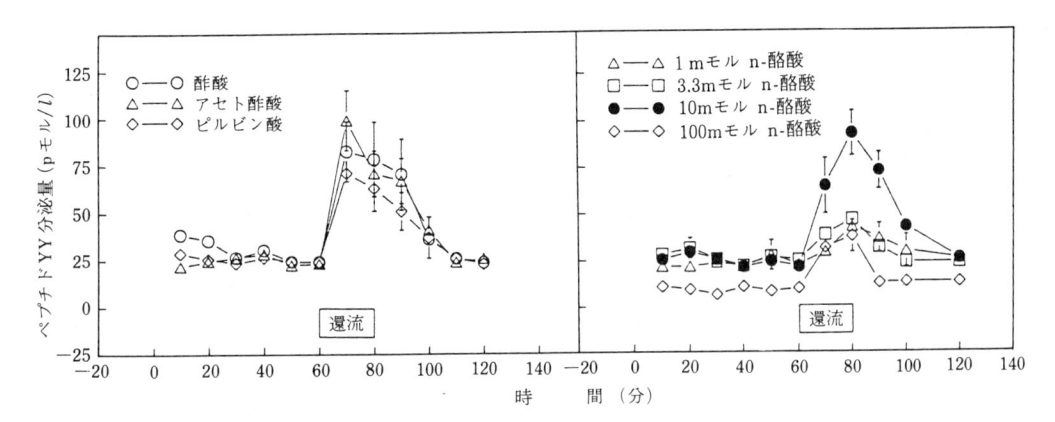

図4-22　短鎖脂肪酸還流のペプチドYY分泌に及ぼす影響[45]

合に分泌量は最大であった（図4-22）[45]。分泌量が最大となった10mモルの濃度は，ほぼ大腸内の短鎖脂肪酸の存在濃度と同等である[46]。また，本来は短鎖脂肪酸として通常は大腸内には存在しないアセト酢酸（acetoacetic acid；CH_3COCH_2COOH）やピルビン酸（pyruvic acid；$CH_3CO\cdot COOH$）でも，酢酸（CH_3COOH）や酪酸（$CH_3\cdot CH_2CH_2COOH$）と同様，ペプチドYYの分泌を促進することは興味深い。

また，ヒトの場合，中鎖脂肪酸トリグリセリド，長鎖脂肪酸トリグリセリドを留置カテーテルを用いて直接十二指腸内に投与すると，血中ペプチドYY濃度の上昇が認められ，その作用は長鎖脂肪酸トリグリセリドの方が強かった[47]。

4-8）大腸の微小循環に及ぼす短鎖脂肪酸の影響

大腸の微小循環あるいは微小循環に及ぼす因子に関する研究は少ない[48,49]。直腸癌で手術を行った患者より提供された大腸組織を用いて大腸の微小循環に及ぼす影響が検討されている[50,51]。大腸の動脈（内径218μm）をK50溶液（生理食塩水のNaClを50mモルのKClで置換した溶液）で処理すると，動脈は収縮する。このKClで収縮した動脈を，酢酸ナトリウム，プロピオン酸ナトリウム，酪酸ナトリウム，あるいはこれらの短鎖脂肪酸のナトリウム塩の混合物（酢酸ナトリウム：プロピオン酸ナトリウム：酪酸ナトリウム＝60：35：25）で処理すると，濃度に依存して，弛緩した（図4-23）[51]。その弛緩の程度は短鎖脂肪酸のナトリウム塩混合物＞酢酸ナトリウム＞プロピ

図4-23　50mM KClで収縮したヒト大腸動脈に対する酢酸ナトリウムの影響[51]

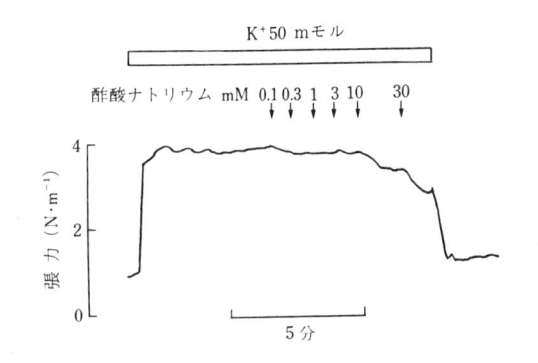

オン酸ナトリウム＞酪酸ナトリウムであった（図4-24）[51]。この現象は，小腸の動脈でも認められており[50,52]，短鎖脂肪酸による in vitro での動脈血管拡張作用は，in vivo での微小循環の改善に関与しているものと推定される。また，50mモルKClの代わりにバゾプレシン（vasopressin）5mU/mlで収縮させた動脈でも，短鎖脂肪酸のナトリウム塩で同様の現象が認められる[51]。

この短鎖脂肪酸の血管拡張作用は，小腸および大腸粘膜組織での栄養素であるグルタミン[50,53]，上皮生長因子（epidermal growth factor）ではまったく認められないことから[51,52]，短鎖脂肪酸の栄養効果（trophic effects）によるものではないと推定された[51]。小腸粘膜組織において，血管内皮細胞を除いても，短鎖脂肪酸のナトリウム塩による血管拡張作用に影響を及ぼさないこと，また，インドメタシン（indomethacin，プロスタグランジン生合成阻害剤），プロプラノール（propra-

図4-24 50mM KClで収縮したヒト大腸動脈に対する短鎖脂肪酸のナトリウム塩の影響[51]

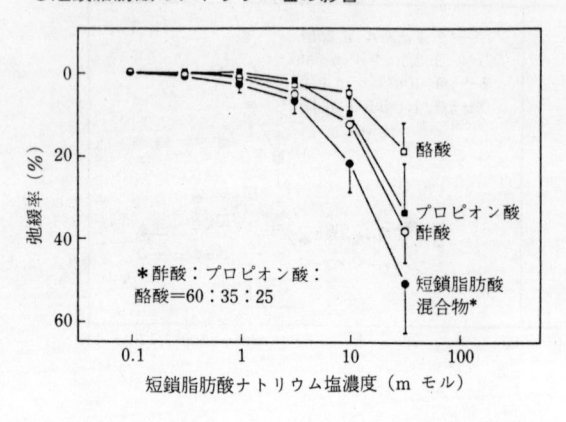

図4-25 直腸粘膜血流量に及ぼす短鎖脂肪酸の影響[55]

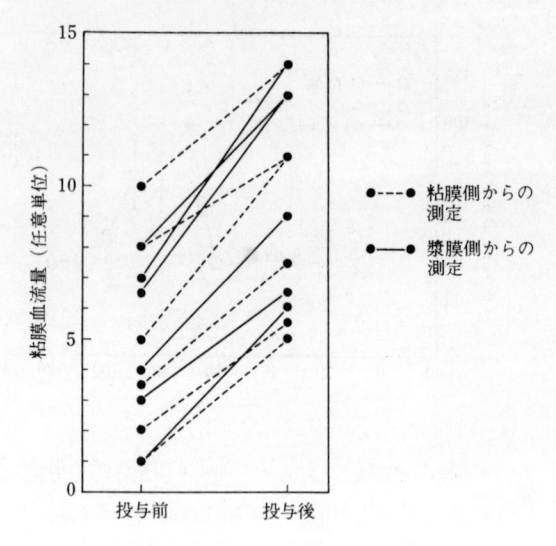

nolol, β-遮断薬；カテコールアミンのβ-受容体を特異的に遮断する薬物），フェントールアミン（phentolamine, α-遮断薬，カテコールアミンのα-受容体を特異的に遮断する薬物）によっても短鎖脂肪酸のナトリウム塩による血管拡張作用は影響を受けないことから，この血管拡張作用は，血管内皮細胞由来の弛緩因子（endothelium-derived relaxing fac-tors），プロスタグランジン類，α-またはβ-受容体関与によるものでないと推定された．

微小動脈でのHCO_3^-やCl^-などの陰イオンの輸送を特異的に阻害する4,4'-ジイソチオシアナトスチルベン-2,2'-ジスルホン酸（4,4'-diisothiocyanatostilbene-2,2'-disulphonic acid；DIDS)[54]が，小腸での短鎖脂肪酸のナトリウム塩による血管拡張作用を阻害することが知られている[21]．この結果から，その作用機序は，1)短鎖脂肪酸の作用は細胞表面の何らかの受容体を介して発現され，この受容体はDIDS-感受性である，2)短鎖脂肪酸は何らかの陰イオン輸送タンパク質系により，細胞膜を通過し，細胞内に取り込まれたのち，血管拡張作用を示すが，DIDSはこの陰イオン輸送タンパク質系を阻害するため，と考えられ，後者の可能性が高いと推定されている[52]．

短鎖脂肪酸の血管拡張作用は，ヒトで血流量増加作用として，in vivoで確認されている．大腸，直腸疾患で，ハルトマン術式（Hartmann's procedure，手術後は肛門を閉塞するため，直腸部分の腸壁が萎縮し，粘膜血流量が減少する）で手術した患者に対して，手術後4〜11カ月，1日2回100mlの短鎖脂肪酸（150mモル）を10〜14日間注入し，粘膜血流量をレーザードップラー血流量計で測定した[55]．その結果，血流量は粘膜側および漿膜側いずれから測定しても，約1.5〜約5倍増加した（図4-25)[55]．この時，細胞の増殖も大幅に認められ，直腸機能の低下しているヒトへの短鎖脂肪酸の直腸内投与は，粘膜の血行促進作用のみならず，粘膜細胞への栄養効果の観点からも重要であることが分かった．

文 献

1) Yajima, T., J. Physiol. **368**, 667 (1985)
2) Squires, P.E., Rumsey, R.D. E., Edwards, C.A., Read, N.W., Am. J. Physiol. **262**, G813 (1992)
3) Cherbut, C., Physiological and clinical aspects of short-chain fatty acids (Cummings, J, H., Rombeau, J. L., Sakata, T. (Eds)), p191, Cambridge Univ. Press (1995)
4) 鈴木裕一，石川 誠，矢島高二，食品の生体調節機能（千葉英雄 監），p226，学会出版センター (1992)
5) Cherbut, C., Aubé, A. C. Blottière, H. M., Pacaud, P., Scarpignato, C., Galmiche, J.-P., Gut **38**, 53 (1996)
6) 森 泰生，実験医学 **12**, 1305 (1994)
7) Kamath, P.S., Phillips, S.F., Zinsmeister, A.R., Gastroenterol. **95**, 1496 (1998)
8) Richardson, A., Delbridge, A. T., Brown, N. J., Rumsey R. D. E., Read, N. W., Gut **32**, 266 (1991)
9) Fich, A., Phillips, S. F., Hakim, N. S., Brown, M. L., Zinsmeister, A. R., Dig. Dis. Sci. **34**, 1516 (1989)
10) Brown, N. J., Richardson, A., J. Physiol. **396**, 20P (1987)
11) Welch, I. M., Cunningham, K. M., Read, N. W. Gastroenterology **94**, 401 (1988)
12) Yajima, T., J. Physiol. **403**, 559 (1988)

13) 矢島高二，腸内フローラと生体ホメオスタシス ── 理研腸内フローラシンポジウム9（光岡知足（編）），p69，学会出版センター（1989）
14) Yajima, T., Physiological and clinical aspects of short-chain fatty acids (Cummings, J. H., Rombeau, J. L., Sakata, T. (Eds.)), p209, Cambridge Univ. Press (1995)
15) Diener, M., Vujicic, Z., Scharrer, E., Acta Physiol. Scand. **157**, 33 (1996)
16) Sellin, J., Shelat, H., J. Membrane Biol. **150**, 83 (1996)
17) Copello, J., Segal, Y., Reuss, L., J. Physiol. **434**, 577 (1991)
18) Dagher, P. C., Balsam, L., Weber, J. T., Egnor, R. W., Charney, A.N., Gastroenterology **103**, 120 (1992)
19) DeSoignie, R., Sellin, J. H., Gastroenterology **107**, 347 (1994)
20) Holtug, K., Shipley, A.I., Dantzer, V., Sten-Knudsen, O., Skadhauge, E., J, Membrane Biol. **122**, 215 (1991)
21) Diener, M., Scharrer, E., Comp. Biochem. Physiol. **118 A**, 375 (1997)
22) 本書，第13章 13-6）
23) Dagher, P.C., Egnor, R.W., Taglietta-Kohlbrecher, A., Charney, A.N., Am. J. Physiol. **271**, (Cell Physiol. **40**,) : C1853 (1996)
24) Rajendran, V.M., Kashgarian, M., Binder, H.J., J. Biol. Chem. **264**, 18638 (1989)
25) Rajendran, V.M., Binder, H.J., J. Membrane Biol. **141**, 51 (1994)
26) 本書，第1部，第2章，2-3-2）
27) Fleming, S.E., Choi, S.Y., Fitch, M.D., J, Nutr. **121**, 1787 (1991)
28) Mascolo, N., Rajendran, V.M., Binder, H.J., Gastroenterology **101**, 331 (1991)
29) Engelhardt, W.v., Gros, G., Burmester, M., Hansen, K., Becker, G., Rechkemmer, G., J. Physiol. **477**, 365 (1994)
30) Titus, E., Ahearn, G.A., Am. J. Physilo. **262**, R547 (1992)
31) 武藤泰敏，新版 消化・吸収 ── 消化管機能の調節と適応 ──，p49, p149，第一出版（1988）
32) 現代の生理学（古河太郎，本田良行 編）p708，金原出版（1987）
33) 坂本長逸，横野浩一，春日雅人，生体の科学 **42**, 141 (1991)
34) 坂本長逸，生体の科学 **47**, 377 (1996)
35) Croom, W. J., Jr, Bull, L.S., Taylor, I.L., J, Nutr, **122**, 191 (1992)
36) Harada, E., Kato, S., Am. J. Physiol. **243**, G284 (1983)
37) Katoh, K., Tsuda, T., J, Physiol. **356**, 479 (1984)
38) Katoh, K., Physiological and clinical aspects of short-chain fatty acids (Cummings, J. H., Rombeau, J.L., Sakata, T. (Eds)), p223, Cambridge Univ. Press (1995)
39) Schneeman, B.O., Richter, D., J. Nutr. **123**, 1328 (1993)
40) Ikegami, S., Tsuchihashi, F., Harada, H., Tsuchihashi, N., Nishide, E., Innami, S., J.Nutr. **120**, 353 (1990)
41) 生化学データブック I，（日本生化学会編）p1356，東京化学同人（1979）
42) 名倉 宏，木村伯子，木村光男，鈴木 貴，臨床検査 **36**, 502 (1992)
43) Tatemoto, K., Proc.Natl.Acad.Sci. USA **79**, 2514 (1982)
44) Cox, H.M., Cuthbert, A.W., Håkanson, R., Wahlestedt, C., J.Physiol. **398**, 65 (1988)
45) Longo, W.E., Ballantyne, G.H., Savoca, P.E., Adrian, T. E., Bilchik, A.J., Modlin, I.M., Scand J.Gastroenterol. **26**, 442 (1991)
46) Wrong, O.M., Physiological and clinical aspects of short-chain fatty acids (Cummings, J.H., Rombeau, J.L., Sakata, T. (Eds)), p1, Cambridge Univ. Press (1995)
47) Maas, M. I.M., Hopman, W. P.M., Katan, M.B., Jansen, J.B.M.J., Eur. J. Clin. Invest. **28**, 123 (1998)
48) 日比紀文，岩男 泰，北洞哲治，土屋雅春，最新医学 **46**, 1829 (1991)
49) 朝倉 均，塚田芳久，治療学 **26**, 60 (1992)
50) Mortensen, F.V., Nielsen, H., Physiological and clinical aspects of short-chain fatty acids (Cummings, J.H., Rombeau, J.L., Sakata, T. (Eds)), p391, Cambridge Univ. Press (1995)
51) Mortensen, F.V., Nielsen, H., Mulvany, M.J., Hessov, I., Gut **31**, 1391 (1990)
52) Mortensen, F.V., Nielsen, H., Aslkjær, C., Mulvany, M.J., Hessov, I., Pharm. Toxicol. **75**, 181 (1994)
53) Koruda, M.J., Rolandelli, R.H., Settle, R.G., Zimmaro, D.M., Rombeau, J.L., Gastroenterol. **95**, 715 (1988)
54) Aalkjær, C., Hughes, A., J. Physiol. **436**, 57 (1991)
55) Mortensen, F.V., Hessov, I., Birke, H., Korsgaard, N., Nielsen, H., Br.J.Surg. **78**, 1208 (1991)

第5章　消化管上皮細胞の増殖に及ぼす短鎖脂肪酸の影響

5-1) はじめに──細胞周期

細胞の自己増殖は生命現象の根幹をなすもので，遺伝的に同一の娘細胞を2つ作るために，DNAの複製と，複製された染色体を2つの細胞へ分配する過程が順序良く行われる。細胞の分裂周期（cell-division cycle）は，DNAの合成期のS期（S phase，S＝synthesis）と分裂期のM期（M phase，M＝mitoic），およびそれぞれの準備期であるG_1期（G_1 phase，G＝gap）とG_2期（G_2 phase）からなる一連の増殖過程である（図5-1）[1]。

G_1期は有糸分裂からDNA合成の開始までであり，核DNAの複製はS期に起こり，G_2期はDNA合成の終了から有糸分裂の開始までである。G_1期およびG_2期は細胞が大きくなるために必要な時間で，ほとんどの細胞周期は，G_1期→S期→G_2期→M期である。G_1期でDNAの複製が開始されない場合は，細胞周期の進行を停止してG_0期と呼ばれる特別な休止状態に入ることが多く，一定期間増殖せずにいることもできる。ある細胞が，細胞周期のどの状態にあるかは，次の方法により検討されている。S期の細胞はDNA前駆物質である標識チミジンを取り込ませることにより判別可能である。標識チミジンには通常^{3}H-チミジン，あるいはチミジン類似物質のブロモデオキシウリジンが用いられている。^{3}H-チミジンを取り込んだ核はオートラジオグラフィーで，ブロモデオキシウリジンを取り込んだ核は抗ブロモデオキシウリジン抗体による染色で確認できる。

成長している細胞集団に標識チミジンを短時間加えるとS期の細胞が標識され（パルスラベル），この標識された細胞の割合（ラベル指標（labeling index）という）から細胞周期全体に占めるS期の長さを推測できる。また，有糸分裂中の細胞の割合（分裂指数（mitotic index）という）から細胞周期に占めるM期の長さを推測することができる。さらに細胞を標識チミジンでパルスラベルしたのち，一定時間細胞周期を進行させるとS期の細胞がG_2期，M期，G_1期を経て，元にもどってS期に移行するのに要する時間を推測することができる

5-2) 消化管上皮細胞の増殖に及ぼす食物繊維の影響

ラットやビーグル犬などの実験動物に食物繊維を含有する飼料を投与すると，食物繊維を含有しない飼料を投与した場合と比較して盲腸，大腸の組織重量，長さ，幅，表面積の増加，さらに盲腸，大腸組織の陰窩の深さ，陰窩の数が増加することが知られている[2]。これは，食物繊維の摂取により盲腸，大腸の上皮細胞の増殖活性が上昇した結果と推定される[3]。この増殖活性の上昇は，腸内細菌が資化しやすいペクチン，ポリデキストロース，アラビアガム，フラクトオリゴサッカライド，キシロオリゴサッカライドなどの水溶性の食物繊維には認められるが，セルロースなどの腸内細菌に分解されにくい食物繊維では，顕著には認めら

図5-1　真核細胞での細胞周期の標準的な4区分[1]

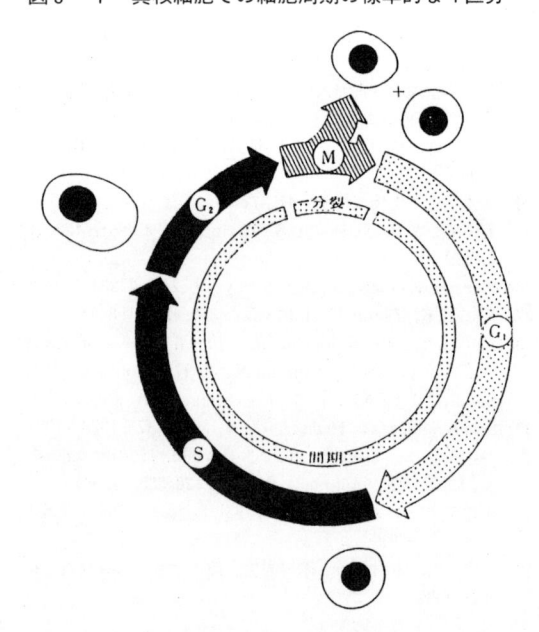

れない[2,3]）。

　ラットに小麦フスマを，0，5，10，20％含有する飼料を2週間投与し，^{3}H-チミジンでパルスラベルし，ラベル指標を測定したところ，0，20％小麦フスマ含有飼料投与群で上昇し，5，10％小麦フスマ含有飼料投与群で抑制された[4]。ラベル指標が上昇した0，20％小麦フスマ含有飼料投与群では，大腸内での酪酸生成量が低く，ラベル指標が抑制された5，10％小麦フスマ含有飼料投与群では酪酸生成量が高かった[4]。この結果から大腸内で生成された酪酸が，DNAの合成を阻害した結果と推定される。またこの時，細胞内ヒストン[注5-1]のアセチル化（histone acetylation）を測定したところ，アセチル化ヒストンの生成量は大腸内酪酸生成量に相関していた[4]。

　食物繊維の実験動物への投与によるラベル指標の変化が種々報告されている[5～11]。ラットにグアーガムを28日間投与すると空腸，盲腸での陰窩細胞分裂速度（crypt cell production rate）は上昇し，グアーガムに加え，高コーン油投与（80g/kg飼料）によりさらに上昇した[5]。グアーガムと高コーン油の組み合わせ投与は，セルロース投与時と比較し，陰窩細胞分裂速度は3～4倍上昇し，このとき，血漿中のエンテログルカゴン，ガストリン濃度も上昇した[5]。ラットに2週間，水溶性食物繊維であるフラクトオリゴサッカライド，キシロオリゴサッカライド，アラビアガムを投与し，盲腸，遠位結腸でのラベル指標を測定したところ，キシロオリゴサッカライド投与時の盲腸でのみ上昇が認められたが，その他の食物繊維の投与，あるいは遠位結腸では変化は認められなかった[6]。またラットに10日間，セルロース，ラクチトール，グアーガム，ヒドロキシプロピルセルロースを投与し，遠位結腸での分裂指数を測定したところ，グアーガムでのみ分裂指数の上昇が認められ，他の食物繊維の投与では変化は認められなかった[7]。このグアーガムの投与で血漿中エンテログルカゴン値の上昇が観察されている[7]。

　ラットにジャガイモ生澱粉あるいは調理済ジャガイモ澱粉，デキストロースとスクロースの混合物を6週間投与し，大腸粘膜のタンパク質量，チミジンキナーゼ（thymidine kinase；デオキシチミジンのリン酸化反応を触媒する酵素で，DNA合成の調節因子として重要な役割を果たしており，

細胞分化の指標である）活性を測定したところ，調理済ジャガイモ澱粉投与群，デキストロースとスクロースの混合物投与群ではほとんど変化は認められなかったが，ジャガイモ生澱粉投与群では排出糞便量が約3倍，腸内滞留時間が約30％増加し，大腸粘膜タンパク質含量が約50％，チミジンキナーゼ活性が4～7倍上昇した[9]。また，ラットに8カ月間，10％セルロース，10％ペクチン，10％グアーガム，20％カラス麦フスマを含有する飼料を投与したのち，近位結腸，遠位結腸の上皮細胞を採取し，フローサイトメトリーを用い細胞周期の測定を行ったところ，近位結腸ではS期の細胞が対照群では6.3±0.8％であったのに対して，ペクチン含有飼料投与群では9.2±0.5％（$p<0.05$）と上昇し，遠位結腸でもS期の細胞が対照群で7.1±0.5％であったのに対して，グアーガム含有飼料投与群では10.9±1.4％と上昇し，食物繊維の長期間投与で近位結腸，遠位結腸のS期細胞の割合の上昇が認められた[9]。この時，盲腸の表面積の変化を測定したところ，グアーガム含有飼料投与群，ペクチン含有飼料投与群で大幅な増加が認められたが，各個体で比較検討したところ，盲腸内pHの低下と逆相関が見出された（図5-2）[9]。この他，ラットにライ麦加工食品のライクリスプブレッド（rye crispbread）[10]，小麦フスマ[11]，ペクチン[11]を投与した場合もラベル指数の増加が認められている。

　しかし，食物繊維の投与により，消化管上皮細胞の細胞分裂がほとんど影響を受けない例[12,13]，細胞分裂が抑制される例[14～16]，同じ食物繊維でも

注5-1）ヒストン（histone）

　真核細胞の核内DNAと複合体を形成している塩基性タンパク質で，細胞内ではヒストン・オクタマーと呼ばれる8量体がH2A，H2B，H3，H4各2分子ずつにより形成され，その周りにDNAが1 3/4回転巻き着いた構造をとっている。ヒストンは染色体構造を維持し，遺伝子の転写活性を抑制する機能を果たしていると推定される。ヒストンのアミノ酸残基側鎖はアセチル化反応，メチル化反応，リン酸化反応などの酵素的修飾反応を受けるが，この修飾反応は，細胞周期の特定の時期や，ホルモン作用などにより細胞の生理的条件が変化する時に観察され，染色体の高次構造や転写・複製の鋳型活性を調節していると推定される。

図5-2 食物繊維の長期間投与時の盲腸表面積と盲腸内pHの関係[9]

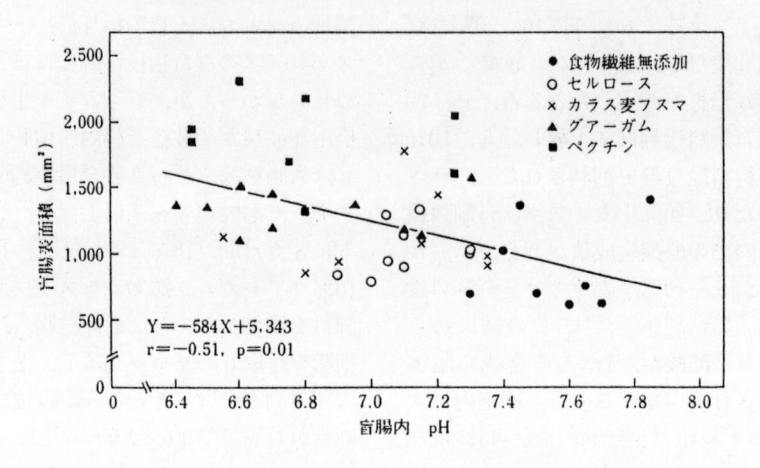

図5-3 盲腸,結腸の細胞分化に及ぼす投与飼料の影響[13]

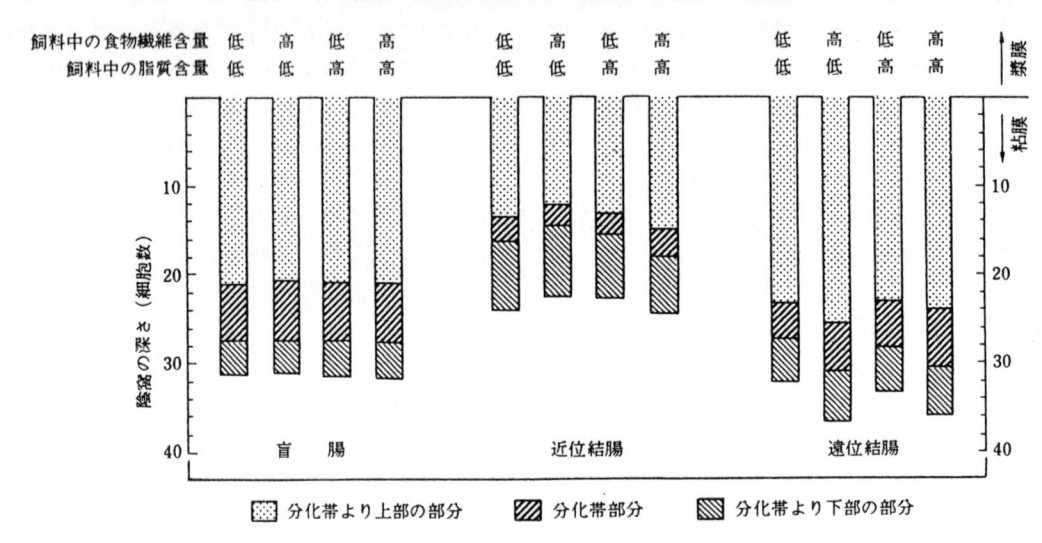

その投与量により細胞分裂が促進されたり,抑制されたりする例[15]も報告されており,食物繊維投与時の作用発現様式は複雑である。ミニアチュア豚に28日間,セルロース,小麦フスマ,カラス麦フスマ,トウモロコシフスマ,小麦フスマとジャガイモ混合物,インゲン豆を含有する飼料を投与したのち,盲腸,遠位結腸の上皮細胞を含む組織を採取し,^{3}H-チミジンでパルスラベルし,陰窩中の細胞分裂を測定したところ,食物繊維の種類と摂取と細胞分裂の間には相関は見出されなかった[12]。またラットに小麦フスマとコーン油の組み合わせで,摂取エネルギーがほぼ同等になるように設計された4種の飼料(低食物繊維・低脂肪含有飼料,高食物繊維・低脂肪含有飼料,低食物繊維・高脂肪含有飼料,高食物繊維・高脂肪含有飼料)を4週間投与したのちに^{3}H-チミジンでパルスラベルし盲腸,近位結腸,遠位結腸での細胞分裂を測定したところ,低小麦フスマ含有飼料投与群と高小麦フスマ含有飼料投与群の間では差は見出されなかった(図5-3)[13]。Sprague-Dawleyラットの大腸粘膜中の上皮細胞成長因子(epidermal growth factor;細胞の分化や増殖を制御する重要な因子(タンパク質))の含量は,小腸粘膜中の上皮細胞成長因子含量に比較して9〜10倍高いが,10%小麦フスマ含有飼料を5週間投与すると,大腸粘膜中の上皮細胞成長因子含量は63%減少した[14]。またマウスに4週間,種々の含量の澱粉(3,36,57または65%),コーン油(5,

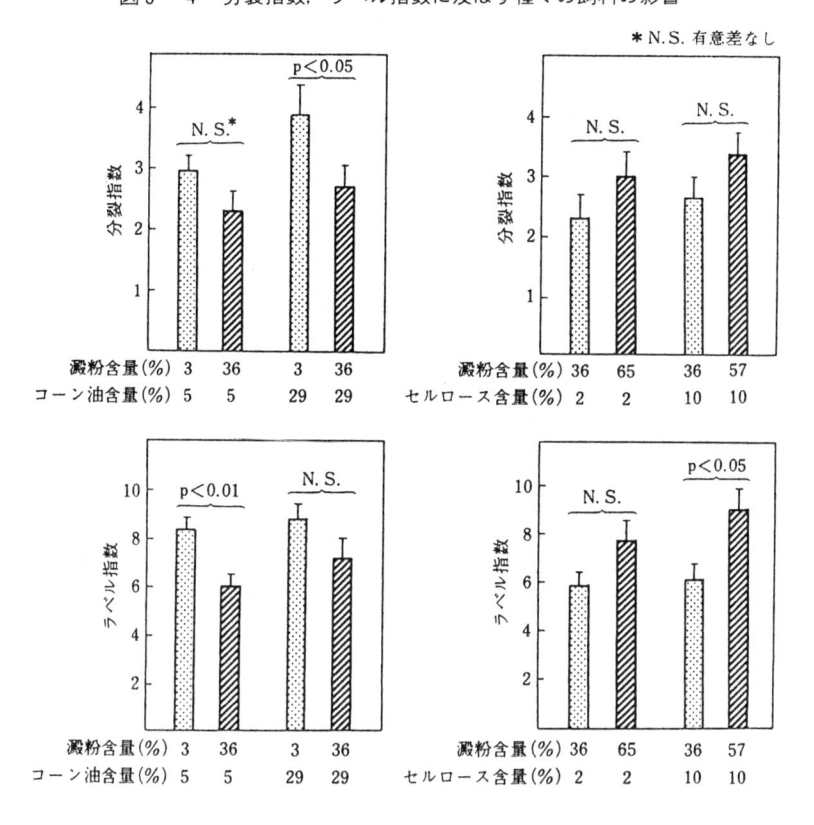

図5-4 分裂指数,ラベル指数に及ぼす種々の飼料の影響[15]

29%),セルロース(2,10%)を飼料中に組み合わせで含有する飼料を投与したのち^{3}H-チミジンでパルスラベルし,大腸での分裂指数,ラベル指数を測定した[15]。澱粉36%含有飼料を投与したマウス群では,澱粉3%含有飼料を投与したマウス群に比較して大腸での分裂指数,ラベル指数は減少した。特に,澱粉と共にコーン油5%を含有する飼料投与群ではラベル指数が,また澱粉と共にコーン油29%含有飼料投与群では分裂指数が有意に低下した(図5-4)[15]。また,澱粉57または65%含有飼料を投与したマウス群では,澱粉36%含有飼料投与群に比較して大腸での分裂指数,ラベル指数は上昇した。特に,澱粉と共にセルロースを10%含有する飼料投与群では,ラベル指数が有意に上昇した(図5-4)[15]。

ラットに高コーン油含量(231g/kg飼料),低カルシウム含量(1.3g/kg飼料),低セルロース含量(20g/kg飼料)および高炭水化物含量(シュークロースあるいはコーンスターチ460g/kg飼料)の飼料を30,105日間投与し,^{3}H-チミジンでパルスラベルし,直腸のラベル指数の測定を行った[16]。飼料投与開始の4,8日前の2回,大腸腫瘍誘発物質である1,2-ジメチルヒドラジン(1,2-dimethyl-hydrazine)で処理した。高コーンスターチ含有飼料投与群では,高シュークロース含有飼料投与群に比較して投与開始後30,105日目で,直腸のラベル指数を抑制した(図5-5)[16]。1,2-ジメチルヒドラジン処理ラットでは,投与開始後30日目では,高シュークロース含有飼料投与群と高コーンスターチ含有飼料投与群の間ではラベル指数に差は見られなかったが,105日目では,高コーンスターチ含有飼料投与群で有意にラベル指数を抑制した(図5-5)[16]。高澱粉含有飼料の投与が,大腸での上皮細胞の細胞分裂を抑制する機序については,まったく不明である[15,16]。

ラットにペクチンあるいはセルロースを3種の脂質(牛脂,コーン油,魚油)との組み合わせで3週間投与し,近位結腸,遠位結腸での細胞分裂の程度と,粘膜中のリン脂質,ジアシルグリセロール中の脂肪酸組成変化,プロスタグランジン産生量との関係で興味深い結果が見出されている[17]。ペクチンあるいはセルロースと牛脂,コーン油,

図5-5 高シュークロース含有飼料，高コーンスターチ含有飼料投与ラットでの直腸の分化活性[16]

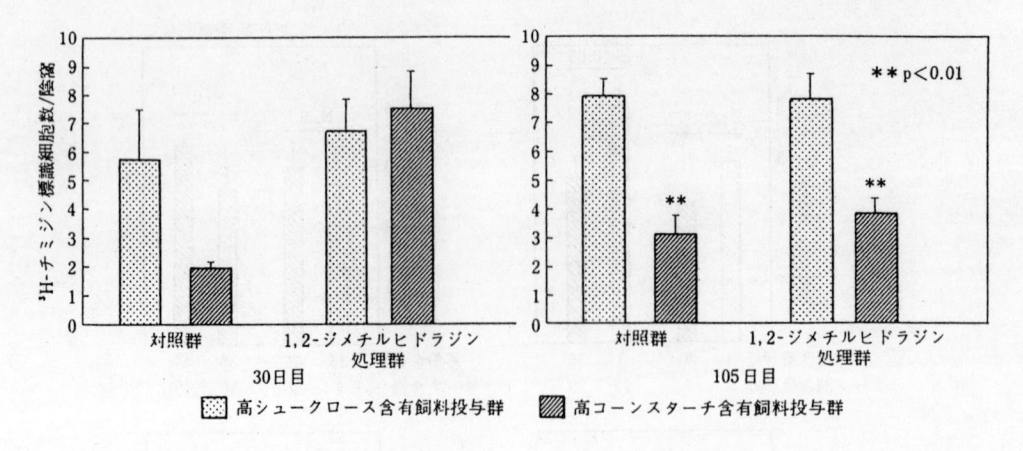

魚油の組み合わせで飼料を投与したのち，遠位結腸粘膜リン脂質中のアラキドン酸（$C_{20:4}$，$n-6$）とエイコサペンタエン酸（$C_{20:5}$，$n-3$）と陰窩の細胞数との相関を検討したところ，アラキドン酸と陰窩細胞数との間には正の相関，エイコサペンタエン酸との間には負の相関が見出されている（図5-6）[17]。また，遠位結腸粘膜ジアシルグリセロール中のアラキドン酸，エイコサペンタエン酸と陰窩細胞数との間にも同様の相関が見出されている[17]。さらに，近位結腸粘膜中のプロスタグランジンEおよび，プロスタグランジンIの含量と陰窩の細胞数の相関を検討したところ，いずれも正の相関が認められた（図5-7）[17]。これらの結果から，大腸粘膜リン脂質およびジアシルグリセロール中のアラキドン酸，エイコサペンタエン酸含量はそれぞれ，粘膜細胞分化を促進，抑制することと相関が認められているが，これは遠位結腸で特異的なものであった[17]。近位結腸および遠位結腸粘膜および筋肉層のプロスタグランジンEおよびI合成は魚油投与群で，牛脂投与群，コーン油投与群に比較して46〜90％低かった（$p<0.001$）。しかし，プロスタグランジン産生量と粘膜細胞の分化の相関が認められたのは遠位結腸のみであった[17]。これらの結果から，食物繊維と脂質の投与により大腸上皮細胞のリン脂質組成変化により，細胞の分化に何らかの影響を与え，その結果，プロスタグランジン産生とジアシルグリセロールの脂肪酸組成の変化が引き起こされたと推定された[17]。

さらに，ラットに15％の食物繊維（豆の食物繊

図5-6 遠位結腸粘膜リン脂質中のアラキドン酸，エイコサペンタエン酸含量と陰窩の高さの関係[17]

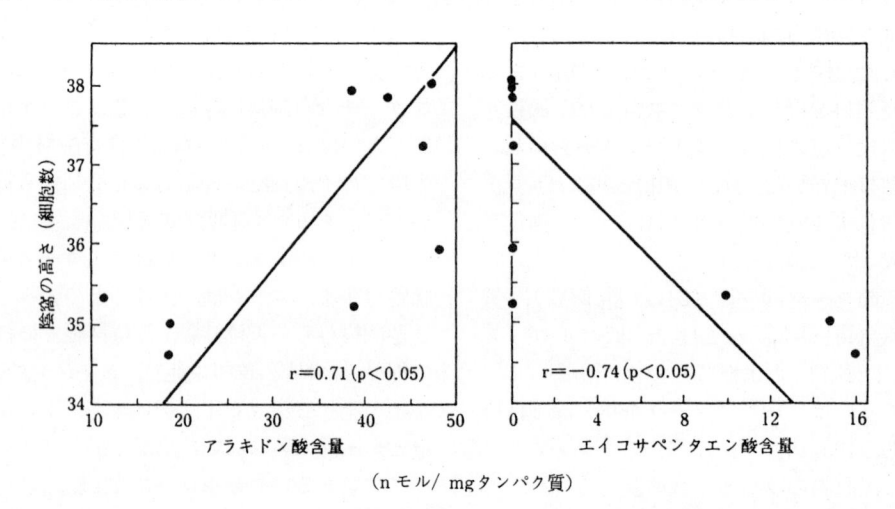

（nモル/mgタンパク質）

図5－7　近位結腸粘膜中のプロスタグランジンE，I含量と陰窩の高さの関係[17]

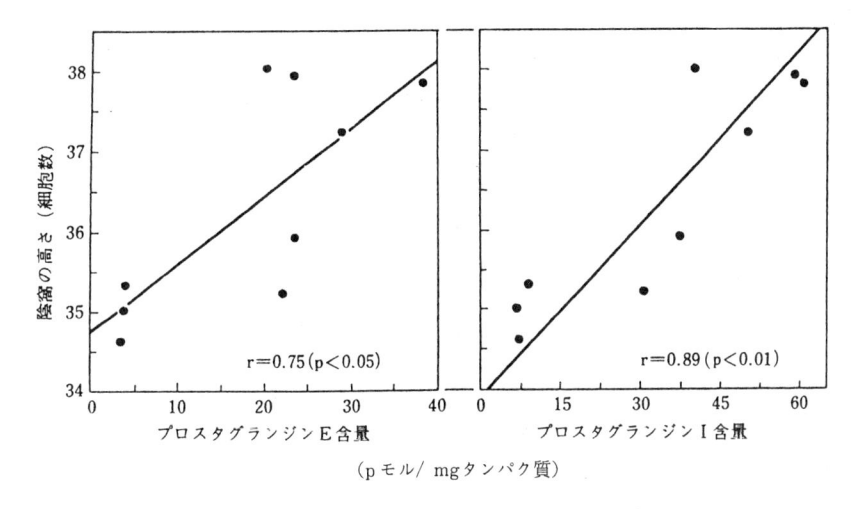

図5－8　ラット大腸細胞培養系での細胞分裂に及ぼす食物繊維と短鎖脂肪酸の影響[18]

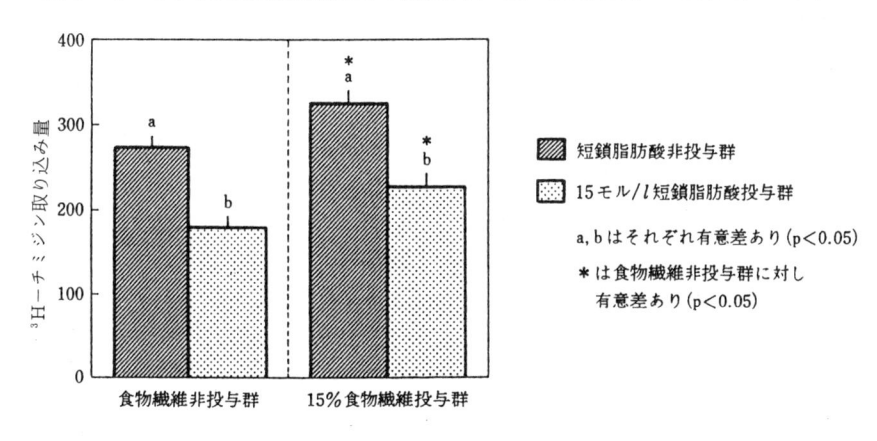

維，カラス麦食物繊維，シュガービート食物繊維，キサンタンガムの混合物）含有飼料を2週間投与したのち，大腸細胞を採取し，in vitro で ^{3}H-チミジンの取り込みを検討したところ，食物繊維無添加飼料投与群より得た大腸細胞の ^{3}H-チミジンの取り込みに比較して有意に上昇した（図5－8）[18]。この採取した大腸細胞の培養を短鎖脂肪酸混合物（酢酸，プロピオン酸，酪酸を各5mモル/l含有）を含有する培養液中で行い，^{3}H-チミジンの取り込みを測定すると，短鎖脂肪酸混合物添加群で有意に抑制された（図5－8）[18]。短鎖脂肪酸混合物添加系での ^{3}H-チミジンの取り込みは，食物繊維無添加飼料投与群で，食物繊維添加飼料投与群と比較して，より抑制された（図5－8）[18]。

5－3）消化管上皮細胞の増殖に及ぼす短鎖脂肪酸の影響

5－3－1）反芻動物の胃上皮細胞の増殖に及ぼす短鎖脂肪酸の影響

反芻動物の第一胃に短鎖脂肪酸を投与すると，胃の上皮細胞の増殖が盛んになることは古くから知られている[19,20]。空腹時の成獣羊の第一胃に酪酸ナトリウム，プロピオン酸ナトリウム，酢酸ナトリウム（18mモル/kg体重・日）を注入すると胃の上皮細胞の分裂指数を上昇させる（図5－9）[19,20]。その効果は，酪酸ナトリウムの投与で最も高く，さらに興味深いことに，酪酸ナトリウムを毎日一回投与してもその効果は1日目投与の一時的な効果のみしか認められていない（図5－9）[19,20]。またそ

図5-9 酪酸ナトリウムの羊第一胃内投与の上皮細胞分裂指数に対する影響[19]

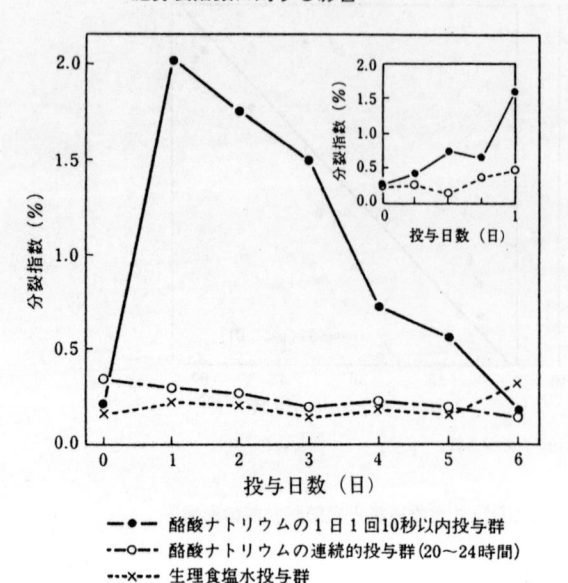

図5-10 直腸粘膜陰窩容積と上皮細胞容積の総組織容積に占める割合の変化に及ぼす短鎖脂肪酸の影響[22]

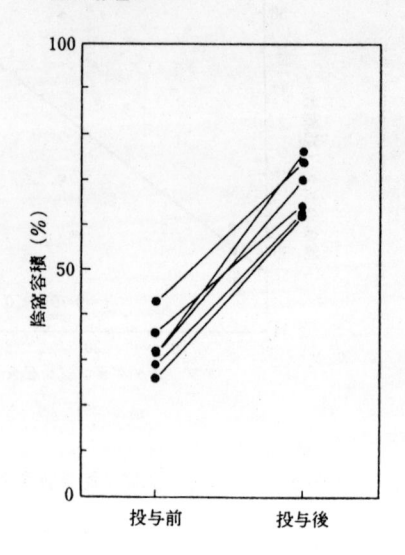

――●―― 酪酸ナトリウムの1日1回10秒以内投与群
―-○-― 酪酸ナトリウムの連続的投与群(20～24時間)
‥×‥ 生理食塩水投与群

の効果は1日投与量を10秒という短時間で投与した時に見られ、1日投与量を20～24時間という長時間かけて投与した場合は認められない（図5-9）[19,20]。短時間の酪酸ナトリウムの投与は、投与後1日以内に分裂指数の上昇を引き起こし、その効果は5日間続いた[20]。また、飼料を通常通り摂取している羊の第一胃への酪酸ナトリウムの短時間での投与（1週間1日1回）でも分裂指数の上昇が認められ、その効果は1週間同水準で継続した[21]。これらの結果から、反芻動物の第一胃での短鎖脂肪酸による上皮細胞の増殖作用は、第一胃内で産生される短鎖脂肪酸の量ではなく、産生速度あるいは産生速度の変化に拠るものと推定された[19,21]。

5-3-2) ヒト直腸の陰窩上皮細胞の増殖に及ぼす短鎖脂肪酸の影響

大腸、直腸疾患で、ハルトマン術式（Hartmann's procedure、手術後は肛門を閉塞するため、直腸部分の腸壁が萎縮し、粘膜血流量が減少し、粘膜細胞数も減少する）で手術した患者に対して、手術4～11カ月後、1日2回100mlの短鎖脂肪酸混合物（酢酸ナトリウム75.0mモル、プロピオン酸ナトリウム43.8mモル、酪酸ナトリウム31.3mモル、pH7.0）を10～14日間注入し、注入前後に、直腸の一定位置より組織を採取し、陰窩容積、陰窩の上皮細胞の大きさ、細胞中の核の大きさを測定した。その結果すべての患者で陰窩容積と陰窩の上皮細胞の大きさの増加（図5-10）[22]と細胞中の核の大きさの増加が認められた。

5-3-3) ラットの消化管上皮細胞の増殖に及ぼす短鎖脂肪酸の影響

ラットの消化管上皮細胞の増殖に及ぼす短鎖脂肪酸の直接の影響が回腸瘻孔（external ileal fistula）ラットを用いて検討されている[19,23,24]。回腸瘻孔ラットとは、回腸の終末部を切断し、切断下端を盲腸に近い部分に縫合し、切断上端を腹壁開口部に縫合したラットで、試料を腹壁開口部から直接回腸に投与できるラットである（図5-11）[23]。短鎖脂肪酸を経口投与した場合、短鎖脂肪酸は胃、小腸で大部分吸収されてしまい、大腸でのその生理作用を検討するのは困難であるが、回腸瘻孔ラットを用いると、短鎖脂肪酸を腹壁開口部より直接大腸内に投与することが可能であり、大腸での短鎖脂肪酸の生理作用を検討することができる。

回腸瘻孔ラットに食物繊維を含まない成分栄養飼料を投与し、大腸での短鎖脂肪酸の産生を抑制したのち短鎖脂肪酸混合物（酢酸、100mモル、プロピオン酸、20mモル、酪酸、60mモル、pH6.1）

図5-11 回腸瘻孔ラットの作製[19]を改変

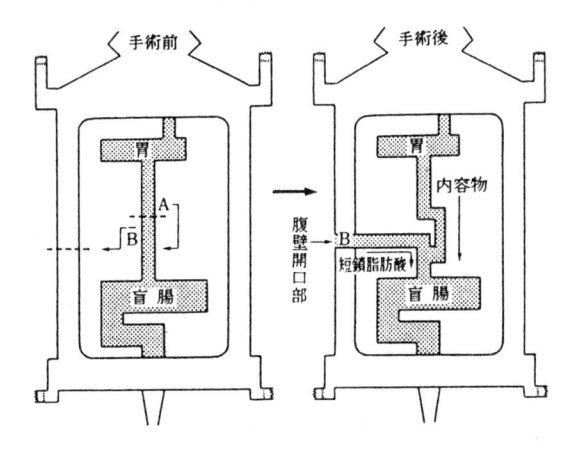

図5-12 短鎖脂肪酸混合物の結腸上皮細胞増殖に及ぼす影響[25]

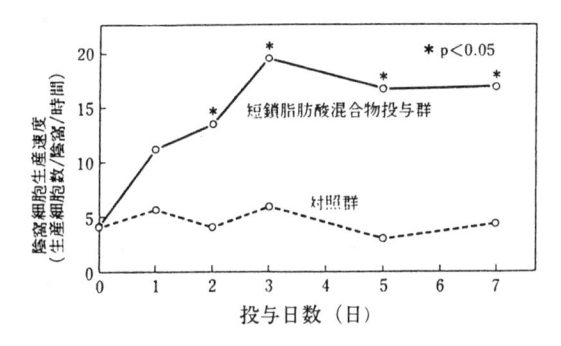

図5-13 酢酸,プロピオン酸,酪酸の細胞増殖促進作用[9]

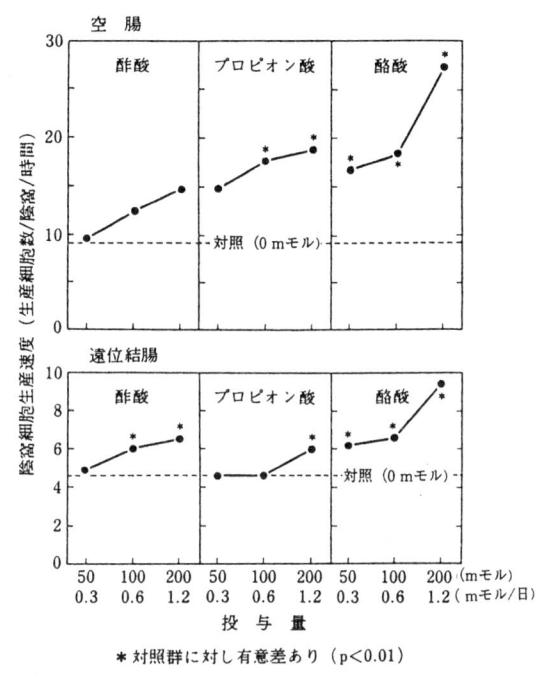

図5-14 短鎖脂肪酸の大腸内投与が空腸,盲腸,結腸の細胞増殖に及ぼす影響[24]より作図

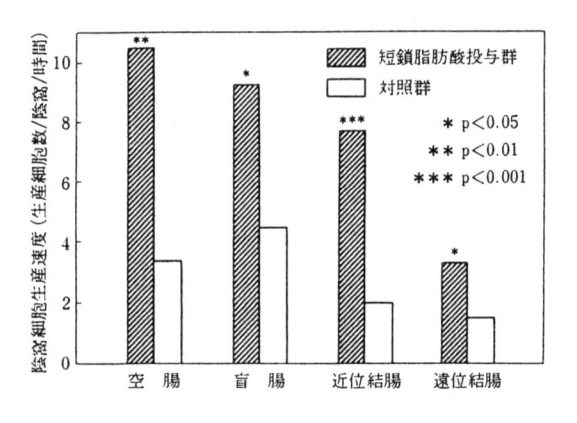

3 ml を1日2回(ラットでの短鎖脂肪酸産生量の約10%),7日間投与し,空腸,回腸,盲腸,結腸の上皮細胞の陰窩細胞生産速度を測定した[24]。その結果空腸,回腸,盲腸,結腸いずれの上皮細胞でも増殖が促進され,その効果は短鎖脂肪酸投与開始後1~2日で効果が発現し,少なくとも1週間は継続した(図5-12)[19,24]。さらに短鎖脂肪酸混合物ではなく,酢酸,プロピオン酸,酪酸を同様に投与し,空腸および遠位結腸での細胞増殖促進作用を検討したところ,いずれの酸にも細胞増殖促進作用が認められ,その作用の強さは酪酸>プロピオン酸>酢酸であった(図5-13)[19]。またその細胞増殖作用は,遠位結腸より空腸でより顕著に認められたが,これらの作用の発現が,投与した短鎖脂肪酸の濃度に依存するものか,投与量に依存するものかは不明である[19,23,24]。

これら短鎖脂肪酸の細胞増殖作用が,短鎖脂肪酸による直接作用か,あるいは大腸内微生物による短鎖脂肪酸の代謝産物による間接作用か,を検討する目的で,大腸内微生物の影響のない無菌(germ-free)ラットに回腸瘻孔を造設して,同様の検討を行った[24]。短鎖脂肪酸混合物3 ml を1日2回,14日間大腸内に投与した結果,空腸,盲腸,近位結腸,遠位結腸で約2~4倍の細胞増殖が認められた(図5-14)[24]。これらの結果から,短鎖脂肪酸の細胞増殖作用は,短鎖脂肪酸の直接作用によるものであることが分かった。

回腸瘻孔ラットでの短鎖脂肪酸の大腸内投与で,

図5-15 盲腸の神経支配を除去したラットモデル[25]

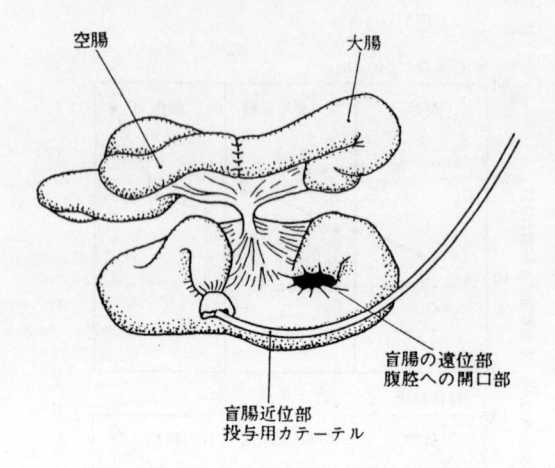

図5-16 盲腸内への短鎖脂肪酸が空腸でのガストリン，ペプチドYYの産生に及ぼす影響[25]

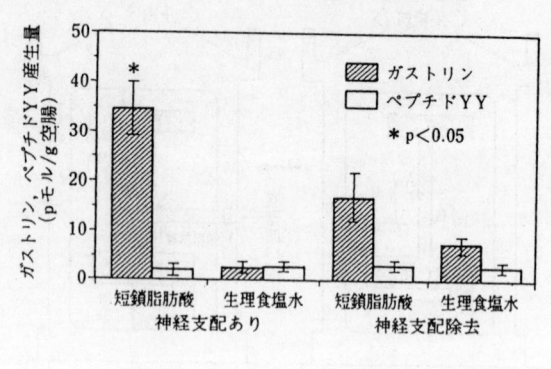

空腸でも細胞増殖作用が認められることは興味深い。ラットの空腸は短鎖脂肪酸投与部位の大腸より約70cm上流に存在し，また小腸内容物は通常逆流するとは考えにくいので，大腸内に投与した短鎖脂肪酸が空腸まで逆流して，空腸で直接細胞増殖作用を示したのではないと推定された[23]。その作用機序を検討する目的で，次のモデル動物を作製した[25]。

ラットの盲腸を回腸下部1cmと結腸上部1cmの位置で切断し，回腸と結腸は吻合し，盲腸を in situ の状態で単離する。単離した盲腸の近位部分には試料を投与できるカテーテルを留置し，遠位部分は腹腔開口部とし，さらに，この盲腸への神経を切断したラット（神経支配を除去；denervated）[注5-2]を作製した（図5-15)[25]。切り離した盲腸内に短鎖脂肪酸混合物（酢酸150mモル，プロピオン酸30mモル，酪酸90mモル）を連続的に（1日目0.7ml/時間，2日目から1.5ml/時間），10日間投与し，空腸上皮細胞，結腸上皮細胞の増殖に及ぼす影響を検討した[25]。その結果，空腸上皮細胞においては，神経につながっているモデルでは増殖（DNA含量，タンパク質含量，絨毛の高さ，絨毛の表面積，陰窩の深さの増加）が認められたが，神経支配を除去したモデルでは，これら短鎖脂肪酸混合物投与の影響は認められなかった[25]。この時，神経がつながっている，つながっていないにかかわらず生理食塩水投与群あるいは非投与群では，空腸上皮細胞増殖に及ぼす影響は認められなかった[25]。これらの結果から，盲腸内に投与された短鎖脂肪酸の刺激（情報）は，自律神経系により空腸に伝播されたものと推定された[25]。

また結腸上皮細胞の増殖に及ぼす影響は，盲腸内への短鎖脂肪酸混合物の投与では，神経の接続遮断にかかわらず認められなかったが，結腸内へ短鎖脂肪酸混合物を投与した場合には，結腸内上皮細胞でのDNA含量，タンパク質含量，陰窩の深さの増加が認められた[25]。さらに，盲腸内に短鎖脂肪酸混合物を投与した場合の空腸でのガストリンおよびペプチドYY[26, 27]の産生量を検討したところ，神経がつながっているモデルでのみ，ガストリンの有意な産生量の増加が認められた（図5-16)[25]。この結果から，盲腸内に短鎖脂肪酸混合物を投与した場合，空腸で上皮細胞増殖が認められるのは，盲腸内の短鎖脂肪酸混合物の刺激が自律神経を通じて，空腸に伝えられたのち，何らかの情報変換が空腸で行われ，ガストリンが分泌され，空腸での上皮細胞増殖が促進されたとも推定されるが定かではない。

これらの因果関係を検討する目的で，次のような実験動物モデルを作製した。すなわち，空腸を切り離し，皮下に移植すると共に，さらに回腸瘻

注5-2）盲腸の神経支配を除去したラットの作製（denervation procedure）

ラットの盲腸を回腸下部と結腸上部で切断したのち，盲腸に付着している腸間膜を切断する。腸間膜には，すべての消化管に出入りする神経および血管が存在しているので，本実験モデルラットでは，その後血管のみを吻合し，盲腸の神経支配を除去したラットを作製する。

図5-17 空腸を皮下移植したラットの作製[23]

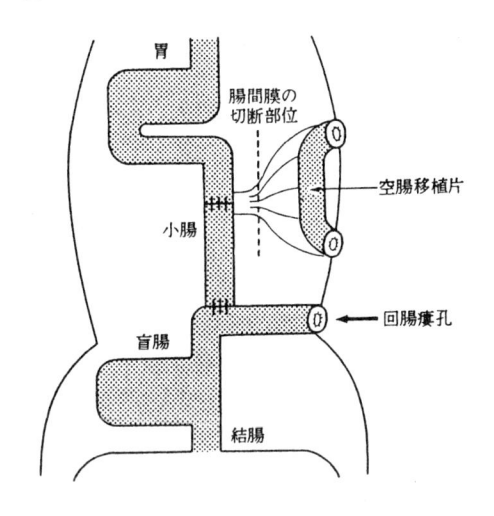

図5-18 大腸内への短鎖脂肪酸投与が空腸移植片での細胞増殖に及ぼす影響[19]

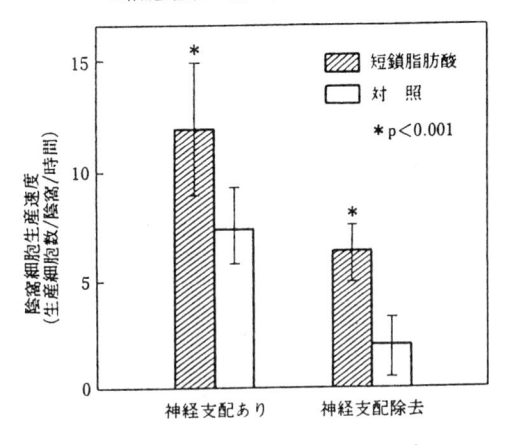

孔を造設した（図5-17）[23]。なお，皮下へ移植した空腸移植片への神経の接続は切断されている。回腸瘻孔を通じて大腸内に短鎖脂肪酸混合物を投与し，空腸移植片での細胞増殖を検討したところ，空腸移植片への神経の接続を切断しても，その効果は認められた（図5-18）[19,28]。これらの結果から，結腸への短鎖脂肪酸混合物による空腸での細胞増殖作用の発現は，結腸での短鎖脂肪酸混合物の刺激は自律神経系を通じて生体内のどこかへ伝播されるが，空腸での細胞増殖作用は，この自律神経系を通じての情報を直接受けて発現されるのではないと推定される。これまでの検討結果から，ガストリンなどの消化管ホルモンの関与が推定されるが[25]，現在までのところ明らかではない[23,29]。

in vivo, in situ では短鎖脂肪酸の大腸内投与により，空腸，盲腸，大腸の上皮細胞での増殖促進が認められるが，一方，in vitro での培養細胞系に短鎖脂肪酸を添加すると次項で述べるように，細胞の増殖が抑制されることも知られている[23,24,30〜32]。in vivo, in situ の結果と in vitro の結果は相反しているが，細胞にのみ直接作用する短鎖脂肪酸の細胞増殖抑制作用より，神経系や血管系を介しての消化管ホルモンなどの全身的な短鎖脂肪酸の作用伝達機構の作用の方が強いと仮定すれば，これらの結果も説明され得るが，これまでのところ，はっきりとは解明されていない。

プログルカゴン様ペプチド（proglucagon-like peptide）は腸管内分泌L細胞（enteroendocrine L cell）のプログルカゴン遺伝子に含まれているポリペプチドで，回腸や大腸の粘膜に多く存在し[33]，腸管粘膜の順応過程での分化に大きく係っている[34,35]。またグルカゴン様ペプチド-2（glucagon-like peptide-2；GLP-2）は，基底膜でのグルコースの輸送に係っていることがラットで確かめられている[36]。c-myc, c-jun, c-fos などの遺伝子は，細胞周期や分化を制御している遺伝子で，腸管粘膜の正常な成育に大きく関与している。c-myc 遺伝子は細胞分裂，細胞の分化，アポトーシス，細胞内情報伝達，細胞表面の成長因子レセプターの発見などに関与しており[37,38]，c-fos, c-jun 遺伝子は細胞の増殖，絶食時の細胞の分化に関与している[39]。酪酸は in vitro 系で c-myc[38,40], c-fos[41,42], c-jun[40,43] 遺伝子発現を制御し，細胞の分化と増殖に影響を及ぼしていることが知られている。

ラットに高カロリー輸液を72時間経腸投与した場合（TPN-72群），高カロリー輸液を66時間投与したのち引き続き短鎖脂肪酸含有高カロリー輸液を6時間経腸投与した場合（SCFA-6群），高カロリー輸液を60時間投与したのち，短鎖脂肪酸含有高カロリー輸液を12時間投与した場合（SCFA-12群），高カロリー輸液を48時間投与したのち，短鎖脂肪酸含有高カロリー輸液を24時間経腸投与した場合（SCFA-24群），短鎖脂肪酸含有高カロリー輸液のみを72時間投与した場合（SCFA-72群）の血漿GLP-2濃度，大腸でのプログルカゴンのmRNAの発現量，基底膜グルコーストランスポーター（basolateral membrane glucose transporter；GLUT2）mRNAの発現量，

図5-19 短鎖脂肪酸含有高カロリー輸液投与が空腸プログルカゴン mRNA発現量に及ぼす影響[44]

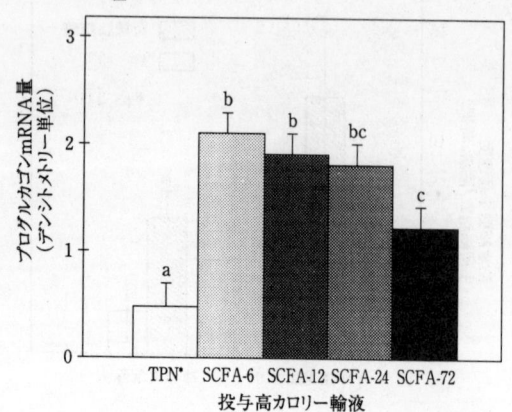

図5-20 短鎖脂肪酸含有高カロリー輸液投与が回腸，大腸プログルカゴンmRNA発現量に及ぼす影響[44]

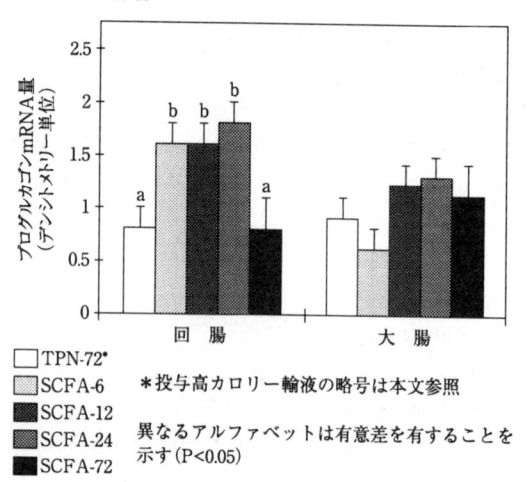

図5-21 短鎖脂肪酸含有高カロリー輸液投与が空腸，回腸，大腸でのc-myc, c-jun, c-fos mRNA発現量に及ぼす影響[44]

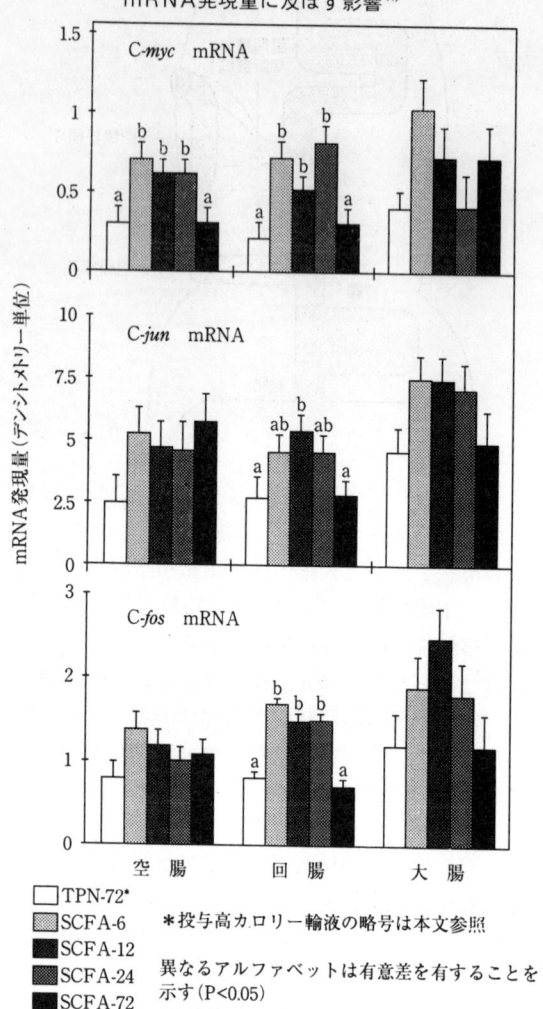

およびc-myc, c-jun, c-fos mRNAの発現量が検討されている[44]。この短鎖脂肪酸含有高カロリー輸液には短鎖脂肪酸として，酢酸ナトリウム（36mモル/l），プロピオン酸ナトリウム（15mモル/l），酪酸ナトリウム（9mモル/l）が含まれている[44]。

短鎖脂肪酸含有高カロリー輸液投与の結果，すべての投与群で回腸のタンパク質量は投与6時間以内に減少し（P＜0.003），空腸GLUT2のmRNA量（図5-19）[44]，およびタンパク質量は増加した[44]。回腸GLUT2量はSCFA-6群，-12群，-24群で増加した（P＜0.05）。また，回腸でのプログルカゴンmRNA発現量はSCFA-6群，-12群，-24群で認められ，SCFA-72群，大腸では認められなく（図5-20）[44]，血漿GLP-2濃度は，SCFA-6群，-12群でのみ上昇が認められた（P＜0.03）[44]。

空腸でのc-myc, mRNAの発現量はSCFA-6群，-12群，-24群で認められ（図5-21）[44]（P＜0.001），回腸でのc-myc, c-jun, c-fos, mRNA発現量は，SCFA-6群，-12群，-24群で増加したが，大腸でのこれらの遺伝子の発現に有意な変化は認められなかった（図5-21）[44]。これらの結果から，短鎖脂肪酸のナトリウム塩混

図5-22 新生豚の小腸の絨毛の高さ，陰窩の深さに及ぼす飼育条件の影響[45]

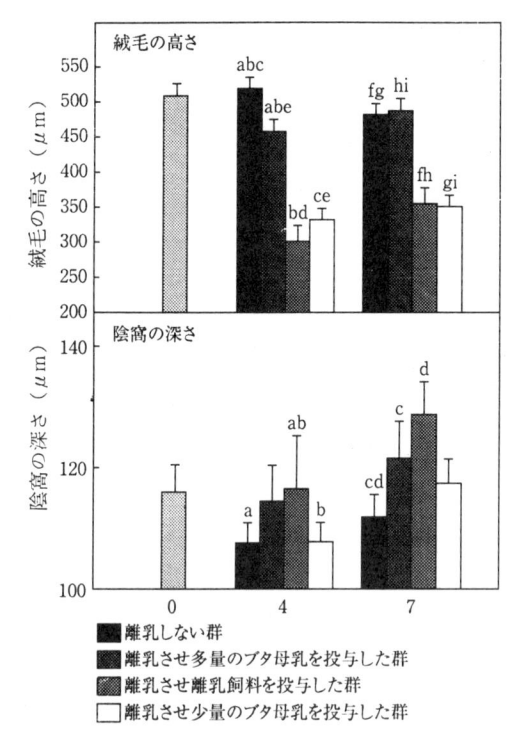

異なるアルファベットは有意差を有することを示す　P<0.05

■ 離乳しない群
■ 離乳させ多量のブタ母乳を投与した群
■ 離乳させ離乳飼料を投与した群
□ 離乳させ少量のブタ母乳を投与した群

合物の腸管内投与が血漿 GLP-2 濃度，回腸でのプログルカゴン mRNA, GLUT2 mRNA 発現量，GLUT2 含量，c-myc, c-jun, c-fos, mRNA の発現量を上昇させることが認められ，これらの変化はお互いに独立したものではなく相互関係にあるものと推定されるが，今までのところ，その作用機序については不明である[44]。

またラットではないが，新生ブタに異なる食餌を投与した場合の小腸の絨毛の高さおよび陰窩の深さに及ぼす影響が検討されている[45]。分娩直後の新生ブタを，離乳しない群，離乳させ多量のブタ母乳を投与した群，離乳させ少量のブタ母乳を投与した群，離乳させ離乳飼料を投与した4群に分け，7日間飼育し，0,4,7日目の小腸の形態学的測定を行なった[45]。離乳させ多量のブタ母乳を投与した群では離乳しない群に比較して，離乳4日目で小腸絨毛の高さが低くなり，離乳7日目で陰窩の深さは深くなった（P<0.05）（図5-22）[45]。また，離乳後4,7日目で離乳させ多量のブタ母乳を投与した群に比較して，離乳させ離乳飼料を投与した群と離乳させ少量のブタ母乳を投与した群で，小腸絨毛の高さは有意（P<0.001）に低くなり，離乳後4日目で，離乳させ少量のブタ母乳を投与した群に比較して，離乳させ離乳飼料を投与した群で陰窩の深さは有意（P<0.05）に深くなった（図5-22）[45]。

5-3-4) in vitro での動物細胞の増殖抑制に及ぼす短鎖脂肪酸の影響

ラットの盲腸上皮細胞培養系に短鎖脂肪酸を添加すると，酢酸の場合100mモル，プロピオン酸の場合10mモル，酪酸の場合0.1mモル，短鎖脂肪酸混合物の場合0.1mモルで細胞の増殖が抑制された（図5-23）[24]。ラット3Y1繊維芽細胞培養系に，短鎖脂肪酸を添加すると，細胞は主として G_1 期で増殖を停止した[46]。短鎖脂肪酸のうち，酪酸が最も強い増殖阻止活性を示したが，致死作用は弱く，培養系より酪酸を除くと細胞は増殖を再開した[46]。プロピオン酸，吉草酸は酪酸より活性は弱かったが，同様の作用を示した。酢酸は細胞の増殖を阻害しないが，炭素数6個以上では炭素数の増加に伴い細胞の致死毒性が増加した[46]。酪酸は正常細胞と同様に種々の癌細胞株でも増殖阻害作用を示すが，その作用は細胞の癌化の程度により異なっていた。3Y1繊維芽細胞を Harvey murine sarcoma virus および Rous sarcoma virus で形質転換した細胞は，酪酸で増殖を阻害されるが，simian virus 40, polyoma virus, adeno-virus で形質転換した3Y1繊維芽細胞の増殖は酪酸で阻害されず，致死作用を示した[41,46]。

さらに酪酸は G_1 期のみならず G_2 期でも3Y1繊維芽細胞の増殖を阻害する[32]。3Y1繊維芽細胞をヒドロキシ尿素 (hydroxyurea) でS初期に同調し，この細胞培養系に酪酸を添加すると，S期は正常に進み，G_2 期で増殖の阻害が認められた（図5-24）[32]。G_2 期で増殖を停止した細胞は二倍体であるが，細胞分裂能を有していない。酪酸で G_2 期で増殖を停止した細胞の培養系より酪酸を除去すると再びDNAの合成が開始され，四倍体細胞として増殖することから，この方法は二倍体細胞から，四倍体細胞を効率よく作製することが可能である[32]。すなわち，3Y1繊維芽細胞培養系に酪酸を添加し，9日間培養すると，ほとんどの細胞は G_1 期（二倍体DNA）となり，S期は見出されなかった。この時，四倍体DNAは

図 5-23　*in vitro* でのラット盲腸上皮細胞増殖に及ぼす短鎖脂肪酸の影響[24] より作図

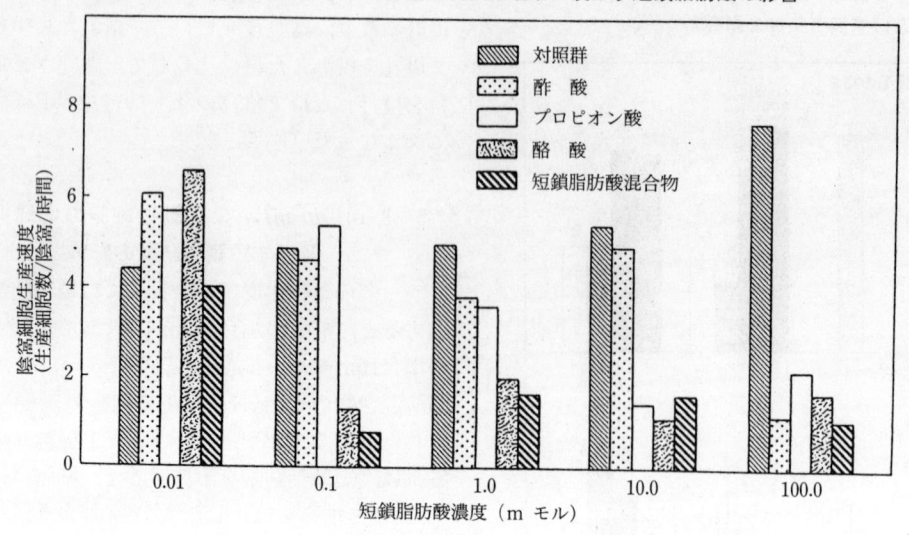

図 5-24　3Y1 繊維芽細胞の細胞周期に及ぼす酪酸の影響[32]

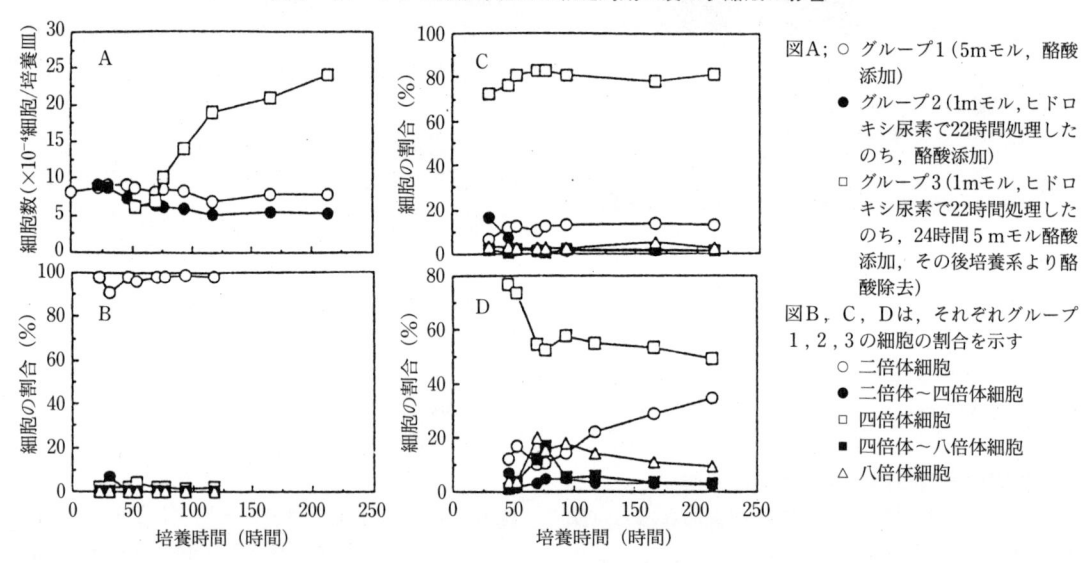

2％であった（図 5-24, B）[32]。ヒドロキシ尿素でS初期に同調した3Y1繊維芽細胞培養系に酪酸を添加し，8日間培養すると，細胞数は増加することなく約80％の細胞は四倍体細胞となった（図 5-24, C）[32]。この時，四～八倍体細胞が1～2％，八倍体細胞が3～5％含まれていた。さらに，ヒドロキシ尿素で3Y1繊維芽細胞を処理したのち，培養系に酪酸を添加し，24時間後に酪酸を除去すると，四倍体細胞は，46時間後には約77％，70時間後には約50％と減少し，それに伴って，二倍体細胞が増加した（図 5-24, D）[32]。この時，八倍体細胞は，46時間後で4％，70時間後で20％，214時間後で10％と変化した[32]。

細胞周期の変化に及ぼす酪酸の影響は細胞の種類により異なっており，ヒト IMR-90 繊維芽細胞，ヒト HEK 腎臓上皮細胞，ヒト HEL 胎児肺繊維芽細胞，サル BSC-1 腎臓上皮細胞では，酪酸による G_1 期阻害作用は不完全であり，培養系への酪酸添加時にもS期細胞が見出された[32]。ヒト HEK 腎臓上皮細胞，ヒト HEL 胎児肺繊維芽細胞では，酪酸の培養系への添加時にS期および G_2 期の四倍体細胞が見出されている[32]。これらの結果から

は，断定できないが，酪酸によりG₁期の細胞増殖が阻害される細胞は比較的少なく，この場合，酪酸存在下で多倍体細胞が生じることが多いと推定される[31,32,46]。

文献

1) Alberts, B., Bray, D., Lewis, J., Raff, M., Roberts, K., Watson, J. D. (中村桂子, 藤山秋佐夫, 松原謙一 監訳), 細胞の分子生物学 第3版, p863, 教育社 (1995)
2) 本書, 第1章, 1-5-5)
3) 坂田 隆, 化学と生物 32, 23 (1994)
4) Boffa, L. C., Lupton, J. R., Mariani, M. R., Ceppi, M., Newmark, H. L., Scalmati, A., Lipkin, M., Cancer Res. 52, 5906 (1992)
5) Pell, J. D., Gee, J. M., Wortley, G. M., Johnson, I. T., J. Nutr. 122, 2447 (1992)
6) Howard, M. D., Gordon, D. T., Garleb, K. A., Kerley, M. S., J. Nutr. 125, 2604 (1995)
7) Gee, J. M., Lee-Finglas, W. Wortley, G. W., Johnson, I. T., J. Nutr. 126, 373 (1996)
8) Calvert, R. J., Otsuka, M., Satchithanandam, S., J. Nutr. 119, 1610 (1989)
9) Lupton, J. R., Coder, D.M., Jacobs, L. R., J. Nutr. 118, 840 (1988)
10) Lung, E. K., Salf, K. L., Johnson, I. T., J. Nutr. 123, 1834 (1993)
11) Lupton, J. R., Kurtz, P. P., J, Nutr. 123, 1522 (1993)
12) Fleming, S. E., Fitch, M. D., De Vries, S., J. Nutr. 122, 906 (1992)
13) Malville-Shipan, K., Fleming, S. E., J. Nutr. 122, 37 (1992)
14) Schaudies, R. P., Satchithanandam, S., Calvert, R. J., J. Nutr. 121, 800 (1991)
15) Caderni, G., Bianchini, F., Dolara, P., Kriebel, D., Cancer Res. 49, 1655 (1989)
16) Bianchini, F., Caderni, G., Magno, C., Testolin, G., Dolara, P., J, Nutr. 122, 254 (1992)
17) Lee, D.-Y. K., Lupton, J. R., Aukema, H. M., Chapkin, R. S., J. Nutr. 123, 1808(1993)
18) Marsman, K. E., McBurney, M, I., J. Nutr. 126, 1429 (1996)
19) Sakata, T., Physiological and clinical aspects of short-chain fatty acids (Cummings, J. H., Rombeau, J. L., Sakata, T. (Eds.)), p 289, Cambridge Univ. Press (1995)
20) Sakata, T., Tamate, H., J. Dairy Sci. 61, 1109 (1978)
21) Galfi, P., Neogrady, S., Kutas, F., J. Veter. Med. A33, 47 (1986)
22) Mortensen, F. V., Hessov, I., Birke, H., Korsgaard, N., Nielsen, H., Br. J. Surg. 78, 1208 (1991)
23) 坂田 隆, 化学と生物 32, 23(1994)
24) Sakata, T., Br. J. Nutr. 58, 95(1987)
25) Frankel, W. L., Zhang, W. Singh, A., Klurfeld, D. M., Don, S., Sakata, T., Modlin, I., Rom-beau, J. L., Gastroenterol. 106, 375 (1994)
26) Tatemoto, K., Proc. Natl. Acad, Sci. USA 79, 2514 (1982)
27) Cox, H, M., Cuthbert, A. W., Håkanson, R., Wahlestedt, C., J, Physiol, 398, 65 (1988)
28) Sakata, T., Scand. J. Gastroenterol. 24, 886 (1989)
29) Ichikawa, H., Sakata, T., J. Nutr. 128, 843 (1998)
30) Kruh, J., Defer N., Tichonicky, L., Physiological and clinical aspects of short-chain fatty acids (Cummings, J. H., Rombeau, J. L., Sakata, T. (Eds)), p275, Cambridge Univ. Press (1995)
31) 山田耕路, 化学と生物 30, 627 (1992)
32) Yamada, K., Ohtsu, M., Sugano, M., Kimura, G., Biosci. Biotech. Biochem. 56, 1261 (1992)
33) Holst, J.J., Annu. Rev. Physiol. 59, 257 (1997)
34) Drucken, D.J., Erlich, P., Asa, S.L., Brubaker, P.L., Proc. Nat. Acad. Sci. USA 93, 7911 (1996)
35) Rountree, D.B., Ulshen, M.H., Selub, S. Fuller, C.R., Bloom, S.R., Ghatei, M.A., Lund, P.K., Gastroenterology 103, 462 (1992)
36) Cheeseman, C.I., Tsang, R., Am. J. Physiol. (Gastrointest. Liver Physiol.) 271, G477 (1996)
37) Marcu, K,B., Bossone, S.A., Patel, A.J., Annu. Rev. Biochem. 61, 809 (1992)
38) Rottleb, C., Bornkamm, G.W., Rolack, A., Int. J. Cancer 62, 697 (1995)
39) Hodin, R.A., Graham, J.R., Meng, S., Upton, M.P., Am. J. Physiol. (Gastrointest. Liver Physiol.) 266, G 83 (1994)
40) Rabizadeh, E., Shaklai, M., Nudleman, A., Eisenbach, L., Rephaeli, A., FEBS Lett. 328, 225 (1993)
41) Souleimani, A., Asselin, C., Biochem. Biophys. Res. Commun. 193, 330 (1993)
42) Tang, S.J., Huang, Y,M., Wang, F.F., Biochen. J., 306, 47 (1995)
43) Nishina, Y., Sumi, T., Souichi, A., Kosada, M., Nishimune, Y., Exp. Cell Res. 208, 492 (1993)
44) Tappenden, K,A., McBurney, M,I., Dig. Dis. Sci. 43, 1526 (1998)
45) Van Beers-Schreurs, H.M. G., Nabuurs, M.J. A., Vellenga, L., Kalsbeek-van der Valk, H.J., Wensing, T., Breukink, H.J., J. Nutr. 128, 947 (1998)
46) 山田耕路, 松尾哲孝, 三井雄史, 野田敏司, 奥田篤行, 木村元喜, 菅野道廣, 日農化誌 66, 485 (1992)

第6章　短鎖脂肪酸の大腸癌に及ぼす影響

6-1）食物繊維の大腸癌に及ぼす影響

　我が国の死亡原因の第1位は悪性新生物で、その死亡率、発生率は年々増加しており、それは人口の年齢調整を行い、高齢化の影響を取り除いても明らかな増加傾向が認められる[1]。その悪性新生物の中でも胃癌、食道癌は減少傾向にあり、大腸癌、肺癌、膵臓癌、胆癌、肝外胆管癌などは増加してきている[1]。これは生活習慣などの外的要因の変化によって起こったものと推定される。ヒトの癌のほぼ90％は、喫煙、放射能、産業汚染物質、ウイルス、食事、その他のライフスタイルなどの環境要因から発生すると推定されているが、この環境要因と遺伝要因の相互作用が、癌の発生に深くかかわっていると考えられている[2]。

　過去20数年にわたり、癌の発生や予防における食事要因、栄養要因の関与について検討が行われてきており、食事、栄養と癌の発生の関係を示す証拠が、疫学調査や実験動物を用いた研究から得られている[3]。種々の疫学的研究から癌による死亡の約35％は食事が関係していると推定されている[2]。食事要因、栄養要因は癌の発生、進行、転移の各段階で発癌物質を刺激したり、抑制したりする。普通の食事の成分、栄養素が癌の発生、進行、転移にどう影響を与えるかは明確には分かってはいないが、ライフスタイル、特に食生活のパターンを変化させることにより、癌のリスクを低下させることは、特定の臓器の癌の場合明らかになってきている[3]。これらについては、癌の予防に有効な食品、食事[3~7]、癌の予防に有効な栄養素[8~10]、癌を予防する食生活のパターン[2,11,12]など、多く紹介されている。

　大腸癌と食事要因との関係については生態学的研究（ecological study）、症例対照研究（case control study）、コホート研究（Cohort study）、移民研究（imigration study）、疫学的研究（biochemical epidemiology）などが検討されている[13~15]。食事要因の中で、大腸癌と食物繊維の関係についても検討されている[13,15,16]。食物繊維あるいは食物繊維を含有する食品を摂取した場合、食物繊維それ自体が大腸癌の発生を抑制するのか、あるいは、食品中の他の構成成分が大腸癌の発生を抑制するのか、さらには両者の相加効果、相乗効果によるものなのかを特定するのは困難である[13]。例えば食物繊維を多く含有する野菜や果物は、発癌のリスクを低下させるといわれているビタミンA、ビタミンC、フェノール、インドール（アブラナ科のキャベツ、カリフラワー、ブロッコリーに特異的に含有される）などを多く含んでいる[16]。これまでの疫学的研究から、食物繊維が大腸癌発生のリスクを低下させる作用機序としては、次のものが推定されている。食物繊維の摂取量が増加すると、消化管内容物の大腸通過時間の短縮、発癌物質の希釈、結合、大腸内pH低下、糞便中の胆汁酸代謝産物や、発癌物質と大腸粘膜との接触時間の低下、さらには、食物繊維の摂取による満腹感の上昇による総摂取カロリー量あるいは脂肪摂取量の低下などである。

　日本人の大腸癌死亡率（直腸癌死亡率を除く）の統計は1947年より取られている[15]。1947年の大腸癌死亡率は10万人中2人だった（同じ年のアメリカ合衆国の大腸癌死亡率は10万人中16人）。大腸癌死亡率が2位になるのは1968年（21年後）、3倍になるのは1976年（2倍から8年後）で、その後は急増し、1988年には6倍（10万人中12人）となっている（図6-1）[15]。この統計は日本全国平均であるが、大腸癌死亡率は都市部の方が、町村部よりも高く、食物摂取量は町村部の方が都市部より多く、脂質の摂取量は、都市部の方が町村部より多い[13]。またこれまでの症例対照研究では、野菜の摂取と大腸癌発生の相関を取ったところ、報告27研究中、正の相関はまったく無く、負の相関は20報であった[13]（この報告の中のいくつかは緑黄色野菜と限定している）。野菜中の食物繊維、ビタミン類、あるいはその他の食品成分が単独、相加的、相乗的のいずれで働いているかは

図6-1 大腸癌死亡率の変遷[15]

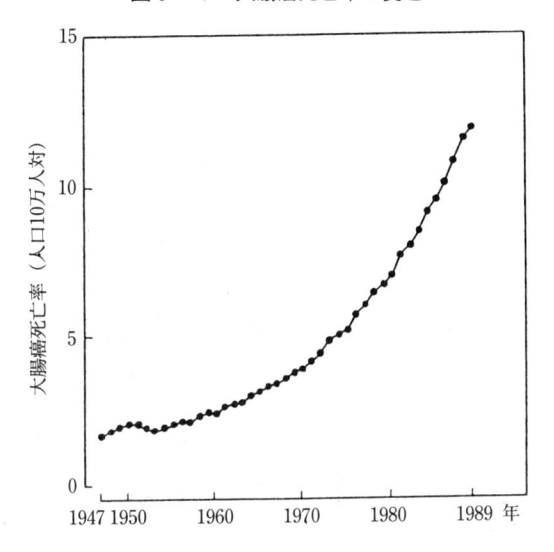

図6-2 大腸癌死亡率と肉，緑黄色野菜摂取の関係[13]

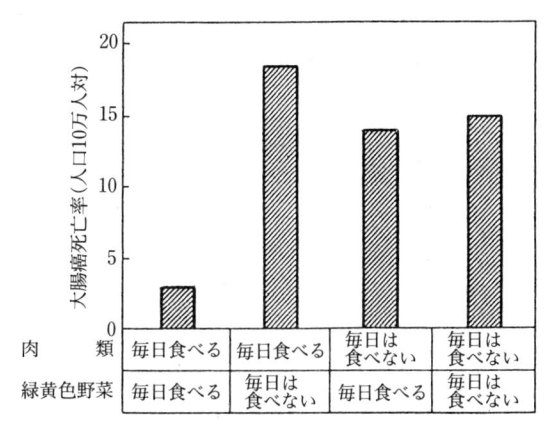

肉類	毎日食べる	毎日食べる	毎日は食べない	毎日は食べない
緑黄色野菜	毎日食べる	毎日は食べない	毎日食べる	毎日は食べない

特定できないが，野菜摂取が大腸癌発生を抑制していることを示唆している。

日本人26万人を対象としたコホート研究でも，大腸癌死亡率と緑黄色野菜摂取，肉類摂取の相互関係が示されている（図6-2）[13]。緑黄色野菜を毎日は食べず，肉類を毎日食べる群の大腸癌死亡率は，緑黄色野菜を毎日食べず，また肉類を毎日は食べない群より高い。緑黄色野菜を毎日食べる群で，肉類を毎日は食べない群の方が，毎日食べる群よりはるかに低い（図6-2）[13]。また，移民研究でも，ハワイ日系人の大腸癌死亡率は，日本人＜ハワイ日系人1世＜ハワイ日系人2世＜ハワイ白人の順であり，ハワイ在住期間と大腸癌死亡率との相関が示されている[13]。

日本人の大腸癌死亡率が急増するのが1960年代後半から1970年代前半にかけてであるが，これが何に起因しているかが考察されている[15]。大腸癌は通常腺腫から腺癌に移行すると推定されているが，この期間は通常10年以上と推定され，さらに大腸癌の臨床症状が現れて，死に至るまでには約5年間以上を要すると推定される[15]。これらのことから，大腸癌の個体内の発癌の非常に初期の段階から，大腸癌に至るまでは約15年と推定される。日本人の大腸癌死亡率が急増した1960年代後半から1970年代前半にかけた時期から15年前の1950年代前半に食生活にどのような変化が起こったかを検討すれば，大腸癌増加への食生活の関与が推定できる[15]。

日本人の食物繊維の摂取量は，ここ50数年を考えると，第2次世界大戦中が最も多かったと推定され，1950年代前半に食糧事情が好転したこともあって，イモ類，大麦の摂取量が減少し，1960年より今日まで米の摂取量の低下により，食物繊維の摂取量は現在まで大幅に低下してきている。一方，脂肪摂取量は，1950年代と1970年代前半を比較した場合，戦後の肉，卵，牛乳などの摂取量の増加に伴い，約3倍になったが，現在でもその程度は，それ程変化していない（図6-3）[15]。

日本での食物繊維の摂取量は1950年代前半では約21gと推定されるが，1950年代後半になると20gを切っていると推定されている[15]。これまでの種々の検討の結果，大腸癌発生の抑制因子として働くための食物繊維の1日摂取量は約20gと推定されているので，1950年代後半からの食物繊維の摂取量の減少が，大腸癌の死亡率の上昇を引き起こしていると推定できると共に，脂肪摂取量の増加が，大腸癌の発生を助長していると推定される[15, 17]。

6-2）食物繊維の発癌物質による大腸癌発癌抑制作用

実験的大腸癌の発癌物質である1,2-ジメチルヒドラジン（1,2-dimethylhydrazine）あるいはアゾキシメタン（azoxymethane）を投与したのち，食物繊維を投与し，大腸癌の発生に食物繊維がどう関与するかが検討されている[18〜22]。ラットに1,2-ジメチルヒドラジンを週1回，12週間投与しながら，10％のペクチン，セルロース，グアーガムあるいは，20％カラス麦フスマを含有する飼料を30

図6-3 日本およびアメリカの脂肪摂取量の変遷[15]

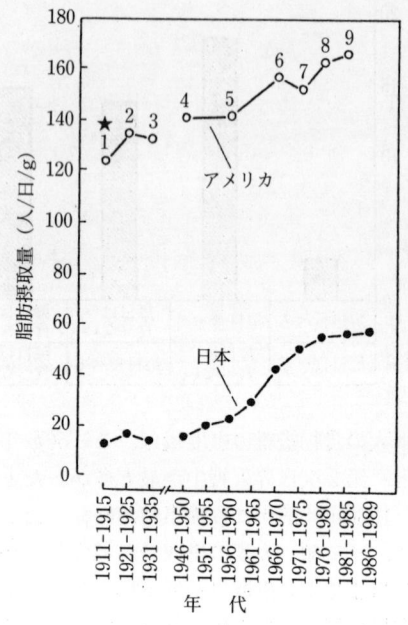

★ 1. 1909-1913; 2. 1925-1929; 3. 1935-1939;
4. 1947-1949; 5. 1957-1959; 6. 1967-1969;
7. 1975; 8. 1980; 9. 1984

図6-4 1,2-ジメチルヒドラジン惹起大腸癌発生に及ぼす食物繊維の影響[18]

週間投与したところ，大腸での腺癌（adenocarcinoma）の発生が，食物繊維の投与で増加し，特にグアーガム投与では有意に増加した（図6-4）[18]。しかし腺腫（adenoma）の発生は対照群と差は認められなかった。この時，近位結腸での腺癌の発生と近位結腸内のpHとの間には非常に高い負の相関が認められた（図6-5）[18]。

発癌物質を投与したのち，食物繊維を投与すると，腺腫，腺癌の発生を抑制する傾向が多く報告されている[19~22]。ラットに1,2-ジメチルヒドラジンを週1回，8週間投与しながら，5%あるいは15%セルロース含有飼料をイニシエーション期（initiation stage, 1,2-ジメチルヒドラジン初回投与より22週間），プロモーション期（promotion stage，同23~33週）に分けて投与した[19]。その結果セルロース非含有飼料投与群のラットの88%に遠位結腸で腺癌の発生が認められたのに対して，5%，15%セルロース含有飼料投与群での腺癌の発生はそれぞれ61%，38%であった（図6-6）[19]。また，イニシエーション期とプロモーション期の飼料中のセルロース含有量を変更して投与した実験系から，セルロースは腺癌発生のイニシエーシ

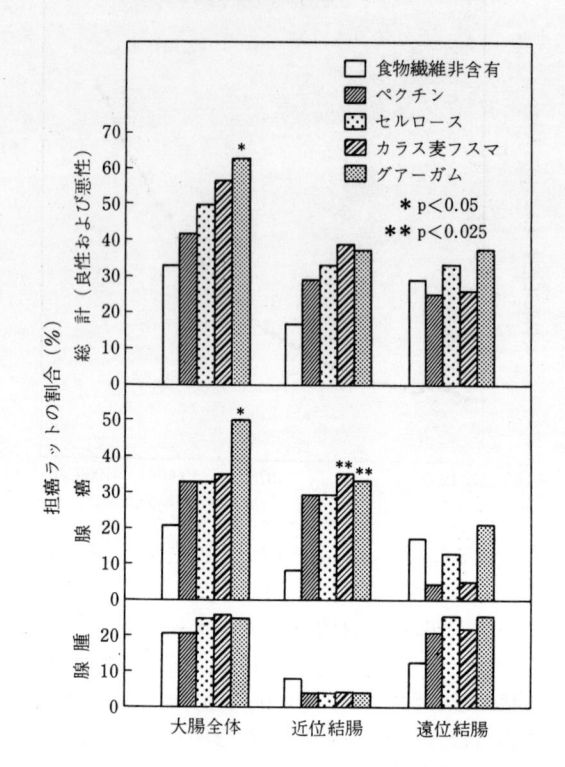

図6-5 1,2-ジメチルヒドラジン惹起大腸癌発生率と大腸内pHの関係（近位結腸）[18]

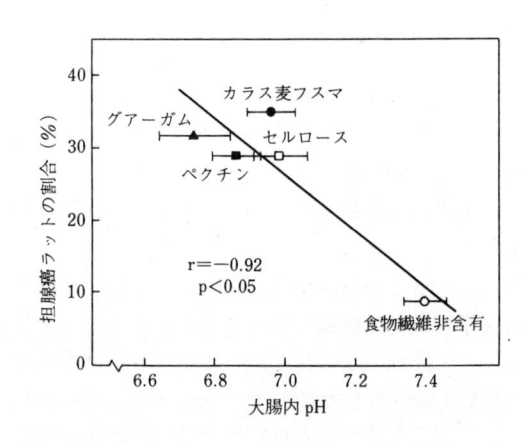

ョン期を抑制していることが認められた[19]。

また，高脂肪，低カルシウム，低セルロース，高コーンスターチ（460g/kg飼料）含有飼料をラットに投与する8，4日前に，1,2-ジメチルヒドラジンを投与し，実験飼料を105日間投与し，^{3}H-チミジンでパルスラベルし，直腸のラベル指数の測定を行ったところ，陰窩当たりのラベ

図6-6 1,2-ジメチルヒドラジン惹起大腸癌発生率とセルロース投与量[19]

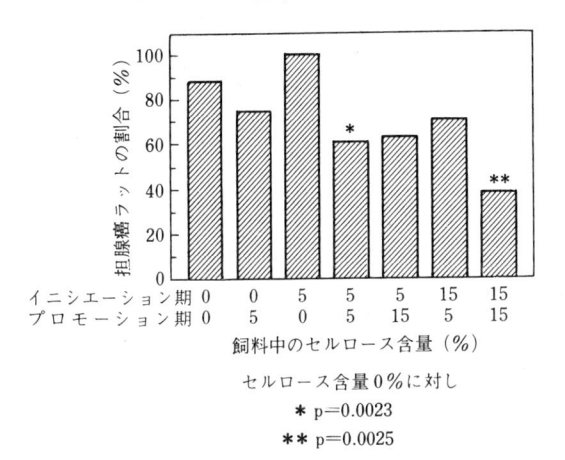

セルロース含量0%に対し
* p=0.0023
** p=0.0025

ル化された細胞数は3.57±0.40であった。対照群（コーンスターチの代わりに同量のシュークローズ含有）では7.89±0.56であり，高コーンスターチ含有飼料投与群で有意（p＜0.01）に抑制された[20]。この時直腸内のpH，短鎖脂肪酸の産生量を測定し，ラベル指数との相関を求めたところ，直腸内酪酸濃度とは相関は認められず，酢酸濃度と酪酸濃度の比および直腸内pHの低下と相関が認められた[20]。

さらに，高脂肪，低カルシウム，高コーンスターチ（460g/kg飼料）または高アミロース含有コーンスターチ含有飼料を投与しながら，アゾキシメタンを週1回，8週間投与した。22～23週，高コーンスターチを投与すると，大腸での腺腫の発生率は，対照群（高シュークローズ含有飼料投与）で44%，コーンスターチ含有飼料投与群で30%，高アミロース含有コーンスターチ含有飼料投与群で25%であったが，腺腫＋腺癌の発生率はいずれの群でも差は認められなかった。この時小腸での腺腫および腺癌の発生率は，大腸での腺腫の場合と同様に抑制された[21]。また，部分加水分解グアーガムの投与でも，アゾキシメタン投与による大腸癌の発生を抑制した[22]。

6-3）食物繊維の細胞増殖・分化に関与する酵素活性に及ぼす影響

食物繊維の大腸癌発生に及ぼす影響を検討する過程で，食物繊維投与時の細胞増殖に関与するチミジン キナーゼ[23～25]や，プロテイン キナーゼC[26～28]，胆汁酸代謝に関与するβ-グルクロンダーゼ[29,30]，また，アルカリ ホスファターゼ[31]，ヒストンのアセチル化に及ぼす影響[32]などについて検討されている。チミジン キナーゼ（thymidine kinase）は，デオキシチミジンのリン酸化を触媒し，DNA合成の調節因子として重要な役割を果たしているアロステリック酵素である。DNA合成と増殖速度の促進が起こっている腫瘍細胞，ウイルス感染細胞，培養細胞，胸腺，細菌，ラット再生肝臓などで酵素活性が大幅に増加する。ラットに生ジャガイモ澱粉あるいは調理済ジャガイモ澱粉を30%含有する飼料を6週間投与し，大腸上皮細胞のチミジン キナーゼ活性の変化を測定した[25]。調理済ジャガイモ澱粉含有飼料を投与した場合，大腸粘膜総タンパク質量およびチミジン キナーゼ活性はやや増加しただけであったが，生ジャガイモ澱粉を投与した場合は，大腸粘膜総タンパク質は約50%，チミジン キナーゼは4～7倍増加した[25]。生ジャガイモ澱粉投与の場合，糞便量は約3倍増加し，大腸内滞留時間は約30%延長した[25]。また，10%小麦フスマを含有する飼料を6週間連続的に，あるいは，50%小麦フスマを含有する飼料を間欠的に6週間投与した場合の大腸癌に関与する因子を検討した結果，チミジン キナーゼ活性にほとんど変化は認められなかった[24]。

プロテイン キナーゼC（protein kinase C）は，ATPのγ位のリン酸基をタンパク質のセリン，トレオニンのヒドロキシル基に転位させる酵素で，細胞内の情報伝達を司る鍵酵素である。プロテイン キナーゼCがリン酸化するタンパク質は数多く認められているが[33,34]，上皮細胞成長因子受容体，インスリン受容体，アセチルコリン受容体，アドレナリン受容体，ナトリウムイオン チャンネル，グルコース トランスポーター，種々の癌遺伝子の産物である種々のタンパク質などがある。プロテイン キナーゼCによってリン酸化されるタンパク質としては，特に増殖に関与すると推定されているタンパク質が多い[34]。

ラットに食物繊維としてセルロースあるいはペクチン，脂質として牛脂，コーン油，魚油の組み合わせで，3週間食物繊維・脂質含有飼料を投与したのち，大腸をブロモデオキシウリジンでパルスラベルし分化速度を測定すると共に，近位結腸

図6−7 ラット近位結腸でのプロテイン キナーゼC活性と細胞分化の関係[26]

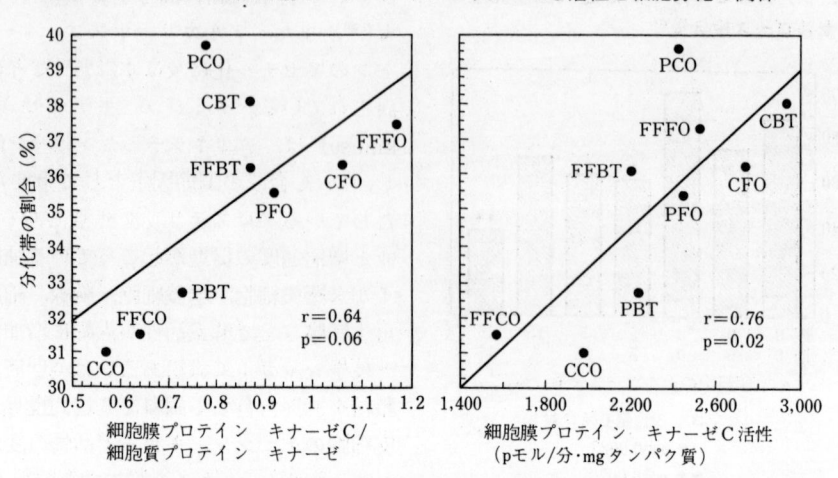

CCO：セルロース・コーン油, CFO：セルロース・魚油, CBT：セルロース・牛脂
FFCO：食物繊維無添加・コーン油, FFFO：食物繊維無添加・魚油
FFBT：食物繊維無添加・牛脂, PCO：ペクチン・コーン油
PFO：ペクチン・魚油, PBT：ペクチン・牛脂

の細胞膜および細胞質のプロテイン キナーゼC活性を測定した[26]。その結果，近位結腸での細胞の分化と細胞膜プロテイン キナーゼC／細胞質プロテイン キナーゼおよび，細胞膜プロテイン キナーゼCとの間には相関が認められた（それぞれ，r=0.64, p=0.06およびr=0.76, p=0.02）（図6−7）[26]。この時，プロテイン キナーゼCの活性化は食物繊維ではペクチンの方がセルロースより高く，脂質の中では，魚油含有飼料投与の場合が最も高く，コーン油含有飼料投与の場合が最も低く，牛脂含有飼料投与の場合は中程度であった（図6−7）[26]。

また，ラットにセルロース，コーン油含有飼料，ペクチン，コーン油含有飼料を3週間投与し，近位結腸，遠位結腸でのラベル指数およびプロテイン キナーゼCのアイソザイム（イソ酵素，isozyme）の発現を検討した[27]。ラベル指数はペクチン，コーン油含有飼料投与群の方が，セルロース，コーン油含有飼料投与群より有意に高かった。また，プロテイン キナーゼCα活性は近位結腸の方が遠位結腸より高く，いずれも細胞質の方が細胞膜より高かった。ペクチン コーン油含有飼料投与群では細胞膜のプロテイン キナーゼCαの活性が有意に上昇した（図6−8）[27]。また，アイソザイムであるプロテイン キナーゼCδ活性は遠位結腸の方が近位結腸よりかなり高く，いずれも細胞膜の方が細胞質が高く，ペクチン・コーン油含有飼料投与群で，遠位結腸細胞膜で有意な活性の上昇が認められた（図6−8）[27]。

ラットにアゾキシメタン（azoxymrthane）[35]あるいは1,2-ジメチルヒドラジン（1,2-dimethyl-hydrazine）[36]を投与すると，大腸粘膜細胞のプロティン キナーゼC入[37〜39]の酵素の発現量が抑制される[35,36]。アゾキシメタンを投与したラットにセルロースあるいはペクチンを含有する飼料を15，あるいは37週間投与すると，セルロース含有飼料投与群では，プロティン キナーゼC入りの発現量は変化しなかったが，ペクチン含有飼料投与群では有意（P<0.05）に増加し，その程度は，アゾキシメタン非投与の対照群と同じ発現量であった[35]。この時，プロティン キナーゼC入りのmRNAの発現量はペクチン含有飼料投与群でやや増加したが，有意差は認められなかった[35]。

ジアシルグリセロール（diacylglycerol）は，ホスファチジルイノシトールの代謝によって生じ，外界からの刺激の第2メッセンジャーとして重要な役割を果たしていると共に，プロテイン キナーゼCを活性化する[40]。プロテイン キナーゼCの活性化の程度は，ジアシルグリセロール産生量と相関があると推定されており[26]，大腸管腔内のジアシルグリセロールは，大腸内の特定の細菌により，食餌性脂質，胆汁酸，上皮細胞膜脂質などを

図6-8　プロテイン　キナーゼCの発現に及ぼす食物繊維の影響[27]

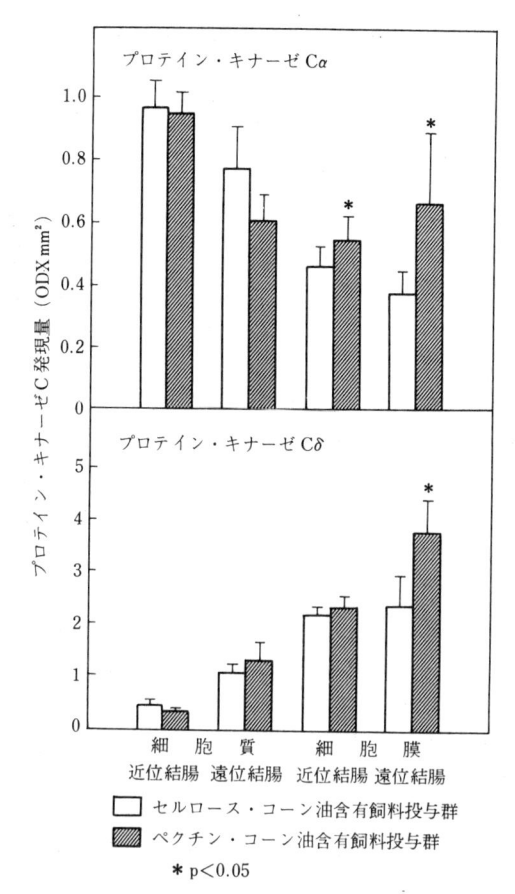

図6-9　食物繊維投与による小腸粘膜アルカリ・ホスファターゼ活性の変化[31]

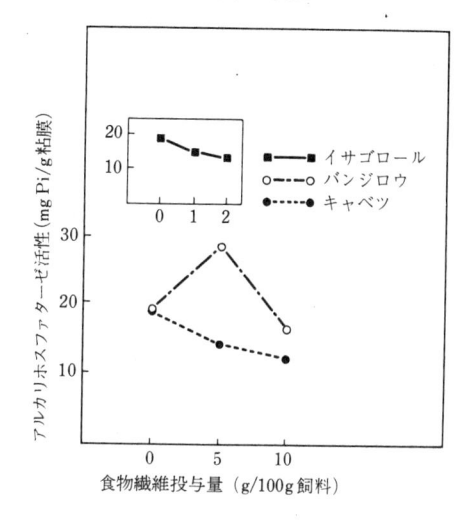

基質として産生される[41,42]。これら大腸管腔内で産生されたジアシルグリセロールは，大腸粘膜より吸収され，大腸細胞内に取り込まれプロテイン　キナーゼCを活性化すると推定されている[28]。高脂質含有飼料をラットに投与した場合，ジアシルグリセロール濃度の上昇と，プロテイン　キナーゼ活性の上昇が報告されている[43]。

健常女性の通常の食事に加え1日13～15gの食物繊維（小麦フスマ，カラス麦フスマ，あるいはトウモロコシ・フスマ）を8週間摂食してもらい，摂食前後の糞便の性状，含有されるジアシルグリセロールの変化を検討した[28]。摂食後はいずれも糞便総排泄量および糞便中への脂質排泄量は有意に増加した。糞便中へのジアシルグリセロール排出量は，小麦フスマ摂食群で有意に減少し，カラス麦フスマ摂食群でやや増加，トウモロコシ・フスマ摂食群でやや減少した[28]。この時のジアシルグリセロールの脂肪酸組成は，小麦フスマ摂食群でラウリン酸，ミリスチン酸，パルミチン酸，ステアリン酸，リノール酸が対照群に比較して減少したのに対して，カラス麦フスマ摂食群では，オレイン酸，リノール酸が増加した[28]。

アルカリ　ホスファターゼ（alkaline phosphatase）は，リン酸のモノエステルを加水分解して無機リン酸を生じる酵素であり，動物の組織に広く分布しており，ヒトでは4つの，ラットでは3つのアイソザイムが存在している[44]。血清中に見出されるアルカリ　ホスファターゼは，肝臓，小腸，骨組織に由来するため，肝臓，消化器，骨組織の疾患のマーカーの1つになっている[45～48]。ラットでの化学発癌では癌組織でアルカリ　ホスファターゼ活性が大幅に増加すると共に，産生されるアルカリ　ホスファターゼの分子構築の異常も知られている[48]。

ラットに36日間，食物繊維であるイサゴロール（isabgol, *Plantago ovata*），凍結乾燥粉砕キャベツ（cabbage, *Brassica oleracea*），あるいは凍結乾燥粉砕バンジロウ果実（guava fruit, *Psidium guajava*）を投与し，小腸粘膜アルカリ　ホスファターゼ活性の変化を検討した[31]。その結果，いずれの食物繊維の投与により，小腸粘膜の総タンパク質含量は減少し，バンジロウ果実投与の一部を除いては，食物繊維の投与量に比例してアルカリ　ホスファターゼ活性は減少した（図6-

9)[31]。この時，小腸粘膜の二糖類加水分解酵素のスクラーゼ（sucrase），マルターゼ（maltase），ラクターゼ（lactase）活性も食物繊維の投与量に比例して低下した[31]。

β-グルクロニダーゼ（β-glucuronidase）は大腸内嫌気性細菌である Peptostreptococcus や Clostridium，条件 E. coli が産生する酵素[49,50]で，糞便中に存在し，排泄されるべき有害物質のグルクロン酸抱合体を加水分解し，有毒物質や発癌物質を生成する[51]。食物繊維をヒトが摂食した場合の糞便中のβ-グルクロニダーゼ活性の変化が検討されている[52〜54]。健常女性に，通常の食事に加え，小麦フスマ，カラス麦フスマ，トウモロコシフスマを1日3〜15g，8週間摂食してもらい，摂食前後の糞便中のβ-グルクロニダーゼ活性を測定したところ，小麦フスマあるいはカラス麦フスマ摂食群で有意に低下したが，トウモロコシフスマ摂食群では変化が認められなかった[53]。また健常女性に1日9gのライ麦フスマを，4週間摂食してもらった場合には，糞便中β-グルクロニダーゼ活性の変化は認められなかった[54]。この時ライ麦フスマと同時に Lactobacillus Strain GG 発酵ヨーグルトを同時に摂食すると，β-グルクロニダーゼ活性の低下が認められるが，これはヨーグルト単独摂食でも認められることから[54]，ライ麦フスマ摂食の影響とは推定し難い。ラットに，カラス麦フスマ，小麦フスマ，グアー・ガムを10％含有する飼料を投与しても糞便中のβ-グルクロニダーゼ活性に変化は認められなかった[31]。

β-グルクロニダーゼ以外にも大腸内で有害物質，発癌物質を産生する微生物由来の酵素として胆汁酸の代謝に関与する7α-デヒドロキシラーゼ（7α-dehydroxylase），またニトロレダクターゼ（nitroreductase），アゾレダクターゼ（azoreductase）などが挙げられる。7α-デヒドロキシラーゼは，一次胆汁酸であるコール酸（cholic acid）とケノデオキシコール酸（chenodeoxycholic acid）を二次胆汁酸であるデオキシコール酸（deoxycholic acid）とリソコール酸（lithocholic acid）にそれぞれ変換する[55]。ニトロレダクターゼ，アゾレダクターゼはそれぞれ，糞便中のニトロ化合物，アゾ化合物をフェニール置換アミン（phenyl-substituted amines）とナフチル置換アミン（naphtyl-substituted amines）に変換する。

健常女性の通常の食事に加え，毎日3〜15gの小麦フスマ，カラス麦フスマ，トウモロコシフスマを8週間摂食してもらい，摂食前後の糞便中の7α-デヒドロキシラーゼ活性，ニトロレダクターゼ活性，アゾレダクターゼ活性の変化を測定した[53]。ニトロレダクターゼ活性，アゾレダクターゼ活性はいずれの食物繊維の摂食でも減少が認められたが，7α-デヒドロキシラーゼ活性は小麦フスマ摂食群では減少，トウモロコシフスマ摂食群では増加が認められ，カラス麦フスマ摂食群では不変であった[53]。この時，糞便中のデオキシコール酸含量は，小麦フスマ，トウモロコシフスマ摂食群で減少し，リソコール酸含量は小麦フスマ摂食群で減少，トウモロコシフスマ摂食群で増加し，12-ケトリソコール酸含量は小麦フスマ摂食群でのみ減少した[53]。カラス麦フスマ摂食群では，糞便中の二次胆汁酸含量には，ほとんど影響を及ぼさなかった[53]。また，小麦フスマ摂食群では，糞便中のコレステロール（cholesterol），コプロスタノール（coprostanol），コプロスタノン（coprostanone），コレステノール（cholestenol），コレステノン（cholestenone）含量はいずれも減少したが，カラス麦フスマ摂食群では，コレステロール，コプロスタノール，コレステノール，コレステノン含量いずれも有意に増加した[53]。トウモロコシフスマ摂食群では糞便中のコレステロール含量は増加し，コプロスタノール，コレステノンは減少した[53]。食物繊維ではないが，Lactobacillus strain GG（含有ヨーグルト）の摂食でも，糞便中のニトロレダクターゼ活性，グリココール酸ヒドラーゼ活性が低下している[54]。

大腸内の有害物質の産生に関与する大腸内細菌由来の酵素の抑制とは別に，大腸内で産生された有害物質の代謝に関する酵素の関与も検討されている[56]。腸間以外での有害物質の解害に関する機能としては，細胞内のミクロソームに存在するシトクロム P-450（cytochrome P-450）[57]あるいは，種々の転移酵素（transferase enzyme）が関与していると推定されている[56]。シトクロム P-450 は生体内の分布も非常に広く，種類も非常に多い[58]。種々の食物繊維をラットに投与した場合の肝臓および小腸のシトクロム P-450 活性およびシトクロム P-450 イソ酵素活性の変化が検討されている[56]。ラットにヒトが通常の食事で摂食する食物繊維，

図6-10 種々の食物繊維投与のペンタクロロベンゼン血液中濃度変化に及ぼす影響[61]

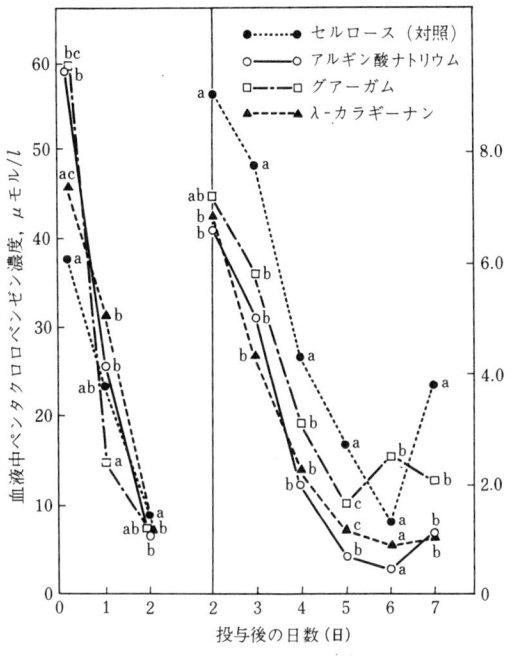

異なるアルファベット間は有意差(p<0.05)があることを示す。

例えば小麦フスマ，ニンジン，ココア，豆繊維，カラス麦繊維，イヌリンを10%含有する飼料を8週間投与したのち，肝臓および小腸のシトクロムP-450，グルタチオン-S-トランスフェラーゼ(glutathion-S-transferase)，UDP-グルクロノシル トランスフェラーゼ (UDP-glucuronosyl transferase)活性の変化を検討した[56]。その結果，肝臓の総シトクロムP-450活性は，ニンジン投与群で高いのに対して，小麦フスマ投与群では低かった。シトクロムP-450のうち，シトクロムP-450 2E1(エタノールにより誘導され，エタノール，アニリン，ニトロソアミン(nitrosamine)などを代謝[58])は，ニンジン投与群で他の食物繊維投与群に比較して，高い酵素活性を示した。また，ココア投与群では豆繊維投与群に比較して低いシトクロムP-450 2C11活性を，また高いシトクロムP-450 1A2(3-メチルコラントレン(3-methylcholanthrene)，ベンゾピレン(benzopyrene)などを代謝[59])活性が示された[56]。さらにココア投与群では小腸シトクロムP-450 1A1(シトクロムP-450 1A2と同様の化合物を代謝[59])活性の非常に高い上昇が認められた[56]。ト

ランスフェラーゼ活性の変動に関しては，イヌリン投与群で他の食物繊維投与群に比較して肝臓グルタチオン-S-トランスフェラーゼは有意に高く，同酵素の大腸での活性はカラス麦繊維投与群で小麦フスマ投与群に比較して，約2倍高かった[56]。これらの結果からも明らかなように，食物繊維の分化に関連する酵素活性に及ぼす影響については，種々の条件により異なり，統一的な見解は現時点では困難である。

食物繊維の摂食は生体内の有毒物質の分解を促進する種々の酵素を活性化し，大腸疾患の発生を抑制すると同時に，生体内に取り込まれた有害物質の排泄も促進する[60,61]。ラットにアルギン酸ナトリウム，グアーガム，λ-カラギーナン，セルロース(対照群)を5%含有する飼料を2週間投与したのち，ペンタクロロベンゼン(pentachlorobenzene)を投与し，ペンタクロロベンゼンの血液中濃度，脂肪組織内濃度を測定した[61]。ペンタクロロベンゼンの血液中濃度は，投与直後は，セルロース投与群に比較して食物繊維投与群で高いが，投与2日後からはアルギン酸ナトリウム，グアーガム，λ-カラギーナン投与群で有意に低下した(図6-10)[61]。また，脂肪組織のペンタクロロベンゼンの蓄積はアルギン酸ナトリウム，グアーガム投与群で有意に低下した[61]。

6-4) 大腸内短鎖脂肪酸濃度，大腸内pHと大腸癌

ラットに1,2-ジメチルヒドラジンなどの発癌物質を投与したのち，食物繊維を投与すると大腸の腺腫，腺癌の発生を抑制する傾向が見られる[62~65]。食物繊維の大腸の腺腫，腺癌発生抑制効果の一部に，大腸内で食物繊維より産生された短鎖脂肪酸が関与していると推定されている[66,67]。大腸腺腫あるいは大腸癌の患者および健常人の大腸内糞便中の短鎖脂肪酸濃度が検討されている[66,68~71](表6-1)[66]。手術前の大腸癌患者20名，大腸腺腫患者8名と健常人32名の糞便中の短鎖脂肪酸濃度を測定したところ，短鎖脂肪酸総量および，酢酸，プロピオン酸，酪酸の濃度に差は認められなかった[38]。また，大腸癌あるいは大腸腺腫患者18名と健常人35名の糞便中の短鎖脂肪酸濃度を測定したところ，大腸癌あるいは大腸腺腫患者で，酢酸濃度の有意な上昇と，酪酸濃度の有意な

表6-1 大腸腺腫患者，大腸癌患者，健常人の大腸内容物中の短鎖脂肪酸濃度[66]

	試料	n	総短鎖脂肪酸量（mモル）	短鎖脂肪酸の割合（％）			文献
				酢酸	プロピオン酸	酪酸	
糞便中濃度							
健常人	便	32	142	54	19	11	68)
大腸腺腫（手術前）	便	8	147	54	24	14	
大腸腺癌（手術前）	便	20	110	63	14	14	
健常人	浣腸物	35		61	16	17	69)
大腸腺腫/腺癌（手術前/後）	浣腸物	18		69*	15	12*	
健常人	便	16	91	65	16	12	70)
大腸腺腫（大腸切除後）	便	17	86	68	15	9	
大腸腺癌（ 〃 ）	便	17	115	64	16	12	
健常人	便	33	73			22	71)
大腸腺腫（大腸切除後）	便	20	71			8*	
24時間培養後							
健常人	便＋基質	16	120	45	25	20	70)
大腸腺腫（大腸切除後）	便＋基質	17	118	47	26	15*	
大腸腺癌（ 〃 ）	便＋基質	17	139	49	26	15*	
健常人	便＋イスパグラハスク	16	242	53	27	15	70)
大腸腺腫（大腸切除後）	便＋イスパグラハスク	17	252	53	32	10*	
大腸腺癌（ 〃 ）	便＋イスパグラハスク	17	302	56	31	9*	

＊ $p < 0.05 \sim 0.01$（対健常人）

低下が報告されている[20]。同様に大腸腺腫患者で健常人に比較して糞便中の酪酸濃度が有意に低下している例も報告されているが[71]，この場合，大腸腺腫患者と健常人に同じ調整食を2週間摂取してもらったあとの糞便中の酪酸濃度は差が見出されなかったことから，大腸腺腫患者での糞便中の酪酸濃度低下は，食事内容の差によるものではないかと推定している[71]。大腸腺腫，大腸癌の手術後の患者の大腸内容物を，24時間培養し，短鎖脂肪酸濃度を測定したところ，健常人の大腸内容物を用いた場合に比較して，酪酸濃度は低かった[70]。この時，大腸内容物にイスパグラ ハスク（ispaghula hask）を添加して培養した場合も同様の現象が認められた[70]。これらの結果から，大腸腺腫患者，大腸癌患者と健常人の大腸内容物中の短鎖脂肪酸濃度を比較した場合，短鎖脂肪酸総含量には差が認められなかったが，酪酸含量は，健常人に比較して大腸腺腫患者，大腸癌患者で低い傾向が認められているが[68,70]，差がない場合も報告されており[69,70]，その関係は，はっきりしない（表6-1）[66]。

大腸癌患者の糞便のpHは健常人のそれと比較してやや高いとの報告が以前は多かったが[66〜68]，最近は大腸癌患者[72]，大腸腺腫患者[68]と健常人の糞便のpHには差がないこと，また大腸癌切除後の患者[70]あるいは大腸腺腫切除後の患者[70,71]と健常人の糞便のpHには差がないことが報告されている。さらに，pH感受性ラジオテレメトリー カプセル（pH-sensitive radiotelemetry capsule）を用い健常人，大腸腺腫患者，手術前の大腸癌患者の大腸内pHを測定したところ，いずれの間にも差が認められなかった[73]。これらの結果から，以前報告されていた大腸癌患者の糞便のpHは健常人の糞便のpHより高いという測定結果は，たぶん大腸癌そのものより，大腸癌患者で食欲不振，大腸閉塞，出血などにより，大腸内細菌叢に変化の起こった結果による二次的な変化によるものと推定される[66,74]。しかし，大腸内のpHの上昇は，

大腸癌のリスクを高めることを否定するものではない。

6-5) 短鎖脂肪酸の大腸癌細胞の細胞周期に及ぼす影響

食物繊維から大腸内で産生される短鎖脂肪酸の大腸癌抑制の作用機序の1つとして，短鎖脂肪酸による大腸癌細胞でのサイクリン依存性キナーゼ (cyclin-directed kinase；cdk) 阻害物質の誘導が挙げられている[75]。誘導されたcdk阻害物質はcdk活性を抑制する[76]。cdkは真核細胞のG_2期からM期への移行を制御しているリン酸化酵素でM期で活性が上昇する。cdkは細胞内で誘導されるサイクリンと結合して，さらにある種のチロシン ホスファターゼによって脱リン酸化を受けて活性化し，細胞がG_2期からM期に入る。その後，ある種のプロテアーゼによりチロシン ホスファターゼと結合しているサイクリンが分解され不活性型にもどり，G_1期に移行する。

当初，大腸癌細胞での短鎖脂肪酸による癌抑制の機構として，短鎖脂肪酸によるトランスフォーミング生長因子-$\beta 1$ (transforming growth factor-$\beta 1$；TGF-$\beta 1$) の誘導，さらに誘導されたTGF-$\beta 1$によるcdk阻害物質の誘導が推定されていた。TGF-$\beta 1$および，そのmRNAは大腸陰窩の先端部に多く見いだされ[77,78]，TGF-$\beta 1$を大腸に注入すると陰窩が短くなり[79]，in vivoでの分化を促進し，増殖を抑制する。また，TGF-$\beta 1$はp15[80]，p21[81]，p27[76]などのcdk阻害物質を誘導することにより，cdk活性を抑制する。さらにヒト大腸癌U4細胞でTGF-$\beta 1$は，細胞の分化マーカーを誘導し，細胞のG_7期を阻害することにより増殖を抑制する[82,83]。

ヒト大腸癌U4細胞培養系に，小麦フスマ，オーツ麦フスマ，ペクチン，セルロースをラットに投与した場合，大腸内で産生される短鎖脂肪酸組成に類似した人工的短鎖脂肪酸混合物（例えば小麦フスマの場合，酪酸4.7mモル/l，プロピオン酸3.3mモル/l，酢酸25mモル/l，ペクチンの場合酪酸1.0mモル/l，プロピオン酸15.0mモル/l，酢酸30mモル/l) を添加し，24時間培養しcdk阻害物質およびサイクリンの発現に及ぼす影響を検討した[75]。小麦フスマ由来人工的短鎖脂肪酸混合物添加の場合が，cdk阻害物質およびサイクリンの誘導発現が最大であり，cdk阻害物質であるp21の発現量は30±3.2倍，p27の発現量は5.3±1.8倍，サイクリンEの発現量は6.5±1.3倍に増加したが，サイクリンD1，サイクリンHの発現はやや減少，増加したのみであった[75]。人工的食物繊維由来短鎖脂肪酸混合物のcdk阻害物質誘導効果は小麦フスマ由来人工的短鎖脂肪酸混合物＞オーツ麦由来人工短鎖脂肪酸混合物＞ペクチン由来人工的短鎖脂肪酸混合物≫セルロース由来人工的短鎖脂肪酸混合物の順であった[75]。またヒト大腸癌U4細胞培養系にTGF-$\beta 1$を添加しても，食物繊維由来人工的短鎖脂肪酸程はcdk阻害物質を誘導しなかったことから，cdk阻害物質の誘導は，短鎖脂肪酸のTGF-$\beta 1$の結果ではなく，短鎖脂肪酸の直接作用によるものと推定された[75]。

文　献

1) 厚生省保健医療局疾病対策課（監修），成人病のしおり '96，社会保険出版社 (1996)
2) Dairy Council Digest誌，食の科学 **161**, 72 (1991)
3) Committee on Diet and Health Food and Nutrition Board Commission on Life Sciences National Research Council, Diet and Health — Implications for Reducing Chronic Disease Risk, National Academy Press (1989)，（日本語訳）厚生省生活衛生局食品保健課新開発食品保健対策室（監修），細谷憲政，福井忠孝，福場博保（監訳），食事と健康 — 成人病予防のための食事と健康の科学，p463，日本食品衛生協会 (1992)
4) 西野輔翼，診療と新薬 **32**, 1833 (1995)
5) 渡辺 昌，小林友美子，臨床栄養 **80**, 238 (1992)
6) 西野輔翼，Mol. Med. **33**, 380 (1996)
7) 越智宏倫，食品工業　1月30日号, 16 (1996)
8) 荒木順子，診断と新薬 **32**, 1851 (1995)
9) Block, G., Nutr. Rev. **50**, 207 (1992)
10) Dwyer, J. T., Nutr. Rev. **50**, 106 (1992)
11) 長田和実，古川勇次，New Food Industry **32** (3), 47 (1991)
12) 加美山茂利，食品工業　2月28日号, 76 (1993)
13) 山口百子，栄養学雑誌 **54**, 71 (1996)
14) 石川秀樹，Mol. Med. **33**, 400 (1996)
15) 大井 玄，食の科学 **194**, 97 (1994)
16) Lapré, J. A., Van der Meer, R., Trends Food Sci. Tech. **3**, 320 (1992)
17) 大谷 透，綜合臨床 **46**, 217 (1997)
18) Jacobs, L. R., Lupton, J. R., Cancer Res. **46**, 1727 (1986)
19) Heitman, D. W., Ord, V. A., Hunter, K. E., Cameron, I. L., Cancer Res. **49**, 5581 (1989)
20) Bianchini, F., Caderni, G., Magno, C., Testolin, G., Dolara, P., J. Nutr. **122**, 254 (1992)
21) Caderni, G., Luceri, C., Spagnesi, T., Giannini, A., Biggeri, A., Dolara, P., J. Nutr. **124**, 517 (1994)

22) Weaver, G. A., Tangel, C. T., Krause, J. A., Alpern, H. D., Jenkins, P. L., Parfitt, M. M., Stragand, J. J., J. Nutr. **126**, 1979 (1996)
23) Folino, M., McIntyre, A., Young, G. P., J, Nutr. **125**, 1521 (1995)
24) Otsuka, M., Satchithanandam, S., Calvert, R. J., J, Nutr. **119**, 566 (1989)
25) Calvert, R. J., Otsuka, M., Satchithanandam, S., J, Nutr. **119**, 1610 (1989)
26) Chapkin, R.S., Gao, J., Lee, D.-Y.K., Lupton, J. R., J, Nutr. **123**, 649 (1993)
27) Davidson, L. A., Lupton, J, R., Jiang, Y.-H., Chang, W.-C., Aukema, H. M., Chapkin, R. S., J, Nutr. **125**, 49 (1995)
28) Reddy, B. S., Simi, B., Engle, A., Gastroenterology **106**, 883 (1994)
29) McIntyre, A., Young, G.P., Taranto, T., Gibson, P. R., Ward, P. B., Gastroenterology **101**, 1274 (1991)
30) 渡辺正敏, 池田義雄, 食物繊維 (印南 敏, 桐山修八 編) p323, 第一出版 (1982)
31) Khokhar, S., J, Nutr. Biochem. **5**, 176 (1994)
32) Boffa, L. C., Lupton, J. R., Mariani M. R., Ceppi, M., Newmark, H. L., Scalmati, A., Lipkin, M., Cancer Res. **52**, 5906 (1992)
33) 千田和広, 黒木登志夫, 蛋白質核酸酵素 **31**, 1983 (1986)
34) 黒木登志夫, 千田和広, 黄 明, 代謝 **25**, 臨時増刊号, 癌 **88**, 65 (1988)
35) Jiang, Y.-H., Lupton, J.R., Chapkin, R.S., J. Nutr. **127**, 1938 (1997)
36) Baum, C. L., Wali, R. K., Sitrin, M. D., Bolt, M. J., Brasitus, T. A., Cancer Res. **50**, 3915 (1990)
37) Akimoto, K., Takahashi, R., Moriya, S., Nishioka, N., Takayanagi, J., Kimura, K., Fukui, Y., Osada, S., Kazlauskas, A., Ohno, S., EMBO J. **15**, 788 (1996)
38) Gross, M. E., Zorbas, M.A., Danels, Y.J., Garcia, R., Gallick, G. E., Olive, M., Brattain, M. G., Boman, B. M.,Yeoman, L.C, Cancer Res. **51**, 1452 (1991)
39) Saeki, T., Stromberg, K., Qi, C.F., Gullick, W. J., Tahara, E., Normanno, N., Ciardiello, F., Kenney, N., Johnson, G. R., Salomon, D.S., Cancer Res. **52**, 3467 (1992)
40) Quest, A. F. G., Raben, D. M., Bell, R. M., Handbook of Lipid Res. **8**, (Eds. Bell, R. M., Exton, J. H., Proscott, S. M.), p 1, Plenum Press (1996)
41) Morotomi, M., Guillem, J. G., LoGerfo, P., Weinsein, B. I., Cancer Res. **50**, 3595 (1990)
42) Friedman, E., Isaksson, P., Rafter, J., Marian, B., Winawer, S., Newmark, H., Cancer Res. **49**, 544 (1989)
43) Choe, M., Kris, E.S., Luthra, R., Copenhaver, J., Pelling, J. C., Donnelly, T. E., Birt, D. F., J. Nutr. **122**, 2322 (1992)
44) 成澤園子, 野澤志朗, 臨床科学 **33**, 182(1997)
45) 高橋俊二, 小泉 満, 尾形悦郎, 臨床科学 **33**, 134(1997)
46) 五関-曽根正江, 大井田新一郎, 柳下正樹, 須田立雄, 臨床科学 **33**, 165 (1997)
47) 東野一彌, 波田寿一, 平野和行, 臨床科学 **33**, 142 (1997)
48) 菰田二一, 小山岩雄, 三浦雅一, 中島孝則, 薬師神真理, 薗田 勝, 穂苅 茂, 廣田紀男, Alpers, D. H., 臨床科学 **33**, 150(1997)
49) Cole, C. B., Fuller, R., Mallet, A. K., Rowland, I. R., J. Appl. Bacteriol. **59**, 549 (1985)
50) Gadelle, D., Raibaud, P., Sacquet, E., Appl. Microbiol. **49**, 682 (1985)
51) Goldin, B. R., Gorbach, S. L., J. Natl. Cancer Inst. **57**, 371 (1975)
52) Goldin, B. R., Adlercruetz, H., Gorbach, S. L., Warram, J. H., Dwyer, J. T., Swenson, L., Woods, M. N., N. Engl. J. Med. **307**, 1542 (1981)
53) Reddy, B. S., Engle, A., Simi, B., Goldman, M., Gastroenterology **102**, 1475 (1992)
54) Ling, W. H., Korpela, R., Mykkänen, H., Salminen, S., Hänninen, O., J. Nutr. **124**, 18 (1994)
55) Reddy, B. S., Cancer Res. **41**, 3766 (1981)
56) Roland, N., Nugon-Baudon, L., Flinois, J.-P., Beaune, P., J. Nutr. **124**, 1581 (1994)
57) 今井嘉郎, 小森雅之, 新生化学実験講座, 第5巻 (加藤隆一, 香川靖雄, 小沢高将, 和田 博, (編)), p205, 東京化学同人 (1992)
58) Paine, A. J., Int. J. Exp. Pathol. **72**, 349 (1991)
59) Soucek, P., Gut, I., Xenobiotica, **22**, 83 (1992)
60) Umegaki, K., Ikegami, S., Ichikawa, T., J, Nutr. Sci. Vitaminol. **39**, 11 (1993)
61) Ikegami, S., Umegaki, K., Kawashima, Y., Ichikawa, T., J. Nutr. **124**, 754 (1994)
62) Heitman, D. W., Ord, V. A., Hunter, K. E., Cameron, I. L., Cancer Res. **49**, 5581 (1989)
63) Bianchini, F., Caderni, G., Magno, C., Testolin, G., Dolara, P., J, Nutr. **122**, 254 (1992)
64) Caderni, G., Luceri, C., Spagnesi, T., Giannini, A., Biggeri, A., Dolara, P., J. Nutr. **124**, 517 (1994)
65) Wearer, G. A., Tangel, C. T., Krause, J. A., Alpern, H. D., Jenkins, P. L., Parfitt, M. M.,Stragand, J. J., J. Nutr. **126**, 1979 (1996)
66) Mortensen, P. B., Clausen, M. R., Physiological and clinical aspects of short-chain fatty acids (Cummings, J. H., Rombeau, J. L., Sakata, T. (Eds)), p373, Cambridge Univ. Press (1995)
67) 宮田富弘, 海老原清, 臨床栄養 **81**, 750 (1992)
68) Vernia, P., Ciarniello, P., Cittadini, M., Lorenzotti, A., Alessandrini, A., Caprilli, R., Gastroenterology **96**, A528 (1989)
69) Weaver, G. A., Krause, J. A., Miller, T. L., Wolin, M. J., Gut **29**, 1539 (1988)
70) Clausen, M. R., Bonnen, H., Mortensen, P. B., Gut **32**, 923 (1991)
71) Kashtan, H., Stern, H. S., Jenkins, D. J. A., Jenkins, A. L., Thompson, L. U., Hay, K., Marcon, N., Minkin, S., Bruce, W. R., Am, J. Clin. Nutr. **55**, 723 (1992)
72) Charalambides, D., Segal, I., Am. J. Gastroenterol. **87**, 74 (1992)
73) Pye, G., Evans, D. F., Ledingham, S., Hardcastle, J. D., Gut **31**, 1355 (1990)
74) Hove, H., Clausen, M. R., Mortensen, P. B., Gut **34**, 625 (1993)
75) Wang, J., Friedman, E.A., Gastroenterology **114**, 940 (1998)

76) Reynisdottir, I., Polyak, K., Iavarone, A., Massague, J., Genes Dev. **9**, 1831 (1995)
77) Barnard, J, Lyons, R., Moses, L., Biochim. Biophys. Acta. **1032**, 79 (1990)
78) Pelton, R. Saxena, B., Jones, M., Moses, H., Gold, L., J. Cell Biol. **115**, 1091 (1991)
79) Migdalska, A., Molineux, G., Demuynck, H., Evans, G., Ruscetti, F., Dexter,T., Growth Factors **4**, 239 (1991)
80) Hannon, G., Beach, D., Nature **371**, 257 (1994)
81) Li, C.-Y., Saurdet, L., Little, J. B., J. Biol. Chem. **270**, 4971 (1995)
82) Hafez, M., Hsu, S., Yan, Z., Winawer, S., Friedman, E., Cell Growth Differ. **3**, 753 (1992)

第7章 酪酸の大腸癌に及ぼす影響

7-1) はじめに

ラットの盲腸上皮細胞培養系に種々の短鎖脂肪酸を添加すると，酢酸の場合100mモル，プロピオン酸の場合10mモル，酪酸の場合0.1mモルで細胞の増殖を抑制し，酪酸が最も活性が強かった[1]。またラット3Y1繊維芽細胞系に種々の短鎖脂肪酸を添加すると，細胞は主としてG_1期で増殖を停止したが，短鎖脂肪酸のうち酪酸が最も強い増殖抑制作用を示した[2]。この時酪酸の致死作用は弱く，培養系より酪酸を除くと細胞は増殖を開始した[2]。また酪酸は短鎖脂肪酸の中でも腫瘍細胞に対する分化促進作用が最も強い[3]。これらの事実から，短鎖脂肪酸のうち特に酪酸に注目して，酪酸の癌細胞に対する影響が検討されている[3,4]。ここでは，癌細胞および正常細胞の増殖あるいは分化に及ぼす影響，細胞内情報伝達系への影響，癌抗原発現への影響，遺伝子発現への影響，さらに酪酸誘導体の癌細胞増殖抑制作用などについて述べる。

食物繊維のラット，豚などへの投与は，通常盲腸，大腸での短鎖脂肪酸の産生量を増加させる[5]。産生される短鎖脂肪酸の種類と量は投与される食物繊維の種類によって異なるが，一般的な平均値としては酢酸が約60％，プロピオン酸が20〜25％，酪酸が15〜20％である[5]。特に酪酸の産生を増加させる食物繊維としてはコーンスターチ[6]，グアーガム[7,8]，アラビアガム[7]が挙げられる。ヒトにコーンスターチを摂食してもらったのちの酪酸の産生量は，メタン産生を伴わないヒトの方がかなり多かった[6]。同様のことは，コーンスターチを投与したラットでも認められている[6]。ヒトやラットの大腸でのメタンの産生は，*Methanobrevibacter*[9,10]により，水素と二酸化炭素より行われる。大腸内では水素は，二酸化炭素より酢酸を産生するのにも用いられるが，必要な水素量はメタンを産生する場合の方が，酢酸を産生する場合より多くなる[10]。コーンスターチの醗酵から生じる水素量は少ないので，大腸内で酪酸を産生する微生物叢が優勢になった結果ではないかと推定されているが，定かではない。

7-2) 酪酸の大腸癌細胞に及ぼす影響

7-2-1) 酪酸の大腸癌細胞増殖抑制作用

大腸腺癌LIM1215細胞の培養系に酪酸ナトリウムを添加すると1mモル/lの濃度で増殖を抑制し（図7-1）[11]，この濃度で細胞数が2倍に増殖するのに無添加時26時間から72時間に延長した（図7-2）[11]。この時細胞のクローニング効率（cloning efficiency）は1.1％から0.054％に低

図7-1　細胞増殖に及ぼす酪酸ナトリウムの影響[11]

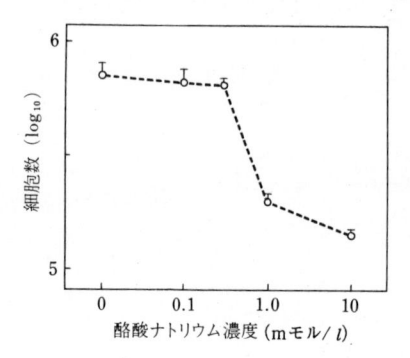

図7-2　大腸腺癌LIM1215細胞培養系への酪酸ナトリウム（1mモル/l）添加の影響[11]

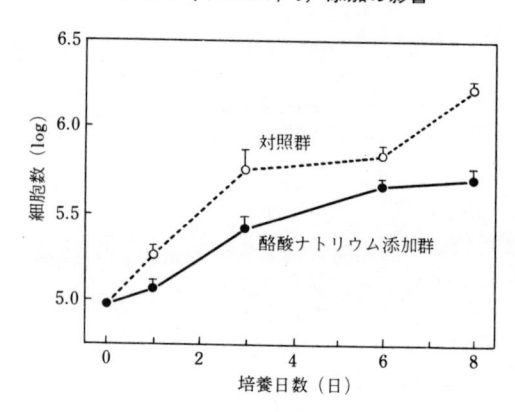

下した[11]。大腸腺腫 HT-29 細胞の培養系に酪酸ナトリウムを添加すると，ほとんどの細胞はG_1期で増殖を停止し，チミジンの取り込みは約40％，細胞数は約21％減少した[12]。これらの増殖抑制作用は可逆的で，酪酸ナトリウムを培養系より除去すると増殖抑制作用は解除された[11,12]。同様の増殖抑制作用は，ヒト大腸腺癌CaCo-2細胞[13]，LIM1215細胞[11]などでも報告されている。

リポソームに酪酸ナトリウムを含有させ，さらに抗CD19[注7-1]モノクローナル抗体を結合させたのち（抗CD19モノクローナル抗体-酪酸ナトリウム-リポソーム），悪性リンパ腫SKLY-18細胞およびRamos細胞の培養系に添加すると細胞の増殖を抑制した[14]。さらにSKLY-18細胞あるいはRamos細胞をヌードマウスに移植したのち，抗CD19モノクローナル抗体-酪酸ナトリウム-リポソームを腹腔内投与すると，悪性リンパ腫細胞の増殖を抑制した[14]。このリポソームが酪酸ナトリウムを含有しない場合，モノクローナル抗体を結合していない場合，また，酪酸ナトリウムのみを含有するリポソームでは，これらの抑制作用は認められなかった[14]。酪酸ナトリウムの悪性リンパ腫細胞の増殖抑制作用は，細胞との直接の接触が必要であると推定される。

ラットに1,2-ジメチルヒドラジンを投与し，発癌を惹起しながら，酪酸ナトリウムを1％あるいは2％含有する飲料水を自由に与え，小腸，大腸での癌の発生に及ぼす影響を検討した[15]。その結果，小腸では対照群と酪酸ナトリウム摂水群との間には発癌の程度の差は認められず，また小腸内酪酸濃度も変化しなかった[15]。大腸での癌の発生は，酪酸ナトリウム摂水群で対照群に比較して2～3倍高く，近位結腸よりも遠位結腸で顕著であった。また大腸内および糞便中の酪酸濃度は約2.5倍上昇した[15]。この結果は，*in vitro* の結果とは逆であり，酪酸の大腸癌細胞増殖抑制作用が，酪酸の直接作用ではなく，間接作用である可能性も示しているが，定かではない[15]。

―――――――――――――――――――

注7-1）CD19

血漿細胞を除くすべての正常細胞と悪性B細胞に発現する膜表面抗原。抗CD19モノクローナル抗体によりB細胞由来の悪性リンパ腫細胞の増殖は抑制される。

図7-3　DNAメチル化に及ぼす酪酸の影響[17]

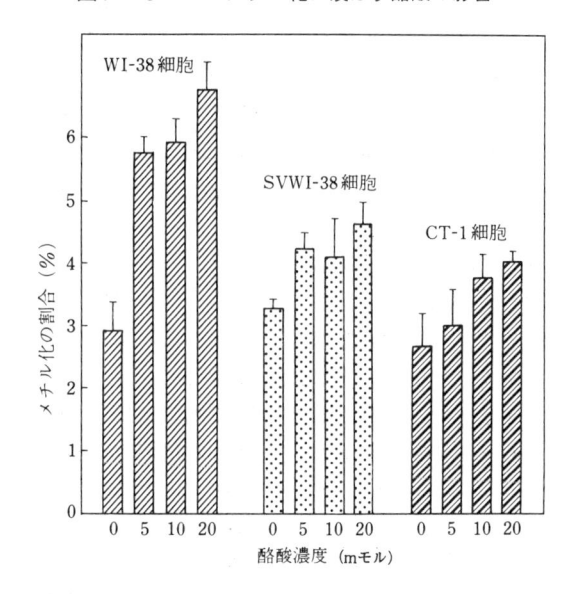

酪酸の癌細胞に対する作用は大腸癌細胞以外にも，赤血球癌細胞[16]，形質転換した肺繊維芽細胞[17]，リンパ腫細胞[18]，子宮腺癌細胞[19]，肺癌細胞[20]でも検討されている。マウス赤血球癌細胞（murine erythroleukemia cell; MELC）は，その細胞培養系に0.75mモル以上の酪酸の添加で細胞の分化を促進（細胞がヘモグロビン産生を促進）し，0.75mモル以下の酪酸の添加で，細胞の分裂を阻止し，細胞の増殖を抑制する[16]。またこの細胞は，ヘキサメチレン ビスアセトアミド（hexamethylene bisacetamide）の刺激により分化が促進され，ヘモグロビンを産生するようになる。細胞培養系にヘキサメチレン ビスアセトアミドを添加すると増殖が抑制されるが，除去するとまた増殖を開始する。0.75mモル以上の酪酸を細胞培養系に添加した場合も同様の現象が認められる。しかし，酪酸とヘキサメチレン ビスアセトアミドを細胞培養系に同時に添加し，増殖を抑制したのち，両者を除去しても増殖能は回復しなかった[16]。さらに，細胞培養系にまず酪酸を添加し，4日後に酪酸を除き，次いでヘキサメチレン ビスアセトアミドを添加し，4日後にそれを除いた場合は，細胞は増殖を開始した。これらの結果から，おそらく酪酸とヘキサメチレン ビスアセトアミドは，異なる細胞内情報伝達系を制御することによりMELCの増殖を抑制していると推定された。

胎児性肺繊維芽WI-38細胞およびWI-38細胞をサル　ウイルス40（simian virus 40）で形質転換したSVWI-38細胞，γ線照射で形質転換したCT-1細胞の培養系に酪酸ナトリウムを添加すると，WI-38細胞の場合，5mモルの添加でチミジンの取り込みを60～80％阻害したが，SVWI-38細胞，CT-1細胞の場合は，75mモル以上の添加で阻害が認められた[17]。また，これらの細胞のDNA中の5-メチルシトシン（5-methylcytosine）[注7-2]の含量を測定したところ，培養系への酪酸ナトリウムの添加量に比例して，メチル化が促進され，その程度はWI-38細胞で特に顕著であった（図7-3）[17]。これらの結果は，酪酸ナトリウムが，正常細胞と形質転換した細胞では，異なる作用機序で生体高分子成分の生合成，遺伝子発現を制御していると推定される[17]。

レチノイド感受性ラット子宮腺癌9-1C細胞（retinoid-responsive 9-1C rat prostatic adenocarcinoma cell）の培養系に酪酸を添加すると，1.5mモル添加で，増殖は50％，5mモル添加で完全に抑制された[19]。この増殖抑制は，プロピオン酸，吉草酸の添加でも認められたが酪酸添加時に比較して非常に弱く，酢酸添加では認められなかった。9-1C細胞の酪酸による増殖抑制で特異的なことは，72時間の酪酸添加下の培養で細胞内タンパク質含量が約4倍に増加すると共に，細胞粒子径の増大，形態的変化が認められることである[19]。

クローン化低転移性ルイス肺癌P-29細胞（cloned low-metastatic Lewis lung carcinoma cell）を，in vitroで酪酸あるいは酪酸ナトリウムで処理したのち，マウスの尾静脈より注入し，P-29

図7-4　チトクロームCサブユニットの遺伝子発現に及ぼす酪酸の影響[22]

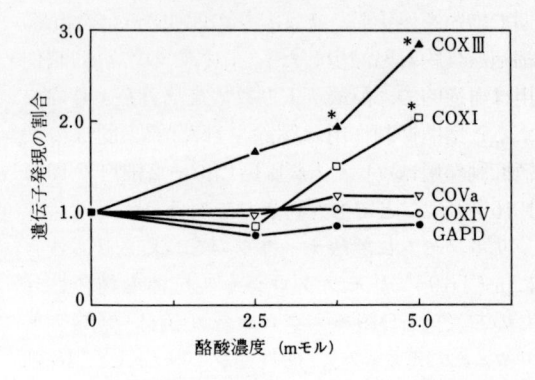

JAPD: glyceraldehyde-3-phosphate dehydrogenase
＊$p<0.01$（GAPDに対して）

細胞の肺転位増殖能（lung-colonizing ability）を測定したところ，無処理群に比較して大幅に増加した[20]。この活性は，プロピオン酸，吉草酸でごくわずか認められるが，酢酸，カプロン酸ではまったく認められなかった[20]。P-29細胞を酪酸あるいは酪酸ナトリウムで処理すると，カテプシン（cathepsin）活性，プラスミノーゲン　アクチベータ（plasminogen activator）含量が増加し，プラスミノーゲン分泌量，細胞接着能が増加すると共に，ヒストンのアセチル化が促進された[20]。

7-2-2）酪酸の大腸癌細胞分化促進作用

酪酸は大腸癌細胞の増殖を抑制すると共に分化を促進することも認められている[3,22～26]。ヒト大腸腺癌HT29細胞では，正常大腸上皮細胞に比較して，チトクロームC　オキシダーゼ（cytochrome C oxidase）活性が低下している[27]。これはチトクロームCオキシダーゼの13個のサブユニットの1個を発現させるミトコンドリアの遺伝子COXⅢ（サブユニットⅢの遺伝子）の発現が抑制されているためである[27]。HT29細胞培養系に酪酸を添加すると濃度依存的にCOXⅢの発現が増加する（図7-4）[22]。サブユニットⅢの発現と共に同じミトコンドリアの遺伝子COXⅠの発現，さらにはサブユニットⅠの発現により（図7-4）[22]，チトクロームCオキシダーゼ活性も上昇し

注7-2）DNAのメチル化[21]

脊椎動物と高等植物のDNAでは，一部のシトシン塩基が5の位置の炭素にメチル基を結合しており，5-メチルシトシンの割合は，異種の動物間で0.7～8.0％であり，同一種の組織によっても異なっている。これまでの研究から，DNAのメチル化は，高等真核生物の一部の遺伝子についてその遺伝子の発現調節に役割を果たしていることが知られている。しかし，これはすべての遺伝子に当てはまるものではなく，メチル化，脱メチル化による転写の不活性化，活性化も，高等真核生物すべてに適用できるものでもない。

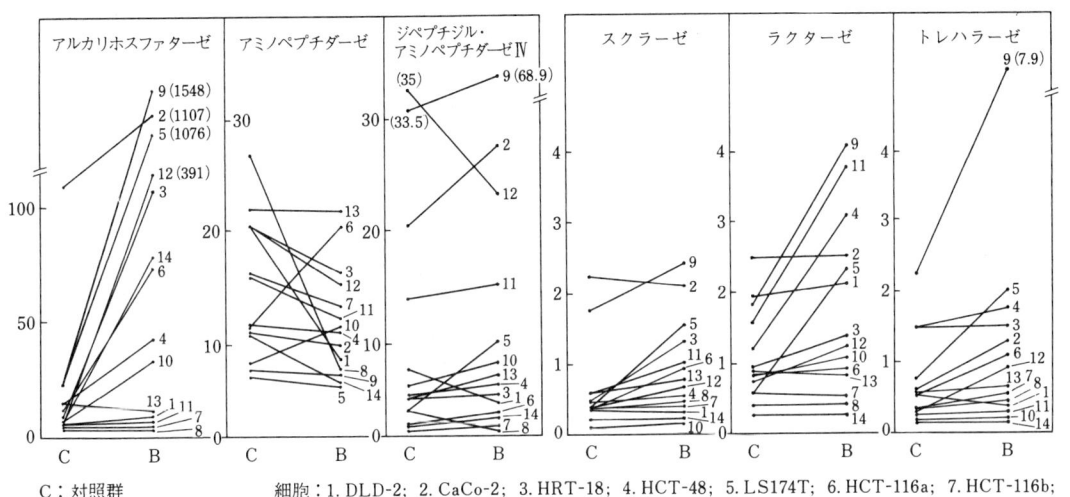

図7-5 大腸腺腫，腺癌細胞の酵素活性に及ぼす酪酸ナトリウムの影響[32]

C：対照群
B：酪酸ナトリウム添加群

細胞：1. DLD-2；2. CaCo-2；3. HRT-18；4. HCT-48；5. LS174T；6. HCT-116a；7. HCT-116b；8. HCT-116；9. SW1116；10. SW-480；11. SW-403；12. LoVo；13. HCT-15；14. HT-29.

た。しかし，この時，同じミトコンドリアの遺伝子由来のグリセルアルデヒド-3-リン酸　デヒドロゲナーゼ（glyceraldehyde-3-phosphate dehydrogenase），チトクロームCオキシダーゼのサブユニットの1個を発現させる核の遺伝子COX IV，COVaの発現は酪酸の添加で変化は認められなかった（図7-4）[22]。

HT29細胞培養系に5mモルの酪酸を添加し，9日間培養したのち，トリプシンで処理し，さらに酪酸添加培地で14日間培養すると，この培養細胞は分化の指標である粘液の分泌（mucus secretion），ドーム形成（dome formation）が認められ，正常細胞に変換された[23]。ヒト直腸腺腫HRT-18細胞では腺腫化に伴って酸性ガングリオシド，特にGM$_3$ガングリオシドが増加し，分化促進剤の作用で減少することが知られている[24]が，HRT-18細胞では，酪酸，ジメチル　スルフォキシド（dimethyl sulfoxide）では認められず，レチノイン酸（retinoic acid）で認められたのみであった[24]。ヒト大腸癌HCT-15細胞，DLD-1細胞では，その培養系に酪酸ナトリウムを添加することにより，細胞内の11のプリン代謝酵素のうち，7つの酵素でその活性が3倍以上に上昇した[25]。

酪酸，酪酸ナトリウムの癌細胞分化促進作用は大腸腺腫・腺癌細胞のみならず，白血病細胞でも報告されている[26〜30]。ヒト白血病K562(S)細胞培養系に1.4mモルの酪酸を添加すると，分化が促進され，添加4日後よりヘモグロビンを合成するようになった[28]。ヒト白血病HL-60細胞では，酪酸ナトリウムにより，単球への分化が促進され，この効果は1,25-ジヒドロキシビタミンD$_3$（1,25-dihydroxyvitamin D$_3$；ビタミンD$_3$）と相乗的であった[29]。さらにHL-60細胞では酪酸ナトリウムにごく微量のレチノイン酸（酪酸ナトリウム：レチノイン酸＝500：1）添加により，さらに相乗的に分化が促進された[30]。

細胞の分化により，細胞膜に存在するアルカリホスファターゼ，ジペプチジル　アミノペプチダーゼⅣ（dipeptidyl aminopeptidase Ⅳ）などの加水分解酵素の活性が上昇することが知られており，酵素活性の上昇が分化のマーカーの1つともなっている[31]。種々の大腸腺腫，腺癌細胞の培養系に酪酸あるいは酪酸ナトリウムを添加すると，これらの酵素活性が変化することが知られている[11,32〜35]。14種類のヒト大腸・直腸癌細胞の培養系に2mモルの酪酸ナトリウムを添加し，膜酵素であるアルカリホスファターゼ，アミノペプチダーゼ（aminopeptidase），ジペプチジル　アミノペプチダーゼⅣ，スクラーゼ（sucrase），ラクターゼ（lactase），トレハラーゼ（treharase）活性の変化が検討されている[32]。これらの細胞では，一般的にスクラーゼなどの二糖類分解酵素活性に比較して，アルカリホスファターゼ，アミノペプチダーゼ活性は非常に高かった（図7-5）[32]。

図7-6 アルカリホスファターゼの発現に及ぼす酪酸の影響[11]

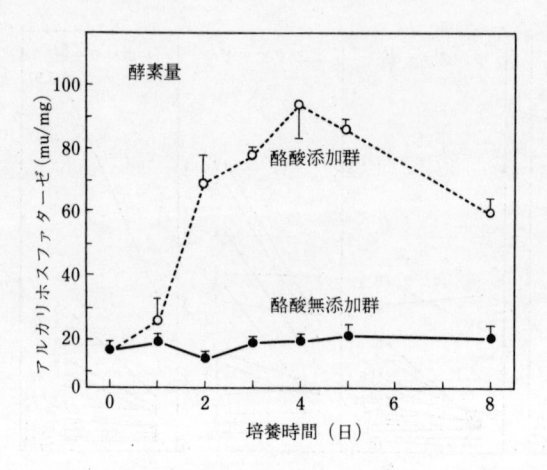

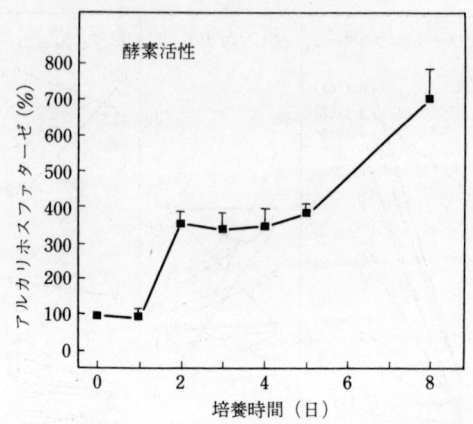

これらの細胞培養系に2mモルの酪酸ナトリウムを添加し，8日後の酵素活性を測定したところ，ほとんどの細胞で，アルカリホスファターゼ活性は2～123倍上昇し，その他の酵素活性は1.5～3.5倍上昇した（図7-5）[33]。この時，アルカリホスファターゼ活性の上昇と，他の酵素活性の上昇との間には相関は認められなかった[33]。また，アルカリホスファターゼ，アミノペプチダーゼ，ジペプチジル　アミノペプチダーゼIVについては，細胞膜内酵素活性が上昇したのに対して，スクラーゼ，ラクターデ，トレハラーゼは，細胞内（可溶型）酵素活性が上昇した[33]。

ヒト大腸癌 LIM1215細胞での酪酸によるアルカリホスファターゼの上昇は酪酸添加24時間以内に認められ，添加2～4日後には，ほぼ一定に達し，さらにその酵素活性は上昇し続けた（図7-6）[11]。また，大腸癌 LS174T細胞，SW1116細胞，LoVo細胞，CaCo-2細胞で，酪酸ナトリウム惹起によるアルカリホスファターゼ遺伝子プロモーター（gene promoter）の発現が認められており，これら4細胞からのアルカリホスファターゼ遺伝子プロモーターは，99％の相同性が認められている[34]。

健常人の大腸粘膜細胞，大腸腺腫患者，大腸腺癌患者，過形成ポリープ（hyperplastic polyps）患者の患部粘膜のアルカリホスファターゼ，ジペプチジル　アミノペプチダーゼIV，マルターゼ（maltase）活性が測定されている[36]。健常人50名，大腸腺腫患者17名，大腸腺癌患者29名，過形成ポリープ患者9名の近位結腸，遠位結腸，直腸の上皮細胞をバイオプシーで採取し，3種類の酵素活性を測定した。健常人のアルカリホスファターゼ活性は近位結腸，遠位結腸，直腸の順に低下したが，腺腫，腺癌，ポリープ患者の近位結腸，遠位結腸，直腸でも同じ傾向が認められた。しかし，いずれの患者でも，健常人の酵素活性より高かった（図7-7）[36]。健常人のマルターゼ活性は，アルカリホスファターゼ活性とは逆に，近位結腸，遠位結腸，直腸の順に上昇したが，腺腫患者を除き，同傾向で，健常人のそれより高い酵素活性が認められた（図7-7）[36]。ジペプチジル　アミノペプチダーゼIV活性はいずれの部位でもさほど差は認められないが，腺癌患者を除いて健常人の酵素活性よりも高かった（図7-7）[36]。

大腸腺腫，腺癌細胞培養系でのこれら分化のマーカーといわれる酵素活性の変化の結果，すなわち，分化の促進と共にアルカリホスファターゼ，ジペプチジル　アミノペプチダーゼIV活性は上昇する。これらの結果から推論すると，大腸内の健常人の大腸上皮細胞の膜酵素活性は高く，大腸腺腫，腺癌患者の患部上皮細胞での膜酵素活性は，健常人のそれと比較して低いと推定されるが，一部を除き逆の結果が得られている[36]。*in vitro* と *in vivo* での矛盾を説明できる検討結果はこれまでのところ得られていない。

7-2-3）酪酸の大腸細胞内情報伝達系に及ぼす影響

環状AMP依存性プロティンキナーゼ（cyclic AMP-dependent protein kinase，A-キナーゼ，

図7-7 健常人，大腸腺腫，腺癌，過形成ポリープ患者の大腸，盲腸上皮粘膜の酵素活性[36]

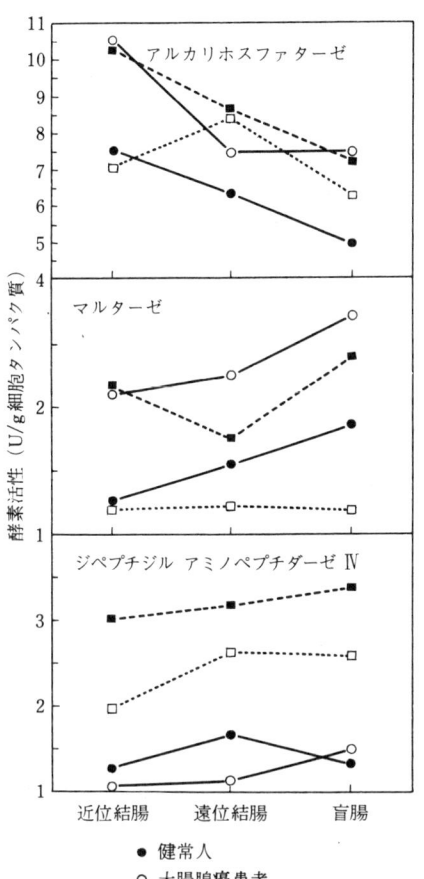

(グラフ：縦軸 酵素活性（U/g細胞タンパク質），横軸 近位結腸・遠位結腸・盲腸)
- アルカリホスファターゼ
- マルターゼ
- ジペプチジル アミノペプチダーゼ IV

● 健常人
○ 大腸腺癌患者
□ 大腸腺腫患者
■ 過形成ポリープ患者

A-kinase)[注7-3]は，細胞表面に存在するGタンパク連結型受容体（G-protein-linked receptor）が受けたシグナルリガンドの刺激により，アデニリルシクラーゼ（adenylyl cyclase）により産生される二次メッセンジャー（second messenger）である環状AMPの刺激を受け活性化される酵素である[37]。この酵素は，標的細胞の特異的タンパク質の特定のセリン残基，トレオニン残基にATPの末端リン酸基を転移する，細胞内情報伝達系で重要な役割を果たしている[37]。

A-キナーゼ活性に及ぼす酪酸の影響がサルウイルス40ラージ癌抗原遺伝子（simian virus (SV) 40 large tumor antigen gene）H-2K^b-tsA58の温度感受性突然変異遺伝子を担うトランスジェニックマウスの大腸細胞（young adult mouse colon (YAMC) cell）を用いて検討されている[38]。このYAMC細胞は許容範囲の温度である33度では増殖を続けるが，非許容範囲の温度である39度では，ほんのわずか増殖はするものの，培養4日後からは細胞数は減少し，それに伴ってSV40ラージ癌抗原の発現が減少する[38,39]。このことは，この細胞が39度では，細胞寿命が限られているので，in vivoでの大腸細胞と同様の挙動を示し，33度では，増殖し続けるので，形質転換した細胞と同等のふるまいを示す[38]。

A-キナーゼにはI型とII型のアイソザイムが知られており，それぞれRI，RIIサブユニットを有している[40]。A-キナーゼI型，II型はいずれの細胞にも含まれているが，細胞の種類により，その割合は異なっており，例えば培養細胞では細胞の増殖と共にRI/RIIは増加するが，分化と共に減少する[41]。また大腸癌細胞では，大腸粘膜細胞に比較して，RIが過剰に発現されており[42]，ラットの正常大腸上皮細胞では，A-キナーゼ活性の90～95％がII型アイソザイム由来であるのに対して，ラット大腸癌のA-キナーゼ活性に占めるII型アイソザイムの割合は65～75％である[43]。またI型A-キナーゼは細胞の分化と形質転換を促進し，II型A-キナーゼは細胞の増殖を抑制する[41]。

YAMC細胞を33度で2～3日，あるいは39度で2～5日培養した場合の総A-キナーゼ活性，I型，II型アイソザイム活性を測定したところ，両者の総A-キナーゼ活性に差は認められなかった（図7-8）[38]。33度で培養した場合は，I型A-キナーゼの活性の割合がII型A-キナーゼ活性の割合よりも高かったが，39度で培養した場合は逆であった（図7-8）[38]。YAMC細胞の33度での培養系に1mモル/lの酪酸を添加し培養した場合，無添加群と比較して総A-キナーゼ活性に差は認められなかったが，その中に占めるI型A-

注7-3) 環状AMP依存性プロティンキナーゼ
この酵素は次のような様々な名称で呼ばれている。
cyclic AMP-dependent protein kinase
cAMP-receptor protein kinase
ATP：protein phosphotransferase
A-kinase
PKA

図7-8 YAMC細胞のA-キナーゼ・アイソザイム発現に及ぼす培養温度の影響[38]

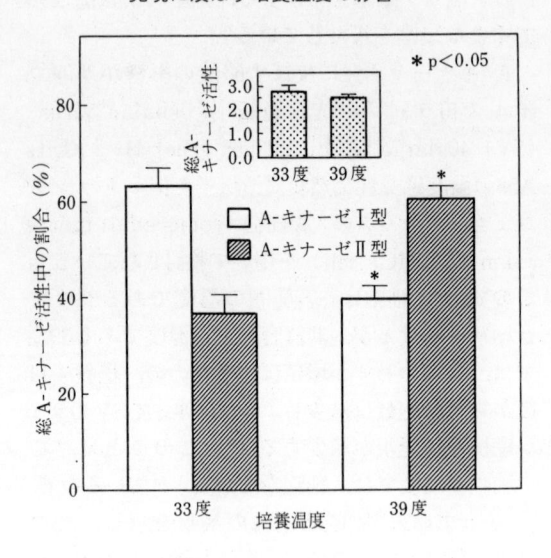

図7-9 YAMC細胞のA-キナーゼⅠ型活性発現に及ぼす酪酸の影響[38]

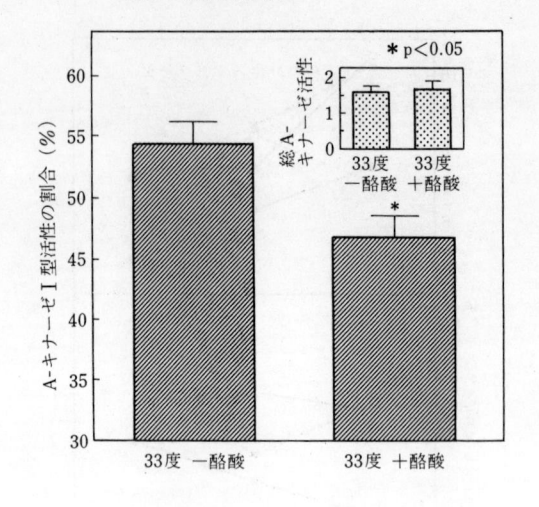

図7-10 C6細胞でのヒスタミン刺激によるイノシトール1,4,5-トリリン酸産生に及ぼす酪酸ナトリウムの影響[49]

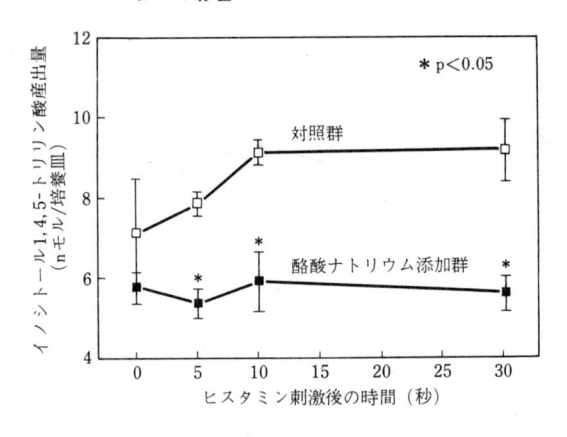

キナーゼの割合は有意に減少した（図7-9）[38]。環状AMPの類縁化合物である8-Cl-環状AMPをYAMC細胞培養細胞系に添加すると，33度，39度いずれの場合でも細胞の増殖は抑制され，39度で培養した場合の方がより抑制は強かった（図7-8）[38]。8-Cl-環状AMPを培養系に添加する場合，酪酸を同時に添加すると，いずれの温度で培養しても細胞増殖は抑制されなかった[38]。これらの結果から，Ⅰ型A-キナーゼ活性は大腸細胞の分化と形質転換と共に変化しており，Ⅱ型A-キナーゼ活性は分化抑制時に上昇し，酪酸添加により起こる大腸細胞の分化は，A-キナーゼの関与する細胞内情報伝達系の変化が関与していると推定される[38]。

細胞内の情報伝達に重要な役割を果たしているものに，さらにプロテインキナーゼC（protein kinase C）が挙げられる。プロテインキナーゼCが細胞膜リン脂質の代謝産物であるジアシルグリセロールの細胞内標的タンパク質として働き，イノシトール三リン酸とCa^{++}とを介する経路と協同して，種々の細胞応答にかかわっていることが知られている[44～47]。大腸癌細胞ではないが，分枝系寡突起神経膠細胞（clonal oligodendrocyte cell；髄質芽細胞から分化した神経系組織の小支枝細胞）CB-Ⅱ[48]や，神経膠腫（glioma）C6細胞[49]を用いて，アラキドン酸，ミリスチン酸のリン脂質への取り込まれと，イノシトールリン酸類産生に及ぼす酪酸の影響が検討されている[48, 49]。神経膠腫C6細胞培養系に放射性同位元素で標識したアラキドン酸を2時間添加すると，その放射能の約50％はホスファチジルコリン画分に，約30％はホスファチジルイノシトール画分に，10％以下がホスファチジルエタノール画分に，5％以下がホスファチジルセリン画分とプラスマローゲン ホスファチジルエタノール画分に見出された[49]。この培養系に2.5mモルの酪酸ナトリウムを24時間添加すると，ホスファチジルコリン画分の標識化アラキドン酸は28％増加し，ホスファチジルイノシトール画分のそれは30％減少した[49]。これらの結果は，リン脂質画分間で，アラキドン酸のアシ

図7-11　YAMC細胞の増殖に及ぼす8-Cl-環状AMPの影響[49]

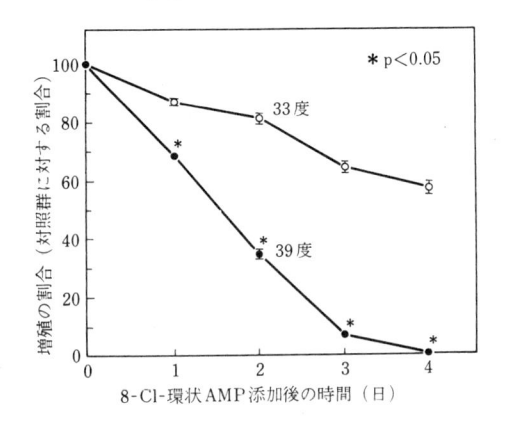

ル化の程度や、アラキドン酸の移動が、酪酸ナトリウムにより変化したためと推定される[49]。C6細胞への酪酸ナトリウムの添加は、分化の指標の1つであるグルタミン　シンセターゼ（glutamine synthetase）活性を濃度依存的に上昇させた[49]。

さらにC6細胞培養系に2.5mモルの酪酸ナトリウムを24時間添加したのち、イノシトールのホスホイノシチド類（phosphoinositides；イノシトールモノリン酸（inositol monophosphate），イノシトール1,4-ジリン酸（inositol 1,4-diphosphate，イノシトール1,4,5-トリリン酸（inositol 1,4,5-triphosphate））への取り込まれを検討したところ、酪酸ナトリウム添加群でイノシトールの取り込まれが抑制された。C6細胞はヒスタミン（histamin）で刺激すると5秒以内にイノシトール1,4,5-トリリン酸を産生し、10秒後には最高産生濃度に達し、その後持続する（図7-10）[49]。しかしC6細胞を2.5mモルの酪酸ナトリウムで24時間処理したのち、同様にヒスタミン刺激を行っても、イノシトール1,4,5-トリリン酸産生量には変化は認められなかった（図7-11）[49]。

これらの結果からC6細胞に酪酸ナトリウムを作用させると、細胞の分化を惹起し、それと共にホスファチジルコリンへのアラキドン酸の取り込まれを促進し、ホスホイノシチド類へのイノシトールの取り込まれを抑制し、ホスホイノシチド類の代謝を抑制する。さらに酪酸ナトリウムはアラキドン酸のホスファチジルコリンからホスファチジルエタノールアミンへの転送を抑制する。これらの結果、ホスホイノシチド類由来のセカンドメッセンジャーのイノシトール1,4,5-トリリン酸の産生、それに起因するCa^{++}の移動を抑制する。酪酸ナトリウムによるC6細胞の分化はリン脂質の代謝の変化がその鍵を握っているといっても過言ではない[49]。

7-2-4）酪酸の大腸癌細胞での癌胎児性抗原発現に及ぼす影響

癌胎児性抗原（carcinoembryonic antigen）は胎児消化管粘膜の分子量18万から20万の糖タンパク質で、消化器癌のマーカーの1つであり、癌の臨床検査にその血清診断が広く用いられている。結腸癌、直腸癌、膵臓癌、胆道系癌、肺癌で癌胎児性抗原陽性率が高い。ヒト大腸癌細胞の培養系に酪酸を添加すると、細胞の分化と共に癌胎児性抗原の発現が促進することが知られている[50,51]。7つの大腸癌細胞（SW480細胞、SW620細胞、SW1116細胞、HRT18細胞、HCT48細胞、SKCO-1細胞、LS174T細胞）培養系に2mモルの酪酸ナトリウムを添加すると、細胞の種類によっては約60倍の癌胎児性抗原を発現した（図7-12）[50]。その発現の傾向は、もともと癌胎児性抗原の発現が非常に低いSW480細胞、SW620細胞、SW1116細胞では酪酸ナトリウム惹起により癌胎児性抗原の発現は、ほとんど認められず、中程度抗原が発現していたHRT18細胞、HCT48細胞では酪酸ナトリウム惹起により、非常に高い癌胎児性抗原の発現が認められた[44]。また、もともと癌胎児性抗原を多量に発現していたSKCO-1細胞、LS174T細胞では酪酸ナトリウムの添加により、その抗原の発現はやや増加した程度であった[50]。またHRT18細胞では、酪酸ナトリウムと同様の分化促進作用を有するレチノイン酸では、ほとんど癌胎児性抗原の発現は認められず、ジメチルスルホキシド（dimethyl sulfoxide）では抗原発現が抑制されていた[51]。

酪酸ナトリウム添加による癌細胞での癌抗原発現の促進は大腸癌細胞のみならず、ヒト白血病K562細胞[52]、ヒト乳癌MCF-7細胞[53]でも認められている。ヒト白血病K562細胞では、その細胞表面にほぼ100%に近い割合でi-抗原（胎児赤血球に発現する抗原）が、また2～5％という非常に低い割合でI-抗原（成人赤血球に発現する抗原）が発現しているが、その細胞培養系に1mモ

図7-12 癌胎児性抗原発現に及ぼす酪酸ナトリウム濃度の影響[50]

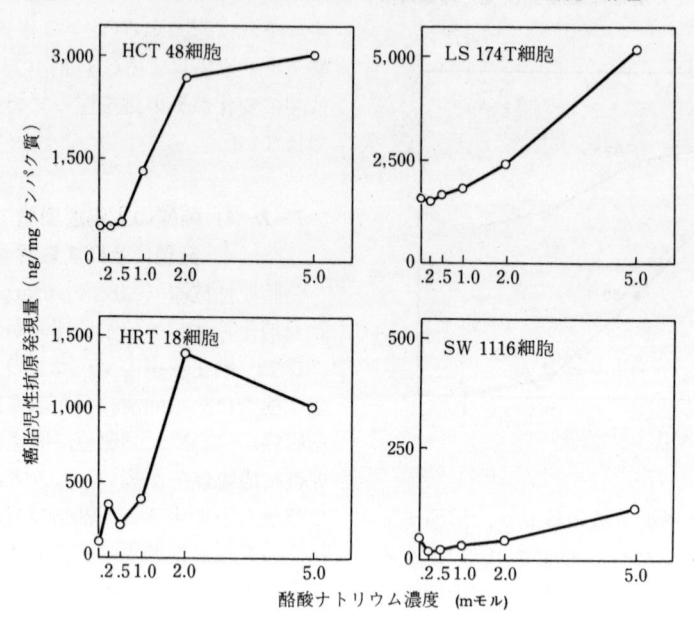

ルの酪酸ナトリウムを添加するとi-抗原の発現が抑制され，l-抗原の発現が約30％の割合まで促進された[53]。この効果は可逆的で，細胞培養系より酪酸ナトリウムを除去すると，もとの抗原発現の状態に戻った。ヒト乳癌MCF-7細胞では，その細胞培養系に酪酸ナトリウムを添加すると癌胎児性抗原のみならず，分子量約30万のDF3と名付けられているヒト乳癌抗原の発現も促進され，この時細胞の分化が促進し，増殖が抑制した[53]。

7-2-5) 酪酸の大腸癌細胞P-糖タンパク質のリン酸化に及ぼす影響

P-糖タンパク質（P-glycoprotein）は，分子量約1万7,000の糖タンパク質で，細胞内に侵入した化合物を細胞外に汲み出す機能を有している。P-糖タンパク質が細胞表面に多く発現した癌細胞は，強力な制癌剤であるビンブラスチン（vinblastine）やアドリアマイシン（adriamycin）なども汲み出すために，その薬効が発揮できなくなり，癌の抗癌剤に対する多薬剤耐性の原因になっている。従って多薬剤耐性癌細胞には多く発現しているが[54]，正常組織特に肝臓，肝，結腸，腎臓などで多く発現しており，正常細胞でも何らかの役割を果たしていると推定されるが，解明されていない。またP-糖タンパク質の遺伝子はmdr-1と呼ばれている。

P-糖タンパク質の発現は，種々の大腸癌細胞に酪酸ナトリウム，ジメチルホルムアミド（dimethylformamide）やジメチルスルホキシド（dimethylsulfoxide）などの分化促進剤を作用させると増加する[55,56]。すなわち分化の程度の進んだ大腸癌細胞ほどその発現量が増加し，健常人の大腸上皮細胞にも多く発現している[57]。ヒト大腸癌SW620細胞培養系に酪酸ナトリウムを添加するとP-糖タンパク質発現量は約25倍に上昇する[51]。この時の抗癌剤ビンブラスチン，アクチノマイシン-D（actinomycin-D），アドリアマイシン，コルシシン（colchicine）の細胞内蓄積量に及ぼす影響が，P-糖タンパク質発現・多薬剤耐性SW620亜細胞（P-glycoprotein-expressing multidrug-resistant SW 620 subline），SW 620 Ad 300細胞と共に検討されている[58]。

SW 620細胞培養系に酪酸ナトリウム2mモルを3日間添加したのちの，抗癌剤の細胞内取り込み量はビンブラスチンで15〜57％増加し，アクチノマイシン-D，アドリアマイシンも同程度の27〜104％取り込み量増加が認められた（図7-13）[58]。しかし，コルシシンの場合は，その取り込まれる量が約70％に減少した（図7-13）[58]。SW 620 Ad 300細胞ではmdr-1の発現がSW620細胞に比較して146倍高く，ビンブラスチンの細胞内への取り込み量も，SW620細胞の6.3％であった

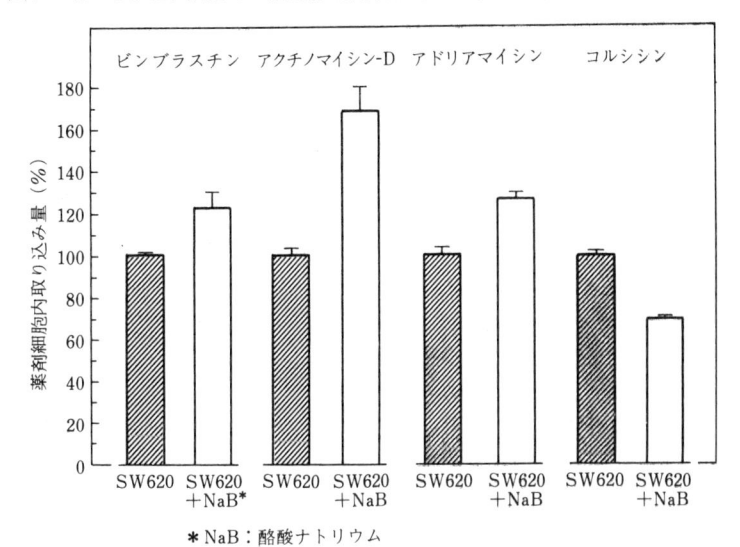

図7-13 SW620細胞での薬剤細胞内取り込みに及ぼす酪酸ナトリウムの影響[58]

図7-14 SW620細胞，SW620Ad300細胞での薬剤細胞内取り込みに及ぼす酪酸ナトリウムの影響[58]

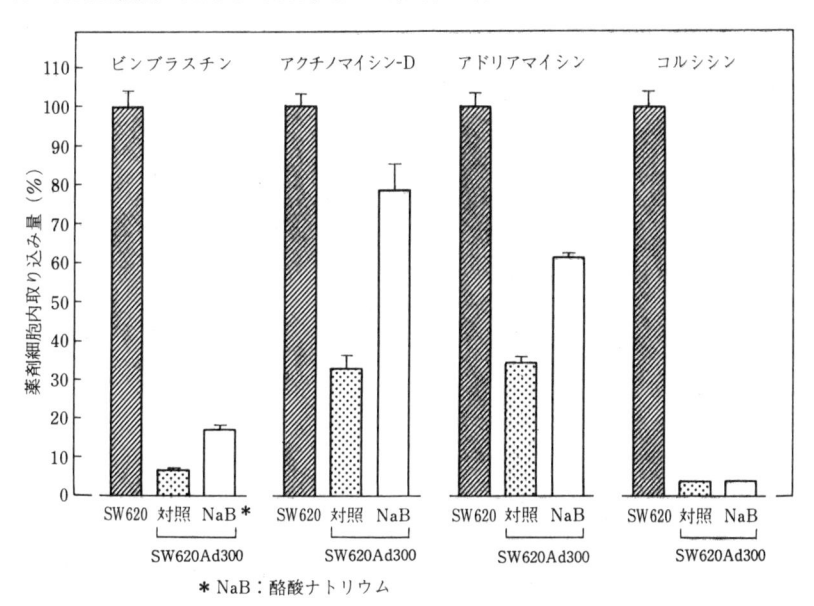

（図7-14)[58]。SW620Ad300細胞培養系に酪酸ナトリウムを添加すると，ビンブラスチン，アクチノマイシン-D，アドリアマイシンで増加が認められたが，コルシシンは，SW620細胞の場合と同様，その影響は認められなかった（図7-14)[58]。酪酸ナトリウムによりSW620細胞の分化とP-糖タンパク質の発現が促進されるが，P-糖タンパク質は細胞内に侵入した薬物を汲み出す機能を有しているにもかかわらず，ビンブラスチンなどの細胞内蓄積量は増加している。これら矛盾する現象の作用機作については，これまでのところ解明されていない。

7-2-6) 酪酸とインターロイキン2が大腸癌細胞に及ぼす相乗効果

インターロイキン2（interleukin 2）などのサイトカインを投与して癌免疫を高め癌治療に応用しようという試みは多くなされているが[58,59]，メ

ラノーマなどの一部の癌以外には効果は認められていない。大腸腺癌PROb細胞をラット腹腔内に接種したのち，インターロイキン2を投与すると，寿命は約2倍延びたが，腹腔内の癌細胞は破壊できず，死亡率は100%であった[60]。インターロイキン2は免疫細胞，特にCD 8$^+$白血球とナチュラルキラー（natural killer）細胞を活性化し[55]，ナチュラルキラー細胞は，リンホカイン活性化キラー（lymphokine-activated killer）細胞を産生する。このリンホカイン活性化キラー細胞は，癌細胞の表面に存在する組織適合性複合体（histocompatibility complex；HLA複合体）を認識する[61,62]。

大腸腺癌PROb細胞はもともと，リンホカイン活性化キラー細胞耐性を有している[63]。PROb細胞培養系に酪酸ナトリウムを4日間添加したのち，リンホカイン活性化キラー細胞によるPROb細胞の溶解を検討したところ，添加酪酸ナトリウム濃度に比例して，細胞の溶解は増加した（図7-15）[60]。また，PROb細胞を酪酸ナトリウムで処理すると組織適合性複合体の発現が増加する[60]。

ラットにPROb細胞を腹腔内接種すると，接種後約40日で死亡する[64]。このラットに酪酸ナトリウムを投与してもほとんど効果は認められない（図7-16）[64]。インターロイキン2を投与すると寿命は約2倍に延びるが死亡率は100%であった（図7-16）[64]。しかし，酪酸ナトリウムとインターロイキン2を同時に投与すると，PROb細胞接種200日後でも約80～60%のラットが生存していた（図7-16）[64]。また，インターロイキン2をインターフェクション（inter fection）したRROb細胞を酪酸ナトリウムで前処理して，ラットに投与した場合も，同様の生存延長作用が認められた[65]。これらの結果は，癌の予防という観点から考えると酪酸ナトリウムのみの投与では効果が認められないので，食物繊維の摂取のみで大腸癌に対する免疫能が上昇する訳ではないが，食物繊維あるいは食事成分が大腸癌に対する免疫能上昇に関与する可能性を示すものである[59,60]。

7-2-7）酪酸の大腸癌細胞アポトーシスに及ぼす影響

アポトーシス（apoptosis）という細胞死は今から25年ほど前に形態的観察から発見されていた

図7-15 PROb細胞のリンホカイン活性化キラー細胞の細胞溶解に及ぼす酪酸ナトリウムの影響[60]

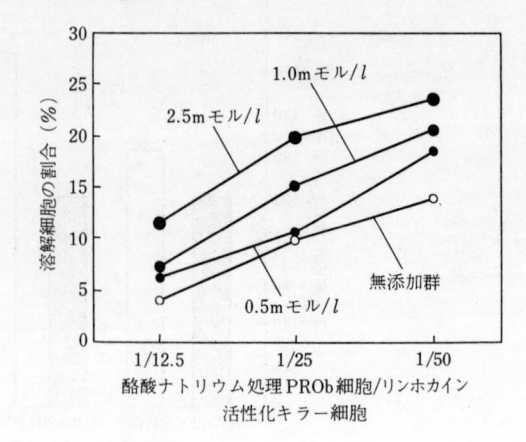

図7-16 PROb細胞接種後のラット生存率に及ぼす酪酸ナトリウム，インターロイキンの影響[64]

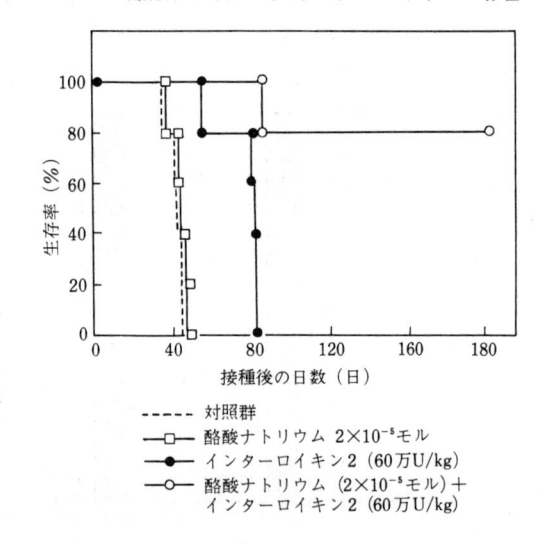

が，90年代に入り癌遺伝子や癌抑制遺伝子を含むアポトーシス関連遺伝子が数多く見出され，さらに多様な生命現象にアポトーシスが係っていることが明らかになってきており，注目を集めている[65～72]。

アポトーシスは，例えば火傷などにより細胞が死ぬ崩壊過程として知られているネクローシス（necrosis，壊死）とは異なり，遺伝子の発現に基づいて起こる能動的な細胞死（自死）である。アポトーシスは形態学的，生化学的変化を伴うが，形態学的変化としては，ネクローシスでは細胞が膨潤して崩壊してゆくのに対して，まずクロマチ

図7-17 アポトーシスにおける細胞の形態学的変化[68]

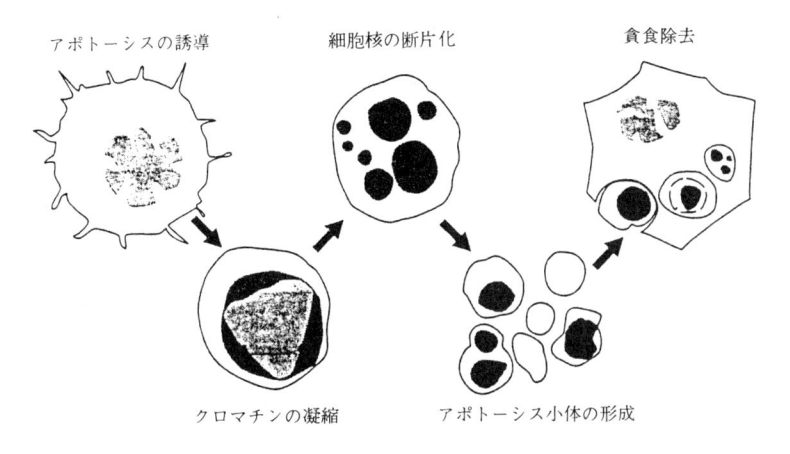

図7-18 AA/C1細胞のアポトーシスに及ぼす酪酸ナトリウム（2mモル，4日間）の影響[73]

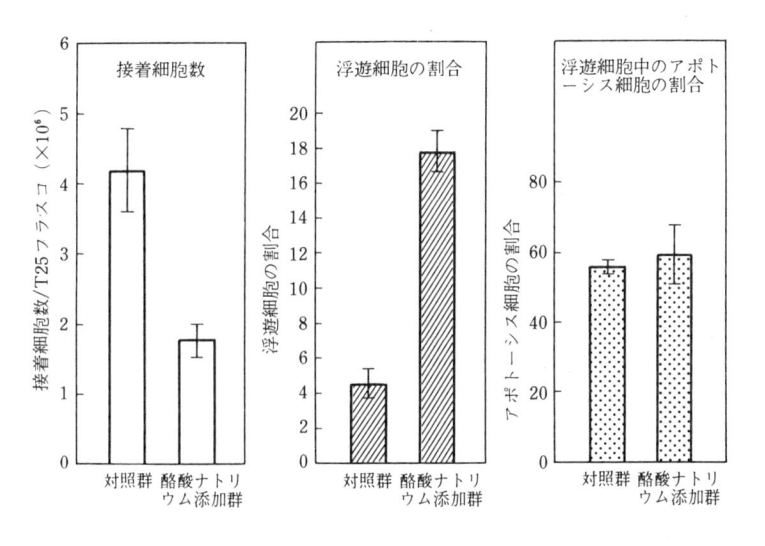

ンが核膜辺縁に凝集し，核を含め細胞質全体が縮小し，やがて核が断裂し，細胞も断片化しアポトーシス小体（apoptotic body）となる（図7-17）[68]。このアポトーシス小体は，近隣の細胞やマクロファージに貪食され除去される（図7-17）[68]。またアポトーシスにおける生化学的変化としては，クロマチンDNAのヌクレオソーム単位での規則的な断片化がある。従って細胞中にクロマチンDNAの断片が存在するか否かを検討すれば，アポトーシスが起こっているか否かを判定することができる。

6種の大腸腺腫細胞，7種の大腸腺癌細胞培養系での細胞のアポトーシスの細胞の割合を検討したところ，すべての細胞で，培養器に接着した細胞でのアポトーシス細胞の出現は1〜3％であったが，浮遊細胞では36〜96％がアポトーシス細胞であった[73]。これら13種の大腸腺腫，腺癌細胞のうち，その培養系に2mモルの酪酸ナトリウムを添加すると大腸腺腫RG/C2細胞，AA/C1細胞，大腸腺癌PC/JW/FI細胞でアポトーシスの促進が認められた[73]。この場合，酪酸ナトリウムの添加により，培養器への接着細胞の割合が減少し，浮遊細胞の割合が大幅に増加し，浮遊細胞の約60％はアポトーシス細胞であった（図7-18）[73]。このアポトーシス誘導は酪酸ナトリウム濃度に依存的であった。また大腸上皮細胞の増殖に関与するトランスフォーミング生長因子β_1（TGF-β_1）を培養系に添加しても，アポトーシスに影響を及

図7-19 細胞の生育に及ぼすモノアセトン・グルコース・3-酪酸の影響[78]

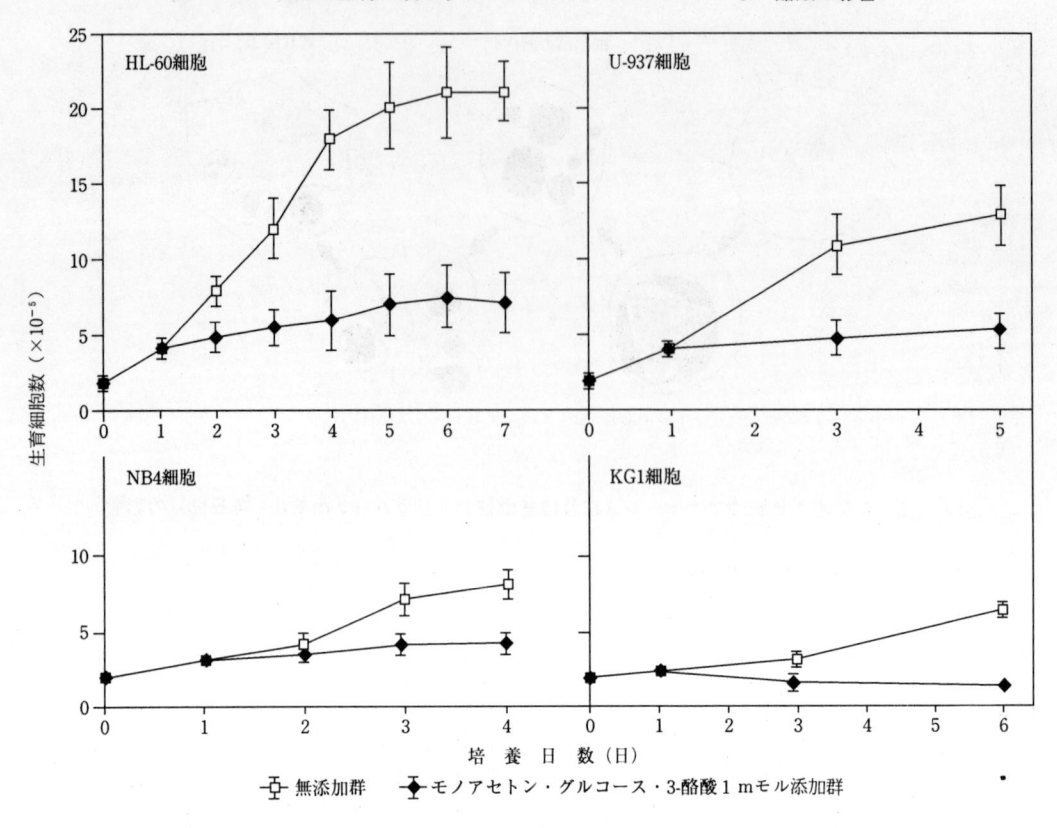

ぼさなかった。さらに癌抑制遺伝子p53はアポトーシスを促進することが知られているが[74~76]，酪酸ナトリウムでアポトーシスが促進されたRG/C2細胞はp53遺伝子を保有しているが，PC/JW/FI細胞はp53遺伝子を保有していないことから，酪酸ナトリウムによるアポトーシス誘導はp53遺伝子の関与するものではないと推定された[73]。

酪酸の誘導体であるモノ アセトン グルコース 3-酪酸（monoacetone gluose-3 butyrate）をヒト骨髄HL-60細胞（human myeloid HL-60 cell）培養系に1mモル添加すると，アポトーシスが誘導される[77]。同様のアポトーシスの誘導は白血病U-937細胞でも認められたが，骨髄芽球KG1細胞（myeloblastic KG1 cell）や前骨髄白血病NB4細胞（promyelocytic leakemia NB4 cell）では，アポトーシスの誘導の程度は低かった（図7-19）[77,78]。モノアセトン グルコース 3-酪酸は，細胞の有子分裂の完了からDNA合成開始までのG_1期を停止させることにより，アポトーシスを誘導すると推定されている[78]。

高コーン油含有飼料（230gコーン油/kg飼料）で飼育中の雄性F344ラットにアゾキシメタン（azoxymethane）を投与したのち，1週間後から，徐放性酪酸ペレット（150mg酪酸/日）を10週間投与したのち，大腸細胞の増殖能，異常陰窩細胞（aberrant crypt foci；ACF）数，アポトーシスについて検討した[79]。徐放性酪酸ペレットは，酢酸セルロース，酢酸セルロース トリメリット酸（cellulose acetate trimellitate），メタアクリル酸より構成される高分子と酪酸ナトリウムより構成され（62.8g酪酸/100gペレット），直径約1ミリメートルで，pH7以上で酪酸が徐放されるように設計されている[79]。酪酸ナトリウム150mgを含有する徐放性酪酸ペレットをラットに1回投与した場合，血漿中酪酸濃度は，投与12時間後まで変化が認められず（投与前および投与12時間で約5μモル/l），投与16時間で最大血中濃度（約143μモル/l）に達し，投与20時間後には投与前値にもどった[79]。また，盲腸内，遠位結腸内の酪酸濃度は，投与12時間まで徐々に上昇し，最大濃度

に達し，その後減少し，投与後20時間で投与前値までもどった[79]。これらの結果から，徐放性酪酸ペレットを食餌中に混合し，長期間摂取させると，血漿および盲腸内，遠位結腸内の酪酸濃度は，徐放性酪酸ペレット非投与時に比較して常に高い濃度に維持されていたと推定された[79]。

アゾキシメタン投与後，徐放性酪酸ペレットを10週間投与したところ，対照群に比較して，大腸細胞の増殖能，異常陰窩細胞数に変化は認められなかったが[79]，アポトーシス指数（apoptoic index；TUNEL法および形態学的方法で測定）は0.12±0.12から0.81±0.10（$p<0.05$）と増加した（図7-20）[79]。これは徐放性酪酸ペレットの長期間投与が癌の発生を抑制していることを示している。この時，糞便中の短鎖脂肪酸濃度を測定したところ，徐放性酪酸ペレットの投与で，総短鎖脂肪酸濃度，酢酸，酪酸，吉草酸濃度が上昇した（図7-21）[79]。

大腸腺癌HT29細胞，SW620細胞培養系に酪酸を添加するとアポトーシスが誘導されるが，側鎖を有するイソ酪酸，酪酸の誘導体であるヘプタフロロ酪酸ではこれらの効果が認められなかった[76]。また，YAMC細胞では，1mモル酪酸を24時間培養系に添加すると，培養が28％抑制され，

図7-20 酪酸ナトリウムのアゾキシメタン投与ラットの大腸アポトーシス指数に及ぼす影響[79]

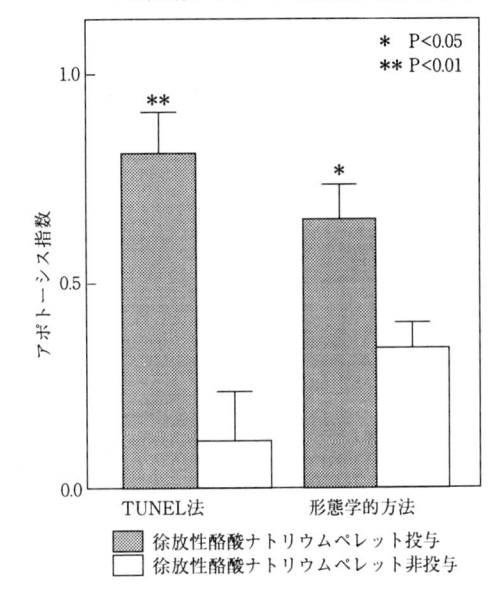

図7-21 酪酸ナトリウムの長期投与が糞便中短鎖脂肪酸濃度に及ぼす影響[79]

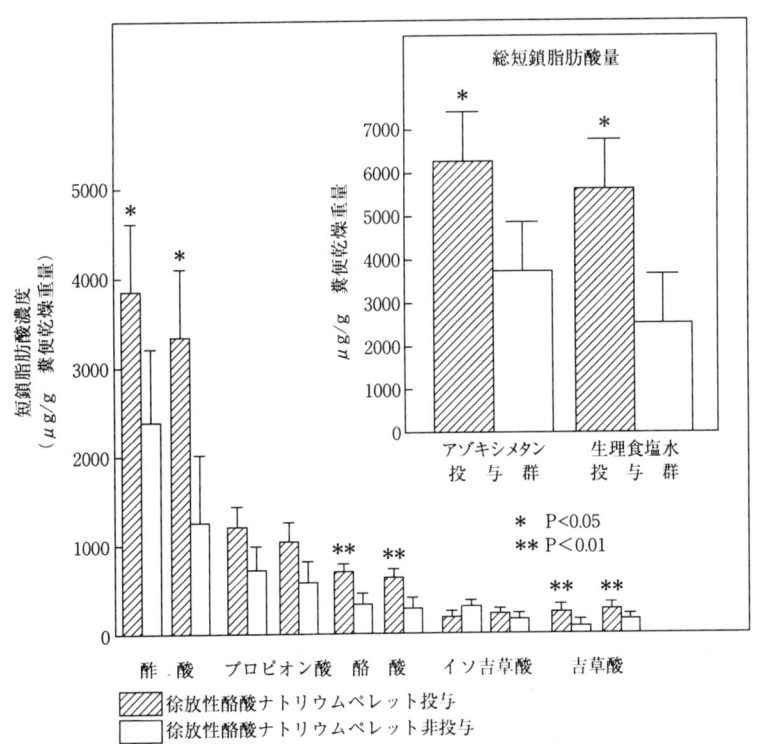

それぞれの短鎖脂肪酸の左のカラムはアゾキシメタン投与群右のカラムは生理食塩水投与群を示す。

図7-22 癌細胞の種類によるウロキナーゼ・レセプター発現量の違い[91]

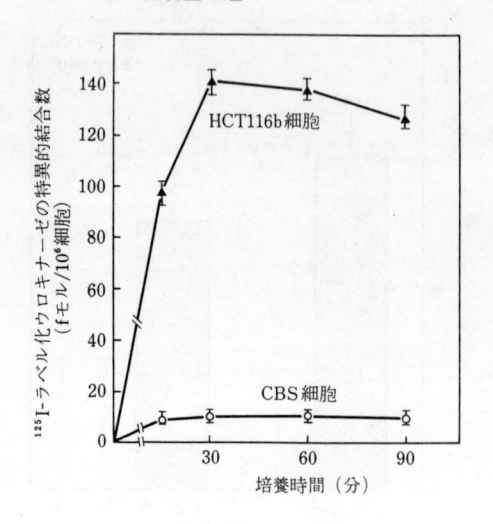

アポトーシスが350％促進された[36]。また分化する大腸癌 SW480, WiDr 細胞ではアポトーシスが誘導されるとトランスグルタミナーゼ（transglutaminase）および，そのmRNAが誘導されることが見出されている[26]が，ほとんど分化能を有しない大腸癌 COLO201, COLO320DM, CW-2細胞ではこれらの現象は認められない。しかし，これら大腸癌 COLD201, COLD320DM, CW-2培養系に0.5mモル以上の酪酸あるいはプロピオン酸を添加するとアポトーシスが誘導され，トランスグルタミナーゼ，およびそのmRNAの誘導が認められた[26]。

また，大腸癌ではないが，ヒト好中球では酪酸ナトリウムによるアポトーシスの抑制が認められている[80]。この作用は，顆粒球とマクロファージの増殖を促進する糖タンパク質の一種である顆粒球マクロファージ　コロニー刺激因子（granulocyte macrophage colony stimulating factor；GM-CSF）も有している[80]。

7-2-8) 酪酸の大腸癌細胞のウロキナーゼ活性に及ぼす影響

ウロキナーゼ（urokinase）は中性プロテアーゼでプラスミノーゲン　アクチベーター（plasminogen activator）の一種である。プラスミノーゲン（plasminogen）を切断し，プラスミン（plasmin）を産生するが，このプラスミンも中性プロテアーゼである。プラスミンの重要な生理作用は血栓の溶解であるが，細胞膜の基礎部分の膜成分であるラミニン（laminin），フィブロネクチン（fibronectin），プロテオグリカン（proteoglycans）も基質となる[81]。またウロキナーゼはフィブロネクチンを直接加水分解する[81]。ウロキナーゼは in vivo では，原形質膜表面に存在するウロキナーゼ　レセプターと結合した時にその活性を発現し[82]，非結合型のウロキナーゼは，プラスミノーゲン　アクチベーター　インヒビター（plasminogen activator inhibitors；I型，II型，III型の3種が知られている[83]）や，プロテアーゼ　ネキシン（nexin）のような非特異的プロテアーゼ阻害剤などで阻害される。ウロキナーゼ　レセプターは循環系の細胞には見出されないが，ほとんどの細胞には存在し，レセプターが存在するほとんどの細胞はウロキナーゼを分泌する[84]。

ウロキナーゼは大腸上皮細胞とも関係が深く，in vitro では，大腸上皮細胞は，ウロキナーゼとI型プラスミノーゲン　アクチベーター　インヒビターを分泌する[85]。細胞表面に分泌されたウロキナーゼはサイトカインの一種であるトランスフォーミング成長因子-β（transforming growth factor β；TGF-β）を活性化[86]すると共に，細胞接着を制御している。トランスフォーミング成長因子は大腸上皮細胞の増殖，分化を制御している[87,88]。

肺癌，子宮癌，胃癌，乳癌などの細胞では，ウロキナーゼが過剰に産生されていることが知られている[89,90]。癌細胞で過剰に発現されたウロキナーゼの役割は定かではないが，細胞膜のマトリックス構造を破壊し，癌細胞の転移を促進したり，トランスフォーミング成長因子の活性化を通じ，癌細胞の増殖，分化に影響を及ぼしていると推定される[91]。さらに上皮癌 CCL 20.2 細胞ではウロキナーゼ自身が細胞を活性化する[92]。

大腸癌細胞でも分化の程度が進んだ細胞（CBS細胞，GEO細胞，FET細胞など）ではウロキナーゼ　レセプターの発現，ウロキナーゼの分泌が多く，分化がほとんど進んでいない大腸癌細胞（HCT116細胞，HCT116b細胞，RKO細胞）では，これらの発現，分泌は少ない[91]。分化が進んでいる大腸癌細胞ではウロキナーゼ　レセプターの発現量が10^5レセプター/細胞（図7-22）[91]で，ウロキナーゼ分泌量は3.9〜11.4ng/ml/10^6個細胞/72時間であるのに対し，分化がほとんど進んで

図7-23 大腸陰窩細胞でのウロキナーゼ分泌に及ぼす短鎖脂肪酸の影響[84]

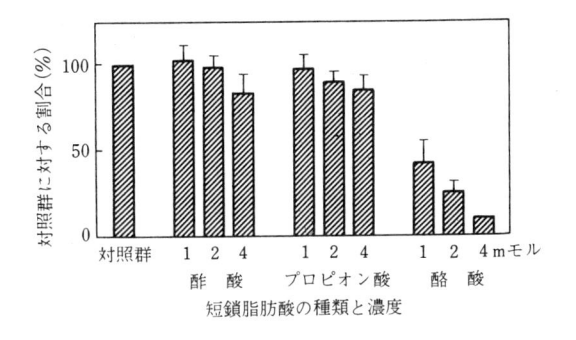

図7-24 ウロキナーゼ分泌に及ぼす酪酸の影響[84]

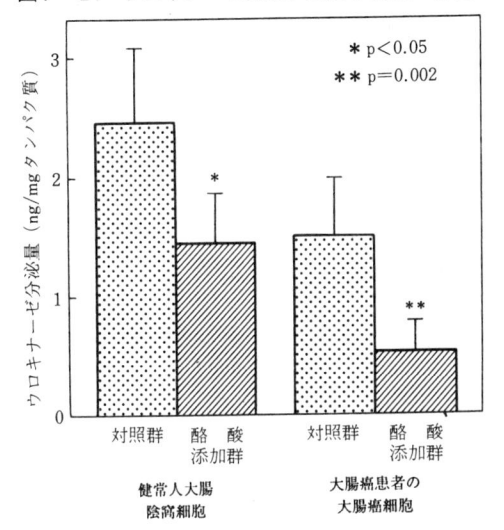

図7-25 短鎖脂肪酸のSW・1116細胞浸潤に及ぼす影響[100]

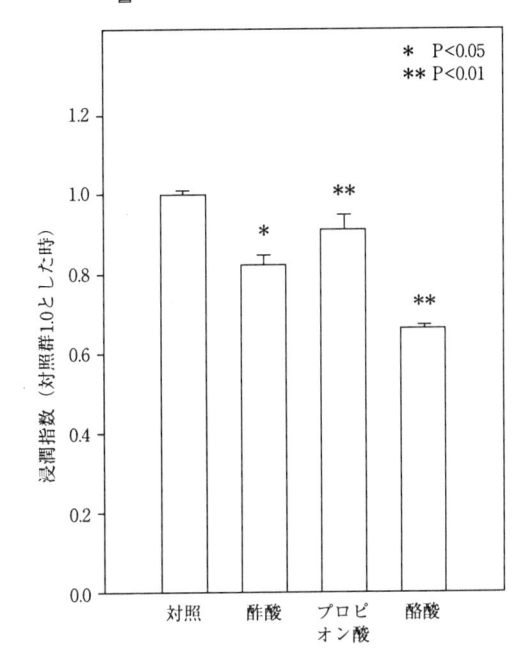

いない癌細胞では,それぞれが1.5×10^4レセプター/細胞,$0.8\sim1.3ng/ml/10^6$個細胞/72時間であった(図7-22)[91]。

健常人から得られた大腸陰窩細胞培養系に酪酸を1~4mモル添加すると,ウロキナーゼの分泌量は濃度依存的に抑制された(図7-23)[84]。短鎖脂肪酸である酢酸,プロピオン酸でも同様の傾向は認められるものの,抑制作用は弱かった(図7-23)[84]。さらに,大腸癌患者から得られた大腸癌細胞について同様の検討を行ったところ,健常人より得られた大腸陰窩細胞の場合より強い抑制効果が認められた(図7-24)[84]。また大腸癌細胞の場合,酪酸添加により,I型プラスミノーゲン アクチベーター インヒビターの分泌は認められなかった[84]。

大腸癌細胞ではないが,ヒト神経膠腫細胞を,ヌードマウスに移植した場合,腫瘍発生活性(tumorigenicity)が高いSNB-19細胞,SNB-75細胞ではプラスミノーゲン アクチベーターの分泌量が多かったが,腫瘍発生活性を有しないSNB-56細胞,SNB-78細胞ではほとんど分泌は認められなかった[93]。この時プラスミノーゲン アクチベーター分泌量の多いSNB-19細胞,SNB-75細胞培養系に酪酸ナトリウムを添加すると濃度依存的に,プラスミノーゲン アクチベーターの分泌を抑制した[93]。

癌細胞の浸潤(invasion)と転移(metastasis)を促進する因子のひとつとしてマトリックスメタロプロティナーゼ(matrix metalloproteinase;MMP)とティッシューインヒビターマトリックスメタロプロティナーゼ(tissue inhibitor matrix metalloproteinase;TIMP)のバランスが挙げられている[94]。MMPは細胞外マトリックスを分解する酵素の一群で,MMPとTIMPのバランスが取れると正常な発生,再生が起こるが,このバランスが崩れると,慢性関節リウマチ,悪性腫瘍,歯周炎,骨粗鬆症などの疾患を引き起こすことが示唆されている[95]。

MMPの発現量は,非悪性腫瘍性粘膜細胞で,侵襲性癌細胞に比較して低く[96],ヒト大腸癌細胞

図7-26 短鎖・脂肪酸のTIMP-1発現に及ぼす影響[100]

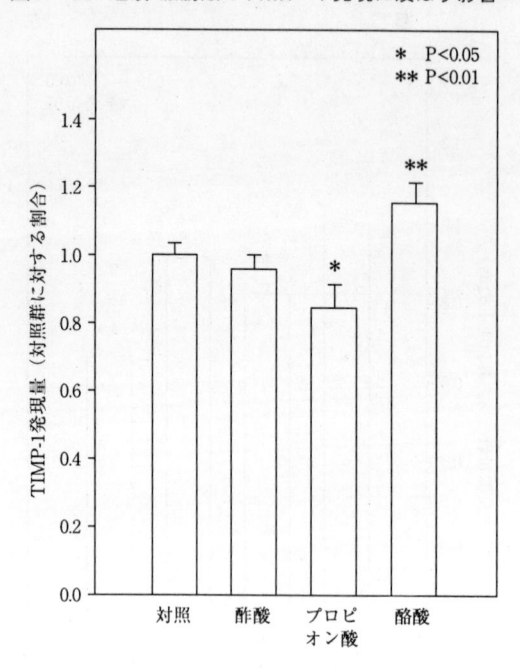

酸にその効果が最も認められた。また，MMP-1活性は酪酸のみで上昇し，MMP-2活性はいずれの短鎖脂肪酸でも影響は認められず，MMP-3活性はプロピオン酸のみで上昇が認められた（表7-1）[100]。MMP-9活性はプロピオン酸，酪酸で上昇したが，TIMP-1活性はプロピオン酸で低下，酪酸で上昇したが（図7-26）[100]，MMP-1/TIMP-1はプロピオン酸，酪酸で低下した（表7-1）[100]。

短鎖脂肪酸の観点からは，酢酸は，MMP-1，-2，-3，-9活性，TIMP-1活性およびTIMPの活性化に寄与するウロキナーゼ プラスミノーゲン アクチベーター（urokinase plasminogen activator；uPA）活性に影響を及ぼさなかったが，TIMP-2活性を上昇させた[100]。一方，プロピオン酸，酪酸はMMP-9活性，TIMP-2活性を119～233%上昇させ，uPA活性を8～16%抑制した[100]。これらの結果から，腸管内で食物繊維から産生される短鎖脂肪酸は，腸管細胞でのMMP類を発現させる作用よりむしろ，TIMPを発現させ，uPA活性を抑制することにより，浸潤性の大腸癌の増殖を抑制しているのではないかと推定されている[100]。

ではMMP-1，-2，-3，および-9が発現している[97]。一般的にMMP-2は悪性腫瘍性上皮細胞に発現し[98]，MMP-1，-3，-9は悪性腫瘍細胞に発現する[99]。MMPの発現はサイトカインによって調節されるが，影響を受けるサイトカインはMMPの種類によって異なっている[95]。酪酸の抗腫瘍作用発現の作用機序として，MMPとTIMPのバランスの正常化に関与するのではないかと推定され検討された[100]。

ヒト浸潤性腺癌細胞から誘導された大腸癌SW1116細胞培養系に10mモルの酢酸，プロピオン酸あるいは酪酸を添加し，Boydenチャンバー法[101]でSW1116細胞の浸潤を測定したところ，対照群に対して酪酸は38.45±3.77%（p＜0.001），酢酸は15.73±7.48%（p＜0.001），プロピオン酸は14.1±10.01%（p＜0.05）抑制し（図7-25）[100]，酪

プラスミンの基質の1つでもあるラミニンは，細胞の基底膜に存在する高分子の糖タンパク質でμg/ml単位の濃度で細胞接着を促進する。膵臓腺腫PANC-1細胞の培養系に酪酸を添加するとラミニン・レセプターの発現が抑制されることが認められている。

7-2-9）酪酸のトレフォイル ペプチド発現に及ぼす影響

トレフォイル ペプチド（trefoil peptide）とはトレフォイル ドメイン（trefoil domain）と呼ばれるシスチン残基を多く含むトリプルルー

表7-1 短鎖脂肪酸のMMP-1，-2，-3，-9，およびMMP-1/TIMP-1活性に及ぼす影響[100]
（無添加群を100%としたときの割合）

酵素	酢酸	プロピオン酸	酪酸
MMP-1	103.09± 3.24%	96.87± 4.06%	119.72± 2.29%**
MMP-2	115.84±15.99%	182.70±41.70%	154.49±34.3%
MMP-3	91.72±10.15%	206.64±21.35%*	165.19±23.3%*
MMP-9	106.94±33.60%	173.38±22.34%*	112.30± 7.4%*
MMP-1/TIMP-1	91.55± 8.29%	61.22±13.20%**	64.12± 5.7%**

*P＜0.05，**P＜0.001

プを1つ，またはそれ以上含むポリペプチドの小ファミリーの呼称である[102]。これまで哺乳類では3種類のトレフォイル ペプチドが見い出されており，1つ目は分子量12,000の2つのトレフォイル ドメインを有するスパスモリティック ポリペプチド（spasmolytic polypeptide；SP, trefoil factor family 2；TFF2）[102]，2番目は腸管トレフィル因子（intestinal trefoil factor；ITF，又はTFF3），3番目は，分子量6,000～7,000の1つのトレフォイル ドメインを有するポリペプチド（pS 2（TFF 1））である。SP（TFF 2）とpS 2（TFF 1）は胃で多く見い出されているが[104]，ITFは小腸，大腸で多く見い出されている[105]。

ITFは，疾病や薬物などによって腸管の上皮細胞が損傷したり，炎症が起った時に分泌され[106, 107]，特にpS 2（TFF 1）はクローン病（Crohn's disease）患者で多く分泌されている[108]。これまでの研究から，トレフォイル ペプチドは細胞の移動を促進し[109, 110]，細胞の保護作用を示し[111]，細胞損傷時の修復作用を有していると推定される[116, 117]。腸管を損傷したマウスの腸管回復時には，ITF，pS 2の遺伝子の発現が増加している[112], 113)]。また，粘膜分泌を調節するカルバコール（carbachol）やソマトスタチン（somatostatin）がITFや，ITFのmRNAの発現量を増加させることから[114]，食物繊維摂取時に腸管内で産生される短鎖脂肪酸も，トレフォイル ペプチドの発現に何らかの影響を及ぼしているのではないかとの推定のもとにその影響が検討された[115]。

大腸癌細胞株でITFを分泌あるいは細胞中に貯留する細胞をスクリーニングしたところ，5種のLIM細胞株が見い出され，特にLIM1215細胞では分泌が顕著であった[115]。LIM1215細胞培養系に，種々の濃度の酪酸，プロピオン酸，酢酸を添加，8時間培養したのち，ITFの分泌量と細胞内濃度を測定したところ，いずれの短鎖脂肪酸もITFの分泌量を濃度依存的に抑制し，細胞内濃度は，酪酸，プロピオン酸は濃度依存的に抑制し，酢酸は影響を及ぼさなかった（図7-27）[115]。またITFのmRNAの発現量を測定したところ，いずれの短鎖脂肪酸も濃度依存的に抑制し（図7-28）[115]，これらの効果の強さは，酪酸＞プロピオン酸＞酢酸の順であった[115]。

LIM1215細胞で，酪酸によるITF分泌の抑制が

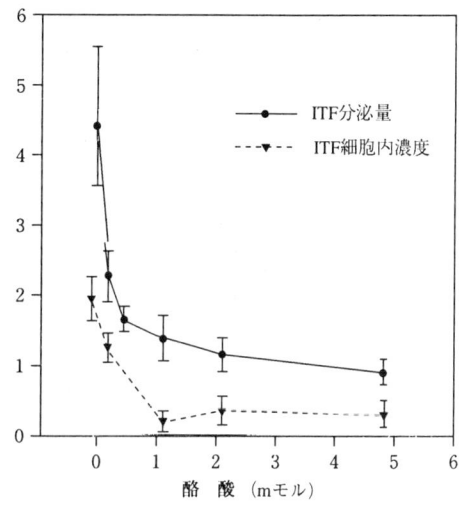

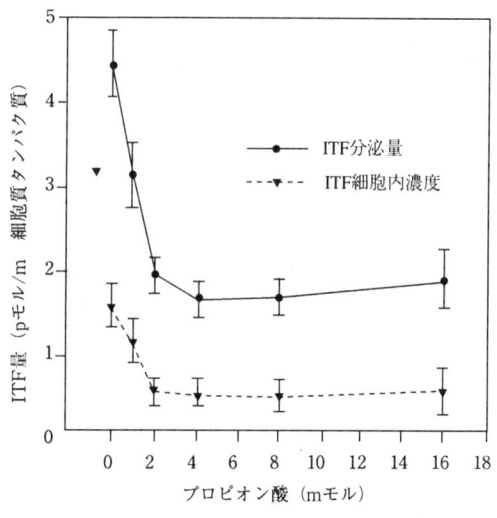

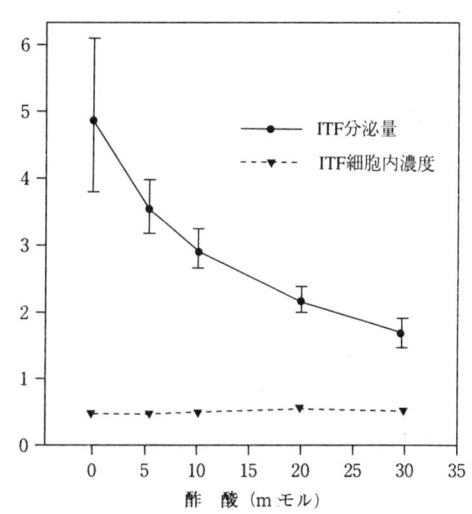

図7-27 短鎖脂肪酸のLIM1215細胞でのITF分泌および細胞内濃度に及ぼす影響[115]

図7-28 短鎖脂肪酸のLIM1215細胞でのITFmRNA発現量に及ぼす影響[115]

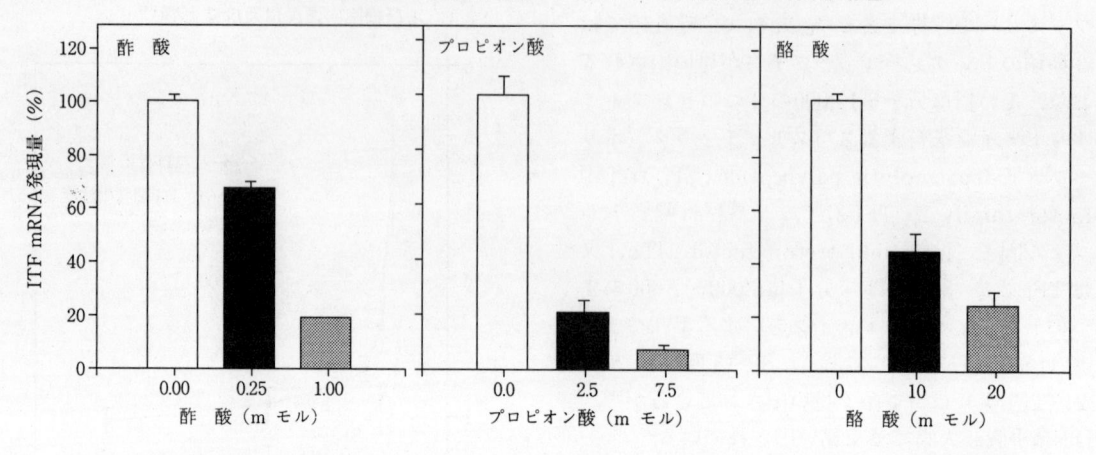

図7-29 酪酸のLIM1215細胞でのITFmRNAとアルカリ ホスファターゼ活性発現に及ぼす影響[115]

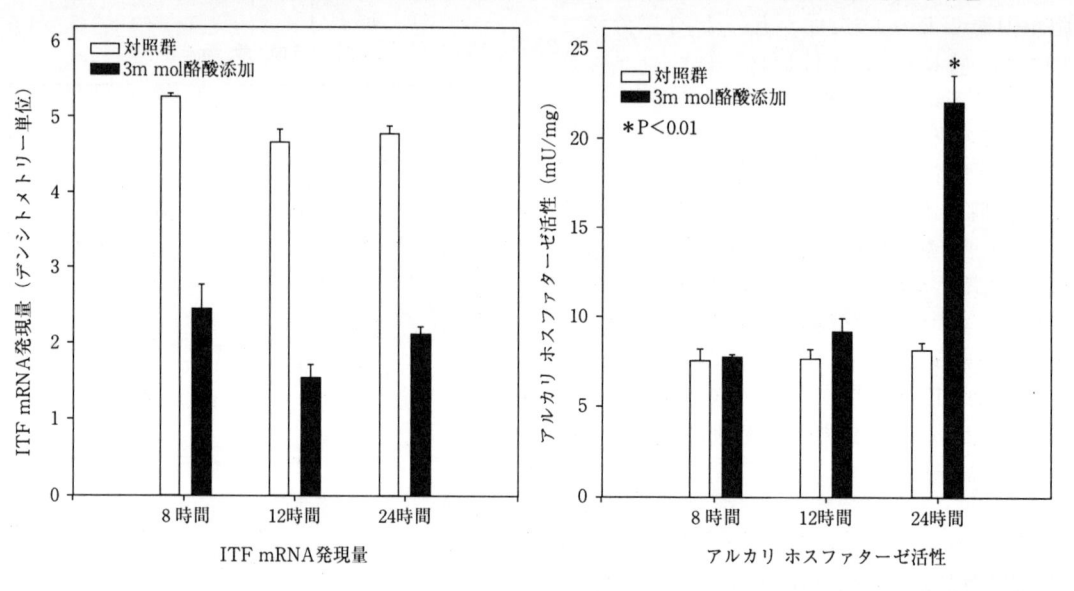

認められるのは非常に低濃度で，これまでの検討から，酪酸濃度4mモル以下では細胞の生理機能に影響を及ぼさないことが認められているので[117]，酪酸の細胞毒性によるものではないと推定されている[115]。しかし，酪酸の抗腫瘍細胞活性は細胞の増殖抑制と，分化促進によるが，ITFの生理作用から考えると，分泌を抑制する作用機序は酪酸の作用機序から考えると矛盾するが，これらを説明出来る証拠はこれまで得られていない。LIM1215細胞培養系に3mモルの酪酸を添加してITFのmRNAの発現量と，分化のマーカー酵素であるアルカリ ホスファターゼ（alkaline phosphatase）活性の誘導を検討したところ，添加後の時間の経過と共にITFのmRNA発現量は変化しなかったが，アルカリ ホスファターゼ活性は上昇した（図7-29）[115]ことから，少なくとも，酪酸の分化促進作用と，ITF分泌抑制作用は異なる作用機序により起っていると推定された[115]。

7-2-10）酪酸の大腸癌細胞での活性酸素産生に及ぼす影響

短鎖脂肪酸の大腸癌細胞増殖抑制作用の機序の1つとして活性酸素種（reactive oxygen species；ROS）の関与が推定されている[118]。ROSはこれまで細胞の生長や死に大きく関与してることが認められている[119~121]。また，アスピリンやインドメタシン（indomethacin）などの非ステロイド抗炎症薬（nonsteroidal anti-inflammatory drugs）

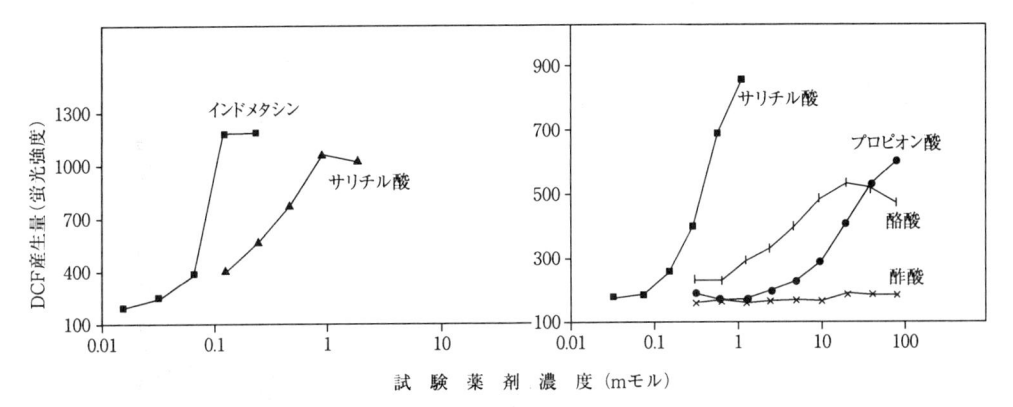

図7-30 インドメタシン，サリチル酸，短鎖脂肪酸のパーオキシド産性に及ぼす影響[118]

も大腸癌細胞増殖抑制作用を有していることが知られており[122~125]，通常使用量のアスピリンで，大腸癌の発生率が約50％抑制されることも知られている[126]。今回は，ヒト大腸癌HT-29細胞の培養系に短鎖脂肪酸を添加した場合のROSの産生に及ぼす影響を，アスピリン（アセルチルサリチル酸）の生体内代謝産物であるサリチル酸，インドメタシンのROSの産生に及ぼす影響を検討し，比較した[118]。ROS（パーオキシド；peroxide）の産生量は，ジクロロフロロシン水素（hydrogen dichlorofluorescein；H_2DCF）が酸化され，螢光物質のジクロロフロロシン（DCF）に変化する反応系を利用した[127]。H_2DCFは容易に細胞膜を通過し細胞内に取り込まれ，細胞内にパーオキシドが存在すると酸化され，螢光を発するDCFに変化する[127]。

ヒト大腸癌HT-29細胞に，H_2DCFを負荷したのち，種々の濃度のインドメタシン，サリチル酸，短鎖脂肪酸を20分間添加し，パーオキシドの産生量を検討したところ，インドメタシン，サリチル酸は，低濃度で，酪酸，プロピオン酸はやや高濃度でパーオキシド産生を誘導したが，酢酸にはその作用は認められなかった（図7-30）[118]。これらのパーオキシド産生を誘導したインドメタシンおよび酪酸，プロピオン酸濃度は，これらの細胞でアポトーシスを誘導する濃度とほぼ同濃度であった[124, 128, 129]。

さらにヒト大腸癌HT-29細胞でのサリチル酸，インドメタシン，酪酸によるパーオキシド産生に及ぼす抗酸化剤の影響が検討されている[118]。N-アセチルシスティン（N-acetylcystein, 25mモル），ノルジヒドログアヤレト酸（nordihydroguaiaretic acid, 25μモル），ビタミンE（50μモル），5,8,11-エイコサトリエン酸（5,8,11-eicosa-triynoic acid, 25μmモル）をHT-29細胞培養系に添加し，パーオキシド産生量を検討したところ，いずれもN-アセチルシスティン，ノルジヒドログアヤレト酸で抑制され，ビタミンE, 5,8,11-エイコサトリエン酸では変化は認められなかった（インドメサシンによるパーオキシド産生のみが，5,8,11-エイコサトリエン酸で増加した（図7-31）[118]。N-アセチルシスティン，ノルジヒドログアヤレト酸は水溶性抗酸化剤であり，ビタミンE, 5,8,11-エイコサトリエン酸は油溶性抗酸化剤であり，またノルジヒドログアヤレト酸と5,8,11-エイコサトリエン酸はそれぞれ抗酸化剤であると同時にリポキシゲナーゼ阻害剤であることから[130]，作用機序については不明である。

また，インドメタシン，サリチル酸，酪酸のパーオキシド産生に及ぼす，これらの薬剤の処理時間の影響を検討したところ，インドメタシン，サリチル酸の場合は，20分処理に比較して，24時間処理の場合，パーオキシド産生量は減少したが，酪酸の場合は逆に増加した（図7-32）[118]。これらの結果は，インドメタシン，サリチル酸は細胞に取り込まれたのち，24時間以内に代謝されるのに対して，酪酸は細胞に取り込まれたのち，ゆっくり代謝され作用を発現するのではないかと推定された[118]。酪酸で24時間処理したHT-29細胞を，酪酸無添加培地に移しても，細胞のパーオキシド産生能は持続していた[118]。

図7-31 インドメタシン, サリチル酸, 酪酸のパーオキシド産性に及ぼす種々の抗酸剤の影響[118]

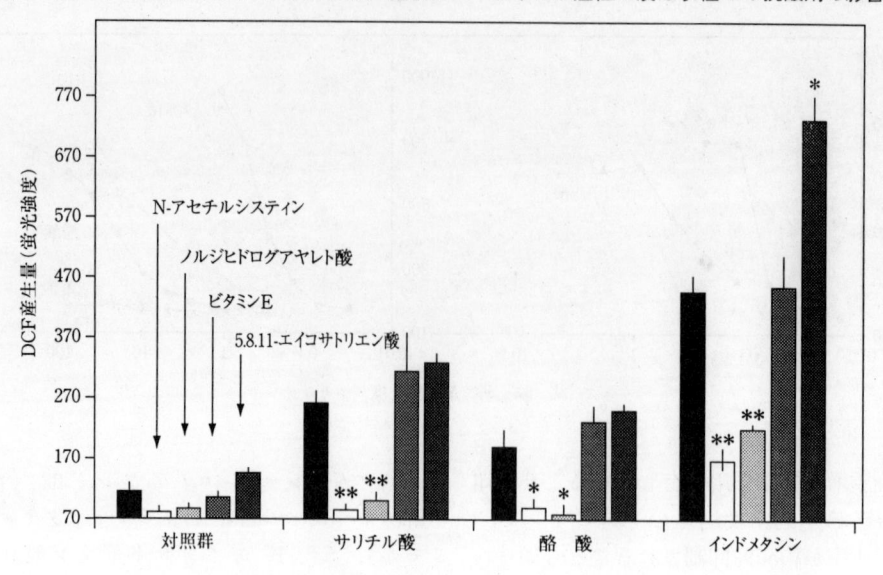

図7-32 インドメタシン, サリチル酸, 酪酸のパーオキシド産性に及ぼす薬剤処理時間の影響[118]

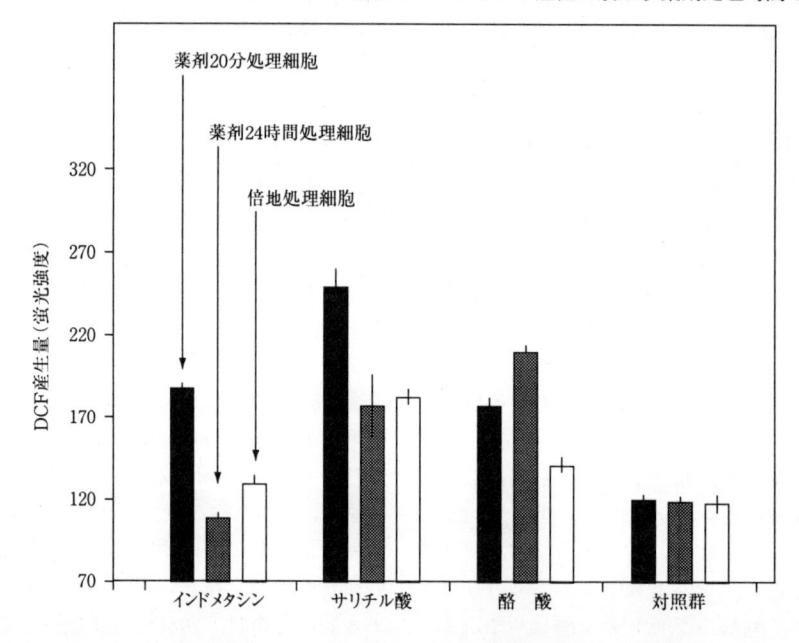

7-3) 酪酸の大腸細胞に及ぼす影響

7-3-1) 酪酸の大腸細胞の増殖に及ぼす影響

健常人からバイオプシーで採取した大腸陰窩組織を用い, 細胞増殖の指数であるラベル指数を測定したところ, 大腸陰窩組織の基底部よりやや上部 (図7-33の第2分画)[131]で最大のラベル指数を示し (図7-34)[131], 大腸陰窩組織の最上層部 (図7-33の第5分画) で最も低いラベル指数を示した (図7-34)[131]。この大腸陰窩細胞培養系に短鎖脂肪酸である酢酸, プロピオン酸, 酪酸およびこれらの短鎖脂肪酸を添加したところ, ラベル指数は酪酸添加の場合大幅に上昇し (図7-35)[131], 添加酪酸濃度を10, 25, 60mモルと増加しても, ほとんど変化しなかった[131]。大腸癌細胞の培養系に酪酸あるいは酪酸ナトリウムを添加すると細胞の増殖を抑制し, 分化を促進するが, 大腸細胞の場合は増殖が促進された。

ヒトのS字結腸の組織をバイオプシーで採取し二次胆汁酸であるデオキシコール酸 (deoxycholic

図7-33 大腸陰窩を定性的に5画分に分割した場合の模式図[131]

図7-35 大腸陰窩細胞のラベル指数に及ぼす短鎖脂肪酸の影響[131]

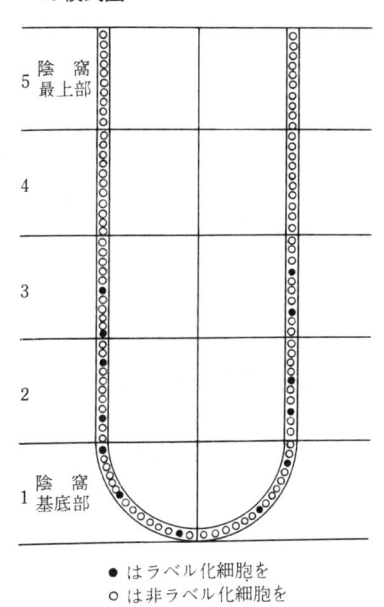

図7-34 大腸陰窩の各画分でのラベル指数に及ぼす短鎖脂肪酸の影響[131]

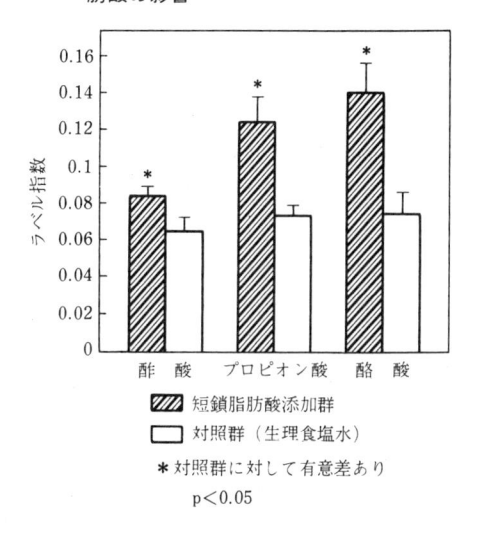

図7-36 大腸細胞の増殖に及ぼすデオキシコール酸と酪酸の生産量[132]

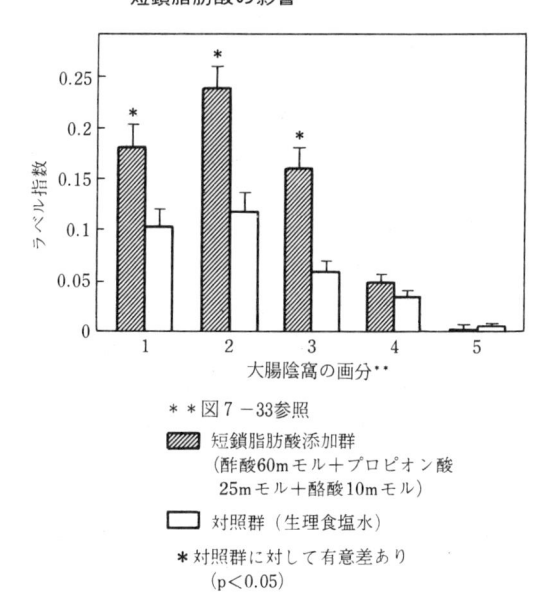

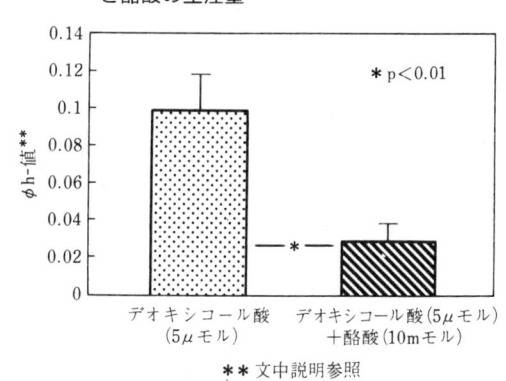

acid) 5μモルと共に培養すると,ラベル指数は対照群に比較して約1.4倍増加した[132,133]。この培養系にさらに酪酸を添加すると(デオキシコール酸5μモル,酪酸10mモル),増殖は抑制された[132,133](図7-36)[132]。図7-36に示したϕh-値(ϕh-value)は図7-33の第4分画と第5分画のラベル化された細胞数を陰窩全体のラベル化された細胞数を除した値で,この値が増加すると大腸癌のリスクが増加することが知られている[133]。さらに,胆汁酸は大腸上皮細胞に作用しプロスタグランジンE_2の分泌を促進し,分泌されたプロスタグランジンE_2はラットで増殖を促進することが知られている[132,133,134]。バイオプシーで採取したヒトS字結腸の上皮細胞培養系にデオキシコール酸単独あるいは,デオキシコール酸と酪酸を添加した場合のプロスタグランジンE_2産生量を測定したところ,両者に差は認められなかった[132]。これらのことから大腸細胞でのデオキシコール酸による増殖促進作用を抑制する酪酸の作用はプロ

スタグランジンE_2を介したものでないと推定された[132]。

ヒトの近位結腸の組織をバイオプシーで採取した細胞の培養系へ酪酸の種々の塩を添加し，増殖に及ぼす影響を検討した[133]。酪酸および酪酸ナトリウムはラベル指数を増加し，酪酸アンモニウムはほとんど影響を及ぼさず，酪酸カルシウムは酪酸ナトリウムに比較してラベル指数を抑制した[133]。

大腸内における酪酸の役割は細胞の増殖，分化に関与するのみならず，大腸細胞のエネルギー源として利用されていることも非常に重要である[136〜138]。大腸内での短鎖脂肪酸の産生量と，門脈中の短鎖脂肪酸濃度を測定すると，門脈中の酪酸濃度が最もその差は著しい。このことは大腸上皮細胞で代謝される酪酸の割合が最も多いことを示している。

大腸細胞ではないが，ヒトChang肝臓細胞の培養系に酪酸と2本鎖DNAのらせんを，巻き数を変える酵素であるトポイソメラーゼⅡ（topoisomerase Ⅱ）阻害剤であるノボビオチン（novobiocin）[139,140]を添加すると相乗的に分化を抑制し，細胞質が非常に細長く伸びた形態の繊維芽細胞様細胞に変化した[141]。分化を抑制する程度はノボビオチン<酪酸<酪酸＋ノボビオチンの順であったが，酪酸とノボビオチンを共に培養系に添加した場合は，効果は相乗的でこの時，細胞内のタンパク質，DNA含量は2〜3倍に増加し，Ⅲ型プロコラーゲン（type Ⅲ procollagen），アクチン（actin），チューブリン（tubulin）などの特殊なタンパク質が増加した[141]。また分化に関与するKi-67モノクロナール抗体感受性の核抗原が減少し，細胞はG_2期に同調して増殖を停止した[141]。さらに酪酸とノボビオチンは相乗的に細胞内への酢酸の取り込まれを促進し，核タンパク質のアセチル化を促進した[142]。これらの結果から，酪酸とノボビオチンは，核タンパク質に直接作用し，遺伝子に影響を及ぼし分化を抑制していると推定された[142]。この時，細胞表面の上皮細胞成長因子（epidermal growth factor）レセプターの発現はノボビオチン，酪酸＋ノボビオチン添加で増加し，酪酸添加では不変であり，核の上皮細胞成長因子レセプターの発現は，ノボビオチン添加で抑制され，酪酸，酪酸＋ノボビオチン添加で不変であった[142]。またラット肝臓細胞初代培養系に酪酸を添加した場合は細胞表面の上皮細胞成長因子レセプターは，ほとんど発現せず，細胞内上皮細胞成長因子レセプターは約50％増加した。

7-3-2）酪酸の大腸癌細胞と大腸細胞での逆作用

*in vitro*で酪酸あるいは酪酸ナトリウムは大腸癌細胞の増殖を抑制すると共に分化を促進する[3,143,144]。

一方，大腸細胞では増殖を促進するかまたは影響を及ぼさず，分化を抑制する[3,143,144]（表7-1）[3]。*in vivo*では，大腸癌細胞の増殖に対して酪酸は抑制的に働き，大腸細胞の増殖に対して促進的に働く（表7-1）[3]。これらの酪酸の大腸癌細胞と大腸細胞に対する逆の作用の機序については明らかになっていない[3,143,144]。

7-3-3）酪酸のインスリン様増殖因子−結合タンパク質分泌に及ぼす影響

インスリン様増殖（成長）因子（insulin-like growth factor；IGF）はインスリン抗体で中和されないにもかかわらず，インスリン様作用を発現し，細胞増殖作用や分化促進作用を呈するポリペプチドで[145〜147]，でIGF-1は腸管上皮細胞（intestinal epithelial cells）に対して増殖作用を示し[147]，IGF-2は腸管上皮細胞の分化を促進させる[148]。これらIGFの作用は，IGF-結合タンパク質（IGF-binding protein；IGFBP）と結合することにより，IGFレセプターへの結合が可能となる。IGFBPにはIGFBP-1からIGFBP-6までの

表7-1　酪酸の大腸癌細胞，大腸細胞の増殖と分化に及す影響[3]

	大腸癌細胞		正常大腸細胞	
	in vitro	*in vivo*	*in vitro*	*in vivo*
細胞増殖	減少	たぶん減少	不変/増加?	増加
分化	誘導	不明	抑制	不変

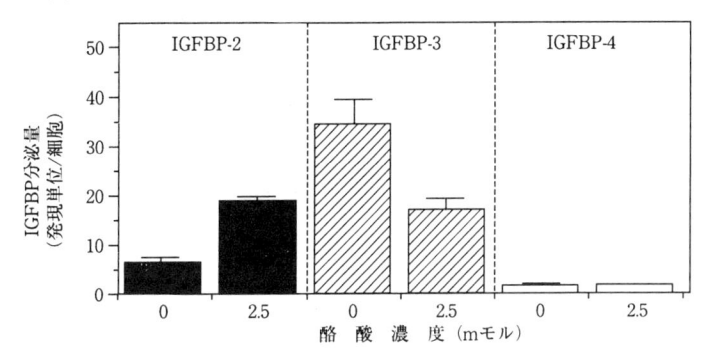

図7-37 Caco-2細胞でのIGFBP類分泌に及ぼす酪酸の影響[154]

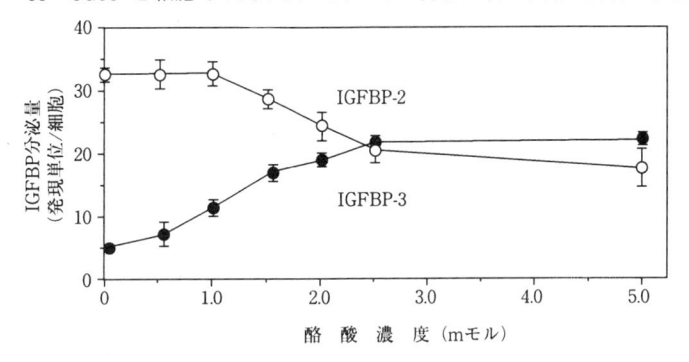

図7-38 Caco-2細胞でのIGFBP-2,-3の分泌に及ぼす酪酸濃度の影響[154]

図7-39 Caco-2細胞でのIGFBP類mRNA発現に及ぼす酪酸の影響[154]

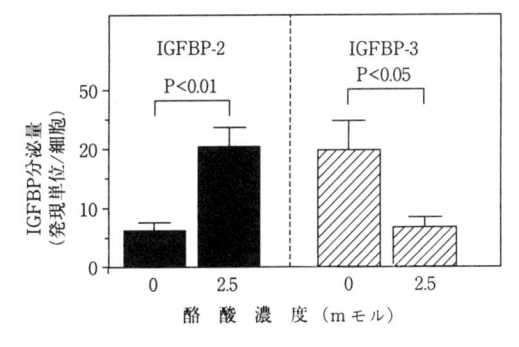

6種類が見い出されており，種々の組織，細胞系で同定され，その遺伝子を得られている[149]。IGF-1，IGF-2と種々のIGFBPに対する親和性は異なっており，例えば，IGF-1に対してはIGFBP-3の親和性IGFBP-Iに対してはIGFBP-2の親和性より約20倍高い[150]。ところがIGFBP-2は，IGF-IIに高い親和性を有している。

IGFBP類は消化管中に見い出され[151]，消化管上皮細胞株からも分泌される[152,153]。腸管上皮Caco-2細胞はIGFBP-2,-3,-4を分泌する[153]。Caco-2細胞培養系に，酪酸を添加し，IGFBP類の分泌に及ぼす影響が検討されている[154]。

Caco-2細胞培養開始3日目の細胞（分化が充分に進んでいない状態）培養系に2.5mモルの酪酸を添加し24時間のIGFBP類の分泌を測定したところIGFBP-2の分泌は有意に増加（$p<0.0001$）し，IGFBP-3の分泌は有意に減少（$p<0.0005$）した（図7-37）[154]。Caco-2細胞培養開始15日目の細胞（分化が充分に進んだ状態）培養系に2.5mモルの酪酸を添加した場合には，IGFBP-2の分泌は有意（$p<0.0001$）に増加したが，IGFBP-3の分泌には変化は認められなかった[154]。IGFBP-4の分泌については，もともとCaco-2細胞からの分泌量も少なく，酪酸2.5mモル添加によっても，ごくわずか増加したのみであった（図7-37）[154]。

Caco-2細胞培養系でのIGFBP類の分泌に及ぼす酪酸添加量の影響を検討したところ，酪酸2.5mモル添加でIGFBP-2,-3はいずれも平衡に達した（図7-38）[154]。Caco-2細胞培養開始3日目の細胞培養系に2.5mモルの酪酸を添加して，24時間後のCaco-2細胞中のIGFBP-2,-3のmRNA発現量を測定したところ，IGFBP-2の

mRNA発現量は有意（p＜0.01）に増加したが，IGFBP-3のmRNA発現量（p＜0.05）に減少した（図7-39）[154]。

酪酸以外の短鎖脂肪酸のIGFBP-2分泌に及ぼす影響を検討する目的で，Caco-2細胞培養開始3日目の細胞培養系に2.5mモルの炭素数2〜6個の短鎖脂肪酸（酢酸（$C_{2:0}$），プロピオン酸（$C_{3:0}$），酪酸（$C_{4:0}$），吉草酸（$C_{5:0}$），ヘキサン酸（$C_{6:0}$）を添加し，24時間のIGFBP-2分泌量を測定した[154]。その結果，酪酸が最も分泌を促進し（p＜0.001），次いで吉草酸（p＜0.01），プロピオン酸（p＜0.001）であり，酢酸，ヘキサン酸ではほとんど分泌促進作用は認められなかった（図7-40）[154]。各種脂肪酸をCaco-2細胞培養系添加24時間後の細胞からヒストンを抽出し，ヒストン4のアセチル化の程度を測定したところ，短鎖脂肪酸の効果はIGFBP-2分泌促進作用の場合と同様の傾向を示した（図7-40）[154]。この時，短鎖脂肪酸のヒストンアセチル化作用とIGFBP-2分泌促進作用の間の相関係数を求めたところ，非常に高い（$r^2=0.936$）相関関係が認められた[154]。

7-4）酪酸の発癌の分子機構に及ぼす影響

7-4-1）大腸癌発癌の過程と癌遺伝子，癌抑制遺伝子の関与[155-157]

ヒトの癌の形成には，ヒトゲノム上の約8万5,000個のタンパク質をコードする遺伝子の中の5，6個の遺伝子におけるそれぞれ独立した異常の蓄積が必要である。これら癌関連の遺伝子には癌遺伝子（oncogene）と癌抑制遺伝子（tumor suppressor gene）がある。癌遺伝子は本来癌細胞中でのみ見出される変異遺伝子で，正常な対立遺伝子はプロト癌遺伝子（proto-oncogene）であるが，正常遺伝子と変異遺伝子を特に区別せず癌遺伝子と呼ぶ場合が多い。プロト癌遺伝子の大部分は，外部からの刺激が細胞分裂を引き起こす際の反応経路の成分である細胞増殖因子，細胞増殖因子受容体，細胞内情報伝達に関与する因子，核内での遺伝子発現制御に係わる因子などをコードしており，これらの遺伝子が異常を起こした場合，癌遺伝子となり，必要もないのに細胞数を増加させる[155]。

癌抑制遺伝子は，正常細胞と癌細胞を融合させて生じた雑種細胞では癌形質が抑制されるという

図7-40 Caco-2細胞でのIGFBP-2の分泌とヒストンアセチル化に及ぼす種々の短鎖脂肪酸の影響[154]

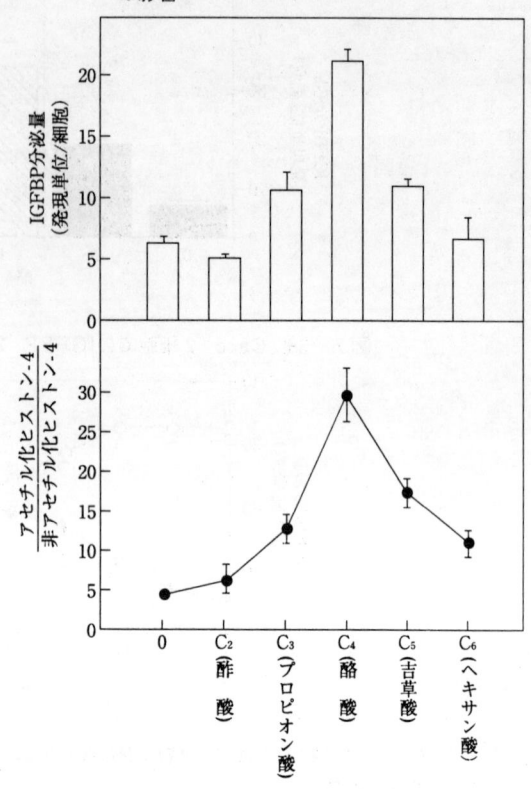

事実から，癌形質は劣性であり，正常細胞には細胞の癌化を抑制する遺伝子が存在するところから見出された。それゆえ癌抑制遺伝子の変異の細胞への効果は劣性で，遺伝子が2つとも作用しない状態になると抑制機能は失われる[157]。その遺伝子産物は，転写制御，細胞周期の調節，細胞内情報伝達，細胞接着や細胞骨格への関与など多様で，癌遺伝子の作用と相俟って，細胞癌化の複雑さを反映している。

7-4-2）大腸癌，直腸癌の生成過程での癌遺伝子，癌抑制遺伝子の関与

大腸癌，直腸癌の生成の過程での癌遺伝子，癌抑制遺伝子の関与については，約7回の変異が関与する仮説が提案されている[139,155,158]（図7-41）[139]。大腸癌，直腸癌は腺腫から悪性の癌に変化するまで10〜35年という長い期間がかかり，その進行が非常に遅く，目に見える構造変化を続けてゆっくり発達することが，遺伝子に約7回の変異が関与することの根拠である[155]。正常な大腸粘膜上皮細

胞で癌抑制遺伝子である APC 遺伝子（adenomatous polyposis coli gene；APC gene，大腸腺腫症遺伝子）[158〜161]を不活性にする変化は，かなり初期の段階で起こると推定される（この変異は小さい良性のポリープでも大きい悪性腫瘍同様に高い確率で見出される）[155]。K-ras 癌遺伝子の活性化は初期腺腫から中期腺腫にかけて起こると推定される（この遺伝子の活性化は小さいポリープではあまり認められないが，分化状態にある大きいポリープで認められ，また ras 変異を有する直腸癌細胞を培養すると，典型的な形質転換細胞の特徴と増殖能を示すが，活性化された ras 遺伝子を除くと，形質転換の特徴を示さなくなり，増殖能も減少する）。さらに DCC（deleted in colon carcinoma，大腸癌における欠損）遺伝子，p53 遺伝子の不活性化は，末期腺腫以降に起こると推定される（これら遺伝子の欠損はポリープにはほとんど認められないが，それから発生した悪性腫瘍には普通に認められる）[155]。

癌はこのように 1 個の常軌を逸した細胞から長時間かけて発達し，図 7－41 に示した場合は APC，DCC，p53 遺伝子の不活性化には遺伝子が 2 個とも除去される 2 回の変異が必要であるので，K-ras 遺伝子の活性化を加え，合計 7 回の変異が必要である。APC，K-ras，DCC，p53 遺伝子の変異は大部分の結腸癌，直腸癌で起こるが，すべて図 7－41 で示した順に起こる訳でもないし，すべての遺伝子の変異が起こる訳でもない[155]。

7－4－3）酪酸の大腸癌に関与する癌遺伝子，癌抑制遺伝子の変異に及ぼす影響

プロト癌遺伝子の ras 遺伝子は分子量 21000 の GTP 結合タンパク質をコードしており，その産物タンパク質は p21 と名付けられている[162]。大腸癌 HT29 細胞では酪酸は濃度依存的に p21 の産生を抑制し，この産生抑制と酪酸による分化促進の間には逆相関関係が認められた[162]。またプロト癌遺伝子 src はチロシン キナーゼ（tyrosine kinase）をコードしており，その産物タンパク質は pp60，p56 と名付けられているが，大腸癌 SW620 細胞では，培養系への酪酸の添加により，チロシン キナーゼ活性の低下，pp60，p56 産生の抑制が認められると同時に，分化の指標の 1 つであるアルカリホスファターゼ活性が上昇した。

また大腸癌 CaCo-2 細胞では，酪酸により c-myc mRNA の発現が抑制され，c-fos mRNA の

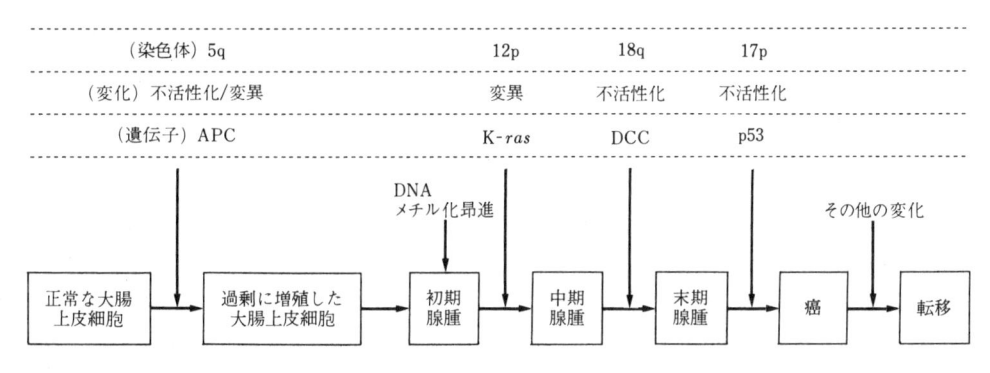

図 7－41 大腸癌，直腸癌の生成過程での癌遺伝子，癌抑制遺伝子の関与[139]

（染色体）	5q		12p	18q	17p		
（変化）不活性化/変異			変異	不活性化	不活性化		
（遺伝子）	APC		K-ras	DCC	p53		

DNA メチル化昂進　　その他の変化

正常な大腸上皮細胞 → 過剰に増殖した大腸上皮細胞 → 初期腺腫 → 中期腺腫 → 末期腺腫 → 癌 → 転移

表 7－2 大腸癌関連遺伝子への酪酸の影響[139]

遺伝子	染色体	酪酸の影響
FAP/MCC	5q	不明
p53	17p	阻害（NIH 3T3 細胞）
DCC	18q	不明
c-ras	12p	p21 産生阻害（HT 29 細胞）
c-src		pp60, p56 産生阻害（SW 620 細胞）
c-myc		阻害
アルカリホスファターゼ	1p	活性化/誘導（多数の細胞）

図7-42 グルコース，ラフィノース添加の短鎖脂肪酸産生量に及ぼす影響[164]

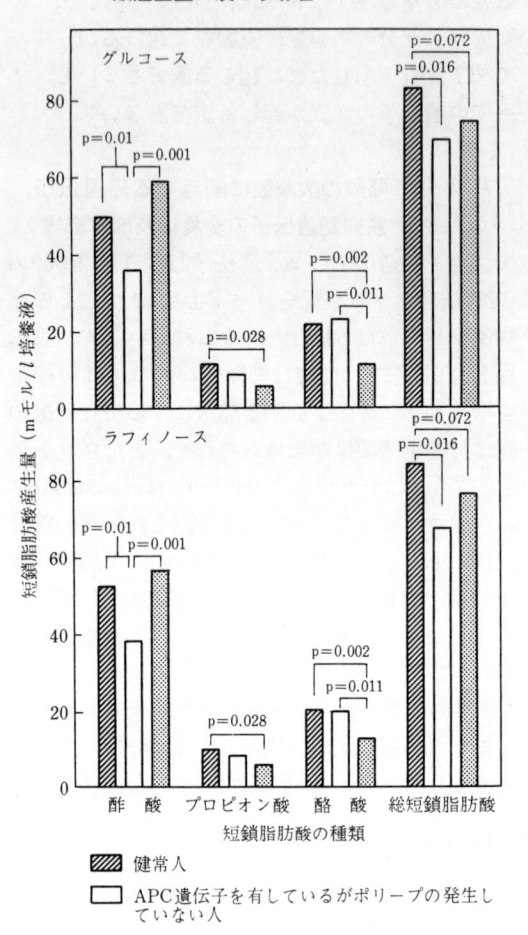

凡例：
- 健常人
- APC遺伝子を有しているがポリープの発生していない人
- APC遺伝子を有しておりポリープの発生している人

発現が促進され[158]，HT-29細胞では c-myc mRNAの発現が抑制され，アルカリホスファターゼmRNAの発現が促進された[163]。表7-2には，これまで知られている癌遺伝子，癌抑制遺伝子に対する酪酸の影響を示した[139]。

結腸・直腸癌の素因を遺伝的に持つ家族性癌として家族性大腸腺腫症（familial adenomatous polyposis coli, APC）があるが，この症候群は若いうちに数百から数千のポリープが結腸全体に発生し，このポリープを切除しないとそのうちのいくつかが進行して悪性腫瘍となる。ポリープの発生から癌と診断されるまでには12年要し，その病因は第5染色体にある APC 遺伝子である[158,163]。

健常人，APC遺伝子を有しているがポリープが発生していない人，APC遺伝子を有しておりポリープの発生している人，それぞれ約10名の糞便を採取し，糞便中の酢酸，プロピオン酸，酪酸，総短鎖脂肪酸含量を測定したところ，いずれの群の間でも含量に差は認められなかった[164]。採取した糞便に澱粉，アラビノガラクタン（arabinogalactan），グルコース，ラフィノース（raffinose）を添加し，24時間培養し産生する酢酸，プロピオン酸，酪酸，総短鎖脂肪酸（酢酸，プロピオン酸，酪酸およびイソ酪酸，吉草酸，イソ吉草酸）の量を測定した。添加した糖のうちアラビノガラクタンに差は認められるものの，APC遺伝子を有しているがポリープが発生していない人の群で酢酸，総短鎖脂肪酸産生量は有意に低下し，APC遺伝子を有しておりポリープが発生している人の群でプロピオン酸，酪酸の産生量が有意に低下した（図7-42）[164]。これら短鎖脂肪酸産生量の差がいかなる理由により起こるかは不明であるが，興味深い現象である。

7-5) 酪酸の大腸癌転位に及ぼす影響

N-メチル-N-ニトロソ尿素（N-methyl-N-nitrosourea）惹起のマウス大腸腺癌細胞をマウスの脾臓より注入した時，大腸腺癌細胞の肝臓への転移が酪酸の静脈内投与により抑制されることが示されている[165]。マウス大腸腺癌細胞をマウス脾臓に注入する24時間前より，頸静脈に留置したカテーテルを通じて酪酸を連続的に注入した（2 g/kg体重/日，1日投与量1 ml）。さらにマウス大腸腺癌細胞接種後7日間，酪酸を連続的に注入し，10日後，肝臓重量および肝臓へ転移した癌細胞数を測定した。試験期間中，対照群，試験群の間では体重変化に差は認められなかったが，肝臓重量は，生理食塩水投与群で1.1±0.03gであったのに対し，大腸腺癌細胞接種群では，3.9±0.5gであり，大腸腺癌細胞接種および酪酸投与群では1.6±0.2g（p=0.001）で有意に増加が抑制された（図7-43）[165]。また，肝臓表面へのラット大腸腺癌細胞の転移も，有意に抑制された（図7-43）[165]。

酪酸の静脈内投与により，肝臓への大腸腺癌細胞の転移が抑制される作用機序の1つとして，メバロン酸（mevalonate）あるいはメバロン酸誘導体の生合成阻害が推定されている[165,166]。メバロン酸はコレステロールをはじめとする各種のイソ

図7-43 大腸腺癌細胞接種後の肝臓重量，肝臓表面癌細胞数に及ぼす酪酸の影響[165]

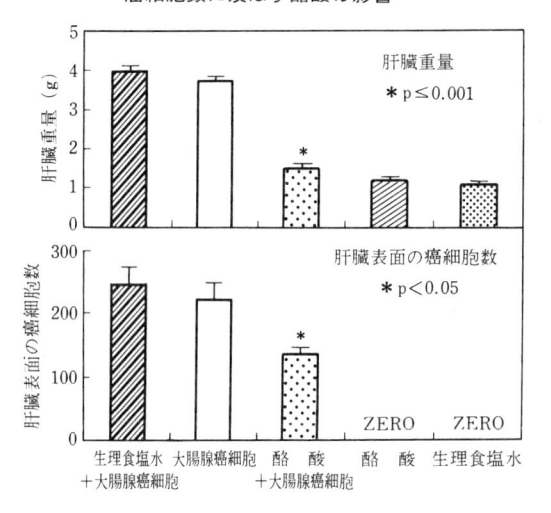

も酪酸と関連している[165,166]。(図7-44)[166]。またメバロン酸およびメバロン酸誘導体は *ras* タンパク質の活性化を促進する[167]。細胞内では酪酸の一部は代謝されてメバロン酸の前駆体である3-ヒドロキシ-3-メチルグルタリル・コエンザイムA（3-hydroxy-3-methylglutaryl coenzyme A；HMG-CoA）となり，HMG-CoA はメバロン酸へ変換される。HMG-CoA からメバロン酸への変換は，メバスタチン（mevastatin）のような，HMG-CoA レダクターゼ（HMG-CoA reductase）によって阻害され，HMG-CoA レダクターゼは *in vivo* で抗腫瘍活性を示す[168]。

N-メチル-N-ニトロソ尿素惹起により得られたラット大腸癌 MC-26 細胞の培養系に酪酸ナトリウムを添加すると，その増殖は 0.5～2.0 mモルで 50%，8.0 mモル以上で 100% 阻害し，メバスタチンは 64 μモルの添加で，その増殖を 10～35% 抑制した[165]。しかし，酪酸ナトリウム 0.5 mモルと

プレノイド（isoprenoids）の生合成の前駆体となり，その構造は酪酸に類似しており，代謝経路

図7-44 酪酸，メバロン酸の代謝とメバスタチンの作用[166]

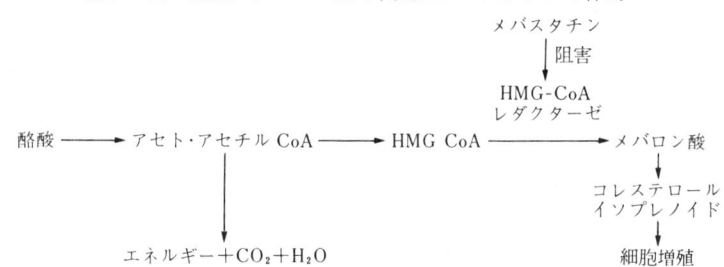

酪酸 ⟶ アセト・アセチル CoA ⟶ HMG CoA ⟶ メバロン酸 ⟶ コレステロール／イソプレノイド ⟶ 細胞増殖

メバスタチン ↓阻害 HMG-CoA レダクターゼ

エネルギー＋CO_2＋H_2O

図7-45 大腸腺癌細胞の増殖に及ぼす酪酸ナトリウムとメバスタチンの影響[165]

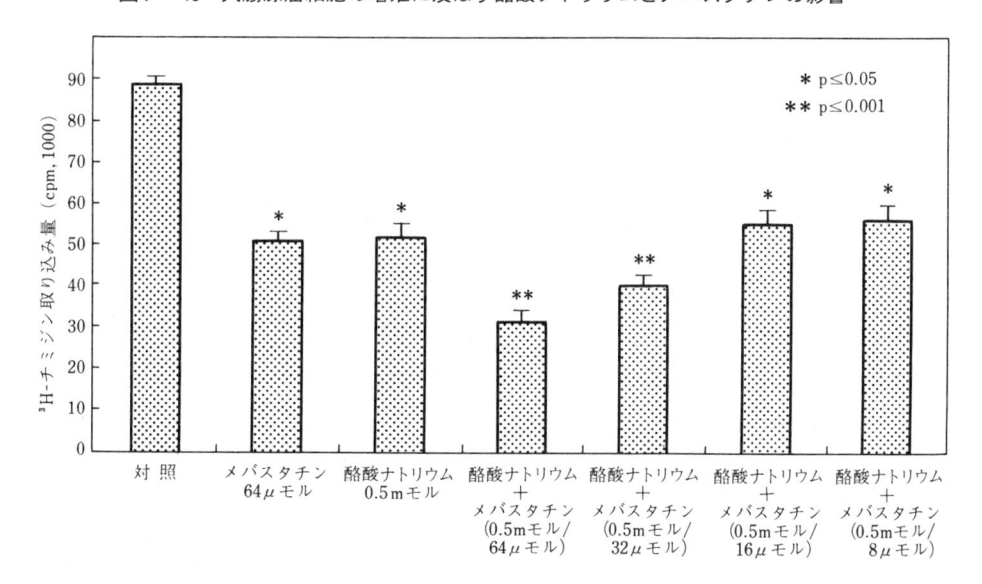

$* p \leq 0.05$
$** p \leq 0.001$

メバスタチン64μモルを同時に培養系に添加すると相乗的に働き大幅に増殖は抑制された（図7－45）[165]。この条件下で5日間培養した場合，生存細胞数は無添加群に比較して約10％であった[165]。これらの実験結果から，酪酸あるいは酪酸ナトリウムの大腸腺癌細胞増殖抑制作用は，メバロン酸あるいはメバロン酸誘導体の作用に関連して起こると推定される。メバロン酸は正常細胞，腺癌細胞いずれに対してもその細胞増殖には必須である[167,169,170]ので，腺癌細胞においては，細胞内情報伝達に関与するタンパク質（例えばrasタンパク質）への酪酸，メバロン酸あるいはメバロン酸誘導体の結合特異性が変化し，メバロン酸による細胞増殖作用が，酪酸により抑制されたのではないかと推定されるが，今後の更なる解明が必要である[165]。

7-6）酪酸の大腸細胞，大腸癌細胞の分化，増殖に及ぼす影響（作用機序のまとめ）

酪酸の大腸細胞，大腸腺腫細胞，大腸腺癌細胞の分化，増殖に及ぼす影響，特に細胞内情報伝達系の関与については不明な点も多いが，その作用機序は2つに大別される[143,166]。すなわち，遺伝子発現を通じて，核タンパク質，主としてヒストン（注7-4）への影響と，細胞内情報伝達系の要（かなめ）となり，分化に重要な役割を果たしているGTP結合タンパク質を介しての生体膜上受容体と細胞質との間のインターフェースとして働くという2つの重要な役割を担っている。

酪酸が遺伝子発現の修飾を通じて核タンパク質に種々の影響を与えると推定される作用機序としては，次の機序が挙げられる[143]。

1）ヒストン デアセチラーゼ（histone deacetylase）阻害を通じてのコアヒストンの過アセチル化（hyperacetylation）。一般的にはヒストンの過アセチル化は遺伝子発現の増加[172]とDNAアーゼⅠ（DNA aseⅠ）感受性が増加する[173]。

2）ヒストンH1およびH2リン酸化の選択的阻害[174,176,177]

ヒストンH1のリン酸化は細胞周期を促進させる。

3）ヒストンH3のリン酸化の促進[176]

4）DNAのシトシン残基の過メチル化（hypermethylation）[174,176,177]

DNAのシトシン残基の過メチル化は遺伝の発現を抑制するが，この抑制は非特異的である。

5）非ヒストンタンパク質のアセチル化，リン酸化の促進とADPリボシル化（ADP ribosylation）の促進[178]

酪酸によるこれらの核タンパク質，核酸の修飾は，in vitro で種々の細胞株で異なった変化が認められるが[143,166]，その生化学的な重要性は充分には分かっていないが，酪酸は大腸腺癌CaCo-2細胞ではアルカリホスファターゼ プロモーターを直接活性化する[34]など，遺伝子を直接活性化することも認められているので，酪酸は遺伝子発現を含め，核タンパク質の発現，修飾に補助因子的に働いていると推定される[143,166]。

GTP結合タンパク質を介しての生体膜上受容体と細胞質とのインターフェースとして働く酪酸の役割は正常な大腸細胞と，大腸癌細胞では異なっている[143,166]。大腸細胞では，酪酸は大部分が酸化されてエネルギーとして消費されるが，一部が分化を促進する方向で働く。酪酸が一部メバロン酸に変換され，間接的にGTP結合タンパク質を活性化し，生体膜のリン脂質代謝回転を促進し，ジアシルグリセロールの濃度を上昇させ，その結果タンパクキナーゼCを活性化する（図7－46）[166]。

大腸癌細胞での酪酸の増殖抑制作用の機序は次の様に推定されている（図7－47）[166]。酪酸から代謝されたメバロン酸あるいはメバロン酸誘導体が，G-タンパク質と結合し，活性化GTP結合タンパク質（図7－47中のG*-タンパク質）となる。活性化G-タンパク質はホスホリパーゼCを活性化し，さらにタンパクキナーゼCを活性化し，

注7-4）ヒストン[3]

真核細胞の核内DNAに結合しているタンパク質で，細胞を構成するタンパク質としては最も多量に存在しており，H1，H2A，H2B，H3，H4の5種類がこれまで認められている。ヒストンの機能は稠密な染色体構造を形成し，その構造を維持し，遺伝子の転写活性を抑制していると推定されるが，H1のリン酸化，H3，H4のアセチル化，H2A，H2Bのユビキチン化などによりクロマチンが活性化された結果と推定されている。

細胞を増殖させる方向に働く。一方，プロト癌遺伝子の ras 遺伝子は p21 と名付けられているタンパク質（GTP 結合タンパク質の一種）をコードしており[162]，GTP 結合タンパク質が活性化され ると ras 癌遺伝子が活性化される（むしろ，活性化 GTP 結合タンパク質は活性化 ras 癌遺伝子の産物ともいえる）。大腸癌細胞内は嫌気的条件であるので，酪酸はエネルギー源として代謝される

図7－46　大腸細胞での酪酸の分化促進作用[166]

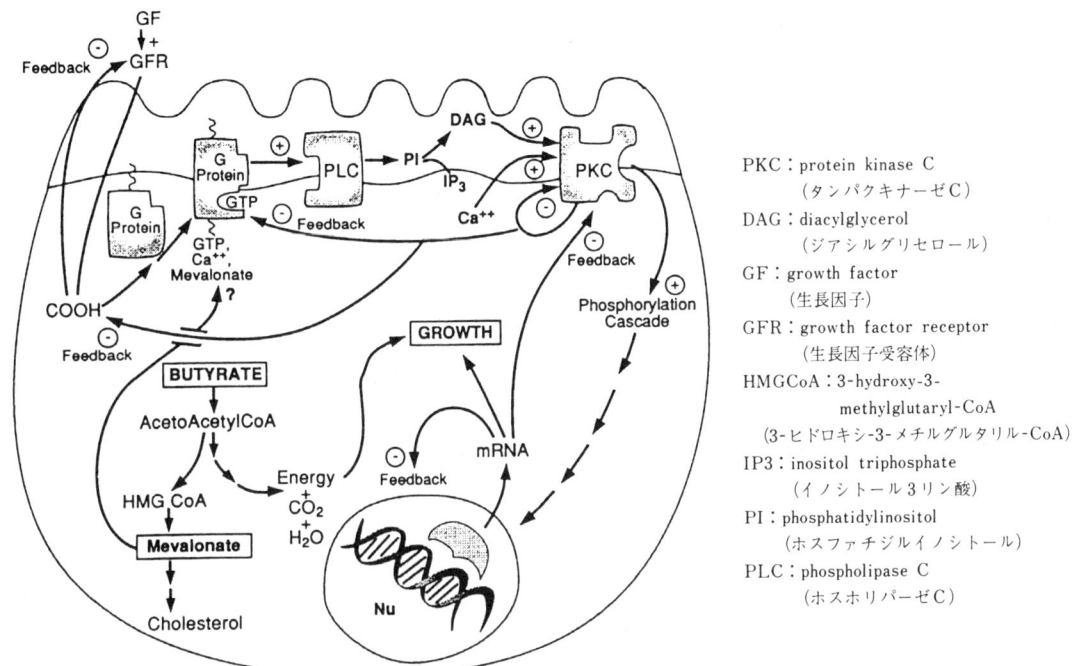

図7－47　大腸癌細胞での酪酸の増殖抑制作用[166]

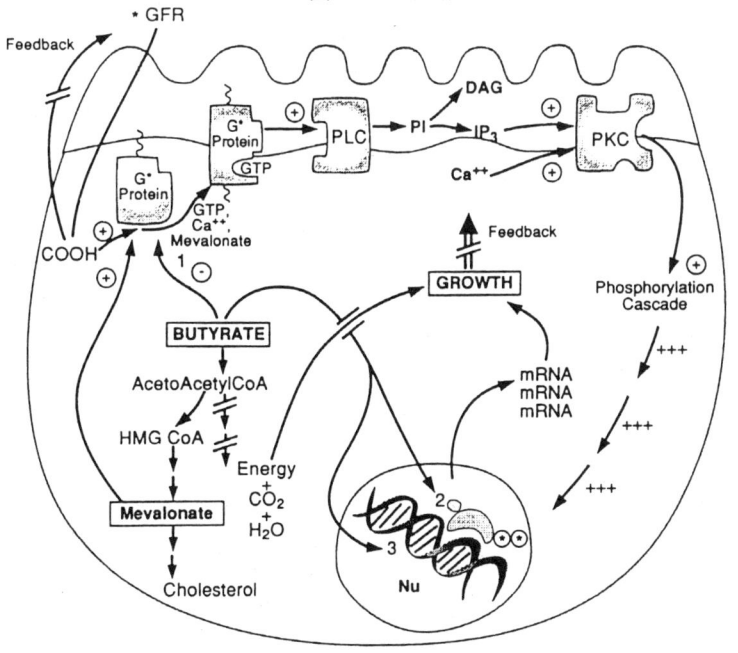

図7-48 トリブチリン，イソブチルアミドの構造式

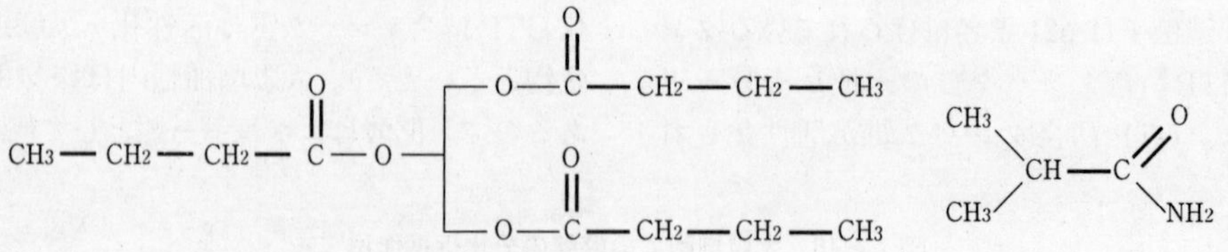

トリブチリン

イソブチルアミド

割合が大腸細胞と比較して低下し，細胞内に蓄積される。その結果，メバロン酸と活性化GTP結合タンパク質の結合活性が変化する。すなわち酪酸はメバロン酸と競合的に活性化GTP結合タンパク質に結合し，活性化GTP結合タンパク質を不活性化するのではないかと推定される[143,166]。このことは，メバロン酸を生合成する3-ヒドロキシ-3-メチルグルタリル-CoAレダクターゼの阻害剤であるメバスタチンにより酪酸由来の増殖作用が抑制されること[175]，外因性のメバロン酸は，酪酸とメバスタチンの増殖抑制作用を失わせること[175]からも裏付けられる。

7-7) 酪酸誘導体の大腸癌抑制作用

7-7-1) はじめに

大腸腺腫細胞，大腸腺癌細胞培養系に酪酸あるいは，酪酸ナトリウムを添加した場合の増殖抑制作用，分化促進作用は顕著であり，その臨床応用が研究の当初より検討されていた[179]。細胞培養系で効果が認められるのは細胞株によっても異なるが，0.5～5mモルである[177]。しかし，酪酸ナトリウムをヒトに500mg/kg体重を静脈内投与した場合，酪酸ナトリウムの半減期は非常に短く約6分であり[180]，その場合の最高血中濃度は0.05mモルであった[181]。白血病（leukemia）の小児患者に酪酸ナトリウム500mg/kg体重を数日間静脈内投与した場合も，ほとんど治療効果は認められなかった[182]。白血病[30]，あるいは大腸癌[23,183]を治療するためには最高血中濃度が最低でも0.3mモル，通常1～5mモルが必須であり，いかに酪酸の最高血中濃度を上昇させるかが課題である[179]。

最高血中濃度を高めるためには，多量の酪酸ナトリウムの静脈内投与を必要とするが，それを行うと，ナトリウムの過剰投与を引き起こす。この問題を回避する目的で，酪酸アルギニンの投与が試みられたが[184]，最高血中濃度は0.05mモルを超えることなく，酪酸の非常に早い代謝が推定されている[185]。

7-7-2) トリブチリン，イソブチルアミド

酪酸は天然の食品としてはバターなどのミルク脂肪中に，グリセリドあるいはグリセロールエステルの成分として3～4％見出されている[179]。酪酸もグリセリドの成分として経口投与すれば安全性上も問題がないのではないかとの推定から，トリブチリン（tributyrin）（図7-48）の経口投与が検討されている[179,186,187]。体重約300gのラットに1mlのトリブチリンを経口投与したところ，30分後の酪酸の血中濃度は0.34mモルであり，投与4時間後に血中から完全に消失したが，その半減期は約40分であり，酪酸の6分より大幅に延長された[179]。今後ヒトでの検討が期待される。

*in vitro*でのトリブチリンのヒト骨髄性白血病（human myeloid leukemia）HL60細胞とマウス赤血白血病（erythroleukemia）細胞を用いての分化促進作用を検討したところ，分化促進作用は酪酸あるいは酪酸ナトリウムの約4倍であった[184]。この場合，全トランス レチノイン酸(all-*trans*-retinoic acid)と相乗的に効果を促進させることが認められる[184]。すなわち130μモルのトリブチリンあるいは110nモルの全トランス レチノイン酸で認められる同等の分化促進作用が，13μモルのトリブチリンと13nモル全トランス レチノイン酸の同時添加で認められている[184]。モノブチリン（monobutyrin）は，酪酸あるいは酪酸ナトリウムの分化促進作用に比較して，ほぼ同等[185]，やや弱い[189]，かなり弱い[184]という結果が得られている。

また，イソブチルアミド（isobutyramide）はヒトにも経口投与可能な酪酸誘導体のひとつであるが，*in vitro*の活性が酪酸より弱いことからほとんど検討されていない[190]。

図7-49 モノアセトン・グルコース誘導体の構造式[191]

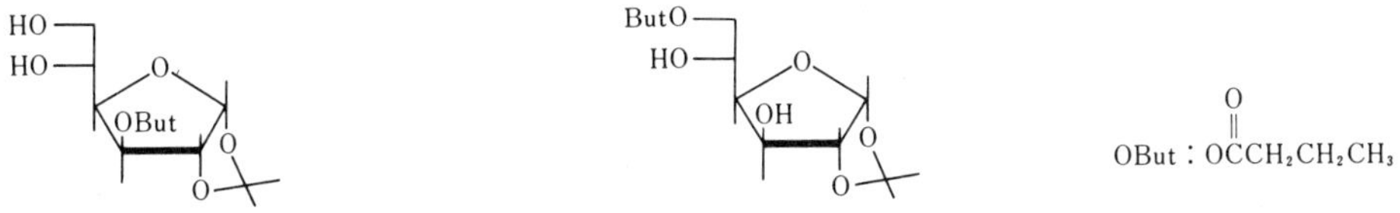

3-O-butanoyl-1,2-O-isopropylidene-α-D-glucofuranose
(monoacetone glucose 3-butyrate)

6-O-butanoyl-1,2-O-isopropylidene-α-D-glucofuranose
(monoacetone glucose 6-butyrate)

OBut : OCCH$_2$CH$_2$CH$_3$

図7-50 MSV細胞による発癌に及ぼすモノアセトン・グルコース誘導体処理の影響[195]

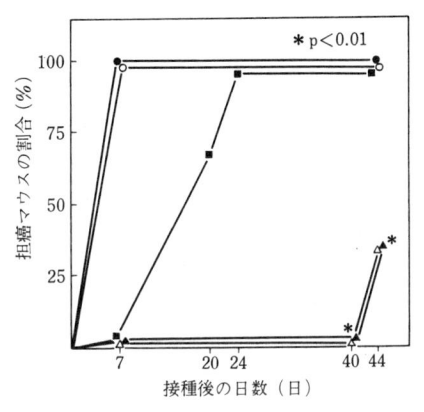

△ モノアセトン・グルコース・3-酪酸
▲ モノアセトン・グルコース・6-酪酸
■ 酪酸アルギニン
○ モノアセトン・グルコース
● 無処理

図7-51 MCF-7細胞でのモノアセトン・グルコース・3-酪酸の増殖抑制作用[196]

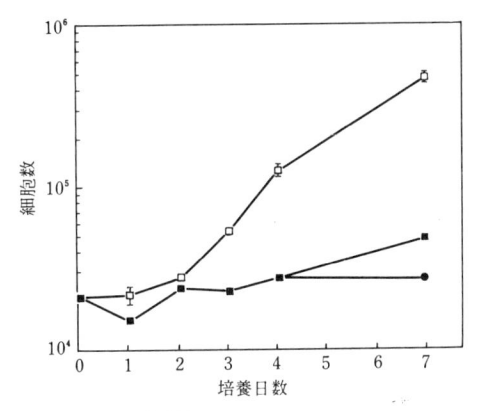

□ 無添加
● モノアセトン・グルコース・3-酪酸
 (4mモル)添加
■ モノアセトン・グルコース・3-酪酸
 (4mモル)添加,培養4日目で除去

7-7-3) 酪酸モノサッカライドエステル

単糖類であるグルコースやガラクトースの酪酸エステルが,酪酸の半減期を延長させる目的で合成されている[167,191〜194]。これらのうち,3-O-ブタノイル-1,2-O-イソプロピリジン-α-D-グルコフラノース(3-O-butanoyl-1,2-O-isopropiridene-α-D-glucofuranose,モノアセトン グルコース 3-酪酸;monoacetone glucose 3-buty-rate)および6-O-ブタノイル-1,2-O-イソプロピリジン-α-D-グルコフラノース(モノアセトン グルコース 6-酪酸)(図7-49)が毒性がなく[191],半減期が酪酸の100〜300倍であることが認められている[180]。

マウスMSV(murine-sarcoma-virus-transformed)細胞を2mモルのモノアセトン グルコース-3-酪酸あるいは6-酪酸,および酪酸アルギニン(arginine butyrate)で24時間処理し

たのち,マウスに注入し,癌の発生を測定した[195]。その結果,無処理MSV細胞,モノアセトン グルコース処理MSV細胞注入群では,7日以内に100%で固型癌の発生が認められたのに対して,モノアセトン グルコース 3-酪酸あるいは6-酪酸処理MSV細胞注入群では,40日目まで固型癌の発生は認められず,44日目で33%発生した(図7-50)[195]。モノアセトン グルコース 3-酪酸あるいは6-酪酸は皮膚癌A431細胞[195],リンパ腫U937細胞[195],乳癌410細胞[195],乳癌MCF-7細胞[196],乳癌MDA-MB-231細胞[196],乳癌NPM14-T細胞[196],乳癌NBAT32-T細胞[196],Crocker肉腫180TG[195]細胞で増殖が抑制されることが示されている[195,196]。また乳癌MCF-7細胞では,培養系からモノアセトン グルコース 3-酪酸を除いてもその効果は持続していた(図7-51)[196]。

さらにモノアセトン グルコース 3-酪酸は

図7-52 ピバリルオキシメチル酪酸[197]

$$CH_3-CH_2-CH_2-\overset{O}{\overset{\|}{C}}-O-CH_2-O-\overset{O}{\overset{\|}{C}}-\overset{CH_3}{\overset{|}{\underset{CH_3}{C}}}-CH_3$$

ヒト骨髄細胞，白血病細胞でアポトーシスが誘導されることが認められている[77,78]。ヒト骨髄HL-60細胞（human myeloid HL-60 cell）および白血病U-937細胞（leukemia U937 cell）の細胞培養系にモノアセトン　グルコース　3-酪酸を1mモル添加するとアポトーシスの誘導が認められた（図7-19）[77,78]。モノアセトン　グルコース　3-酪酸は，細胞の有糸分裂の完了からDNA合成開始までのG$_1$期を停止させることにより，アポトーシスを誘導すると推定されている[77,78]。モノアセトン　グルコース　3-酪酸のアポトーシス誘導は，骨髄芽球KG1細胞（myeloblastic KG1 cell）や前骨髄白血球NB4細胞（promyelocytic leukemia NB4 cell）では，アポトーシスの誘導の程度は低かった（図7-19）[77,78]。

7-7-4) ピバリルオキシメチル酪酸

酪酸のプロドラッグ（prodrug；体内で代謝されたのちに活性型の薬剤に変化するもの）であるピバリルオキシメチル酪酸（pivalyloxymethyl butyrate）（図7-52）[197]の臨床応用の可能性が検討されている[197〜201]。この化合物は細胞内に取り込まれたあと，次のように代謝され酪酸を生じる[197]。

$$CH_3(CH_2)_2COO-CH_2-OOCC(CH_3)_3 \longrightarrow$$
$$CH_3(CH_2)_2COOH + (CH_3)_3CCOOH + CH_2O$$

HL-60細胞の培養系にピバリルオキシメチル酪酸を添加し，増殖抑制作用，分化促進作用を酪酸の作用と比較検討した。HL-60細胞培養系に濃度を変化させた酪酸あるいはピバリルオキシメチル酪酸を1時間添加したのち除去し，24時間の^{3}H-チミジンの取り込みを測定したところ，酪酸の場合は1mモルまで増殖はやや抑制された程度であったが，ピバリルオキシメチル酪酸の場合は0.1mモルで62±2％，0.5mモルで95％以上の阻害を示した（図7-53）[197]。ピバリルオキシメチル酪酸の腫瘍細胞増殖抑制作用は，イソブチルオキシメチル酪酸では認められるが，ピバリルオキシメチルプロピオン酸，ピバリルオキシメチルイソ酪酸では非常に弱いことから代謝産物の酪酸によるものであろうと推定されている[198]。

培養4日後の分化細胞の割合をニトロ　ブルー　テトラゾリウム（nitro blue tetrazolium）陽性細胞の割合で測定したところ，酪酸の場合は1mモルで21.5±1.25％であったが，ピバリルオキ

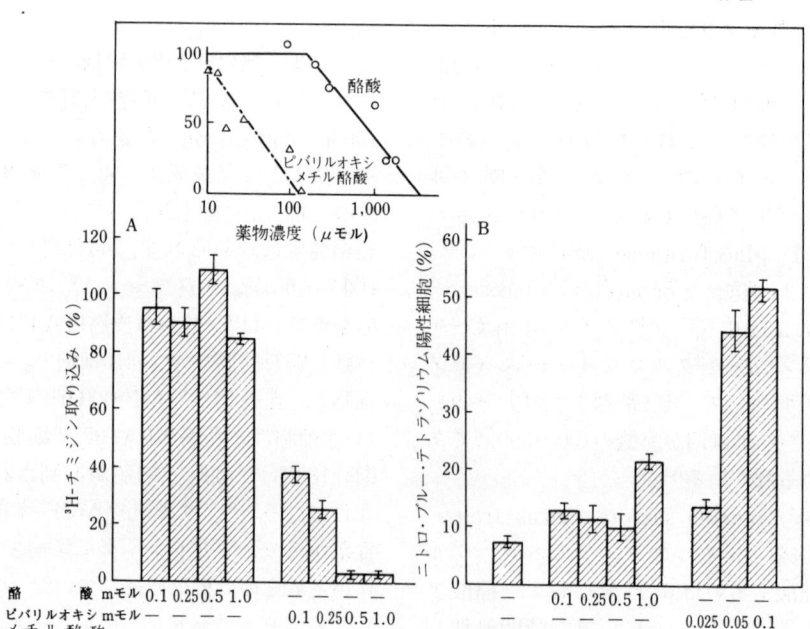

図7-53 HL-60細胞の増殖と分化に及ぼすピバリルオキシメチル酪酸の影響[197]

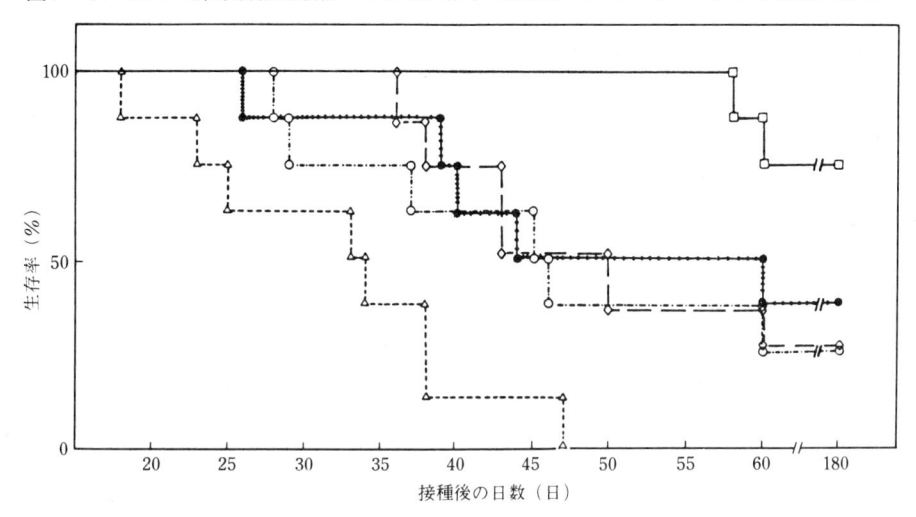

図7-54 ルイス肺腺癌細胞接種マウスの生存率に及ぼすピバリルオキシメチル酪酸の影響[197]

△ 溶媒(プロピレン・グリコール, 0.1g/kg/日) 6 日間投与群(対照群)
◇ シトキサン(0.1g/kg) 1 回投与群(陽性対照群)
● ピバリルオキシメチル酪酸(0.125g/kg) 1 回投与群
○ ピバリルオキシメタル酪酸(0.125g/kg/日)12 日間投与群
□ ピバリルオキシメタル酪酸(0.125g/kg/日)18 日間投与群

シメチル酪酸の場合は50μモルで44±3.5%であった（図7-53）[197]。これらの結果から，ピバリルオキシメチル酪酸の増殖抑制作用，分化促進作用は酪酸の10倍低い濃度で有効であった。

さらにピバリルオキシメチルエステルの酪酸の代わりに種々の短鎖脂肪酸の種類を変えその効果を検討したところ，酪酸エステル≫酪酸＞プロピオン酸エステル，イソ酪酸エステル，酪酸エステル＞吉草酸，プロピオン酸，イソ酪酸であった[27]。さらに，in vivo でのピバリルオキシメチル酪酸での効果が検討されている。ルイス肺腺癌細胞（Lewis lung carcinoma cell）をマウスに接種した後，シトキサン（cytoxan；陽性対照）およびピバリルオキシメチル酪酸を腹腔内投与し，生存率，肺への転移を検討した[197]。対照の溶媒（プロピレングリコール；propylene glycol）投与群で生存日数が32.0±9.5日であったが，ピバリルオキシメチル酪酸投与群では投与量により差はあるが，45.6±13.5日～59.8±0.7日であった（図7-54）[197]。また，肺への癌細胞の転移は，ピバリルオキシメチル酪酸投与群で対照群と比較して約1/3であった。また，アポトーシス作用も示した[198～201]。

7-7-5) その他の酪酸誘導体の大腸癌抑制作用

4-フェニル酪酸ナトリウム（sodium 4-phenyl-butyrate，図7-55，A）は，フェニル酢酸ナトリウム（sodium phenylacetate）のプロドラッグとしてまず応用された[99,202～205]。フェニル酢酸は，ヒト血漿中に存在しており，尿素合成阻害，肝臓障害に起因する高アンモニア血症の治療に用いられており[206,207]，250～550mg/kg体重・日という高投与量でも副作用は認められない[206]。4-フェニル酪酸は in vivo では，フェニル酢酸とフェニルグルタミン（phenylacetyl glutamine）に代謝されるが，4-フェニル酪酸とフェニル酢酸は異なる生理作用を示している[203,208]。4-フェニル酪酸は in vitro の子宮癌細胞で，β-酸化されずフェニル酢酸には代謝されないが，in vivo では肝臓ミトコンドリアや腎臓でβ-酸化されフェニル酢酸を生じる[208]。また，ヒト子宮癌細胞での4-フェニル酪酸の増殖抑制作用，アポトーシス作用は，フェニル酢酸の2.5～10倍であった[203]。

また，炭素数4～12の直鎖脂肪酸アルコールおよび両親媒性ポリエーテル　ジオール　ポリー（エチレングリコール）（polyether diols poly-(ethylene glycols)）の酪酸誘導体15化合物が合

図7-55 酪酸誘導体

(A)4-フェニル酪酸

(B)1-オクチル酪酸

(C)ポリ-(エチレン グリコール1000)ジ酪酸 (avcc = 1000)

(D)オルト-ニトロベンジル酪酸

(E)マンノースモノ酪酸-1モノアセトーン

(F)キシリトールモノ酪酸

図7-56 インスリン受容体発現に及ぼす酪酸ナトリウムの影響[225]

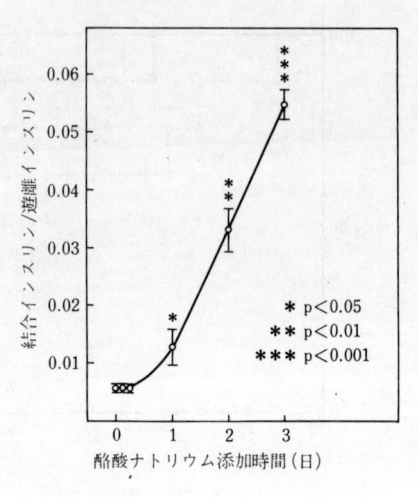

$*$ $p<0.05$
$**$ $p<0.01$
$***$ $p<0.001$

成され，抗腫瘍活性が検討されたが，活性が認められたのは，1-オクチル酪酸（1-octyl butyrate，図7-55, B）とポリー（エチレングリコール1000）ジ酪酸（poly-(ethlene glycol 1000) dibutyrate，図7-55, C）のみであった[209]。さらにオルトーニトロベンジル酪酸（ortho-nitrobenzyl buty-rate，図7-55, D）にも酪酸アルギニンの約8倍の抗腫瘍作用が見い出されている[210]。

両親媒性モノアセトニドのグルコースやマンノースのモノブチルエステルでは，腫瘍細胞の細胞膜との高い親和性が認められている[211~213]。マンノース モノ酪酸-1 モノアセトン（monobutyrate-1 monoacetone mannose，図7-55, E）は担癌マウスの寿命を延長させ，生存率を上昇させた[211~213]。またin vitroではG_1期を抑制することにより細胞増殖を抑制し，分化を促進し[194,196,211]，アポトーシスを促進した[214]。キシリトールモノ酪酸（monobutyrate xylitol，図7-55, F）は，ヘモグロビンF[215]の産生を促進した[216]。

7-8）酪酸の遺伝子発現に及ぼす影響

酪酸は大腸癌発癌の過程で癌遺伝子，癌抑制遺伝子の発現に影響を及ぼすことが知られている[217]が，癌遺伝子，癌抑制遺伝子以外種々のタンパク質，ホルモン，ホルモン受容体などの遺伝子発現の促進，抑制にも関与している[43]。アルブミン[218]，ヘモグロビン[219]，アルカリホスファターゼ[34,35,220]，メタロチオネイン[注7-5]（metallothionein）[221,222]，α-フェトプロテイン（α-fetoprotein）[218]，ホルモンとしてはカルシトニン[223]，インスリン[224]，グ

注7-5）メタロチオネイン（metallothionein）
　カドミウム，水銀，亜鉛，金，銀，銅などの各種金属によって合成が誘導されるタンパク質。金属と特異的に結合し，亜鉛や銅など生体に必須の微量元素の体内輸送や貯蔵に関与すると共に，カドミウム，水銀などと結合し解毒も行う。

表7-3 遺伝子発現に及ぼす酪酸の影響

	影響	細胞の種類	文献
アルブミン	増加	肝臓癌細胞	218)
ヘモグロビン	増加	赤血白血病細胞	219)
アルカリホスファターゼ	増加	大腸癌細胞	34,35,220)
メタロチオネイン	増加	肝臓癌細胞	221,222)
α-フェトプロテイン	増加	肝臓癌細胞	218)
カルシトニン	増加	胸腺腺腫細胞	223)
インスリン	増加	ランゲルハンス島細胞腫	224)
グルカゴン	増加	ランゲルハンス島細胞腫	224)
インスリン受容体	増加	リンパ腫細胞	225,226)
インスリン様増殖因子受容体-2	増加	腸管上皮細胞	154)
インスリン様増殖因子受容体-3	減少	腸管上皮細胞	154)
サイロイドホルモン受容体	減少	脳下垂体癌細胞	227)
サイロイドホルモン核受容体	増加	脳下垂体癌細胞	227)
エストロゲン受容体	減少	乳癌細胞	196)

図7-57 フェニル酢酸の構造式

CH_2COOH (ベンゼン環に結合)

図7-58 C3H10T1/2細胞のフェニル酢酸による脂肪細胞への分化[206]

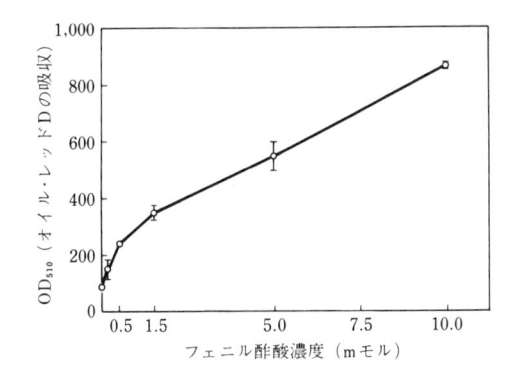

(グラフ：横軸 フェニル酢酸濃度（mモル）0.5, 1.5, 5.0, 7.5, 10.0、縦軸 OD_{510}（オイルレッドDの吸収）0〜1,000)

ルカゴン[224]，ホルモン受容体としては，インスリン受容体[225,226]，サイロイドホルモン受容体[227]，インスリン様増殖因子受容体[154]，サイロイドホルモン核受容体[228]，エストロゲン受容体[196]などへの影響が検討されている。

これらタンパク質，受容体の遺伝子発現に及ぼす影響を表7-3に示した。またバーキット　リンパ腫（Burkitt lymphoma）Raji細胞での酪酸ナトリウムにより誘導されるインスリン受容体の発現を図7-56[225]に示した。酪酸ナトリウムを細胞培養系に添加すると，1日後で2倍，2日後で6倍，3日後で10倍の受容体発現が認められた[225]。

7-9) フェニル酢酸の癌細胞に及ぼす影響

フェニル酢酸（phenylacetic acid）は短鎖脂肪酸の範疇には入らないが，最近ルーメン微生物がフェニルアラニンを代謝する場合に比較的多量のフェニル酢酸を生成し[229,230]，その濃度はヤギのルーメン液中，約0.5mモルであることが判ってきたと共に[231]，フェニル酢酸の制癌作用が分かってきた[231]。フェニル酢酸（図7-57）は通常ハッカから得られるハッカ油，バラから得られるバラ油，ダイダイから得られるネロリ油などに遊離あるいはエステルとして存在し，主にエステルとして香料として用いられている。

一方，フェニル酢酸は，フェニルアラニンの代謝物で通常mモル単位で血漿中に見出され，グルタミンと抱合体を作り，フェニルアセチルグルタミン（phenylacetylglutamine）として，フェニルアセチルグルタミンは尿中に排泄される[206]。また，フェニル酢酸ナトリウムは，先天的尿素合成異常新生児[232]や肝臓疾患患者[233]の高アンモニア血症の治療目的に用いられており，ヒトの場合，フェニル酢酸ナトリウム250〜550mg/kg体重/日の投与で副作用は認められていない[206]。

フェニル酢酸ナトリウムの前骨髄球白血病（promyelocytic leukemia）HL-60細胞[206]，不減間葉

図7-59 神経膠腫A172細胞の増殖に及ぼすフェニル酢酸とグルタミン酸の影響[237]

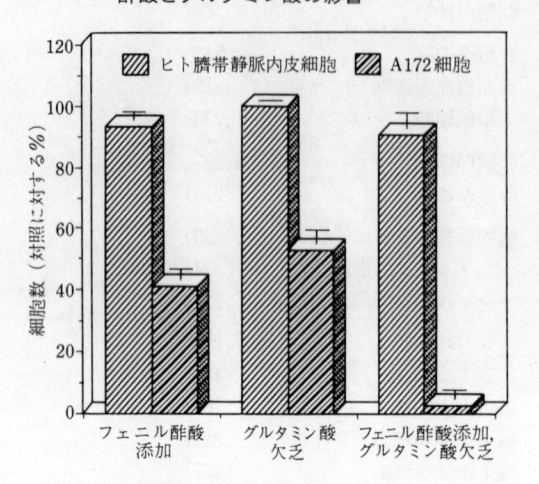

図7-60 フェニル酢酸の9L細胞接種ラットの生存率に及ぼす影響[232]

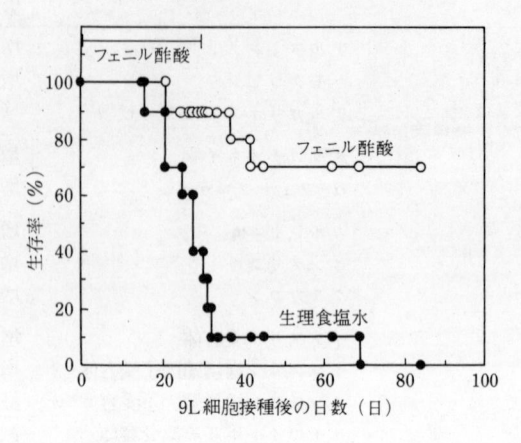

織（immortalized mesenchymal）C3H10T1/2細胞[206]，脳腫瘍細胞（malignant brain tumors）[232]，ヒト白血病K562（human leukemic）細胞[234]，子宮癌PC3およびDU145細胞[234]，ヒト神経芽細胞腫IMR-32およびUKF-NB-3（human neuroblastoma）細胞[206]，神経膠腫A172，U87，U373，およびU251（gliomas）細胞[237]，ヒト乳癌細胞モデル（Ha-*ras*-転移MCF7細胞）[236]で正常細胞への分化誘導が実証されてきている[231]。

HL-60細胞培養系にフェニル酢酸を添加するとすみやかに*myc*癌遺伝子の発現が抑制され，増殖が停止し，顆粒球への分化が認められる[206]。C3H10T1/2細胞の培養系にフェニル酢酸を添加すると，細胞は増殖を停止し，脂肪細胞へ分化した[206]。脂肪細胞への分化の程度は細胞をオイルレッドO（Oil-red O）で染色することにより確認できた（図7-58）[206]。また神経膠腫U87，A172，U373，U343，HS683細胞培養系にフェニル酢酸を添加した場合の増殖抑制のIC$_{50}$は4.4±0.6mモルであったが，神経膠腫U251，U138細胞のIC$_{50}$は8〜10mモルであった[237]。神経膠腫A172細胞はその増殖にグルタミン酸が必要であるが，培養系にグルタミン酸を添加しないと，フェニル酢酸と同等の水準で増殖は抑制されるが（図7-59）[237]，フェニル酢酸の添加とグルタミン酸の無添加を同時に行うと，増殖はほぼ完全に抑制された（図7-58）[237]。この時，対照に用いた臍帯静脈内皮細胞（human umbilical vein endothelial cell）では，フェニル酢酸の添加により，やや増殖が抑制されたのみであった[237]。

脳腫瘍9L細胞ではその培養系に1.25mモルのフェニル酢酸を添加すると約50%増殖が抑制され，5mモルの添加では約99%増殖が抑制される[232]。9L細胞を接種したのち，フェニル酢酸を一定量体内に放出するS.C.浸透圧ミニポンプ（osmotic minipumps；550mgフェニル酢酸/kg体重/日，28日間）を皮下に埋め込み，その生存率を測定したところ，対照群では10匹のラットの9匹までが34日以内に死亡したのに対して，フェニル酢酸徐放性ミニポンプを皮下に埋め込んだラットでは大幅に生存率を延長した（図7-60）[232]。またこの時，9L細胞接種後7日目から，フェニル酢酸を850μg/kg/日，4週間投与した12匹のラットのうち5匹は12カ月後でも生存しており，癌の再発の可能性がほとんどないが，対照群では，同じ実験系で，36日目ですべて死亡していた[232]。

神経膠腫9L細胞をマウスの大脳半球（cerebral hemisphere）の白質（white matter）に接種したのち，浸透圧ミニポンプを皮下に埋め込み，フェニル酢酸ナトリウムを550mg/kg体重/日，2週間徐放させたのち，肉眼で認められる腫瘍（macroscopic tumors）が発生しているマウスの数，顕微鏡観察下で認められる腫瘍（microscopic tumors）が発生しているマウスの数を測定した[237]。対照群の生理食塩水を徐放する浸透圧ミニポンプを埋め込んだマウス10頭中，肉眼で認められる腫瘍が発生したマウスは8頭，顕微鏡観察下で認められる腫瘍が発生したマウスは1頭，腫瘍

図7-61 コレステロール合成に及ぼすフェニル酢酸の影響[237]

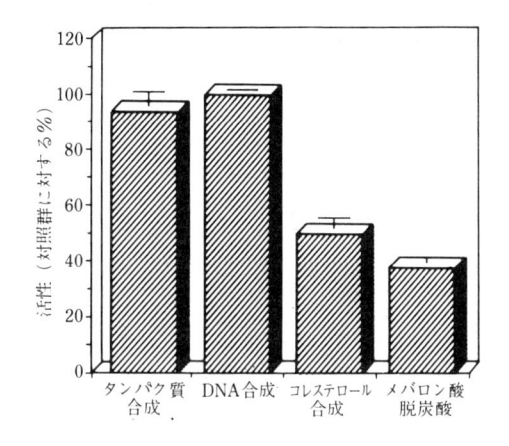

の発生が認められなかったマウス1頭であった。これに対してフェニル酢酸ナトリウムを徐放する浸透圧ミニポンプを埋め込んだマウスでは，15頭中，肉眼で認められる腫瘍が発生したマウス3頭，顕微鏡観察下で認められる腫瘍が発生したマウスは4頭，腫瘍の発生が認められなかったのは8頭で，フェニル酢酸ナトリウム投与の有用性が認められた[237]。

フェニル酢酸の腫瘍細胞の正常細胞への分化誘導，腫瘍発生抑制の作用機序は酪酸の場合と同様，メバロン酸代謝系のフェニル酢酸による抑制に拠っていると推定されている[237]。神経膠腫U87細胞をフェニル酢酸ナトリウムで24時間処理したのち，48時間後の細胞のタンパク質合成量，DNA合成量は無処理神経膠腫細胞と差は認められなかったが，コレステロール合成量は対照群に比較して約50％，メバロン酸の脱炭酸は約40％に抑制された（図7-61）[237]。メバロン酸の脱炭酸に関与するメバロン酸-5-ピロリン酸 デカルボキシラーゼ（mevalonate-5-pyrophosphate decarboxylase）は脳でのコレステロール合成の鍵酵素であり[239]，フェニル酢酸によりその活性は抑制されるが，メバロン酸キナーゼ(mevalonate kinase)やメバロン酸-5-リン酸 キナーゼ（mevalonate-5-phosphate kinase）はその活性発現にほとんど影響を受けない[240]。

文献

1) Sakata, T., Br. J. Nutr. 58, 95 (1987)
2) 山田耕路，松尾哲孝，三井雄史，野田敏司，奥田篤行，木村元喜，菅野道廣，日農化誌 66, 485 (1992)
3) Young, G. P., Gibson, P. R., Physiological and clinical aspects of short-chain fatty acids (Cummings, J. H., Rombeau, J. L., Sakata, T. (Eds)), p319, Cambridge Univ. Press (1995)
4) Lupton, J. R., Physiological and clinical aspects of shortchain fatty acids (Cummings, J. H., Rombeau, J. L., Sakata, T. (Eds)), p307, Cambridge Univ. Press (1995)
5) 本書 第1章, 1-6)
6) Weaver, G. A., Krause, J. A., Miller, T. L., Wolin, M. J., Am. J. Clin. Nutr. 55, 70 (1992)
7) 竹久文之，日栄食誌 45, 325 (1992)
8) Hara, H., Saito, Y., Nagata, M., Tsuji, M., Yamamoto, K., Kiriyama, S., J. Nutr. 124, 1238 (1994)
9) Lajoie, S. F., Bank, S., Miller, T. L., Wolin, M. J., Appl. Environ Microbiol. 54, 2723 (1988)
10) Maczulak, A. E., Wolin, M. J., Miller, T. L., Appl. Environ. Microbiol. 55, 2468 (1989)
11) Whitehead, R. H., Young, G. P., Bhathal, P. S., Gut 27, 1457 (1986)
12) Barnard, J. A., Warwick, G., Gastroentelogy 102, A199 (1992)
13) Souleimani, A., Asselin, C., Gastroenterology 102, A400 (1992)
14) Watanabe, M., Pesando, J. M., Hakomori, S., Cancer Res. 50, 3245 (1990)
15) Freeman, H. J., Gastroenterology 91, 596 (1986)
16) Corin, R. E., Haspel, H. C., Peretz, A. M., Sonenberg, M., Rifkind, R. A., Cancer Res. 46, 1136 (1986)
17) De Haan, J. B., Gevers, W., Parker, M. I., Cancer Res. 46, 713 (1986)
18) Gout, P. W., Cancer Res. 47, 1751 (1987)
19) Reese, D. H., Gratzner, H. G., Block, N. L., Politano, V. A., Cancer Res. 45, 2308 (1985)
20) Takenaga. K., Cancer Res. 46, 1244 (1986)
21) プレスコット，細胞生物学――その分子的アプローチ――（酒井彦一 訳）p269，東京化学同人 (1990)
22) Heerdt, B., Augenlicht, L. H., J. Biol. Chem. 266, 19120 (1991)
23) Augeron, C., Laboisse, C. L., Cancer Res. 44, 3961 (1984)
24) Siddiqui, B., Kim, Y. S., Cancer Res. 44, 1648 (1984)
25) Dexter, D. L., Crabtree, G. W., Stoeckler, J. D., Savarese, T, M., Ghoda, L. Y., RoglerBrown, T., Parks, Jr. R. E., Calabresi, P., Cancer Res, 41, 808 (1981)
26) Fukuda, K., J. Nutr. Biochem. 10, 397 (1999)
27) Heerdt, B. G., Halsey, H. K., Lipkin, M., Augenlicht, L. H., Cancer Res, 50, 1596 (1990)
28) Cioe, L., McNab, A., Hubbell, H. R., Meo, P., Curtis, P., Rovera, G., Cancer Res. 41, 237 (1981)
29) Hoessly, M. C., Rossi, R. M., Fischkoff, S. A., Cancer Res. 49, 3594 (1989)
30) Breitman, T. R., He, R., Cancer Res. 50, 6268 (1990)
31) 本書 第6章, 6-3)
32) Chung, Y. S., Song, I. S., Erickson, R. H., Sleisenger,

M. H., Kim, Y. S., Cancer Res. **45**, 2976 (1985)
33) Gum, J. R., Kam, W. K., Byrd, J. C., Hicks, J. W., Sleisenger, M. H., Kim, Y. S., J. Biol. Chem. **262**, 1092 (1987)
34) Deng, G., Liu, G., Hu, L., Gum, Jr, J. R., Kim, Y. S., Cancer Res. **52**, 3378 (1992)
35) Morita, A., Tsao, D., Kim, Y. S., Cancer Res. **42**, 4540 (1982)
36) Gibson, P. R., Folino, M., Rosella, O., Finch, C. F., Moeller, I., Alexeyeff, M., Lindley, J., Young, G. P., Gastroenterology **103**, 1452 (1992)
37) 細胞の分子生物学 第3版（中村桂子，藤山秋佐夫，松原謙一 監訳），p734, 教育社 (1995)
38) Aukema, H. M., Davidson, L. A., Pence, B. C., Jiang, Y.-H., Lupton, J. R., Chapkin, R. S., J. Nutr. **127**, 18 (1997)
39) Whitehead, R. H., Van Eeden, P. E., Noble, M.D., Ataliotis, P., Jat, P. S., Proc. Natl. Acad. Sci. USA **90**, 587 (1993)
40) Taylor, S. B., Buechler, J. A., Yomemoto, W., Ann. Rev. Biochem. **59**, 971 (1990)
41) Cho-Chung, Y. S., Int. J. Oncol. **3**, 141 (1993)
42) Bradbury, A. W., Carter, D. C., Miller, W. R., Cho-Chung, Y. S., Clair, T., Br. J. Cancer **69**, 738 (1994)
43) Aukema, H. M., Davidson, L. A., Derr, J. N., Lupton, J. R., Chapkin, R. S., Biochem. Biophys. Acta **1224**, 51 (1994)
44) Baldo, A., Sniderman, A. D., St. Luce, S., Zhang, X.-J., Cianflone, K., J. Lipid Res. **36**, 1415 (1995)
45) Divecha, N., Irvine, R. F., Cell **80**, 269 (1995)
46) 古市貞一，吉川文生，米島宏幸，安富大祐，御子柴克彦，細胞工学 **16**, 30 (1997)
47) 大野茂男，生化学 **68**, 345 (1996)
48) Sun, S. H., Chen, K.-C., Chen, Y.-W., Lipids **29**, 467 (1994)
49) Sun, S. H., Ou, H.-C., Jang, T.-H., Lin, L.-B., Huang, H.-M., Lipids **32**, 273 (1997)
50) Tsao, D., Shi, Z.-r., Wong, A., Kim, Y. S., Cancer Res. **43**, 1217 (1983)
51) Tsao, D., Morita, A., Bella, Jr. A., Luu, P., Kim, Y. S., Cancer Res. **42**, 1052 (1982)
52) Testa, U., Henri, A., Bettaieb, A., Titeux, M., Vainchenker, W., Tonthat, H., Docklear, M. C., Rochant, H., Cancer Res. **42**, 4694 (1982)
53) Abe, M., Kufe, D. W., Cancer Res. **44**, 4574 (1984)
54) Fojo, A, T, Ueda, K., Slamon, D. J., Poplack, D. G., Gottesman, M. M., Pastan, I., Proc. Natl. Acad. Sci. USA **84**, 265 (1987)
55) Mickley, L. A., Bates, S. E., Richert, N. D., Currier, S., Tanaka, S., Foss, F., Rosen, N., Fojo, A. T., J. Biol. Chem. **264**, 18031 (1989)
56) Bates, S. E., Mickley, L. A., Chen, Y.-N., Mol. Cell. Biol. **9**, 4337 (1989)
57) Bates, S. E., Currier, S. J., Alvarez, M., Fojo, A. T., Biochemistry **31**, 6366 (1992)
58) Beatty, J. D., Cancer **5** (Suppl 70), 1425 (1992)
59) Urba, W. J., Clarck, J. W., Steis, R. G., Bookman, M. A., Smith, Jr. J. W., Beckner, S., Maluish, A. E., Rossio, J. L., Rager, H., Ortaido, J. R., Longo, D. L., J. Natl. Cancer Inst. **81**, 602 (1989)
60) Perrin, P., Cassagnau, E., Burg, C., Patry, Y., Vavasseur, F., Harb, J., Le Pendu, J., Douillard, J.-Y., Galmiche, J.-P., Bornet, F., Meflah, K., Gastroenterology **107**, 1697 (1994)
61) Bodmer, W. F., Eur. J. Cancer **10**, 1761 (1992)
62) Jane-way, C., Nature **341**, 108 (1989)
63) Vujanovic, N. L., Heberman, R. B., Hiserodt, J. C., Cancer Res. **48**, 878 (1988)
64) Jeannin, J. F., Onier, N., Lagadec, P., von Jeney, N., Stutz, P., Liehl, E., Gastoroenterology **101**, 726 (1991)
65) Party, Y., Douillard, J.Y., Meflah, K., Pendu, J.L., Gastroenterology **109**, 1555 (1995)
66) Chang, A. E., Gastroenterology, **107**, 1890 (1994)
67) 米原 伸，科学 **64**, 371 (1994)
68) 田沼靖一，Molecular Medicine **33**, 138 (1996)
69) アポトーシス実験プロトコール（田沼靖一監集，青木一正・内海文彰・丸田英晴編集），秀潤社 (1994)
70) 米原 伸，Molecular Medicine **33**, 1232 (1996)
71) アポトーシスの分子医学（橋本嘉幸・山田 武編集），羊土社 (1995)
72) Hale, A. J., Smith, C. A., Satherland, L. C., Stoneman, V. E. A., Longthorne, V. L., Culhane, A. C., Williams, G. T., Eur. J. Biochem. **236**, 1 (1996)
73) Hague, A., Manning, A. M., Hanlon, K.A., Huschtscha, L. I., Hart, D., Paraskeva, C. Int. J. Cancer **55**, 498 (1993)
74) Yonish-Rouach, E., Resnitzky, D., Loten, J., Sachs, L., Kimchi, A., Oren, M., Nature **352**, 345 (1992)
75) 佐谷秀行，細胞工学 **16**, 512 (1997)
76) Heerdt, B. G., Houston, M. A., Augenlicht, L. H., Cancer Res. **54**, 3288 (1994)
77) Calabresse, C., Venturini, L., Ronco, G., Villa, P., Chomienne, C., Belpomme, D., Biochem. Biophys. Res. Comm. **195**, 31 (1993)
78) Caclbresse, C., Venturini, L., Ronco, G., Villa, P., Degos, L., Belpomme, D., Chomienne, C., Biochem. Biophys. Res. Comm. **201**, 266 (1994)
79) Caderni, G., Luceri, C., Lancioni, L., Tessitore, L., Dolara, P., Nutr. Cancer **30**, 175 (1998)
80) Stringer, R.E., Hart. A., Edwards, S.W., Br. J. Haematol. **92**, 169 (1996)
81) Gold, L.I., Schwimmer, R., Quigley, J. P., Biochem. J. **262**, 529 (1989)
82) Stephens, R.W., Pöllänen, J., Tapiovaara, H., Leung, K. C., Sim, P.-S., Salonen, E.-M., Rønne, E., Behrendt, N., Danø, K., Vaheri, A., J. Cell Biol. **108**, 1987 (1989)
83) Hart, D., Rehemtulla, A., Comp. Biochem. Physiol. [B], **90**, 691 (1988)
84) Gibson, P. R., Rosella, O., Rosella, G., Young, G. P., Gastroenterology, **107**, 410 (1994)
85) Gibson, P. R., van de Pol, E., Doe, W. F., Gut **32**, 191 (1991)
86) Lyons, R. M., Gentry, L. E., Purchio, A. F., Moses, H. L., J, Cell Biol. **110**, 1361 (1990)
87) Barnard, J. A., Beauchamp, R. D., Coffey, R.J., Moses, H. L., Proc. Natl. Acad. Sci.

USA **86**, 1578 (1989)
88) Kurokawa, M., Lyndh, K., Podolsky, D. K., Biochem. Biophys. Res. Commun. **142**, 775 (1987)
89) Markus, G., Camiolo, S., Kohga, S., Madeja, J., Mittleman, A., Cancer Res. **43**, 5517 (1983)
90) Markus, G., Takita, H., Camiolo, S., Corasanti, J., Evers, J., Hobika, G., Cancer Res. **40**, 841 (1980)
91) Boyd, D., Florent, G., Kim, P., Brattain, M., Cancer Res. **48**, 3112 (1988)
92) Kircheimer, J., Wojta, J., Christ, G., Binder, B., FASEB J. **1**, 125 (1987)
93) Gross, J. L., Behrens, D. L., Mullins, D. E., Kornblith, P. L., Dexter, D. L., Cancer Res. **48**, 291 (1988)
94) Nakajima, M., Chop, A.M., Sem. Cancer Biol. **2**, 115 (1991)
95) 日経バイオ最新用語辞典 第四版, p96 (1995)
96) Levy, A.T., Cioce, V., Sobel, M.E., Garbisa, S., Grigioni, W.F., Liotta, L.A., Stetler-Stevenson, W.G., Cancer Res. **51**, 439 (1991)
97) Mori, M., Barnard, G. F., Mimori, K., Ueo, H., Akiyoshi, T., Sugimachi, K., Cancer **75**, 1516 (1995)
98) Gray, S.T., Wilkins, R.J., Yun, K., Am. J. Path. **14 1**, 301 (1992)
99) DeClerck, Y. A., Shimada, H., Taylor, S.M., Langley, K.E., Ann. N.Y. Acad. Sci. **732**, 222 (1994)
100) Emenaker, N.J., Basson, M.D., J. Surg. Res. **76**, 41 (1998)
101) Albini, A. Iwamoto, Y., Kleinmann, K., Martin, G. R., Aaronson, S.A., Kozlowski, J.M., McEwan, R.N., Cancer Res. **47**, 3239 (1987)
102) Thim, L., Digestion **55**, 353 (1994)
103) Wright, N.A., Hoffmann, W., Otto, W.R., Rio, M.C., Thim, L., FEBS Lett. **408**, 121 (1997)
104) Tomasetto, C., Rio, M. C., Gautier, C., Wolf, C., Hareuveni, M., Chambon, P., Lathe, R., EMBO J. **9**, 407 (1990)
105) Suemori, S., Lynch-Devaney, K., Podolsky, P. D., Proc. Natl. Acad. Sci. USA **88**, 110, 17 (1991)
106) Rio, M.C., Chenard, M.P., Wolf, C., Marcellin, L., Tomasetto, C., Lathe, R., Bellocq, J.P., Chambon, P. Gastroenterology **100**, 375 (1991)
107) Wright, N.A., Poulsom, R., Stamp, G.W.H., Hall, P. A., Jeffery, R.E., Longcroft, J.M., Rio, M.C., Tomasetto, C., Chambon, P., J. Pathol. **162**, 279 (1990)
108) Wright, N. A., Poulsom, R., Stamp, G.W.H., Van Norden, S., Sarraf, C., Ahnen, D., Jeffery, R. E., Longcroft, Elia, J.M., Pike, C., Rio, M.-C., Chambon, P., Gastroenterology **104**, 12 (1993)
109) Chinery, R., Playford, R. J., Clin. Sci. **88**, 401 (1995)
110) Dignass, A., Lynch-Devaney, K., Kindon, H., Thim, L., Podolsky, D.K., J. Clin. Invest. **94**, 376 (1994)
111) Playford, R.J., Marchbank, T., Chinery, R., Evison, R., Pignatelli, M., Boulton, R.A., Thim, L., Hanby, A.M., Gastroenterology **108**, 108 (1995)
112) Lefebvre, O. Chenard, M., Masson, R., Linares, J., Dierich, A., LeMeur, M., Wendling, C., Tomasetto, C., Chambon, P., Rio, M., Science **274**, 259 (1996)
113) Mashimo, H., Wu, D., Podolsky, D.K., Fishman, M. C., Science **274**, 262 (1996)
114) Ogata, H., Podolsky, D, K., Am. J. Physiol. **273** (Gastrointest. Liver Phytsiol. 36) : G348 (1997)
115) Tran, C.P., Familari, M., Parker, L.M., Whitehead, R.H., Giraud, A.S., Am. J. Physiol. **275** (Gastrointest. Liver Physiol. 38) : G85 (1998)
116) Podolsky, D.K., Lynch-Devaney, K., Stows, J.L., Oates, P., Murgue, B., DeBeaumont, M., Sands, B.E., Mahida, Y.R., J. Biol. Chem. **268**, 6694 (1993)
117) Gibson, P.R., Moeller, I., Kagelari, O., Folino, M., Young, G.P., J.Gastroenterol. Hepatol. **7**, 165 (1992)
118) Giardina, C., Inan, M.S., Biochim. Biophys. Acta **140 1**, 277 (1998)
119) Graeber, T.G., Osmanian, C., Jacks, T., Housman, D. E., Koch, C.J., Lowe, S.W., Giaccia, A.J., Nature **37 9**, 88 (1996)
120) Hokenbery, D.M., Oltvai, Z.N., Yin, X.-M., Millman, C.L., Korsmeyer, S.J., Cell **75**, 241 (1993)
121) Sundaresan, M., Yu, Z.-X., Ferrans, V.J., Irani, K., Finkel, T., Science **270**, 296 (1995)
122) Levy, G.N., FASEB J. **11**, 234 (1997)
123) Rao, C.V., Rivenson, A., Simi, B., Zang, E., Kelloff, G., Steele, V., Reddy, B.S., Cancer Res. **55**, 1464 (1995)
124) Elder, D.J., Hague, A., Hicks, D.J., Paraskeva, C., Cancer Res. **56**, 2273 (1996)
125) Tsujii, M., DuBois, R.N., Cell **83**, 493 (1995)
126) Marnett, L. J., Cancer Res. **52**, 5575 (1992)
127) Cathcart, R., Schwiers, E., Ames, B.N., Anal. Biochem. **134**, 111 (1983)
128) Lu, X., Xie, W., Reed, D., Bradshaw, W.S., Simmons, D.L., Proc. Natl. Acad. Sci. USA. **92**, 7961 (1995)
129) Gamet, L., Daviaud, D., Denis-Pouxviel, C., Remesy, C., Murat, J.C., Int. J. Cancr **52**, 286 (1992)
130) Tang, D. G., Chen, Y. Q., Honn, K.V., Proc. Natl. Acad. Sci. USA. **93**, 5241 (1996)
131) Scheppach, W., Bartram, P., Richter, A., Richter, F., Liepold, H., Dusel, G., Hofstetter, G., Rüthlein, J., Kasper, H., J. Parent. Enteral Nutr. **16**, 43 (1992)
132) Bartram, H.-P., Scheppach, W., Englert, S., Dusel, G., Richter, A., Richter, F., Kasper, H., J. Parent. Enteral Nutr. **19**, 182 (1995)
133) Bartram, H. P., Scheppach, W., Schmid, H., Hofmann, A., Dusel, G., Richter, F., Richter, A., Kasper, H., Cancer Res. **53**, 3283 (1993)
134) Risio, M., Lipkin, M., Candelaresi, G. Bertone, A., Coverlizza, S., Rossini, F. P., Cancer Res. **51**, 1917 (1991)
135) Tutton, P. J. M., Barkla, D. H., Br. J. Cancer **41**, 47 (1980)
136) Mortensen, P. B., Chausen, M. R., Scand. J. Gastroenterol. **31**, 132 (1996)
137) Cummings, J. H., Pomare, E. W., Branch, W. J.,Naylor, C. P. E., Macfarlane, G. T., Gut **28**, 1221 (1987)
138) 本書, 第3章, 3-3)
139) Eder, J. P., Teicher, B. A., Holden, S. A., Cathcart, K. N. S., Schnipper, L. E., Erei, E. III., Cancer Res. **49**, 595 (1989)

140) Warters, R. L., Brizgys, L. M., Cancer Res. **48**, 3932 (1988)
141) Kaneko, Y., Nakayama, T., Tsukamoto, A., Kurokawa, K., Cancer Res. **50**, 3101 (1990)
142) Gladhang, I. P., Refsnes, M., Sand, T.-E.,Christoffersen, T., Cancer Res. **48**, 6560 (1988)
143) Velázquez, O. C., Seto, R. W., Rombeau, J.L., Proc. Nutr. Soc. **55**, 49(1996)
144) 本書, 第7章, 7-2)
145) Humbel, R.E., Eur. J. Bilchem. **190**, 445 (1990)
146) Straus, D.S., FASEB J. **8**, 6 (1994)
147) Oguchi, S., Walker, W.A., Sanderson, I.R, J. Pediatr. Gastroenterol. Nutr. **20**, 148 (1995)
148) Zarrilli, R., Romano, M., Pignata, S., Casola, S., Bruni, C.B., Acquaviva, A.M., J. Biol. Chem. **271**, 8108 (1996)
149) Shimasaki, S., Shimonaka, M., Zhang, H.-P., Ling, N., J. Biol. Chem. **266**, 10646 (1991)
150) Oh, Y., Miiller, H.L, Lee, D.-Y., Fielder, P.J., Rosen-feld, R.G., Endocrinology **132**, 1337 (1993)
151) Albiston, A.L., Taylor, R.G., Herington, A.C., Beveridge, D.J., Fuller, P.J., Moll. Cell Endocrinol. **83**, R1 7 (1992)
152) Guo, Y.-S., Beauchamp, R.D., Jin, G.-F., Townsend, C.M., Thompson, J.C., Gastroenterology **104**, 1595 (1993)
153) Oguchi, S., Walker, W.A., Sanderson, I.R., AM. J. Physiol. **267** (Gastrointest. Liver Physiol. **30**,) : G843 (1994)
154) Nishimura, A., Fujimoto, M., Oguchi, S., Fusunyan, R.D., MacDermott, R.P., Sanderson, I.R., Am. J. Physiol. **275** (Endocrinol. Metab. **38**,) : E55 (1998)
155) 細胞の分子生物学 第3版 (中村桂子・藤山秋佐夫・松原謙一 監訳) p1273, 教育社(1995)
156) メディカル用語ライブラリー 癌 分子メカニズムから病態・診断・治療まで (垣添忠生, 関谷剛男 編), 羊土社(1996)
157) 癌抑制遺伝子――その作用機構に迫る (野田亮 編), 実験医学 増刊 (**10** (17)), (1992)
158) Fearon, E. R., Vogelstein, B., Cell **61**, 759 (1990)
159) 伊藤正紀, 野田哲生, 実験医学 **15**, 879 (1997)
160) 武藤 誠, Molecular Med., **34**, 690 (1997)
161) 秋山 徹, 細胞, **29**, 244 (1997)
162) Czerniak, B., Herz, F., Wersto, R. P., Koss, L. G., Cancer Res. **47**, 2826 (1987)
163) Aaltonen, L. A., Peltomäki, P., Leach, F. S., Sistonen, P., Pylkkänen, L., Mecklin, J.-P., Järvinen, H., Powell, S. M., Jen, J., Hamilton, S. R., Petersen, G. M., Kinzler, K. W., Vogelstein, B., de la Chapelle, A., Science **260**, 812 (1993)
164) Bradburn, D. M., Mathers, J. C., Gunn, A., Burn, J., Chapman, P. D., Johnston, I.D. A., Gut **34**, 630(1993)
165) Velázquez, O. C., Jabbar, A., DeMatteo, R.P., Rombeau, J. L., Surgery **120**, 440 (1996)
166) Velázquez, O. C., Lederer, H. M., Rombeau, J.L., Dig. Dis. Sci., **41**, 727(1996)
167) Schafer, W.R., Kim, R., Sterne, R., Thorner, J., Kim, S., Rine, J., Science **245**, 379 (1989)
168) Yu, S. G., Hildenbrandt, L. A., Elson, C. E., J. Nutr. **125**, 2763 (1995)
169) Maltese, W. A., FASEB J. **4**, 3319 (1990)
170) Gregg, R. G., Davidson, M., Wilce, P. A., Int. J. Biochem. **18**, 389(1986)
171) 日経バイオ最新用語辞典, 第4版, p568, 日経BP社 (1995)
172) Reeves, R., Dserjesi, P., J. Biol. Chem. **254**, 4383 (1979)
173) Vidali, G., Boffa, L. C., Bradbury, E. M., Allfrey, V. G., Proc. Nat. Acad. Soi. USA **75**, 2239 (1979)
174) Boffa, L. C., Vidali, G., Mann, R. S., Allfrey, V., J. Biol. Chem. **256**, 9612 (1981)
175) Kruh, J., Defer, N., Tichonicky, L., Physiological and clinical aspects of short-chain fatty acids (Cummings, J. H., Rombeau, J. L., Sakata, T., (Eds.) p275, Cambridge Univ. Press (1995)
176) Parker, M., de Haan, J. Gevers, W., J. Biol. Chem. **261**, 2786(1985)
177) 本書, 第7章, 7-2-1)
178) Kruh, J., Mol. Cell Biol. **42**, 65 (1982)
179) Newmark, H. L., Lupton, J. R., Young, C. W., Cancer Letters **78**, 1 (1994)
180) Pouillart, P., Ronco, G., Cerutti, I., Trouvin, J. H., Pieri, F., Villa, P., J. Pharm. Sci. **81**, 241 (1992)
181) Miller, A. A., Kurschel, E., Osieka, R., Schmidt, C. G., Eur. J. Cancer Clin. Oncol. **23**, 1283 (1993)
182) Novogrodsky, A., Dvir, A., Ravid, A., Shkolnik, T., Stenzel, K.H., Rubin, A.L., Zaizov, R., Cancer **51**, 9 (1983)
183) Tanaka, Y., Bush, K. K., Klauck, T. M., Higgins, P. J., Biochem. Pharmacol. **38**, 3859 (1989)
184) Chen, Z.-X., Breitman, T. R., Cancer Res. **54**, 3494 (1994)
185) Berman, E., Duigou-Osterndorf, R., Krown, S. E., Fanucchi, M. P., Chou, J., Hirsch, M. S., Clarkson, B. D., Chou, T.-C., Blood **74**, 1281 (1989)
186) Smith, J.G., German, J.B., Hickman, M.A., Bictechniques **18**, 852 (1995)
187) Planchon, P., Pouillart, P.R., Ronce, G., Villa, P., Pieri, F., J, Pharm. Sci. **Z2**, 1046 (1993)
189) Breitman, T. R., Methods Enzyモル. **190**, 118 (1990)
190) Perrine, S.P., Dover, G.H., Daftari, P., Walsh, C.T., Jin, X., Mays, A., Faller, D.V., Br. J. Haematol. **88**, 555 (1994)
191) Pouillart, P., Ronco, G., Pieri, F., Brazier, M., Villa, P., Eur. J. Med. Chem. **24**, 471 (1989)
192) Pouillart, P.R., Cerutti, I., Ronco, G., Villa, P., Chany, C., Int. J. Cancer **51**, 596 (1992)
193) Rottleb, C., Hall, C., Bornkamm, G.W., Polack, A., Int. J. Cancer **67**, 724 (1996)
194) Planchon, P., Magnien, V., Ronco, G., Villa, P., Brouty-Boye, D., Anticancer Res. **12**, 2315 (1992)
195) Pouillart, P., Cerutti, I., Ronco, G., Villa, P., Chany, C., Int. J. Cancer **49**, 89(1991)
196) Planchon, P., Raux, H., Magnien, V., Ronco, G., Villa, P., Crépin, M., Brouty-Boyé, D., Int. J. Cancer **48**, 443 (1991)
197) Rephaeli, A., Rabizadeh, E., Aviram, A., Shaklai, M.,

Ruse, M., Nudelman, A., Int. J. Cancer **49**, 66(1991)
198) Nudelman, A., Ruse, M., Aviram, A., Rabizadeh, E., Shaklai, M., Zmirah, Y., Rephaeli, A., J. Med. Chem. **35**, 687 (1992)
199) Aviram, A, Zimrah, Y, Shaklai, M., Nudelman, A., Rephaeli, A., Int. J. Cancer **56**, 906 (1994)
200) Rabizadeh, E., Shaklai, M., Eisenback, L., Nudelman, A., Rephaeli, A., FEBS Letters **328**, 225 (1993)
201) Zimra, Y., Wasserman, L., Maron, L., Shaklai, M., Nudelman, A., Rephaeli, A., J. Cancer Res. Clin. Oncol. **123**, 152 (1997)
202) Wada, R., Han, G., Moore, T., Samid, D., Sidell, N., Proc. Am. Assoc. Cancer Res. **35**, 419 (1994)
203) Cardoucci, M.A., Nelson, J.B., Chan-Tack, K.M., Ayyagari, S.R., Sweatt, W.H., Campbell, P.A., Nelson, W.G., Simons, J.W., Clinical Cancer Res. **2**, 379 (1996)
204) Fibach, E., Prasanna, P., Rodgers, G., Samid, D., Blood **82**, 2203 (1993)
205) Dover, G.J., Brusilow, S.W., Charache, S., Blood **84**, 339 (1994)
206) Samid, D., Shack, S., Sherman, L.T., Cancer Res. **52**, 1988 (1992)
207) Dover, G.J., Brusilow, S.W., New Engl. J. Med. **327**, 569 (1992)
208) Brusilow, S.W., Danney, M., Waber, L.J., Batshaw, M., Burton, B., Levitsky, L., Roth, K., McKeethen, C., Ward, J., New Engl. J. Med. **310**, 1630 (1984)
209) Wakselman, M., Cerutti, I., Chany, C., Int. J. Cancer **45**, 519 (1990)
210) Wakselman, M., Cerutti, I., Chany, C., Int. J. Cancer **46**, 462 (1990)
211) Pouillart, P.R., Cerutti, I., Ronco, G., Villa, P., Chany, C., Int. J. Cancer **49**, 89 (1991)
212) Pouillart, P.R., Ronco, G., Pieri, F., Brazier, M., Villa, P., Eur. J. Med. Chem. **24**, 471 (1989)
213) Pouillart, P.R., Ronco, G., Cerutti, I., Chany, C., Villa, P., J. Biol. Regulators and Homeostatic Agents **4**, 135 (1990)
214) Santini, V., Gozzini, A., Scappini, B., Villa, P., Ronco, G., Douillet, O., Grossi, A., Bernabei, P.A., Rossi Ferrini, P.L., Blood **86**, 2706 (1995)
215) 本誌, 第15章, 15-4)
216) Grossi, A., Villa, P., Ronco, G., Longo, G., Visconti, G., Santini, V., Bagnara, G., Douillet, O., Vannuchi, A.M., Caporale, R., Rigacci, L., Rossi Ferrini, P.L., Blood **86**, 2570 (1995)
217) 本書, 第7章, 7-3)
218) Tsutsumi, T., Ido, A., Nakao, K., Hamasaki, K., Kato, Y., Ohtsuru, A., Nakata, K., Tamaoki, T., Nagataki, S., Gastroenterology **107**, 499(1994)
219) Zhang, J., Raich, N., Enver, T., Anagnou, N. P., Stama-toyannopoulos, G., Dev. Genetics **11**, 168, (1990)
220) Ito, F., Chou, J. Y., J. Biol. Chem. **259**, 2526(1984)
221) Birren, B. W., Herschman, H. R., Nucleic Acid Res. **14**, 853(1986)
222) Andrews, G. K., Adamson, E. D., Nucleic Acid Res. **15**, 5461 (1987)
223) Nakagawa, T., Nelkin, B. D., Baylin, S. B., De Bustros, A., Cancer Res. **48**, 2096 (1988)
224) Philipe, J., Drucker, D, J., Chick, W. L., Habener, J. F., Mol. Cell. Biol. **7**, 560(1987)
225) Newman, J. D., Eckardt, G. S., Boyd, A., Harrison, L. C., Biochem. Biophys. Res. Commun. **161**, 101 (1989)
226) Montiel, F., Ortiz-Caro, J., Villa, A., Pascual, A., Aranda, A., Biochem. J., **258**, 147 (1989)
227) Lazar, M. A., J. Biol Chem. **265**, 1747 4 (1990)
228) Mitsuhashi, T., Uchimura, H., Takaku, F., J. Biol. Chem. **262**, 3993 (1987)
229) Amin, M. R., Tomita, Y., Onodera, R., J. Chromatogr. B, **663**, 201 (1995)
230) Amin, M.R., Onodera, R., J. Gen. Appl. Microbiol. **43**, 1 (1997)
231) 小野寺良次, 化学と生物, **35**, 372(1997)
232) Simell, O., Sipila, I., Rajantie, J., Valle, D. L., Brusilow, S. W., Pediat. Res. **20**, 1117 (1986)
233) Mendenhall, C. L., Rouster, S., Marshall, L., Weesner, R., Am. J. Gast-roenterol. **81**, 540 (1986)
234) Samid, D., Yeh, A., Prasanna, P., Blood **80**, 1576 (1992)
235) Samid, D., Shack, S., Myers, C. E., J. Clin. Invest. **91**, 2288 (1993)
236) Cinatl, J., Cinatl, J., Mainke, M., Weisflog, A., Rabeneau, H., Kornhuber, B., Doerr, H. W., Cancer Lett. **70**, 15 (1993)
237) Samid, D., Ram, Z., Hudgins, R., Shack, S., Liu, L., Walbridge, S., Oldfield, E. H., Myers, C. S., Cancer Res. **54**, 891 (1994)
238) Adam, L., Crépin, M., Savin, C., Israël, L., Cancer Res. **55**, 5156 (1995)
239) Castillo, M., Iglesias, J., Zafra, M. F., Garcia-Peregrin, E., Neurochem. Int. **18**, 171 (1991)
240) Alley, M. C., Scudiero, D. A., Monks, A., Hursey, M. L., Czerwinski, M.J., Fine, D. L., Abbott, B. J., Mayo, J. G., Schoemaker, R. H., Boyd, M. R., Cancer Res. **48**, 589 (1988)

第8章　食物繊維の脂質代謝への影響

8-1）はじめに

　食物繊維あるいは食物繊維を多く含む食品の血漿総コレステロール低下作用については，1950年代後半より数多くの研究成果が報告されている[1]。この血漿総コレステロール低下作用が，食物繊維そのものの生理作用に拠るものか，あるいは食物繊維の代謝産物（主に大腸内で食物繊維から産生される短鎖脂肪酸類）に拠るものかは，これまで解明されていなかったが，最近では食物繊維の大腸内細菌の代謝産物が，コレステロール代謝系あるいは胆汁酸代謝系に直接的あるいは間接的に影響すると推定されるようになってきた[2]。

　これまで血漿コレステロール濃度に及ぼす食餌性因子の研究には，基本栄養素と必須栄養素のみから構成される精製飼料に0.1～1.0％のコレステロール（通常はコール酸ナトリウムなどの胆汁酸塩を約0.25％程度添加）を添加し，血漿コレステロール濃度が上昇しやすい条件を設定したのち，飼料に検討すべき食物繊維を相当量添加し，食物繊維無添加群との比較において，血漿コレステロール濃度の上昇抑制能を比較する方法が多く採られた。しかしこの方法では，小腸における飼料中のコレステロールと食物繊維の相互作用も大きく，食物繊維のコレステロール代謝に及ぼす影響全体を検討することは困難であると推定される。

　ラットに精製飼料を投与する場合，タンパク質源として，カゼインなどの動物性タンパク質を投与した場合の方が，大豆タンパク質などの植物性タンパク質を投与した場合より，血漿コレステロール濃度が上昇する[3,4]。精製飼料でカゼイン（25％）をタンパク質源として，コレステロール無添加にてラットを飼育すると血漿コレステロール濃度は徐々に上昇してくる[3,4]（図8-1）[4]。この時，精製飼料中にビートより調製した食物繊維（ビート食物繊維：beet fiber）あるいはセルロースを10％添加するとビート食物繊維添加の場合は，血漿コレステロール濃度低下作用が認められるが，セルロース添加の場合は，精製飼料のみの対照群との間に差は認められない（図8-1）[4]。またビート食物繊維の場合は，その添加量を5～20％と変化させると，添加量に比例して，血漿コレステロール濃度の低下が認められている[3]。このビート食物繊維の血漿コレステロール濃度低下作用は，飼料中にコレステロールおよび胆汁酸が添加されていないので，内因性のコレステロール代謝に何らかの形で影響を及ぼした結果と推定される[2]。

　ビート食物繊維の組成はセルロース23％，ヘミセルロース22％，ペクチン19％であり，セルロースに比較して大腸内細菌の資化を受けやすい[4]。セルロース含有精製飼料あるいはビート食物繊維をラットに28日間投与したのちの盲腸内短鎖脂肪酸濃度は，対照の精製飼料投与群とセルロース含有飼料投与群の間では有意差は認められなかったが，セルロース含有飼料投与群とビート食物繊維投与群を比較すると，ビート食物繊維投与群で，酢酸，プロピオン酸，酪酸濃度はそれぞれ3.6～

図8-1　血漿コレステロール濃度に及ぼすビート食物繊維投与の影響[4]

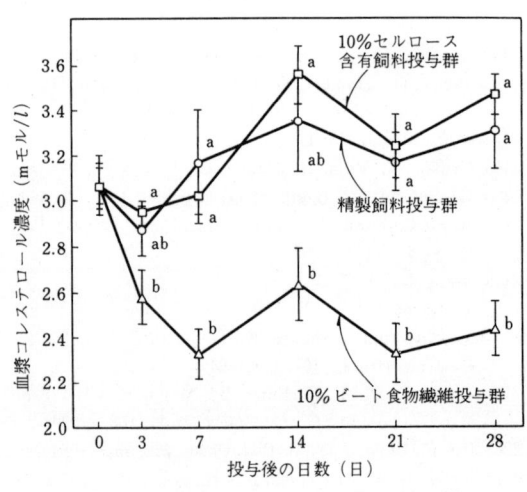

a,b の異なるアルファベットはそれぞれの間で有意差($p<0.05$)があることを示す．

3.9倍上昇した[4]。これらの結果からセルロース投与時とビート食物繊維投与時の血漿コレステロール濃度低下作用は，セルロースとビート食物繊維の大腸内細菌の資化の差が関与していると推定される。

これらの仮説を検証する目的で，ラットに盲腸・結腸切除手術（ileorectomy），盲腸切除手術（cecectomy），結腸切除手術（colectomy）を施し，ビート食物繊維を投与し，血漿コレステロール濃度の変化を検討した。もしセルロース投与時とビート食物繊維投与時の血漿コレステロール濃度低下作用が，大腸内細菌の資化の差が関与しているとすれば，ビート食物繊維の血漿コレステロール濃度低下作用は盲腸，結腸の有無によって変化するはずである[2]。盲腸・直腸切除手術，盲腸切除手術，結腸切除手術についてそれぞれ偽手術（sham operation）と手術を施したラットに，精製飼料あるいは，ビート食物繊維含有精製飼料を21日間投与し，血漿コレステロール濃度の変化を測定した（図8−2）[4]。その結果，盲腸・直腸切除により，ビート食物繊維の血漿コレステロール濃度低下作用は完全に消失し，盲腸切除によりその作用はほぼ半減した。しかし結腸切除ではその作用はほとんど変化しなかった（図8−2）[4]。これらの結果から，ラットの場合，盲腸・直腸切除により，ビート食物繊維の血漿コレステロール濃度低下作用が消失することから，大腸内細菌による食物繊維の資化作用が関与していると推定される[4]。

食物繊維のヒト血漿総コレステロール濃度低下作用は最初ペクチンで認められたが[1]，研究の初期は食物繊維を多く含む食品を用いてその作用が検討されている[1]。玄米，カラス麦外皮などの穀類，いんげん豆，えんどう豆，ひよこ豆，大豆，納豆などの豆類，アルファルファ，ほうれんそう，にんじんなどの野菜類，リンゴ，バナナなどのペクチンに富む果物類，緑藻類，クロレラ，わかめなどの藻類が検討されている[1]。しかし食物繊維を多く含む食品を用いての検討では血漿総コレステロール濃度の低下作用も多く報告されているが，同じ食品でも低下作用が認められないとの報告も多い。また，低下作用が認められたとしても，食品中には食物繊維以外にもコレステロール代謝に影響を与えると推定されるトリグリセリド，リン

図8−2 ビート食物繊維の血漿コレステロール濃度変化に及ぼす各種大腸切除手術の影響[4]

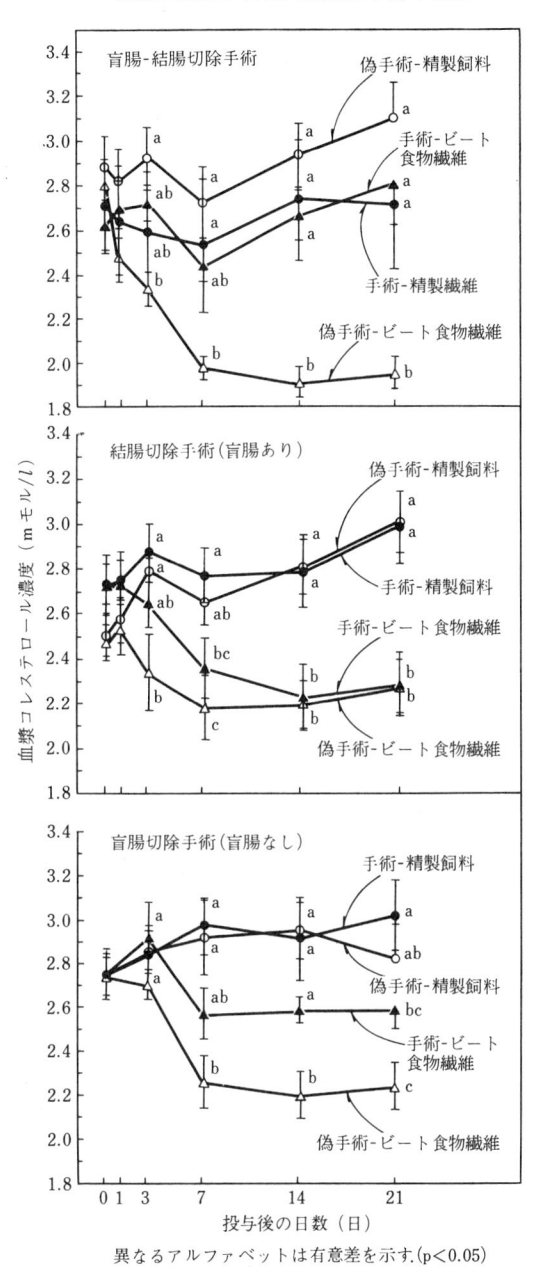

異なるアルファベットは有意差を示す。($p < 0.05$)

脂質，植物ステロール類，植物タンパク質，サポニンなどが含まれており，その作用が食物繊維によるものと結論づけられないなどの問題があった[1]。ここでは，食物繊維の脂質代謝に及ぼす影響について，主に1990年代の研究を中心に考察する。

8-2）コレステロール無添加飼料投与時のコレステロール代謝への影響

8-2-1）血漿総コレステロール濃度への影響

　実験動物でのコレステロール無添加飼料を用いての食物繊維の血漿総コレステロール濃度に及ぼす影響の検討については，外因性コレステロールのコレステロール代謝への影響を最小限に抑え，内因性のコレステロール代謝の影響を検討できることから，最近コレステロール無添加飼料を用いての検討が増加している[2]。ラットの精製飼料のタンパク源として，動物性タンパク質であるカゼインを投与すると，植物性タンパク質である大豆タンパク質を投与した場合より血漿コレステロール濃度が徐々に上昇する傾向が認められていることから[3,4]，コレステロール無添加飼料投与時のコレステロール代謝への食物繊維の影響の検討には，20～25％カゼイン含有精製飼料が用いられることが多い。

　コレステロール無添加飼料投与時の血漿コレステロール低下作用を有する食物繊維としては，水溶性の非澱粉多糖類（soluble nonstarch polysaccharide）や不溶性食物繊維が検討されているが，それぞれの実験条件も一定ではなく，同じ種類の食物繊維についても，血漿コレステロール濃度が低下する場合もあるし，あるいはその効果が見られない場合もあるなど，その結果は一定しない。これら食物繊維の中でコレステロール無添加飼料投与時，血漿コレステロール低下作用が有意に認められるのは，水溶性多糖のグアーガム[5〜11]，ペクチン[5,6,12〜16]，非水溶性食物繊維を多く含むオーツ麦フスマ[9,13〜21]，米フスマ[9,13,22]，サイリウム[5〜7,13,14,19,21,23]，ビート食物繊維[4,24〜26]，とうもろこし食物繊維[38]，食物繊維のモデルとしてのポリアクリル酸ナトリウム（Sodium polyacylute）[28]などである。

　グアーガム（guar gum）はインダス河流域に生育するマメ科のグアー（*Cyamopsis tetragonolobus*）の種子胚乳部から得られるガラクトースとマンノース（構成比1：2）から成るガラクトマンナンで，冷水に容易に溶け，非常に高い粘性を示す[29]。広範囲のpHで安定でタンパク質，炭水化物との混合が容易で，その増粘効果，保水効果を応用して種々の食品に利用されている。コレステロール無添加飼料にグアーガムを5～12.5％添加し，マウス，ラット，モルモットに投与すると血漿コレステロール濃度が約15～20％低下することが認められている[5〜10]。しかしグアーガム部分加水分解物には血漿コレステロール濃度低下作用は認められなかった[15]。

　ペクチン（pectin）はD-ガラクツロン酸残基がα-1,4結合したガラクツロナン（galacturonans）を主成分とする一群の多糖類で柑橘類やリンゴなどの果実，にんじん，かぼちゃなどの野菜類に約0.5～3％含有されている[29]。ペクチンをコレステロール無添加飼料に5～8％添加し，ラットに3～4週間投与すると，血漿コレステロール濃度は約15～35％低下した[12〜15]。またモルモットに12.5％ペクチン添加飼料を4週間投与した場合は，血漿コレステロール濃度は約15～20％低下した[5,6]。

　オーツ麦フスマ（oat bran）は欧米でオートミールとして食用に供せられているオーツ麦の外皮部分から得られ，オーツ麦の麦粒中に含まれている食物繊維の大部分が含まれている[30]。その食物繊維成分組成は水溶性食物繊維であるオーツ麦ガム質，β-グルカン（オーツ麦フスマ中に認められる特異的な食物繊維），非水溶性食物繊維であるリグニン，α-セルロースなどである[30]。オーツ麦フスマを含有するコレステロール無添加飼料を実験動物に投与した場合，ほぼ全例で血漿コレステロール濃度の低下が認められるとは限らず，ほとんど変化が認められない場合[7,15,18]や，対照群に比較して有意差はないもののやや増加が認められている場合[14,21]もある。ラットにオーツ麦フスマを7～15％含有するコレステロール無添加飼料を2～4カ月投与すると血漿コレステロール濃度が約7～23％低下する[16,17,19]が，同じラットにオーツ麦フスマを7.5，10％含有するコレステロール無添加飼料を3カ月投与した場合，対照群と比較して有意差は認められないが，血漿コレステロール濃度が約7～10％上昇したという例も報告されている[14,21]。

　オーツ麦フスマを5％含有するコレステロール無添加飼料を4週間投与したのち，最終投与から12時間絶食後，オーツ麦フスマを含まない飼料を4.5g投与し，0，1，4，6時間後の血漿コレステロール濃度を測定したところ，やや上昇する傾向

が認められたが，対照のセルロース投与群との間には差は認められなかった[23]。また，未加工オーツ麦フスマ（unprocessed oat bran）と焼成オーツ麦フスマ（baked oat bran）を30％含有するコレステロール無添加飼料をラットに投与した場合の血漿コレステロール濃度低下作用は同程度であった[20]。オーツ麦ではないがライ麦の焼成物のライ・クリスプブレッド（rye crispbread）[31]や米フスマ[9,13,22]，大麦[17]，大麦麦芽（malted barley）[17]でも同様の血漿コレステロール濃度低下作用が認められている。しかし，小麦フスマをコレステロール無添加飼料に添加して実験動物に投与した場合は，血漿コレステロール濃度が110〜130％上昇する例[17〜19,32]，ほとんど影響を受けない例[15]も報告されている。

サイリウム（psyllium，別名プランタゴオバタ）はオオバコ科の *Plantago ovata* の種子のハスク（種皮：種子の表面を覆っている粘質物の膜）で，古くから緩下剤として用いられている[33]。サイリウムの多糖類はキシランを主鎖として，側鎖にアラビノース，キシロース，ガラクチュロン酸，ラムノースなどから成り，高度に分岐した構造を有しており，特異な流動性および保水性を有している[33]。モルモットにサイリウムを7.5％含有するコレステロール無添加飼料を4週間投与すると血漿コレステロール濃度の約30〜50％低下が認められている[5,6]。またラットの場合も同様の血漿コレステロール低下作用が認められているが[7,19]，対照群に対して有意差はないが，サイリウム投与により血漿コレステロール濃度が約10％上昇したという報告もある[14]。

これら食物繊維以外にも血漿コレステロール濃度低下作用の認められている食物繊維として，ビート食物繊維[4,24,25]，大豆食物繊維[9]，オーツ麦ガム[31]，レジスタントスターチ[34]が挙げられる。またアップルパルプ（リンゴジュース残渣を80％エタノールで洗浄したもの）[8]，バクテリアセルロース（*Acetobacter aceti*由来）[8]，アラビアガム[8]，調理済豆[18]には血漿コレステロール濃度低下作用は認められなかった。

血漿コレステロールエステル濃度低下作用については，検討例は少ないが，ペクチン含有コレステロール無添加飼料投与の場合にその低下作用が報告されているが[15,16]，小麦フスマ[15,16,19]，オーツ

図8-3 血漿コレステロール濃度変化に及ぼすグアーガム-セルロース混合物・複合体の影響[7]

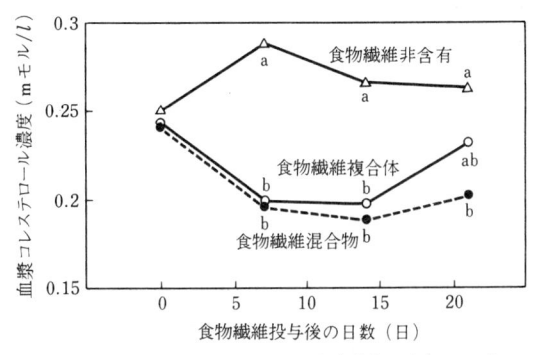

異なるアルファベットは有意差を示す。（p＜0.05）

麦[15,16,19]，サイリウム[19]投与の場合は，血漿コレステロール濃度の低下，不変，上昇作用が報告されており，結果はまちまちである。

ラットの回腸にカテーテルを留置し，食物繊維を含有しないコレステロール無添加流動飼料を2週間投与し，血漿コレステロール濃度の変化を検討したところ，ほとんど変化しなかったことから，飼料中に食物繊維が存在しないと，血漿コレステロール濃度は変化しないのではないかという報告もある[35]。

グアーガム-セルロース複合体（guar gum-cellulose complex）あるいはサイリウム-セルロース複合体（psyllium-cellulose complex）についての血漿コレステロール濃度に及ぼす影響が検討されている[7]。短時間加圧下で加熱処理したセルロース，グアーガム，サイリウムハスクをそれぞれ水酸化ナトリウム溶液に溶解し，低温下セルロース溶液とグアーガム溶液あるいはサイリウムハスク溶液を混合し，希硫酸溶液中に押し出し繊維化し，グアーガム-セルロース複合体あるいはサイリウム-セルロース複合体を作製する[7]。これら複合体あるいは，同量のグアーガムとセルロースの混合物，サイリウムとセルロースの混合物をコレステロール無添加飼料に添加し，ラットに22日間投与し，血漿コレステロール濃度に及ぼす影響を検討した[7]。その結果，混合物，複合体いずれも血漿コレステロール濃度低下作用が認められた（図8-3）[7]。この場合，複合体より混合物の方が低下作用が強く認められている。またこの時，ラッ

図8-4 盲腸内短鎖脂肪酸濃度に及ぼすグアーガム-セルロース混合物・複合体の影響[7]

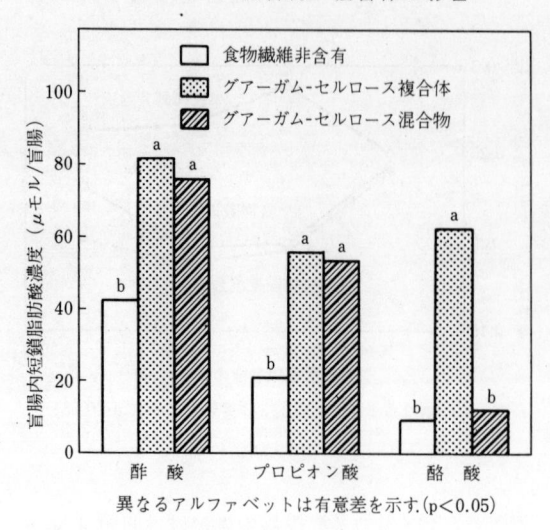

図8-5 血漿コレステロール濃度と胆汁酸排出速度に及ぼすペクチン含有飼料投与の影響[36]

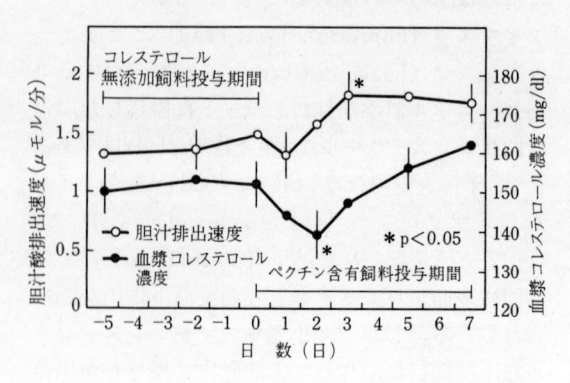

ト盲腸中の短鎖脂肪酸濃度を測定したところ，酢酸，プロピオン酸濃度は混合物投与群と複合体投与群の間では差が認められなかったが，酪酸については，複合体投与群で高い産生量が認められたが，混合物投与群は対照群と同程度の低い産生量しか示さなかった（図8-4）[7]。

ペクチンについてはコレステロール無添加飼料投与で血漿コレステロール濃度低下作用が認められているが[5,6,12~16]，カゼイン含有コレステロール無添加飼料に5％ペクチンを添加し，ラットに投与すると，投与開始後2週間目では血漿コレステロール濃度の顕著な低下が認められるが，その後徐々に上昇し，投与開始後8週間目では対照群と差が認められなくなった[3]。また，無麻酔・無拘束下で腸肝循環を遮断することなく胆汁採取が可能な胆管バイパス設置ラットを，食物繊維コレステロールを含まない半合成飼料で2週間飼育したのち，5％ペクチンを含有するコレステロール無添加飼料に切り替えると，血漿コレステロール濃度は一時的に低下するが，その後短期間のうちに，元の濃度までもどった（図8-5）[36]。この時，胆汁酸排出速度は，ペクチン含有飼料投与により，一時的にやや低下するものの，すぐ上昇し，半合成飼料投与時より高い排出速度で一定となった（図8-5）[36]。また胆汁中の胆汁酸濃度はペクチン含有飼料投与後，一過性に低下したが，2日目には，ペクチン含有飼料投与前の水準にもどった[36]。この実験系で，消化管内胆汁酸分布を測定したところ，ペクチンを投与することにより消化管内の胆汁酸分布が変化し，胆汁酸プールサイズが増加することが認められると共に，中性ステロールの糞中排泄量の増加が認められている[36]。これらの結果から，ペクチン投与直後の血漿コレステロール濃度の低下は，中性ステロールの排泄増加によるコレステロールの体外損失および，これに連動した胆汁酸代謝の変動に拠るものと推定される[36]。しかも，ラットの場合，ペクチン投与によるコレステロール体外損失に対して，血漿コレステロール濃度調節系および胆汁酸排出調節系が約2～3日で対応できる能力を有していると推定される[36]。

8-2-2) 血漿リポタンパク質コレステロール濃度への影響

コレステロール無添加飼料を用いての食物繊維の血漿リポタンパク質コレステロール濃度に及ぼす影響について実験動物で検討したところ，血漿コレステロール濃度に及ぼす影響のように顕著な変化は認められていない。血漿コレステロール濃度の低下作用が認められたグアーガム，ペクチンなどの水溶性食物繊維では，HDL-コレステロール，LDL-コレステロール，VLDL-コレステロールの低下作用が認められるが，その他の食物繊維では血漿リポタンパク質コレステロールに及ぼす影響については，明らかではない。

HDL-コレステロール低下作用を有する食物繊維としては，グアーガム[8,37]，ペクチン[15]，ビート食物繊維[24]，大麦[17]，大麦麦芽[17]，およびグアー

ガム，リンゴペクチン，小麦フスマ，大豆食物繊維の混合物[26]などである。サイリウム[23]，オーツ麦フスマ[17]でも低下例が報告されているが，不変であるとの報告の方が多い。HDL-コレステロール濃度にほとんど影響を及ぼさない食物繊維としては，サイリウム[5,11,19]，オーツ麦フスマ[9,15,19,23]，オーツ麦クリスプブレッド[31]，小麦フスマ[15,19]，米フスマ[9]，大麦フスマ[9]，アップルパルプ[8]，アラビアガム[8]，グアーガム加水分解物[8]，バクテリアセルロース[8]，大豆食物繊維[9]，などである。HDL-コレステロール濃度を上昇させる食物繊維の報告例はほとんど見当たらない。

LDL-コレステロール濃度に影響を及ぼす食物繊維としては，サイリウムでは上昇[19,23]，低下[5]，不変[11]，グアーガムでは低下[5]，不変[8]，ペクチンでは低下[8,15]，小麦フスマでは上昇[15,19]が報告されている。LDL-コレステロール濃度に影響を及ぼさない食物繊維としては，オーツ麦フスマ[15,19]，アップルパルプ[8]，アラビアガム[8]，バクテリアセルロース[8]，グアーガム加水分解物[8]などが報告されている。VLDL-コレステロール濃度に影響を及ぼす食物繊維としては，グアーガムで低下[8]，不変[5]，ペクチンで低下[14]，不変[5]が報告されている。VLDL-コレステロール濃度を低下させる食物繊維としては，グアーガム加水分解物[8]，アラビアガム[8]，アップルパルプ[8]，バクテリアセルロース[8]，ビート食物繊維[24]が挙げられ，ほとんど影響を及ぼさない食物繊維としてはサイリウム[5,11,19,23]，オーツ麦フスマ[15,17,19]，小麦フスマ[15,19]などが挙げられている。

8-2-3）肝臓コレステロール濃度への影響

実験動物の肝臓総コレステロール濃度を低下させる食物繊維としては，ペクチン[5,6,12,21]（不変[14,15]の報告もある），グアーガム[5,6]，米フスマ[13,22]，サイリウム[5,6,11,13]（不変[14,19,21]の報告もある），オーツ麦クリスプブレッド[31]などが報告されている。また肝臓総コレステロール濃度に影響を及ぼさない食物繊維としてはオーツ麦フスマ[14,15,17,19,21]（低下[13]させるとの報告もある），大麦[16]，大麦麦芽[17]，小麦フスマ[15,19]，レジスタントスターチ[34]，とうもろこし食物繊維[40]などが報告されている。このうち，肝臓遊離コレステロール濃度に影響を及ぼす食物繊維として，ペクチンで

は低下[5]，上昇[15]，サイリウムでは低下[5]，上昇[19]，グアーガムでは低下[5]が，また影響を及ぼさない食物繊維として小麦フスマ[15,19]，オーツ麦[15,19]が報告されている。肝臓エステルコレステロール濃度に及ぼす食物繊維の影響については，肝臓遊離コレステロール濃度に及ぼす食物繊維の影響とほぼ同じであった。

8-3）コレステロール添加飼料投与時のコレステロール代謝への影響

8-3-1）血漿コレステロール濃度への影響

食物繊維の血漿コレステロール濃度低下作用の検討は，その研究の初期段階から，実験動物の飼料中に0.1～1.0％のコレステロールと約0.25％のコール酸ナトリウムなどの胆汁酸塩を添加し，血漿コレステロール濃度が上昇しやすい条件を設定したのち，飼料中に検討すべき食物繊維を相当量添加し食物繊維無添加群と比較して，血漿コレステロール濃度上昇抑制作用を検討する例が多い。この場合は，食物繊維がコレステロールの吸収を消化管内で阻害したり，胆汁酸を吸着して，ステロール類の体外排泄を増加させることにより，結果的に血漿コレステロール濃度をコントロールするのではないかという仮説に基づくものと推定される。

ラットにコレステロール1.0％を含有する飼料（タンパク質源；カゼイン，脂質源；ココナッツ油あるいは綿実油）を投与すると，血漿コレステロール濃度は約2倍に上昇する[41,42]。また，モルモットに脂質源をラード，タンパク質源を大豆タンパク質とする飼料に，0.25％のコレステロールを添加し投与すると，血漿コレステロール濃度は約3～4倍に上昇する[3]。

飼料にコレステロールと胆汁酸塩を添加し，飼料中の糖質（通常庶糖）を食物繊維で置換し血漿コレステロール濃度増加抑制作用が検討されている。対照のコレステロール投与群に比較して血漿コレステロール濃度増加を有意に抑制する食物繊維としてはペクチン[14,21,39,41~49]，グアーガム[42,44,45,48~52]，サイリウム[13,39,42,44,47~49,54]，オーツ麦フスマ[17,50,54]，オーツ麦ガム[42]，オーツ麦クリスプブレッド[56]，プルーン食物繊維[41]，レジスタントスターチ[46,56]，ヒドロキシプロピルメチルセルロース[39,57,58]，β-サイクロデキストリン[45]，アラビアガム[45]，キシラン[50]，

図8-6 食物繊維のモルモット血漿コレステロール濃度に及ぼす影響[48,49]

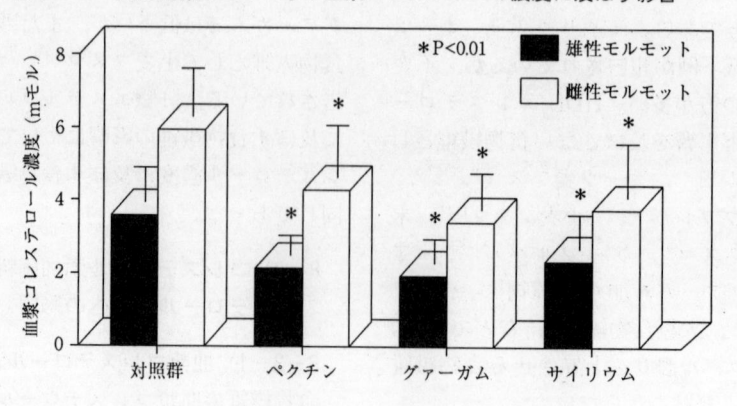

イヌリン[59]などが報告されている。

若齢ラットの血漿コレステロール濃度は約22mモル/lであるが，1％コレステロールを含有する飼料を3～4週間投与すると約1.8～2倍に上昇し[41,42]，0.3％コレステロールを含有する飼料を3週間投与すると約1.1倍に上昇する[14,21]。このそれぞれのコレステロール添加飼料に3％のペクチンを添加し，3～4週間投与すると，ペクチン無添加飼料投与の場合と比較して，血漿コレステロール濃度の上昇は約20～30％抑制される[14,21,41,42,45]。若齢モルモットの場合，血漿コレステロール濃度は若齢ラットのそれとほぼ同等であるが，飼料の脂質源をラードとし，飼料中に0.25％のコレステロールを添加し，4週間投与すると，血漿コレステロール濃度は約2.5～4倍に上昇する[39,43,44,46]。このコレステロール含有飼料にペクチンを添加し，4週間投与するとペクチン無添加飼料投与の場合と比較して，血漿コレステロール濃度の上昇は約50～30％抑制される[39,43,44,46]。

雌雄のモルモットにコレステロール0.25％を含有する飼料に1.25％のペクチン，12.5％のグァーガム，7.5％のサイリウム，12.5％のセルロース（対照群）を含有する飼料を4週間投与し，血漿コレステロール濃度の変化を検討したところ，雄性，雌性モルモットいずれも，食物繊維の投与で血漿コレステロール濃度は有意（$p<0.01$）に低下した（図8-6）[48,49]。

コレステロールを0.1％含有する飼料に，3％の食物繊維を含有する飼料をハムスターに8週間投与し，血漿コレステロールに対する影響が検討されている[47]。投与した食物繊維は，サイリウムおよびカルシウム感受性－ペクチン（溶液中にカ

図8-7 食物繊維の血漿コレステロール濃度に及ぼす影響[47]

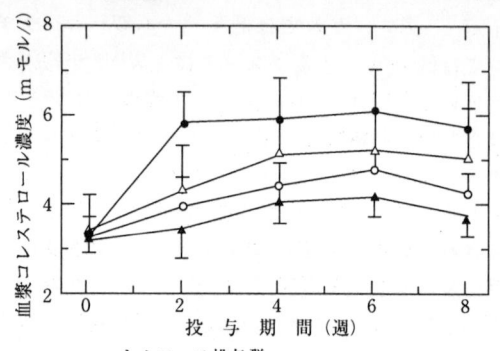

ルシウムイオンが存在すると高粘度になるペクチン）カルシウム非感受性－ペクチン（溶液中のカルシウムイオンの存在の有無にかかわらず低粘度のペクチン），対象としてのセルロースである。その結果，血漿コレステロール濃度変化は，8週間の投与機関を通じて，セルロース投与群（対照群）＞カルシウム非感受性－ペクチン投与群＞サイリウム投与群＞カルシウム感受性－ペクチン投与群であった（図8-7）[47]。

8-3-2）血漿リポタンパク質コレステロール濃度への影響

コレステロール添加飼料投与時の血漿リポタンパク質に影響を与える食物繊維は非常に限定されている。HDL-コレステロール低下作用を有する食物繊維としては，グァーガム[45,50,52]，ペクチン[39,45,47]，大麦[17]，大麦麦芽[17]，アラビアガム[57]，

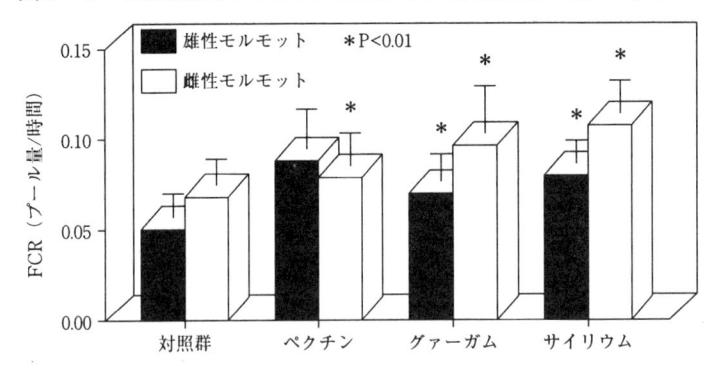

図8-8　食物繊維のモルモットLDLアポBの代謝速度に及ぼす影響[48,49]

β-サイクロデキストリン[57]，プルーン食物繊維[41]，サイリウム[47]，チッコリー[60]，イヌリン[60]であり，HDL-コレステロール濃度に影響を及ぼさない食物繊維としてはサイリウム[5,39,54]，オーツ麦フスマ[52]，オーツ麦クリスプブレッド[56]，大豆食物繊維[61]，低分子化アルギン酸ナトリウム[62]，高粘度ヒドロキシプロピルメチルセルロース[51]，高粘度グアーガム[51]，イヌリン[59]が報告されている。HDL-コレステロール濃度を上昇させる食物繊維として低粘度ヒドロキシプロピルメチルセルロース[51]，低粘度グアーガム[51]が挙げられる。

LDL-コレステロール濃度に影響を及ぼす食物繊維としては，ウチワサボテン（prickly pear）ペクチンで低下[43,46]，プルーン食物繊維で低下[41]，サイリウムで低下[39,47]，不変[5]，ペクチンで低下[47]，不変[21]が報告されている。LDL-コレステロールに影響を及ぼさない食物繊維として，グアーガム[5,50,51]，大豆食物繊維[61]，レジスタントスターチ[45]，低分子化アルギン酸ナトリウム[62]，ヒドロキシメチルプロピルセルロース[51]などが報告されている。

血漿VLDL-コレステロール濃度を低下させる食物繊維としては，サイリウム[39,42,47]，オーツ麦フスマ[42]，ペクチン[47]，イヌリン[59]，オーツ麦ガム[42]，大豆フスマ[42]，プルーン食物繊維[41]，高粘度ヒドロキシメチルプロピルセルロース[51]が挙げられ，ほとんど影響を及ぼさない食物繊維としては，グアーガム[5,42,51]，ペクチン[5,42]，小麦フスマ[42]，米フスマ[42]，トウモロコシフスマ[42]，大豆食物繊維[61]，ウチワサボテンペクチン[46]，低粘度ヒドロキシプロピルメチルセルロース[51]などが挙げられる。

雌雄のモルモットにコレステロール0.25％を含有する飼料に1.25％のペクチン，12.5％のグアーガム，7.5％のサイリウム，12.5％のセルロース（対照群）を含有する飼料を4週間投与したのち，採血し，LDLを分離したのち，^{125}IでLDLを標識した。放射性同位元素で標識したLDLをモルモット動脈内に投与したのち，5分後，0.5，1，3，5，10，22，28時間後に採血し，LDLアポBの代謝速度（fraction catabolic rates；FCR）を測定した[48,49]。その結果，食物繊維の投与により，FCRは増加し，特に雌性モルモットでは顕著であった（図8-8）[48,49]。

またコレステロール0.1％を含有する飼料に3％のサイリウム，カルシウム感受性-ペクチン，カルシウム非感受性-ペクチンを含有する飼料をハムスターに8週間投与すると，いずれの投与群も，対照のセルロース投与群に比較して，HDLコレステロール濃度，VLDL+LDLコレステロール濃度は投与期間中低下し，その低下の程度はセルロース投与群（対照群）＞カルシウム非感受性-ペクチン投与群＞サイリウム投与群＞カルシウム感受性-ペクチン投与群の順であった（図8-9）[47]。

8-3-3）肝臓コレステロール濃度への影響

コレステロール添加飼料を実験動物に投与した場合，肝臓総コレステロール濃度を低下させる食物繊維としては，サイリウム[13,14,21,39,44,54]，ペクチン[14,21,39,41,44]（不変との報告[5,45]もある），オーツ麦フスマ[14,17,52,54,55]（上昇するとの報告[21]もある），オーツ麦クリスプブレッド[56]，プルーン食物繊維[41]，高粘度ヒドロキシメチルプロピルセルロース[51]，イヌリン[59]などが挙げられる。グアーガムについては低下[44,50,52]，不変[5,45]，上昇[10]とその結果はまちまちである。肝臓総コレステロール濃度を上昇さ

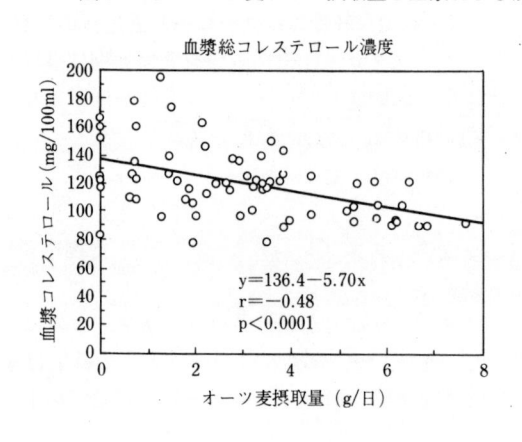

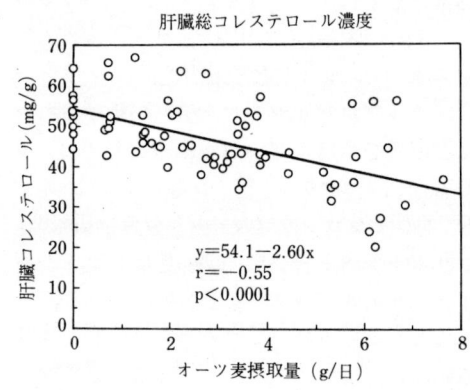

図8-9 食物繊維の血漿リポタンパク質コレステロール濃度に及ぼす影響[47]

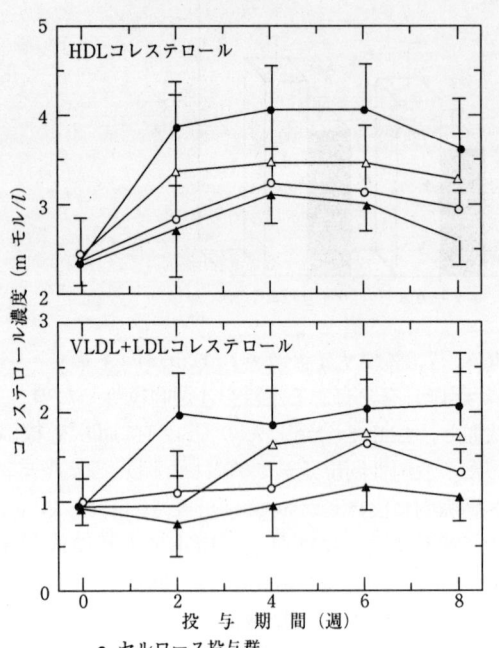

（グラフ：HDLコレステロール、VLDL+LDLコレステロール　投与期間（週）対コレステロール濃度（mモル/l））

● セルロース投与群
△ カルシウム非感受性-ペクチン投与群
○ サイリウム投与群
▲ カルシウム感受性-ペクチン投与群

せる食物繊維としては，大麦[17]，大麦麦芽[17]，低粘度ヒドロキシメチルプロピルセルロース[51]，ブドウ種子タンニンのモノマーおよび重合体[53]，低粘度グアーガム[51]が報告されており，肝臓総コレステロール濃度に変化を及ぼさない食物繊維としてはアラビアガム[45]，β-サイクロデキストリン[45]，高粘度グアーガム[51]，チッコリー[60]，イヌリン[60]などが報告されている。

肝臓遊離コレステロール濃度に影響を及ぼす食物繊維としては，下降させるものとして，ウチワサボテンペクチン[39,43,46]，ペクチン[44]（不変の報告[5]もある），グアーガム[44,50]（不変の報告[5]もある），サイリウム[44]（不変の報告[5]もある），ヒドロキシメチルプロピルセルロース[57]などが報告されており，肝臓遊離コレステロール濃度に影響を及ぼさない食物繊維として，レジスタントスターチ[50]，高粘度ヒドロキシプロピルメチルセルロース[51]，イヌリン[59]が報告されている。また，肝臓エステルコレステロール濃度に影響を及ぼす食物繊維としては，肝臓遊離コレステロール濃度に影響を及ぼす食物繊維と同じ食物繊維が同様の影響を及ぼしていた。

ラットに1％コレステロール（0.1％コール酸含有）を含有する精製飼料を20日間投与すると，血漿総コレステロール濃度は約1.5倍に，肝臓総コレステロール濃度は約11～12倍に上昇する[55]。このとき，精製飼料中のコーンスターチをオーツ麦フスマに置換（1～10％）し，オーツ麦フスマを含有する飼料を20日間投与し，血漿および肝臓総コレステロール濃度に及ぼす影響を検討したところ，オーツ麦フスマの投与量と血漿および肝臓総コレステロール濃度の間には，それぞれ $r = -0.48$（$p<0.0001$），$r = -0.55$（$p<0.0001$）の負の相関が認められている（図8-10）[55]。

雌雄のモルモットにコレステロール0.25％を含有する飼料に12.5％のペクチン，12.5％のグアーガム，7.5％のサイリウム，12.5％のセルロース（対照群）を含有する飼料を4週間投与し，肝臓コレステロール濃度の変化を検討したところ，雄

図8-10 オーツ麦フスマ摂取量と血漿および肝臓総コレステロール濃度の関係[55]（n=72）

血漿総コレステロール濃度
$y=136.4-5.70x$
$r=-0.48$
$p<0.0001$

肝臓総コレステロール濃度
$y=54.1-2.60x$
$r=-0.55$
$p<0.0001$

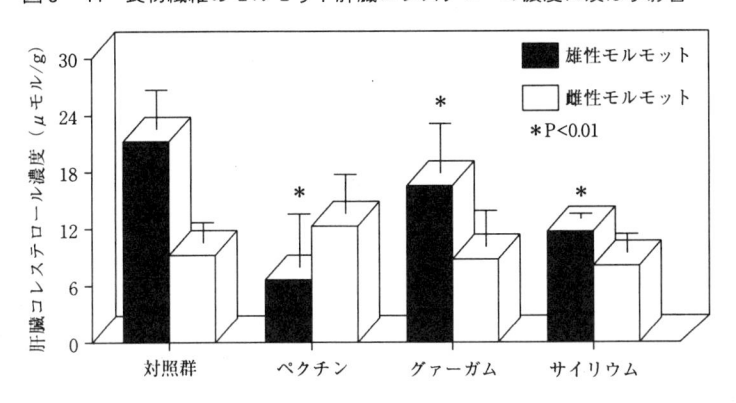

図8-11 食物繊維のモルモット肝臓コレステロール濃度に及ぼす影響[48,49]

性モルモットでのみで低下が認められた（図8-11）[48,49]。雄性モルモットへの，ペクチンの投与で肝臓コレステロール濃度は最も低下するのが認められたが，ペクチン投与の雌性モルモットでは，対照群より高い肝臓コレステロール濃度であった（p=0.08）[49]。これは，ペクチン投与時の肝臓コレステロール代謝が雌雄のモルモットで異なっていることを示している[48,49]。

また，モルモットに種々の食物繊維を含有する飼料中に，コレステロールを0.04％（生理的コレステロール摂取量相当），あるいは0.25％（高コレステロール摂取量）を添加し，4週間投与し，血漿および肝臓総コレステロール濃度を測定した[44]。検討した食物繊維は，12.5％セルロース（対照群），12.5％ペクチン，12.5％グアーガム，7.5％サイリウムと5％セルロースの混合物であった。この場合，血漿総コレステロール濃度と肝臓遊離コレステロールの間には非常に高い相関が認められた（r=0.91, p<0.05）（図8-12）[44]。

8-4) ヒト血漿コレステロール濃度に及ぼす食物繊維の影響

ヒトでの食物繊維の血漿コレステロール濃度に及ぼす影響については，1950年代からの食物繊維研究の当初から多くの報告がなされている[1,64]。ここでは，二重盲検法などを用い摂食条件，試験方法など信頼性の高いと推定される最近の報告から，サイリウム[65,66]，オーツ麦フスマ[67,68]，小麦フスマ[67,68]，低分子化アルギン酸ナトリウム[62]，小麦胚芽[69]，大豆食物繊維[61]，エンドウ豆食物繊維[70]の血漿コレステロール濃度に及ぼす影響について述べる。

軽度高コレステロール血症（血漿総コレステロール値265±17mg/dl，LDLコレステロール濃度184±15mg/dl）の20名の男性を2群に分け，二重盲検，クロスオーバー法で，サイリウムの血漿コレステロール濃度に及ぼす影響をプラシーボ（セルロース）を対照に検討した[65]。それぞれの群は1日15.3gのサイリウムあるいはセルロースを40日間

図8-12 食物繊維投与モルモットでの血漿総コレステロール濃度と肝臓遊離コレステロール濃度の関係[44]

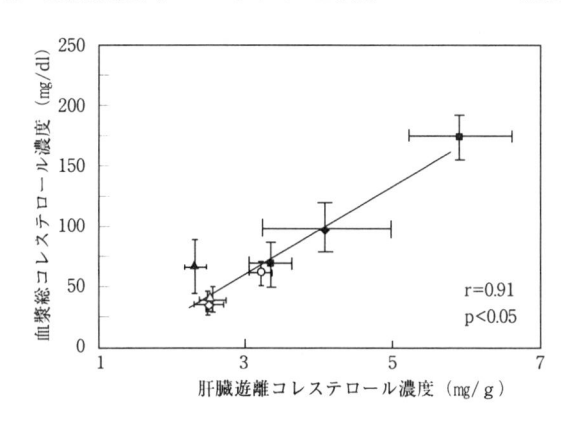

図8-13 血漿LDLコレステロール濃度に及ぼすサイリウム，セルロース（プラシーボ）投与順の影響[65]

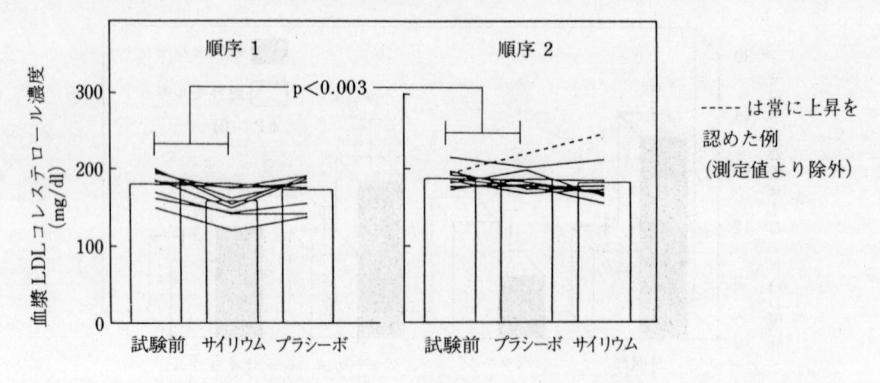

図8-14 サイリウム応答群，サイリウム非応答群のLDLコレステロール濃度変化[65]

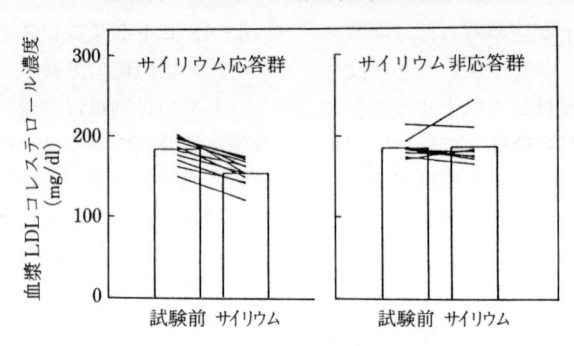

摂食したのち，11±2日ウォッシュアウト（washout）し，さらにクロスオーバーでセルロースあるいはサイリウムを1日15.3g，40日間摂食した[65]。その結果，血漿総コレステロール濃度は，試験前265±17mg/dlであったのが，サイリウム摂食で251±32mg/dlと有意（p＜0.03）に低下した。特にLDLコレステロール濃度は，試験前184±15mg/dlからサイリウム摂食で169±26mg/dlと顕著に低下（p＜0.004）した（図8-13）[65]。このLDLコレステロール濃度変化は，被験者全員の平均であるが，被験者のうち，サイリウム摂食によりLDLコレステロールが10％以上低下した群（サイリウム応答群）と，10％以下しか低下しなかった群（サイリウム非応答群）に再分類すると，その効果はより顕著に認められ，サイリウム応答群ではLDLコレステロールは16±8％低下（183±17mg/dlから154±16mg/dlに低下）し，サイリウム非応答群では，有意な低下（186±13mg/dlから187±25mg/dlへの変化）は認められなかった（図8-14）[65]。

アメリカ，カナダ，イギリス，オーストラリアの軽度および中程度高コレステロール血症（血漿コレステロール値5.17～7.6mモル/l）で，低脂肪食を摂取している404名の成人にサイリウムを多く含むシリアル（≦3g可溶性食物繊維/日）を14～56日（42日が最多摂食日数）間摂食してもらい，血漿コレステロール，LDLコレステロール，HDLコレステロールの変化をメタ-分析（Meta-Analysis）により検討した[66]。その結果サイリウムの摂食により，血漿総コレステロールおよびLDLコレステロールは有意に低下したが，HDLコレステロールには変化は認められなかった[66]。

これら被験者に放射性同位元素で標識したコレステロールを経口および静脈投与し，小腸からのコレステロール吸収量を検討したところ，サイリウム応答群ではほとんど変化が認められなかったが（44±6％から43±6％への変化），サイリウム非応答群では，試験前59±19％からサイリウム摂食後48±14％と有意（p＜0.002）に低下した（図8-15）[65]。サイリウム摂食によるLDLコレステロール低下作用は，小腸でのコレステロール吸収の変化に拠るものではなく，胆汁酸代謝にサイリウムが影響を及ぼした結果と推定されている[65]。

オーツ麦フスマの血漿コレステロール濃度に及

図8-15 サイリウム応答群，サイリウム非応答群のコレステロール吸収量の変化[65]

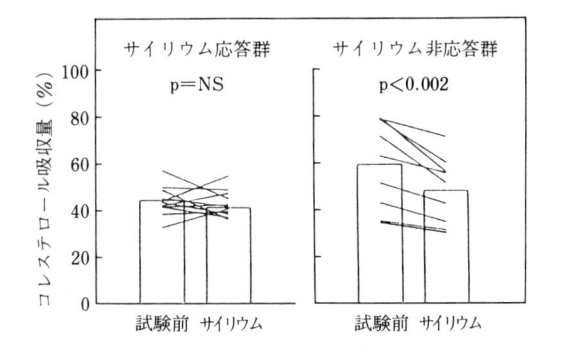

図8-16 オーツ麦フスマと小麦フスマのヒト血漿総コレステロール濃度変化に及ぼす影響[67]

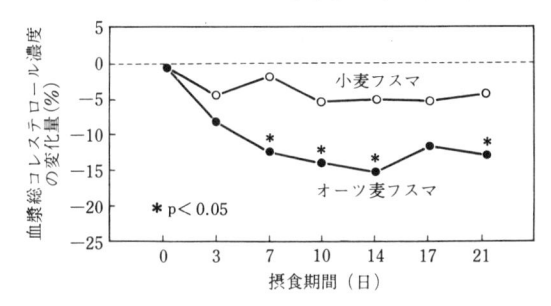

図8-17 高コレステロール食を摂食した健常女性の血漿総コレステロール濃度に及ぼす低分子化アルギン酸ナトリウムの影響[62]

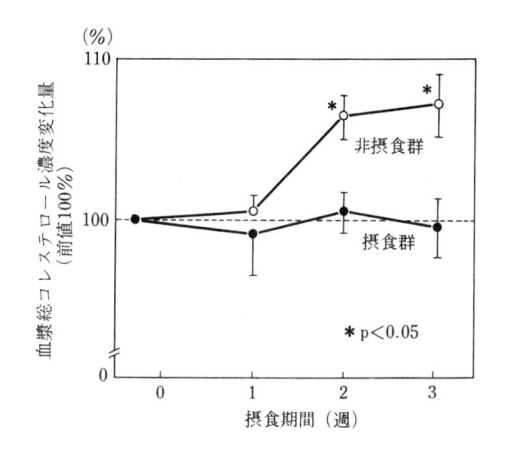

ぼす影響については，20名の高コレステロール血症者20名を28日間代謝試験施設（metabolic ward）に拘束することにより検討されている[67]。被験者は7日間，基準食（450mgコレステロール/日，14g食物繊維/日）を摂食したのち，試験食（オーツ麦フスマ110g/日）に切り替え，21日間摂食してもらい，血漿コレステロール濃度の変化を検討している[67]。その結果摂食21日後には血漿総コレステロール濃度は12.8％減少（$p<0.001$）（図8-16）[67]し，LDLコレステロール濃度も12.1％減少（$p<0.004$）した[67]。しかし，同様の試験法で検討した小麦フスマについては，血漿総コレステロール濃度（図8-16）[67]およびLDLコレステロール濃度に変化は認められなかった[67]。

低分子化アルギン酸ナトリウム（depolymerized sodium alginate，平均分子量約5万）のコレステロールを負荷した健常女性での血漿総コレステロール濃度に及ぼす影響が検討されている[62]。試験期間中，被験者の健常女性にはコレステロールを多く含む食品（鶏卵，バター，肉）を多目に摂取してもらい，コレステロール摂取量を通常の約1.8倍に上昇させている。試験群には低分子化アルギン酸ナトリウム2gを含有するドリンク剤を1日2本，3週間摂取してもらい，対照群には低分子化アルギン酸ナトリウムを含有しない以外は，含有成分，外見の同じドリンク剤を同様に摂取してもらった[62]。その結果，対照群では血漿総コレステロール濃度は上昇傾向を示したが，試験群との間には有意な差は認められなかった[62]。しかし，試験群，対照群のなかで試験前に血漿総コレステロール濃度が180mg/dl以上の被験者を抽出して検討すると，対照群の被験者では，摂取2週目，3週目の血漿総コレステロール濃度が上昇した。一方，試験群の被験者では血漿総コレステロール濃度の上昇は認められず，両者の間には有意差が認められた（図8-17）[62]。低分子化アルギン酸ナトリウムはコレステロールの排泄促進作用を有しているので，通常血漿総コレステロール濃度が高目の人では，食物で負荷されたコレステロールによる血漿総コレステロール濃度の上昇を有意に抑制した結果と推定された[62]。

食物繊維のみではないが，食物繊維を含有する小麦胚芽（wheat germ）長期間摂取の高コレステロール血症（6.14～9.67mモル/l）の被験者での血漿コレステロール濃度に及ぼす影響も検討されている[59]。高コレステロール血症の被験者にまず4週間，1日20gの小麦胚芽を摂取してもらい，それに加え次の14週間，1日30gの小麦胚芽を摂

図8-18 レジスタントスターチ投与のヒト血漿総コレステロール濃度, コレステロールエステル濃度に及ぼす影響[69]

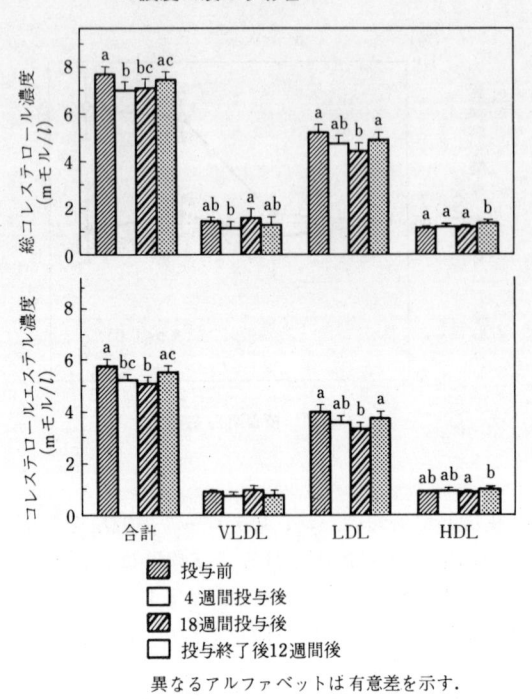

食してもらった。18週間後, さらに12週間は小麦胚芽の摂食を中止した。小麦胚芽20g, 30gにはそれぞれ2.06g, 3.18gの食物繊維が含有されている[69]。4週間の小麦胚芽摂食後, 血漿総コレステロール濃度は8.7%, VLDL-コレステロール濃度は19.6%有意に低下した（図8-18）[69]。さらに14週間の追加摂食後では, 血漿総コレステロール濃度は7.2%, LDL-コレステロール濃度は15.4%低下した（図8-18）[69]。また血漿コレステロールエステル濃度変化も同様の結果が示されている（図8-18）[69]。

ラットに精製飼料を投与する場合, タンパク質源として, カゼインなどの動物性タンパク質を投与した場合の方が, 大豆タンパク質などの植物性タンパク質を投与した場合より, 血漿コレステロール濃度が上昇する[3,4]。同様の傾向は中程度の高コレステロール血症の男性での大豆タンパク質, カゼインの摂食でも認められている[61]。中程度の高コレステロール血症（5.7～7.7mモル/l）の男性に低脂肪（摂取エネルギーの30%以下）, 低コレステロール（300mg/日）食を2週間摂食したのち, この低脂肪, 低コレステロール食に加え, 毎日タンパク質（大豆タンパク質またはカゼイン）25gと食物繊維（大豆食物繊維またはセルロース）20gから作られたマフィン（軽焼きパン, muffins）を4週間摂食した[61]。その結果, 試験前に血漿総コレステロール濃度が5.7mモル/l以上の被験者において, 大豆タンパク質含有マフィン摂食群で, カゼイン含有マフィン摂食群に比較して血漿総コレステロールの有意な（$p<0.05$）低下が認められ, 特に大豆タンパク質と大豆食物繊維より作られたマフィン摂食群で顕著であった（図8-19）[61]。また, 試験前血漿総コレステロール濃度と, マフィン摂食後の血漿総コレステロール濃度の低下の相関係数からもセルロースより, 大豆食物繊維の方が, 血漿総コレステロール濃度低下作用が強いことが推定される（図8-19）[61]。またLDL-コレステロール濃度変化についても同様の傾向が認められた[61]。

8-5) 食物繊維のコレステロール代謝に及ぼす因子

8-5-1) 大腸内での短鎖脂肪酸産生量の関与

食物繊維の血漿総コレステロール濃度低下作用が食物繊維そのものの生理作用に拠るものか, あるいは食物繊維の代謝産物（主に大腸内で食物繊維から産生される短鎖脂肪酸）に拠るものかは, 議論の多いところであるが, 最近では食物繊維の大腸内細菌の代謝産物が, コレステロール代謝系あるいは胆汁酸代謝系に直接的あるいは間接的に影響していると推定されるようになってきた[2]が, まだ議論は多い。

ラットに1%コレステロール含有飼料に7.5%の食物繊維（ペクチン, アラビアガム, グアーガム, β-サイクロデキストリン）を添加, 3週間投与すると, 対照群の血漿総コレステロール濃度が1.73±0.08mモル/lであったのに対して, グアーガム投与群では1.27±0.08mモル/l, β-サイクロデキストリン投与群では1.09±0.05mモル/lと顕著に低下した[45]。この時, 4種の食物繊維投与群の盲腸内総短鎖脂肪酸量はいずれも対照群の約2倍で有意差は認められないが, その組成を検討すると, プロピオン酸がグアーガム投与群で対照群に比較して190%上昇, β-サイクロデキストリン投与群で385%上昇していた。このことから食物繊維摂取時の盲腸内でのプロピオン酸産生量

第8章 食物繊維の脂質代謝への影響

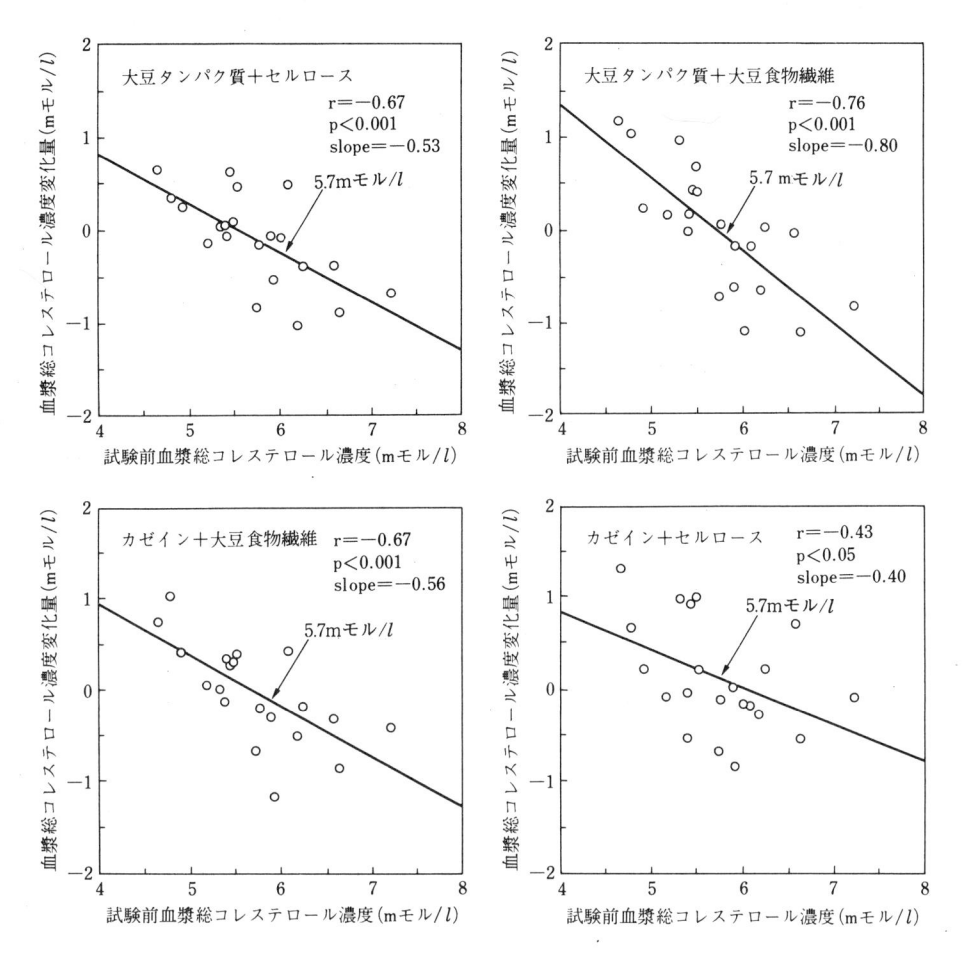

図8-19 大豆タンパク質，カゼインと大豆食物繊維，セルロースの種々の組み合わせのマフィン摂食後のヒト血漿総コレステロール濃度変化量と試験前血漿総コレステロール濃度の関係[61]

と血漿総コレステロール濃度低下は相関があるのではないかと推定されている[45]。

コレスチラミン（cholestyramin）は高脂血症の治療薬であるが，ラットに0.8％投与した場合，血漿総コレステロール濃度にはほとんど影響が見られない[34]。生ジャガイモデンプンを主体とするレジスタントスターチ25％を含有する飼料あるいはレジスタントスターチ25％と，コレスチラミン0.8％を含有する飼料をラットに投与すると，血漿総コレステロール濃度は，それぞれ32％，40％顕著に低下した[34]。この時，盲腸内の短鎖脂肪酸含量を測定したところ，対照群に比較して，コレスチラミン0.8％投与群では総短鎖脂肪酸量で1.2倍（酢酸，プロピオン酸1.2倍，酪酸1.8倍），レジスタントスターチ25％投与群では，総短鎖脂肪酸量は8.5倍（酢酸7.6倍，プロピオン酸，酪酸10倍），レジスタントスターチ25％，コレスチラミン0.8％投与群では総短鎖脂肪酸量は8.5倍（酢酸7.4倍，プロピオン酸9倍，酪酸15倍）上昇した。これらの結果から，レジスタントスターチの血漿総コレステロール濃度上昇抑制作用と盲腸内短鎖脂肪酸産生量との間には，何らかの相関があるのではないかと推定されている[34]。

ラットにビート食物繊維含有飼料を21日間投与すると，血漿コレステロール濃度は有意に低下することが認められている[4]。この時，盲腸内総脂肪酸濃度は対照群に比較して，平均で酢酸で3.9倍，プロピオン酸で3.7倍，酪酸で3.6倍増加した[4]。盲腸内，大腸内で産生された短鎖脂肪酸は盲腸，大腸から吸収されたのち，一部は大腸上皮細胞に取り込まれ代謝され，エネルギー源となっているが[71,72]，血中の短鎖脂肪酸濃度は盲腸，大

153

図8-20 ビート食物繊維投与ラットの尾静脈血中の短鎖脂肪酸濃度と血漿総コレステロール濃度の関係[4]

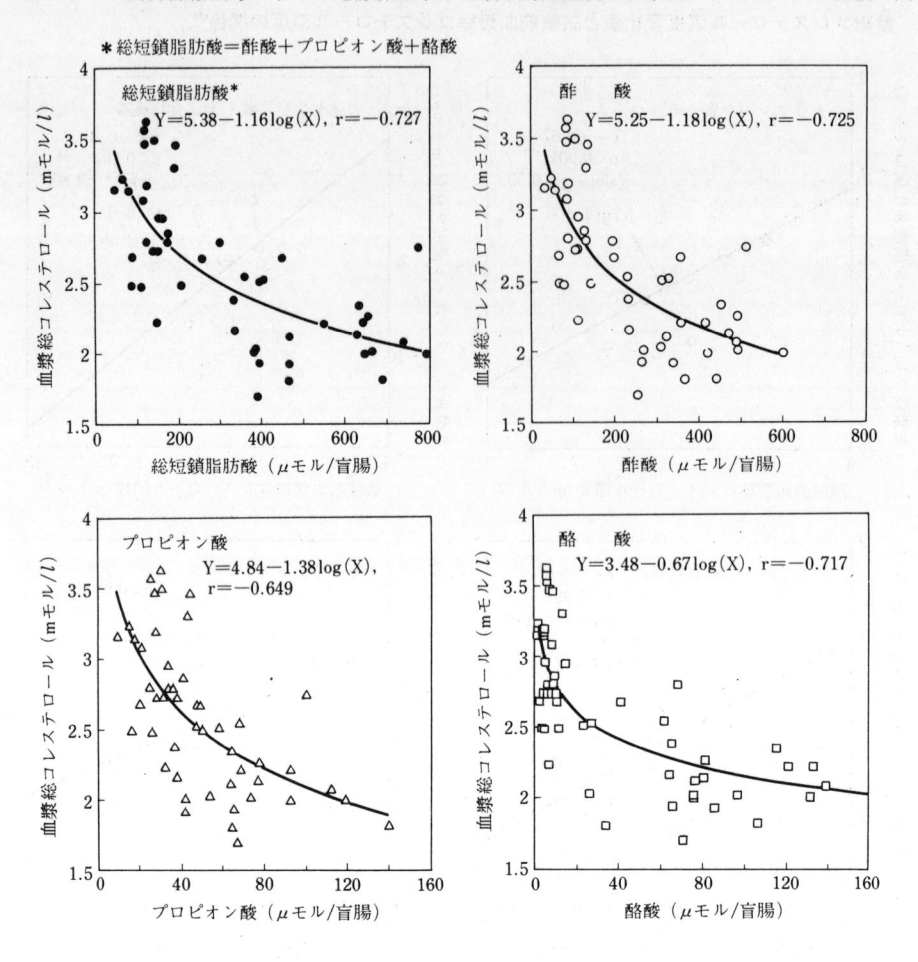

腸内短鎖脂肪酸産生量を反映している。ビート食物繊維を21日間投与したのちのラットの尾静脈から採血した血中短鎖脂肪酸濃度と、血漿総コレステロール濃度の相関を求めたところ、総短鎖脂肪酸濃度、酢酸、プロピオン酸、酪酸濃度と血漿総コレステロール濃度の間には高い相関が見られた(図8-20)[4]。この結果からも、食物繊維の大腸内細菌の代謝産物である短鎖脂肪酸が、コレステロール代謝系に影響を及ぼしていると推定されている。

食物繊維の血漿コレステロール低下作用の作用機序については充分解明されている訳ではないが、ラットにビート食物繊維を投与した場合の血漿コレステロール低下作用は、ビート食物繊維の盲腸内微生物代謝により生じる短鎖脂肪酸、その中でも酢酸による作用と推定されている[26]。ビート食物繊維を10日間摂取したラット盲腸内容物とビート食物繊維を嫌気条件下, 37℃で72時間ジャーファメンターで培養すると、pHは約5.3まで低下し、酢酸、プロピオン酸、酪酸が産生される（図8-21)[26]。培養72時間後、遠心分離により発酵生産物（上清）と発酵残査に分け凍結乾燥すると発酵生産物が80～92%を占め、その大部分は、短鎖脂肪酸類のナトリウム塩であった[26]。

ラットに、ビート食物繊維 (100g/kg飼料)、ビート食物繊維発酵生産物 (80g/kg飼料) およびビート食物繊維発酵残査 (14.6g/kg飼料) をラットに投与し、血漿コレステロール濃度に及ぼす影響を検討したところ、ビート食物繊維発酵生産物含有飼料投与群では、ビート食物繊維非含有の対照飼料投与群に比較して、大幅に低下した ($p<0.001$) が、ビート食物繊維発酵残査含有飼料投与群では、変化は認められなかった(図8-22)[26]。この血漿コレステロール濃度の低下は、

図8-21 ラット盲腸内容物とビート食物繊維を嫌気培養した場合の培養液中のpHと短鎖脂肪酸濃度の変化[26]

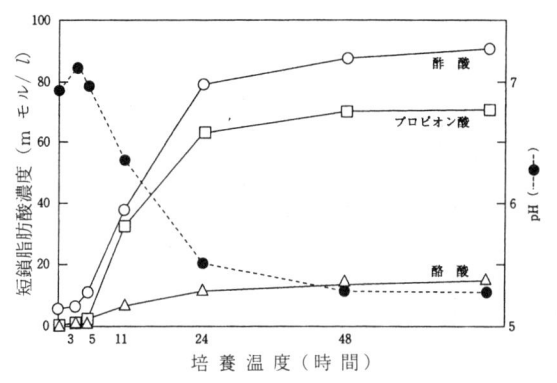

図8-22 ラット血漿コレステロール濃度変化に及ぼすビート食物繊維およびビート食物繊維嫌気性発酵生産物の影響[26]

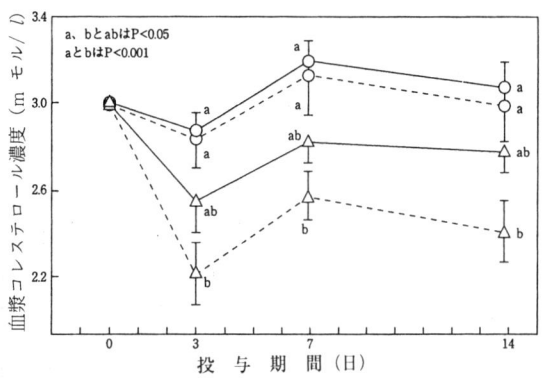

主に高比重リポタンパク質（HDL）コレステロール濃度の低下によるものであった（図8-23)[26]。この時短鎖脂肪酸ナトリウム塩混合物（酢酸ナトリウム35g/kg飼料，プロピオン酸ナトリウム22g/kg飼料，酪酸ナトリウム9.0g/kg飼料）混合飼料を投与した場合も，ビート食物繊維含有飼料，あるいはビート食物繊維発酵生産物含有飼料投与時と同様に血漿コレステロール濃度の低下が認められた（図8-23)[26]。これらの結果からビート食物繊維の血漿コレステロール濃度低下作用は，ビート食物繊維由来の短鎖脂肪酸によるものではないかと推察された。

これら短鎖脂肪酸ナトリウム塩のうち，どのナトリウム塩が血漿コレステロール濃度低下作用に寄与しているかを検討する目的で，それぞれの短鎖脂肪酸ナトリウム塩単独あるいは，二種類，三種類の組合わせで飼料中に配合し，14日間ラットに投与したのち，血漿コレステロール濃度に及ぼす影響について検討した。短鎖脂肪酸類ナトリウム塩非含有飼料投与時の血漿コレステロール濃度を基準値として，酢酸ナトリウム，プロピオン酸ナトリウム，酪酸ナトリウムの三種含有飼料投与時の血漿コレステロール濃度変化を-100%として，他の投与群の血漿コレステロール濃度変化を検討した[26]。その結果，プロピオン酸ナトリウム，酪酸ナトリウム，あるいはプロピオン酸ナトリウム＋酪酸ナトリウム含有飼料投与群では，血漿コレステロール濃度変化は認められなかった（図8-24)[26]。酢酸ナトリウムあるいは酢酸ナトリウム

図8-23 ラット血漿コレステロール濃度変化に及ぼすビート食物繊維，ビート食物繊維発酵生産物，短鎖脂肪酸混合物の影響[26]

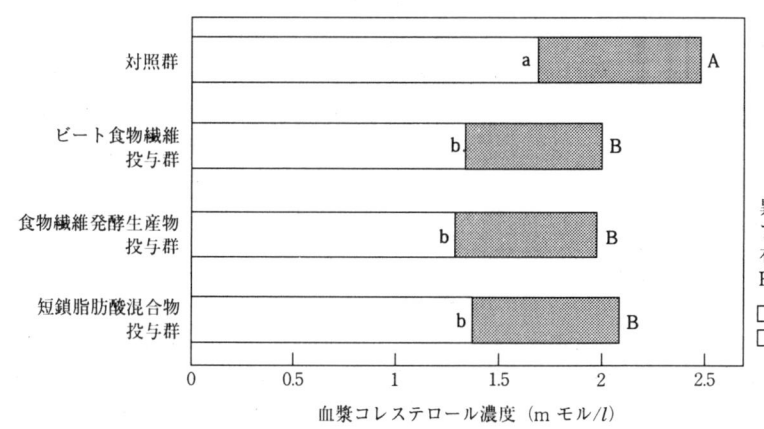

図8-24 血漿総コレステロール濃度に及ぼす短鎖脂肪酸の影響[26]

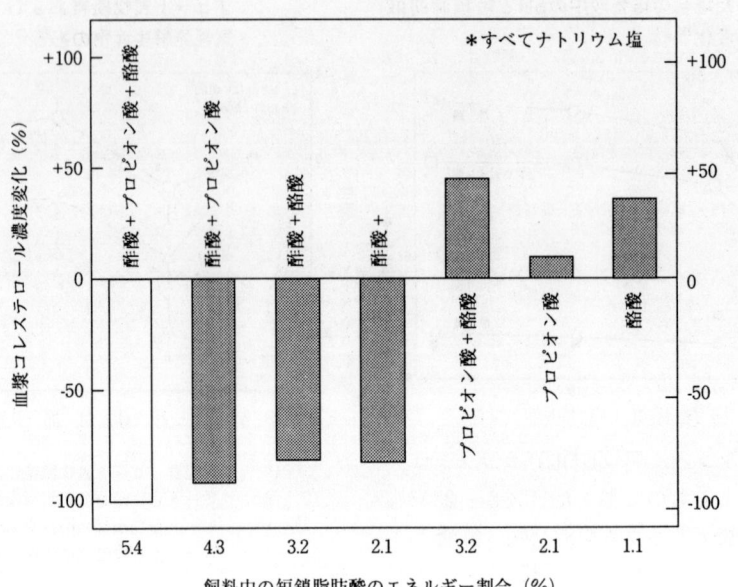

+プロピオン酸ナトリウム，酢酸ナトリウム+酪酸ナトリウム含有飼料投与群では，血漿コレステロール濃度の有意な低下が認められた（図8-24)[26]。in vitroの肝臓細胞培養系では，プロピオン酸はコレステロール合成が低下させる[73,74]が，in vivoでは認められなかった[26]。また，プロピオン酸の投与は，血漿コレステロール濃度やコレステロール合成には影響を及ぼさないという報告[75,76]もあるし，少量のプロピオン酸ナトリウムの継続的な静脈内投与，腹腔内投与で血漿コレステロール濃度が低下するという報告もある[77]。ビート食物繊維の発酵生産物を用いた研究では，プロピオン酸ではなく酢酸に血漿コレステロール濃度低下作用が見い出された[26,78]。

血漿HDLコレステロール濃度に対する短鎖脂肪酸の影響を検討したところ，血漿コレステロール濃度変化の場合と同様，プロピオン酸ナトリウム，酪酸ナトリウム，プロピオン酸ナトリウム+酪酸ナトリウム含有飼料投与群では，血漿HDLコレステロール濃度に変化は認められなかった（図8-25)[26]。酢酸ナトリウムあるいは酢酸ナトリウム+プロピオン酸ナトリウム，酢酸ナトリウム+酪酸ナトリウム含有飼料投与群では，血漿HDLコレステロール濃度の有意な低下が認められた（図8-25)[26]。

ラット盲腸内に存在する酢酸は，吸収された後門脈を経て肝臓に達し代謝される[79]。酢酸は肝臓でのコレステロール代謝に何らかの影響を及ぼしていると推定されるが，その作用機序，また血漿コレステロール濃度低下の作用機序については，まったく不明である。

しかし，食物繊維摂取による大腸内での短鎖脂肪酸産生量と血漿コレステロール濃度低下とは相関はないとの報告もある[80]。ラットに30％食物繊維（セルロース，ペクチン，エンドウマメ食物繊維）を含有する飼料を4週間投与すると，ペクチン　エンドウマメ食物繊維投与群では，排泄後の糞便の培養物での短鎖脂肪酸産生量は，酢酸，プロピオン酸，酪酸とも大幅に増大する[80]。この実験系では血漿総コレステロール濃度変化は，ほとんど認められていない[80]。この実験に用いたラットの肝臓細胞を用いてコレステロールの合成を測定したところ，ペクチン投与群の肝臓細胞で対照群，セルロース投与群の肝臓細胞に比較して非常に高い合成能が示された。短鎖脂肪酸が血漿総コレステロール濃度を低下させるのであれば，ペクチン投与群の肝臓細胞でのコレステロール合成が抑制されると推定されるが，実際には促進されていることから，ペクチン投与による短鎖脂肪酸産生は，血漿総コレステロール濃度を低下させる要

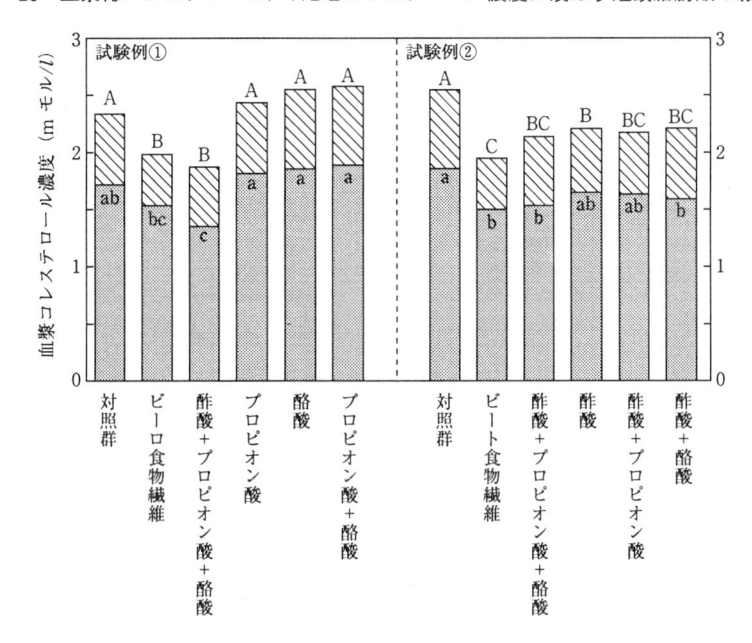

図8-25 血漿総コレステロール，HDLコレステロール濃度に及ぼす短鎖脂肪酸の影響[26]

因ではないと結論づけている報告もある[80]。

8-5-2) コレステロールの吸収, 排泄に及ぼす影響

小腸での食物繊維によるコレステロール吸収抑制については，その作用機序が充分には解明されていないが肯定的な研究報告が多い[1]。また糞便中への食物繊維によるコレステロールや中性ステロールの排泄促進作用についても肯定的な研究が多い。小腸からのコレステロールの吸収量の測定は放射性同位元素を経口投与することにより行われている。

ハムスターに0.12％コレステロール添加飼料に粘度の異なる4種類のヒドロキシプロピルメチルセルロースを4週間投与すると，ヒドロキシプロピルメチルセルロースの腸内粘度に比例して，小腸からのコレステロール吸収量は減少する（$r^2 = 0.85$）[57]。ヒドロキシプロピルメチルセルロースのコレステロール吸収抑制作用の機序は明らかになっていないが，コレステロールミセルが粘性構造物中に取り込まれ，小腸粘膜への拡散が遅くなるためではないかと推定されているが明らかではない[57]。この時，コレステロール吸収量と血漿総コレステロール濃度および肝臓コレステロールエステル濃度との間には非常に高い相関が認められた（図8-26）[57]。

モルモットにコレステロール0.04％添加飼料（低コレステロール飼料）あるいは0.25％添加飼料（高コレステロール飼料）にペクチン，グアーガム，サイリウムを添加し，4週間投与したのちのコレステロール吸収量を検討すると，ペクチンでは，低コレステロール飼料で約60％，高コレステロール飼料で約74％の吸収抑制が認められたが，グアーガムでは低コレステロール飼料で認められず，高コレステロール飼料で約69％の抑制が認められた[6]。また，ペクチン，グアーガムに比較して血漿総コレステロール濃度低下作用の最も強いサイリウムでは，低コレステロール飼料，高コレステロール飼料いずれでも効果は認められなかった[3]。サイリウムは中程度高コレステロール血症の男性でもコレステロール吸収抑制は認められなかった[65]。

平均分子量約5万の低分子化アルギン酸ナトリウムをラットに50, 100, 300mg/kg体重を投与すると投与1日目より100, 300mg/kg投与群でコレステロール吸収抑制が認められ，その最小有効量は100mg/kg体重であった[81]。またウチワサボテンペクチンをモルモットに投与した場合は，コレステロール含有飼料投与群，コレステロール非含有飼料投与群いずれも対照群との間にコレステロールの吸収割合については有意差は認められなかった[43]。

図8-26 コレステロール吸収量と肝臓コレステロールエステル濃度,血漿コレステロール濃度の相

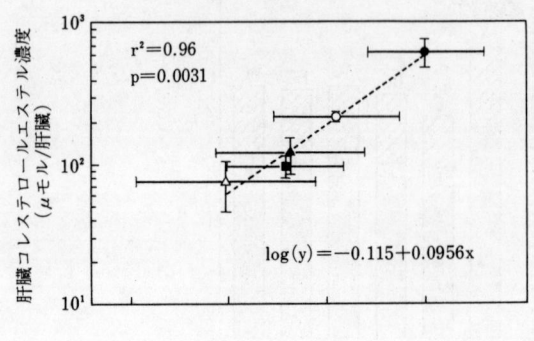

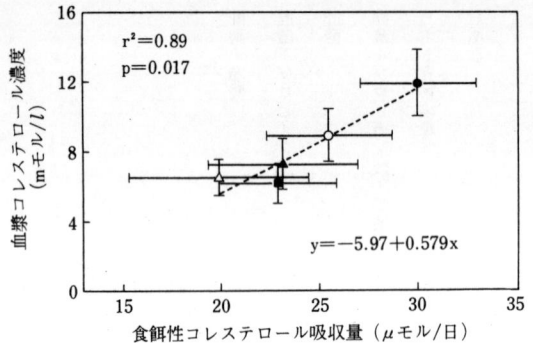

$r^2=0.96$
$p=0.0031$
$\log(y)=-0.115+0.0956x$

$r^2=0.89$
$p=0.017$
$y=-5.97+0.579x$

食餌性コレステロール吸収量（μモル/日）

● セルロース
○ 低粘度ヒドロキシプロピルメチルセルロース
▲ 中程度粘度ヒドロキシプロピルメチルセルロース
△ 高粘度ヒドロキシプロピルメチルセルロース
■ 超高粘度ヒドロキシプロピルメチルセルロース

食物繊維のコレステロールの糞便中への排泄促進作用については，レジスタントスターチ[50]，グアーガム[50]，ペクチン[14]，サイリウム[14]，オーツ麦フスマ[14,52]，チッコリー[60]，イヌリン[59,60]，低分子化アルギン酸ナトリウム[81]，ブドウ種子タンニンのモノマーおよびポリマー[63]などで認められている。ラットに0.4％コレステロール添加飼料に20％レジスタントスターチあるいは8％グアーガムを添加し，3週間投与すると糞便中へのコレステロール排泄量は，対照群が摂取コレステロールの51％であるのに，それぞれ70％，74％と大幅に増加した[50]。コレステロール非含有飼料，0.3％コレステロール含有飼料に7.5％のペクチンあるいはサイリウムを添加し，ラットに3週間投与すると，糞便中へのコレステロール／コレスタノールの排泄量は，コレステロール非含有飼料投与の場合2.0〜2.2倍，コレステロール含有飼料投与の場合2.5〜3.9倍と増大した[14]。コレステロール添加飼料投与時の方が，ペクチン，サイリウムのコレステロール排泄促進作用が強く認められた（表8-1）[14]。しかしこの実験系ではオーツ麦フスマには効果は認められなかった[14]。オーツ麦フスマのコレステロール排泄促進作用は，0.1％コレステロール飼料に添加し9週間ハムスターに投与した場合に認められている[52]。またラットにブドウ種子タンニンのモノマー，ポリマーを投与した場合のコレステロール排泄量も約2倍に増加するが，ポリマーの方が効果が高い[63]。

食物繊維はコレステロールのみならず，コレステロール以外のコプロスタノール（coprostanol），コレスタノール（cholestanol）やコプロスタノン（coprostanone）などの中性ステロールの排泄も促進する[10,14,82,83]。コプロスタノールなどの中性ステロールは，腸内微生物によりコレステロールから変換されたもので，いずれも吸収率が低く，生体内コレステロールプールサイズの減少に役立っていると推定されている[1]。コレステロール非含

表8-1 中性ステロール排泄に及ぼす種々の食物繊維の影響[14]

投与群	コプロスタノール	コレステロール／コレスタノール	コプロスタノン	コレスタノン	合計
		μモル/g乾燥糞便			
コレステロール非含有飼料					
セルロース	4.42[a]	2.79[ab]	1.28[a]	0.29[b]	8.77[a]
ペクチン	9.23[b]	6.21[b]	2.75[bc]	0.32[b]	18.50[b]
サイリウム	2.79[a]	5.69[b]	1.80[ab]	0.26[b]	10.54[a]
オーツ麦フスマ	3.63[a]	1.47[a]	1.49[ab]	0.03[a]	5.70[a]
0.3％コレステロール含有飼料					
セルロース	4.36[a]	3.99[b]	0.94[a]	0.06[a]	9.37[a]
ペクチン	14.40[c]	15.69[d]	4.53[c]	0.10[a]	34.72[d]
サイリウム	3.22[a]	10.13[c]	2.44[b]	0.03[a]	15.98[b]
オーツ麦フスマ	16.10[c]	3.99[b]	2.24[ab]	0.03[a]	20.84[c]

異なるアルファベットは有意差のあることを示す（$p<0.05$）

図8-27 グアーガム投与時の見掛け上のコレステロール消化吸収の収支[10]

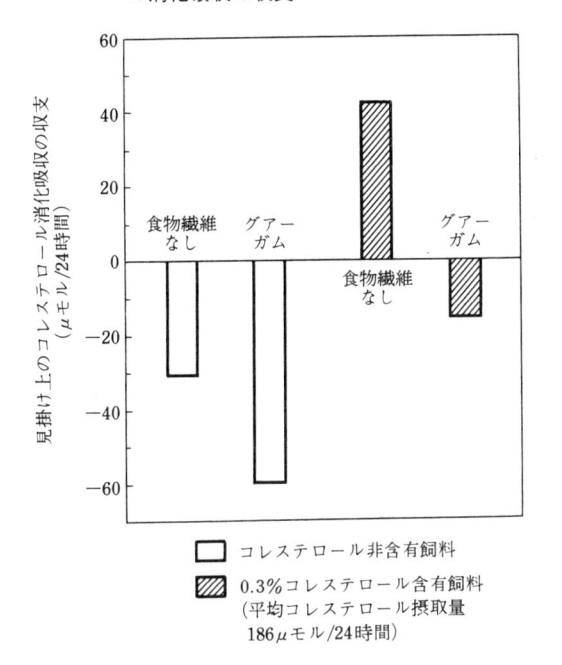

有飼料,0.3%コレステロール含有飼料に7.5%のペクチン,サイリウム,オーツ麦フスマを添加し,ラットに3週間投与した[14]。その結果,コレステロール非含有飼料投与群では,ペクチン添加群で,コレステロール含有飼料投与群では,ペクチンおよびオーツ麦フスマ添加群で大幅なコプロスタノールの吸収抑制が認められている(表8-1)[14]。これは水溶性食物繊維であるペクチンが特異的に腸内微生物叢を変化させたためではないかと推定されている[14]。これらの食物繊維あるいは低分子化アルギン酸ナトリウムは,酸性ステロールの排泄量には影響を及ぼさなかった[14]。

ラットに7.5%グアーガムを含有するコレステロール無添加飼料あるいは0.3%コレステロール添加飼料(1日コレステロール摂取量186μモルに相当)を3週間投与したのち,24時間当たりの中性ステロールの収支を測定した[10]。コレステロール無添加飼料投与群では,グアーガムの添加で中性ステロールの排泄が2倍に増加した(図8-27)[10]。コレステロール添加飼料投与群では,グアーガム無添加群では,摂取コレステロールの約22%が体内に蓄積され,グアーガム添加群では中性ステロールの収支がややマイナスであった(図8-27)[10]。

8-5-3) コレステロールの体内分布,代謝回転に及ぼす影響

実験動物にコレステロール添加飼料を投与すると血漿および肝臓コレステロール濃度が上昇し,この上昇が特定の食物繊維の同時投与により抑制される[83,84]。このことはコレステロールを負荷すると血漿と肝臓のコレステロールのプールサイズが増加し,それを食物繊維が抑制すると推定される[1]。血漿と肝臓以外の臓器での検討は非常に少ないが,ラットに1.0%コレステロール添加飼料にブドウ種子タンニンのモノマーあるいはポリマーを9週間投与した場合の大動脈のコレステロール濃度変化が検討されている[63]。対照のブドウ種子タンニン無添加群とブドウ種子タンニンモノマー投与群でコレステロール無添加群,ブドウ種子タンニンポリマー投与群と比較して有意のコレステロール濃度の上昇が認められた(図8-28)[63]。また大動脈コレステロール濃度変化は,血漿コレステロール濃度変化,肝臓コレステロール濃度変化のパターンと異なっていた(図8-28)[63]。

ラットに5%ペクチンと0.2%コレステロールを添加した飼料を2週間投与したのち,尾静脈より放射性同位元素で標識したコレステロールを注入し,血漿,肝臓,体全体からの標識コレステロールの消失量を測定したところ,肝臓でコレステロール代謝回転率が非常に速かった(図8-29)[85]。このことは食物繊維が肝臓コレステロール濃度の上昇を抑制するのみならず,一度,肝臓,体内に取り込まれたコレステロールを,体外に排泄する作用も有していると推定される[85]。

8-5-4) コレステロールの肝臓,小腸での生合成に及ぼす影響

実験動物にコレステロール含有飼料を投与すると肝臓でのコレステロール生合成能は著しく低下し,小腸での生合成能はかなり低下する。例えばラットに0.3%コレステロール添加飼料を3週間投与すると肝臓での生合成能は約25%に,小腸では約60%に低下する(表8-2)[14]。この時,飼料中にペクチン,サイリウム,オーツ麦フスマを添加すると,それぞれのコレステロール生合成能は大幅に上昇するが,特にコレステロール非含有飼料投与の場合の肝臓で著しく,肝臓でのコレステロール生合成能は,セルロース投与群に比較し

図8-28 血漿，肝臓，大動脈コレステロール濃度に及ぼすブドウ種子タンニンの影響[63]

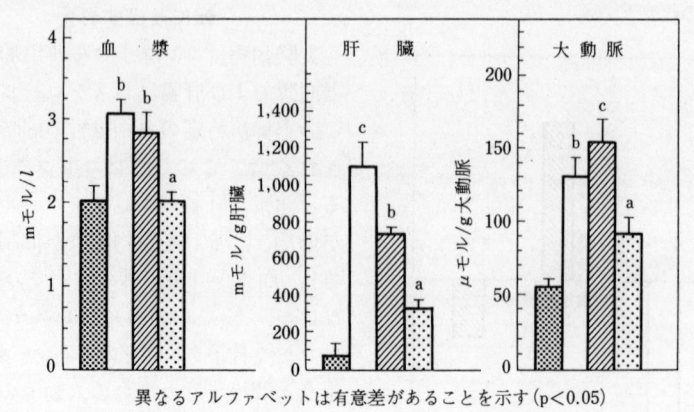

異なるアルファベットは有意差があることを示す（p＜0.05）

コレステロール非含有飼料　　1%コレステロール含有飼料＋ブドウ種子タンニンモノマー
1%コレステロール含有飼料　　1%コレステロール含有飼料＋ブドウ種子タンニンポリマー

てペクチン投与群では421%，サイリウム投与群では337%，オーツ麦フスマ投与群では299%であった（表8-2）[14]。この場合の小腸でのコレステロール生合成能の上昇はペクチン投与群で最も高く，セルロース投与群に比較して132%上昇した（表8-2）[14]。しかし，これら水溶性食物繊維投与による肝臓，小腸でのコレステロール生合成能の上昇の作用機序については，コレステロール合成に関与する酵素活性の変化が関与していると推定されているがほとんど解明されていない。

食物繊維摂取による肝臓，小腸でのコレステロール生合成能上昇は，飼料へのコレステロール添加時の部分加水分解サイリウム[54]，グアーガム[51]，ヒドロキシプロピルメチルセルロース[51]などで，飼料へのコレステロール無添加時の米フスマ[32]，小麦フスマ[32]などで報告されている。また，中程度コレステロール血症のヒトに1日15gのサイリウムを40日間摂取してもらった場合の末梢血単球細胞でのコレステロール生合成能は，対照のセルロース投与群との間に差は認められなかった[65]。

8-5-5) コレステロール生合成に関与する酵素に及ぼす影響

生体内でコレステロールはアセチル-CoAからメバロン酸，スクワレンを経て生合成されるが，特に3-ヒドロキシ-3-メチルグルタリル-CoAからメバロン酸を生成する反応を触媒する3-ヒドロキシ-3-メチルグルタリル-CoAレダクター

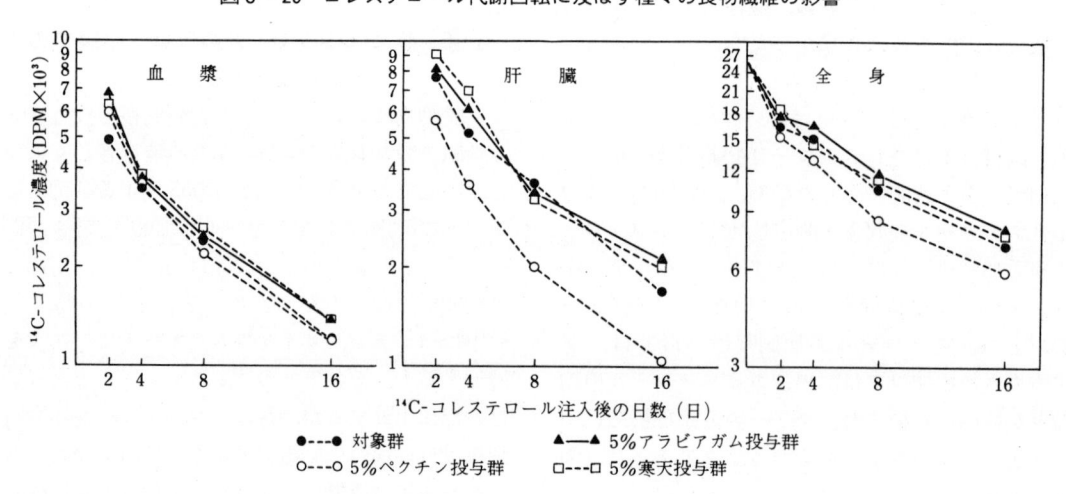

図8-29 コレステロール代謝回転に及ぼす種々の食物繊維の影響[85]

●---● 対象群　　　　　　▲—▲ 5%アラビアガム投与群
○---○ 5%ペクチン投与群　□---□ 5%寒天投与群

第8章 食物繊維の脂質代謝への影響

表8-2 肝臓,小腸でのコレステロール合成に及ぼす種々の食物繊維の影響[14]

投 与 群	肝臓	小腸
	DPS*中への ^3H_2O の取り込まれ (nモル)/g 臓器・時間	
コレステロール非含有飼料		
セルロース	280 ± 44[bc]	322 ± 35[bc]
ペクチン	1,180 ± 246[e]	424 ± 35[d]
サイリウム	944 ± 202[e]	354 ± 35[cd]
オーツ麦フスマ	837 ± 288[de]	272 ± 35[abc]
0.3%コレステロール含有飼料		
セルロース	75 ± 13[a]	191 ± 35[a]
ペクチン	450 ± 63[d]	238 ± 35[ab]
サイリウム	408 ± 83[cd]	246 ± 35[ab]
オーツ麦フスマ	183 ± 50[b]	204 ± 35[a]

* DPS : digitonin-precipitate sterol
異なるアルファベットは有意差のあることを示す($p<0.05$)

図8-30 3-ヒドロキシ-3-メチルグルタリル-CoAレダクターゼ活性に及ぼす食物繊維の影響[45]

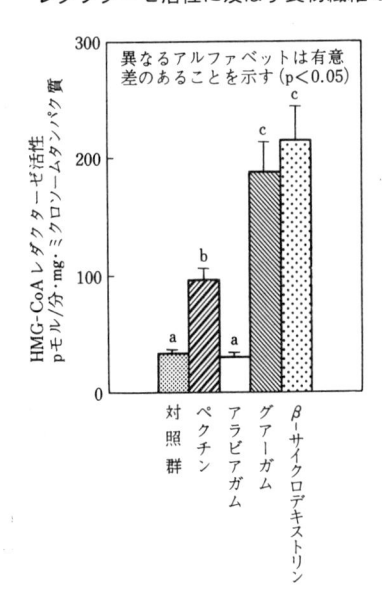

ゼ(3-hydroxy-3-methylglutaryl-CoA reductase, HMG-CoAレダクターゼ)が律速酵素として重要な役割を果たしている。飼料中のコレステロールの含有,非含有にかかわらず食物繊維を実験動物に投与すると,肝臓HMG-CoAレダクターゼ活性は上昇する[5,12,34,43,45,46,50]。特にコレステロール含有飼料投与の場合は著しい[5,45,50]。HMG-CoA レダクターゼ活性の上昇が認められている食物繊維としてはペクチン[5,12,45,46],グアーガム[5,45,50],サイリウム[5],レジスタントスターチ[34],β-サイクロデキストリン[45]などである。またセルロース[46],アラビアガム[45]などには認められていない。ラットに1%コレステロール含有飼料にペクチン,アラビアガム,グアーガム,β-サイクロデキストリンを添加し3週間投与すると,HMG-CoAレダクターゼ活性はグアーガム,β-サイクロデキストリンで特に上昇した(図8-30)[45]。

モルモットに,基本食の脂肪源としてラード(ラード含有飼料)を用い,基本食に0.25%コレステロールを添加した飼料(ラード・コレステロール含有飼料),さらにラード・コレステロール含有飼料に2.5%ウチワサボテンペクチンを添加した飼料(ラード・コレステロール・ペクチン含有飼料)を4週間投与し,肝臓HMG-CoAレダクターゼ活性を測定したところ,肝臓総コレステロール濃度と非常に高い負の相関が認められた($r=-0.77$)(図8-31)[43]。

食物繊維の長期間投与はHMG-CoAレダクターゼ活性を上昇させるが,1回投与では非常に短時間のうちにHMG-CoAレダクターゼ活性の変化が認められている[86]。ラットを精製飼料で10日間飼育したのち,さらに同飼料で18日間,一定時間内に摂食するよう訓練する(meal feeding)。実験開始後28日目に,精製飼料,2%コレステロールを添加した精製飼料(コレステロール含有飼料),精製飼料中のセルロース(15%)をオーツ麦フスマに置換した飼料(オーツ麦フスマ含有飼料)を

図8-31 肝臓総コレステロール濃度と3-ヒドロキシ-3-メチルグルタリル-CoAレダクターゼ活性の関係[43]

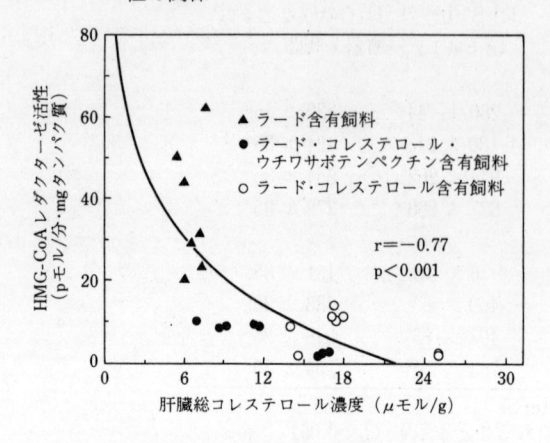

投与したのちの，肝臓でのHMG-CoAレダクターゼの発現量および総HMG-CoAレダクターゼ活性を測定した[86]。精製飼料の場合はHMG-CoAレダクターゼ発現量は投与直後やや減少し，4時間後にやや上昇した程度であったが（図8-32A）[86]，総活性は投与直後1,063pモル/分・mgであったのが60分後372pモル/分・mg，4時間後1,629pモル/分・mgと大幅に変化した（図8-32B）[86]。

コレステロール含有飼料の投与は，HMG-CoAレダクターゼ発現量および総活性を投与後15分で低下させ，4時間後でも同水準を維持しており，精製飼料投与の場合とは大きく異なっていた（図8-32）[86]。オーツ麦フスマ含有飼料の場合は，HMG-CoAレダクターゼ発現量は投与15分後には大幅に低下し60分後で最低値を示し，4時間後にはもとの水準に回復した（図8-32A）[86]。

アシルCoA：コレステロール　アシルトランスフェラーゼ（acyl CoA：cholesterol acyltransferase）はコレステロールエステル化の鍵酵素であるが，コレステロールを0.04%あるいは0.25%含有する飼料にペクチン，グアーガム，サイリウムを添加し，モルモットに4週間投与すると，いずれの場合にも活性が抑制され，その程度はサイリウムで最も大きかった[5]。同様の抑制がラットにグアーガム，レジスタントスターチを投与した場合も認められている[50]。モルモットの基本飼料の脂肪源としてラードを用い，これに0.25%のコレステロールを添加して4週間投与するとアシルCoA：コレステロール　アシルトランスフェラーゼ活性は大幅に上昇する[43]。このコレステロール添加飼料に2.5%のウチワサボテンペクチンを添加し，同期間投与すると，コレステロール添加飼料投与群と比較して酵素活性はやや抑制される[43]。この時肝臓総コレステロール濃度とアシルCoA：コレステロール　アシルトランスフェラーゼ活性の間には非常に高い相関（$r=0.84$，$p<0.001$）が認められた（図8-33）[43]。

図8-32　3-ヒドロキシ-3-メチルグルタリル-CoAレダクターゼ活性に及ぼすコレステロールとオーツ麦フスマ投与の影響[86]

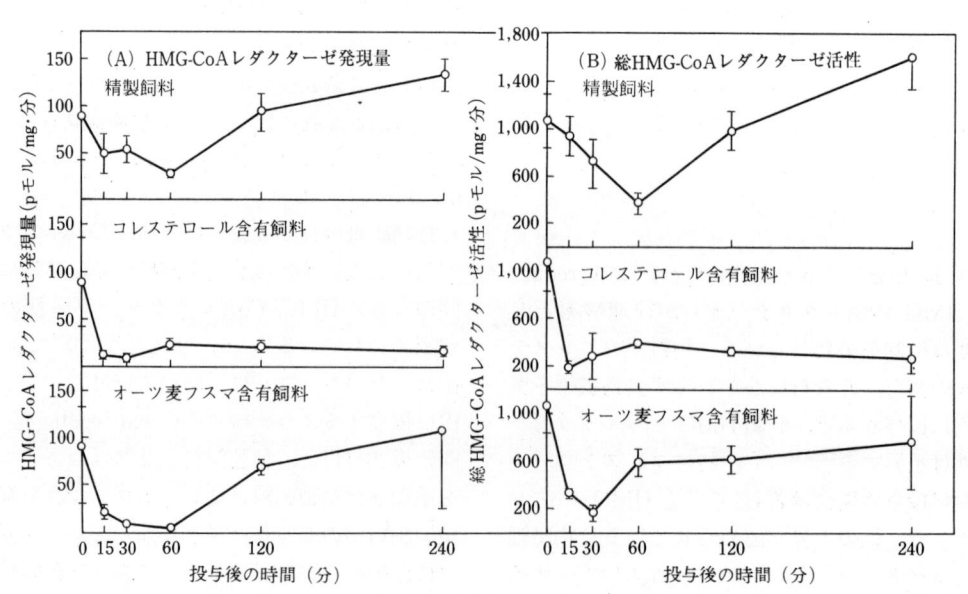

8-5-6) 実験動物の種差，系統差，性差の影響

食物繊維のコレステロール代謝に及ぼす影響を検討する場合，短期間のうちに血漿コレステロール濃度を上昇させる必要があるが，コレステロールの負荷を行わなくても食餌条件により血漿コレステロール濃度が上昇する実験動物として，ヒト，ウサギ，サルなどが，また上昇しにくい実験動物としてラット，マウス，ミンクなどが知られている[1]。食物繊維のコレステロール代謝に及ぼす影響は，食餌条件が比較的類似していても，実験動物の種差，系統差により異なる場合があり，その理由は，はっきりしないが実験の実施や結果の解析には充分留意する必要がある。

性差についてもその結果が大きく異なる場合がある[5]。雌雄のハートレー（Hartley）系モルモットに，低コレステロール含有飼料（0.04％）と高コレステロール含有飼料（0.25％）中に12.5％のセルロース，ペクチン，グアーガム，7.5％サイリウム＋7.5％セルロースを添加し，4週間投与した[5]。例えば肝臓総コレステロール濃度変化と肝臓 HMG-CoA レダクターゼ活性変化を見ると，図8-34に示すように，その結果は雌雄で大きく異なっていた[5]。モルモットの場合，コレステロール負荷の影響は雌性で発現しやすく，高コレステロール含有飼料投与の場合の食物繊維の影響は雄性で発現しやすい傾向が認められた[5]。低コレステロール含有飼料投与の場合は，食物繊維のコレステロール低下作用は，雌雄ほぼ同程度であった。

図8-33 肝臓総コレステロール濃度とアシルCoA：コレステロール トランスフェラーゼ活性の関係[43]

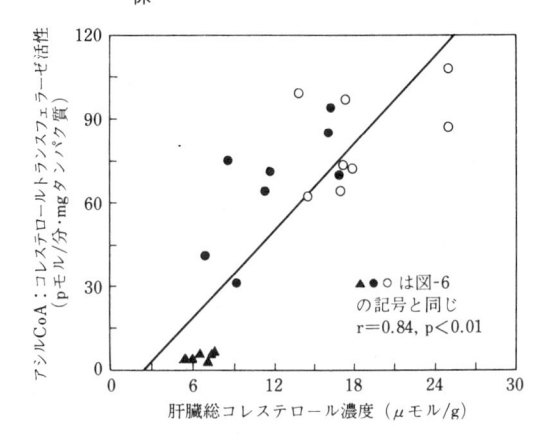

8-5-7) 食物繊維の物性の影響

食物繊維のコレステロール代謝に及ぼす影響の作用機序を検討する目的で古くから化学的特性，物理的特性との相関の研究が行われてきた[1]。現在までのところ化学的特性との相関は見出されず，

図8-34 肝臓総コレステロール濃度，肝臓3-ヒドロキシ-3-メチルグルタリル-CoAレダクターゼ活性に及ぼす食物繊維の雌雄差[5]

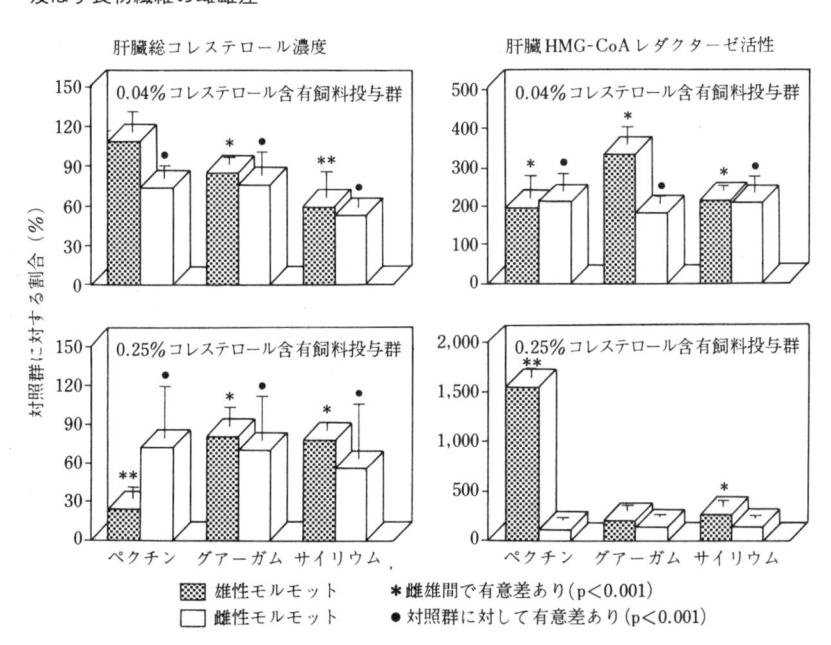

また物理的特性のうち，粘度の上昇と血漿総コレステロール濃度低下の相関は，食物繊維全般の通則としては当てはまらないことも明らかになっている[1]。また同じ食物繊維で，粘度の異なるものを比較した場合は，粘度の上昇と血漿総コレステロール濃度低下の間に相関が認められない場合[54]や認められる場合[1,57,58]が報告されている。

サイリウムには強い血漿・肝臓総コレステロール低下作用が認められているが[5,6]，このサイリウムを40℃に8カ月間保存すると分子量が低下し，粘度が約36％低下する[54]。この粘度の低下したサイリウムともとのサイリウムのコレステロール代謝に及ぼす影響を検討したところ，両者に差異は認められなかった[54]。

粘度の異なる数種のヒドロキシプロピルメチルセルロースを0.12％コレステロール含有飼料とともに3または4週間ハムスターに投与すると，ヒドロキシプロピルメチルセルロースの腸内粘度の対数と血漿総コレステロール濃度の間には非常に高い逆相関関係が認められた[57,58]（図8－35）[58]。

食物繊維の物理的構造の違いがコレステロール代謝に及ぼす影響が，セルロースとグアーガムの混合物と人工的に作製したセルロースとグアーガムの複合体を用いて検討されている[7]。セルロースとグアーガムの複合体は，セルロースを加圧加熱下，水酸化ナトリウムに溶解し，さらにグアーガムを溶解混合したのち希硫酸溶液中に押し出し紡糸したもので，その微細構造は太さ60～100nmのセルロース繊維が3次元のネットワークを形成し，そのネットワーク構造の中にグアーガムが含有されているものである[7]。この混合物および複合体をコレステロール非含有飼料に添加し，ラットに22日間投与すると，いずれも血漿総コレステロールを有意に低下させたが，その効果は混合物の方が高い傾向が見られたが，盲腸内短鎖脂肪酸産生量は複合体の方が混合物より多く，特に酪酸産生量は顕著であった[7]。

8－6）食物繊維のトリグリセリド代謝に及ぼす影響

8－6－1）コレステロール無添加飼料投与時のトリグリセリド代謝への影響

食物繊維のトリグリセリド代謝に及ぼす影響は，コレステロール代謝に及ぼす影響程には顕著ではない。コレステロール無添加飼料に種々の食物繊維を添加し，血漿トリグリセリド濃度に及ぼす影響を検討したところ，ペクチン[5,15,46]，サイリウム[5,19,39]，オーツ麦フスマ[7,19,39]では，ほとんど変化が認められなかった。グアーガムでは不変[5,87]と，約25％の低下[10]が，小麦フスマでは不変[18,19]と上昇[15,46]が報告されている。低下する例としては，それぞれの食物繊維で検討例が少ないが，レジスタントスターチ[52]，エンドウ豆細胞壁食物繊維[70]，米フスマ[22]，食物繊維混合物（グアーガム，リンゴペクチン，小麦フスマ，大豆食物繊維）[38]，精製とうもろこし食物繊維[88]，イヌリン[89]が挙げられる。

カイロミクロントリグリセリド，VLDLトリグリセリドを顕著に低下させるものとして前述の食物繊維が挙げられ，VLDLトリグリセリドを低下させるものとしてエンドウ豆細胞壁食物繊維[70]が，VLDLトリグリセリド，LDLトリグリセリド，HDLトリグリセリドのいずれをも上昇させる食物繊維としてオーツ麦フスマ[23]，サイリウム[23]が報告されている。

肝臓トリグリセリド濃度に影響を及ぼす食物繊維では低下させるものとしてビート食物繊維[42]，小麦フスマ[46]，ペクチン[46,47]，グアーガム，リンゴペクチン，小麦フスマ，大豆食物繊維の混合物[38]が，またほとんど影響を及ぼさない食物繊維とし

図8－35 ヒドロキシプロピルメチルセルロースの腸内粘度と血漿総コレステロール濃度の関係[58]

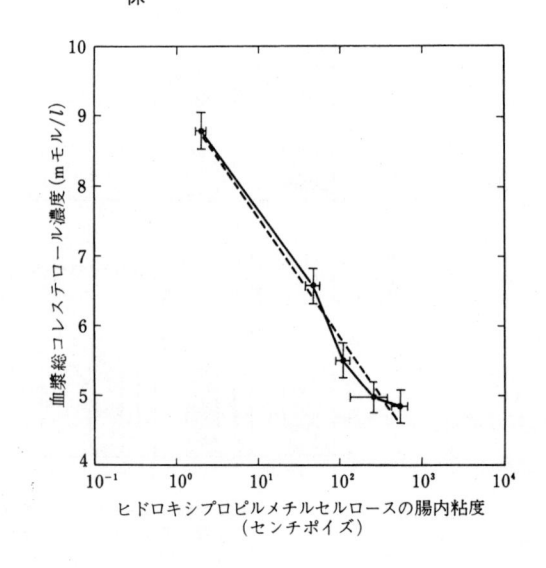

て，ペクチン[15]，オーツ麦フスマ[19,46]，小麦フスマ[15,19]，サイリウム[19]，グアーガム[10]，レジスタントスターチ[5]などが報告されている。

8-6-2) コレステロール添加飼料投与時のトリグリセリド代謝への影響

実験動物にコレステロール添加飼料を投与した場合に，血漿総トリグリセリド濃度低下作用を示す食物繊維は限られている。低下作用を示す食物繊維としてはグアーガム[45,50,52]（影響を及ぼさないとの報告[5,10,42]も多い），β-サイクロデキストリン[45]，レジスタントスターチ[50]，グアーガム[38]，リンゴ[38]，ペクチン[38,47]，サイリウム[47]，小麦フスマ[38]，大豆食物繊維の混合物[38]である。影響を及ぼさない食物繊維としてペクチン[5,41,42,45,90]，サイリウム[5,42,54]，オーツ麦フスマ[42,52]，オーツ麦ガム[42]，米フスマ[42]，小麦フスマ[42]，大豆フスマ[42]，トウモロコシフスマ[42]，プルーン食物繊維[41]，低分子化アルギン酸ナトリウム[62]，アラビアガム[45]，キシラン[50]，ブドウ種子タンニンポリマー[63]，チッコリー[60]，イヌリン[60]などである。

コレステロールを0.1％含有する飼料に3％のサイリウム，カルシウム感受性－ペクチン（溶液中にカルシウムイオンが存在すると高粘度になるペクチン），カルシウム非感受性－ペクチン（溶液中のカルシウムイオンの存在の有無にかかわらず低粘度のペクチン），対照としてのセルロースを含有する飼料を8週間ハムスターに投与し，血漿トリグリセリド濃度に対する影響を検討した。その結果，血漿トリグリセリド濃度変化は，8週間の投与機関を通じて，セルロース投与群（対照群）＞カルシウム非感受性－ペクチン投与群＞サイリウム投与群＞カルシウム感受性－ペクチン投与群であった（図8-36)[47]。

コレステロール添加飼料投与時のカイロミクロントリグリセリドおよびVLDLトリグリセリドを顕著に低下させる食物繊維としてグアーガム，リンゴペクチン，小麦フスマ，大豆食物繊維の混合物が報告されている。VLDLトリグリセリドを低下させる食物繊維としてグアーガム[45]，β-サイクロデキストリン[45]，LDLトリグリセリドを低下させる食物繊維としてグアーガム[50]，レジスタントスターチ[50]が報告されている。

肝臓トリグリセリド濃度を低下させる食物繊維

図8-36 食物繊維の血漿トリグリセリド濃度に及ぼす影響[47]

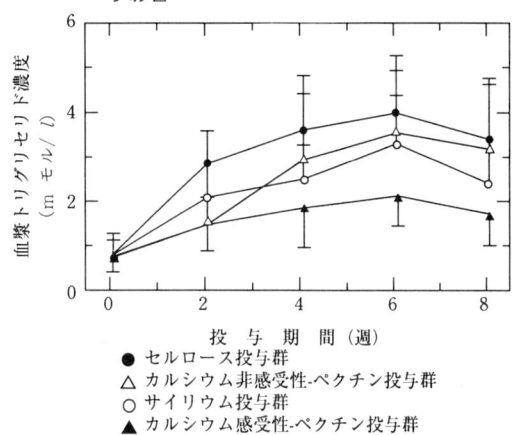

● セルロース投与群
△ カルシウム非感受性-ペクチン投与群
○ サイリウム投与群
▲ カルシウム感受性-ペクチン投与群

としてサイリウム[54]，低分子化アルギン酸ナトリウム[91]，チッコリー[80]，イヌリン[80]が，上昇させる食物繊維としてグアーガム，リンゴペクチン，小麦フスマ，大豆食物繊維の混合物[38]，ブドウ種子タンニンモノマーおよびポリマー[63]が，影響を及ぼさない食物繊維としてペクチン[45]，アラビアガム[45]，グアーガム[10,45]，β-サイクロデキストリン[45]が報告されている。

8-6-3) ヒト血漿トリグリセリド濃度に及ぼす食物繊維の影響

食物繊維摂食時のヒト血漿トリグリセリド濃度に及ぼす影響についての検討例は，血漿コレステロール濃度に及ぼす影響についての検討例に比較すると少ない[61,62,69,70,87]。低分子化アルギン酸ナトリウム[62]，大豆食物繊維[61]，グアーガム[87]をヒトに一定期間摂食してもらうと血漿トリグリセリド濃度はやや低下する傾向がいずれの例にも認められたが，対照群との間には有意差は認められなかった。

健常成人男女を2群に分け，クロスオーバー法で2週間ずつエンドウ豆食物繊維を含む食事，あるいは含まない食事を摂食し血漿トリグリセリド濃度に及ぼす影響を検討したところ，血漿総トリグリセリド濃度は約20％，VLDLトリグリセリド濃度は約35％有意に低下した[70]。LDLトリグリセリド濃度，HDLトリグリセリド濃度には変化は認められなかった[70]。また健常成人男性に朝食にはエンドウ豆食物繊維を含まない食事を，昼食にはエンドウ豆食物繊維を含む食事（レチニルパ

ルミチン酸（retinyl palmitate）含有）を摂食してもらい，血漿トリグリセリド濃度の変化を検討したところ，朝食後血漿トリグリセリド濃度はやや上昇するが，昼食後大幅に上昇する[70]。この時対照のエンドウ豆食物繊維非含有の昼食摂食群と比較すると有意に血漿トリグリセリド濃度（p＝0.010）と血漿レチニルパルミチン酸濃度（p＝0.043）の上昇は抑制された（図8－37）[70]。この時血漿総トリグリセリド濃度のみならずカイロミクロントリグリセリド濃度，VLDLトリグリセリド濃度，IDLトリグリセリド濃度も有意に低下した[70]。

食物繊維を含有する小麦胚芽を高コレステロール血症（6.14～9.67mモル/l，半数以上は高トリグリセリド血症）の被験者に14週間摂食してもらったところ，血漿総トリグリセリド濃度は約11％低下し，その低下はLDLトリグリセリド，HDLトリグリセリドで顕著であった[69]。

8-7）食物繊維のリポタンパク質代謝に及ぼす影響

8-7-1）リポタンパク質の性状に及ぼす影響

モルモットにウチワサボテンペクチンを含有する0.25％コレステロール含有飼料を25日間投与すると，血漿総コレステロール濃度は約26％低下するが，この時リポタンパク質の密度を測定すると，ペクチン投与群で密度の上昇が認められた（図8－38）[70]。これはペクチン投与により肝臓総コレステロール濃度，特にコレステロールエステル濃度が非常に低下することによるものと推定される。

レシチン　コレステロールアシルトランスフェラーゼ（LCAT；lecithin-cholesterol acyltransferase）は血液中に存在し，ホスファチジルコリンのsn-2位の脂肪酸をコレステロールの3-β-ヒドロキシル基にエステル交換させ，リゾホスファチジルコリンとコレステロールエステルを生成する酵素で，HDLの成熟，粒子構造維持，末梢組織より肝臓へのコレステロールの移送などに重要な役割を担っている[92,93]。コレステロール非含有飼料をラットに投与した場合の食物繊維のLCAT活性に及ぼす影響が検討されているが，その結果はまちまちである[16,94]。8％セルロース，8％ペクチン，30％オーツ麦フスマ，21％小麦フスマをラットに1週間投与すると，LCAT活性はオー

図8－37　エンドウ豆食物繊維の血漿総トリグリセリド濃度に及ぼす影響[70]

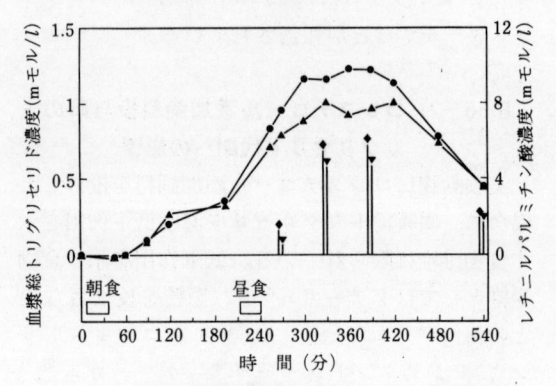

ー●ーエンドウ豆非含有食事摂食群血漿総トリグリセリド濃度
ー▲ーエンドウ豆含有食事摂食群血漿総トリグリセリド濃度
↓　エンドウ豆非含有食事摂食群レチニルパルミチン酸濃度
▼　エンドウ豆含有食事摂食群レチニルパルミチン酸濃度

図8－38　血漿リポタンパク質の密度に及ぼすウチワサボテンペクチンの影響[70]

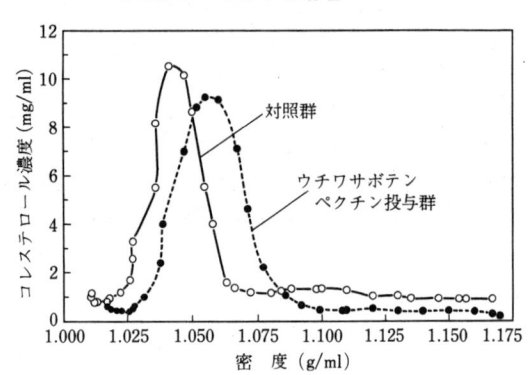

麦フスマ投与群，小麦フスマ投与群で上昇した[94]。またセルロース，ペクチン，オーツ麦フスマ，小麦フスマを8％含有するコレステロール非含有飼料を4週間ラットに投与すると，セルロース投与群，ペクチン投与群でLCAT活性は上昇し，オーツ麦フスマ投与群，小麦フスマ投与群では不変であった[16]。

食物繊維の投与により，HDLの組成が変化したり，LDLの代謝速度が変化することも報告されている[38]。ラットに食物繊維の混合物（グアーガム，リンゴペクチン，小麦フスマ，大豆食物繊維）をコレステロール非含有飼料に添加し，3週間投与すると，HDL₁画分の割合が16.1±0.8％から7.2±0.7％に減少した[38]。この時，HDL中のリン脂質含量が減少し，タンパク質含量が増加

図8-39 LDLの血中からの消失速度に及ぼす食物繊維の影響[38]

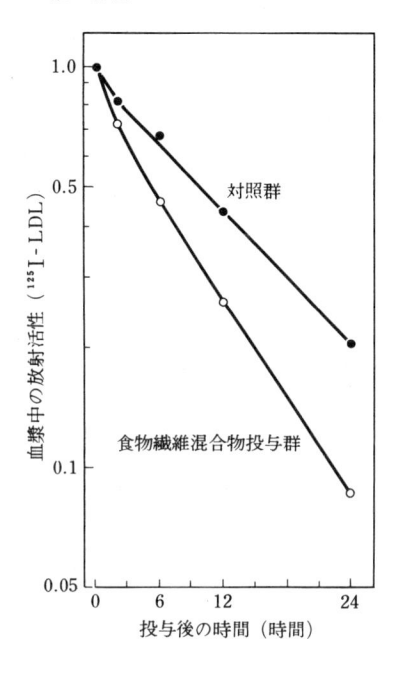

図8-40 血漿LDLコレステロール濃度と肝臓LDLレセプター数の関係[39]

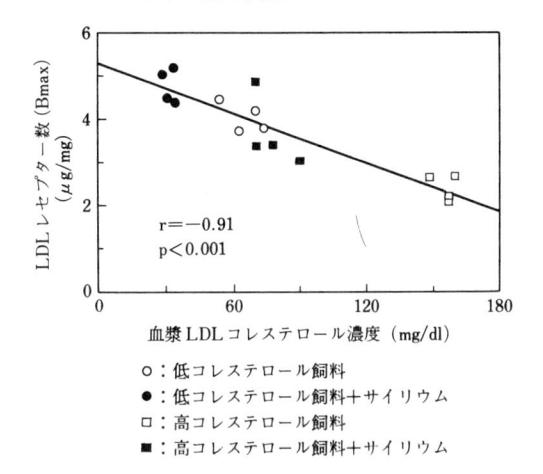

した[38]。この食物繊維を投与したラットに，放射性同位元素で標識したヒトLDLを注入して，血中からの消失速度を検討したところ，食物繊維混合物投与群で早い消失速度が認められた（0.066±0.004-時間，対照群 0.104±0.006-時間，$p<0.05$）（図8-39）[38]。これは，食物繊維混合物投与により肝臓でのLDLレセプターの増加によると推定されている[38]。

食物繊維の血漿総コレステロール濃度低下の作用機序の1つとして，血漿中のコレステロールの運搬体であるLDLの代謝促進が挙げられる。LDLの代謝は主に肝臓でのLDLレセプターとの結合から開始されるが，食物繊維の実験動物への投与は，肝臓LDLレセプターの数を上昇させる[5,16,32,39]。モルモットに0.04％あるいは0.25％コレステロール含有飼料にペクチン，グアーガム，サイリウムを添加し，4週間投与し肝臓LDLレセプター数（Bmax）を測定したところ，いずれの場合も約1.4～2.0倍上昇した[5]。特に0.25％コレステロール含有飼料投与の場合の方が0.04％コレステロール含有飼料投与の場合より上昇が著しかった[5]。またモルモットに0.04％あるいは0.25％コレステロール含有飼料に7.5％サイリウムを添加し投与したのちのBmaxは，それぞれ17％，52％

上昇し，BmaxとLDLコレステロール濃度の間には非常に高い相関が認められた（図8-40）[39]。

ラットの場合はモルモットの場合とLDLレセプターに対する影響が異なっている[16]。ラットに小麦フスマ，オーツ麦フスマ，大麦，大麦麦芽をコレステロール非含有飼料と共に2週間投与したところ，LDLレセプター活性にはほとんど変化が認められず，1％コレステロール含有飼料と共に投与した場合は，LDLレセプター活性は約25～50％低下した[16]。同様の変化はHDLレセプター活性でも認められており，1％コレステロール含有食物繊維配合飼料投与群で，コレステロール非含有食物繊維配合飼料投与群に比較して，約20％低下した[16]。

8-7-2) アポタンパク質濃度と産生に及ぼす影響

食物繊維投与時のアポタンパク質の血漿中濃度，産生に及ぼす影響[6,23,24,38,41,45,69]，肝臓と小腸におけるアポタンパク質のmRNAの発現[23,24,35]に関する検討は多くない。血漿中HDLの重要な構成成分であるアポA-Iの濃度に対しては，ラットへのビート食物繊維[32]，ペクチン[41,48]，プルーン食物繊維[41]，アラビアガム[45]の投与ではその濃度に変化は認められなかったが，グアーガム[45]，β-サイクロデキストリン[45]の投与では低下が認められた。同じHDLの構成成分であるアポEの血漿中濃度に関しては，ラットへの投与で変化が認められなかった食物繊維としてプルーン食物繊維[41]，アラ

図8-41 アポリポタンパク質濃度に及ぼす生小麦胚芽の影響[69]

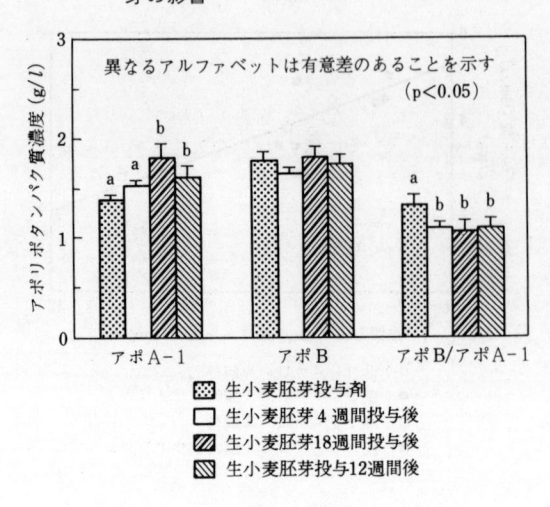

グラフ:
- 縦軸: アポリポタンパク質濃度 (g/l)
- 異なるアルファベットは有意差のあることを示す (p<0.05)
- アポA-1, アポB, アポB/アポA-1
- 凡例: 生小麦胚芽投与前／生小麦胚芽4週間投与後／生小麦胚芽18週間投与後／生小麦胚芽投与12週間後

ビアガム[45]，低下させる食物繊維としてグアーガム[45]，β-サイクロデキストリン[45]，グアーガム／リンゴペクチン／小麦フスマ／大豆食物繊維の混合物[80]が挙げられる。ペクチンに関しては不変[41]と低下[45]の報告がある。

トリグリセリドを多く含むリポタンパク質(triglyceride rich lipoprotein)の分泌に関与するアポタンパク質であるアポA-IVとアポBについては，アポA-IVの場合，ラットへのペクチン[41]，プルーン食物繊維[41]，グアーガム／リンゴペクチン／小麦フスマ／大豆食物繊維の混合物の投与で変化が認められず，オーツ麦フスマの投与で低下[23]が，サイリウム投与で上昇[23]が認められている。アポBの産生量については，ラットへのペクチン[41,45]，プルーン食物繊維[41]，アラビアガム[45]，グアーガム[45]，オーツ麦フスマ[23]，サイリウム[23]投与では変化が認められず，β-サイクロデキストリンの投与で血漿中濃度低下[45]が認められた。モルモットにペクチン，グアーガム，サイリウムを投与する場合，0.04%コレステロール含有飼料と共に投与した場合は，アポBの血漿中濃度および産生量に変化は認められなかったが，0.25%コレステロール含有飼料と共に投与すると，いずれにも低下が認められた[41]。

種々の食物繊維のうち，アポタンパク質濃度に最も影響を与えたのはβ-サイクロデキストリンであった[45]。ラットに7.5%β-サイクロデキストリンと1%コレステロールを含有する飼料を3週間投与すると，アポA-Iは10%，アポBは14%，アポEは28%低下した[45]。

ヒトでのアポタンパク質への食物繊維の影響の検討例はさらに少ない[69]。高コレステロール血症患者（そのうち半数以上は高トリグリセリド血症）に食物繊維を含有する生小麦胚芽を4週間1日20g宛摂食してもらい，さらに14週間1日30gを継続摂食してもらった[69]。その結果摂食開始4週間後ではアポA-I，アポB濃度に変化は認められなかったが，摂食終了時の18週間目には，アポA-I濃度の有意な上昇が認められ，その効果は摂食中止12週間後でも認められた（図8-41）[69]。アポB濃度については変化は認められなかったが，アポB／アポA-Iについては，摂食4週間後から有意な低下が認められた（図8-41）[69]。

アポタンパク質の生合成は肝臓および小腸で行われるが，食物繊維投与時の肝臓および小腸でのアポタンパク質mRNAの発現量に及ぼす影響が検討されている[23,24,35]。食物繊維を含まないコレステロール非含有飼料をラットに3週間投与しても，肝臓および小腸のアポB mRNA，アポA-IV mRNA量に変化は認められなかった[35]。また，ラットに5%のオーツ麦フスマあるいはサイリウムを含有するコレステロール非含有飼料を3週間投与すると，アポA-IV mRNA量は肝臓，小腸で両食物繊維とも低下した[23]。アポB mRNA量については，肝臓で両食物繊維とも不変であったが，小腸ではオーツ麦フスマ投与で上昇，サイリウム投与で不変であった[23]。

ビート食物繊維のアポタンパク質mRNA量に及ぼす影響がコレスチラミン(cholestyramine)との比較において検討されている[24]。ラットに15%のビート食物繊維あるいは5%コレスチラミンを含有する飼料を14日間投与すると，血漿総コレステロール濃度はビート食物繊維投与群で約20%低下し，これは主としてHDLコレステロール濃度の低下によるものであったが，コレスチラミンは血漿総コレステロール濃度には影響を及ぼさなかった[24]。この時，小腸（空腸および回腸）でのアポA-I，アポA-IV mRNA発現量を測定したところ，空腸では変化が認められなかったが，回腸ではビート食物繊維投与群で，アポA-I，アポA-IV mRNA発現量とも，コレスチラミン投与群と同水準に抑制された（図8-42）[24]。また

肝臓でもアポタンパク質 mRNA の発現量は，アポ A-Ⅰ mRNA 発現量がビート食物繊維投与群で有意に抑制され，アポ A-Ⅳ mRNA 発現量はビート食物繊維投与群で抑制された（有意差なし）（図 8-43）[24]。コレスチラミンは，両アポタンパク質 mRNA 発現量には影響を及ぼさず，アポ E mRNA 発現量についてはビート食物繊維，コレスチラミン共に影響は認められなかった（図 8-43）[24]。

ビート食物繊維がアポタンパク質 mRNA 発現量に影響を及ぼす機序についてはほとんど不明であるが，空腸と回腸での応答の差は次のように推定されている。ビート食物繊維をラットに投与すると胆汁酸の排泄量が増加し[4]，胆汁酸の腸管循環量が減少し，胆汁酸の再吸収部位である回腸部分での胆汁酸の門脈への能動輸送が活性化され，アポ A-Ⅰ mRNA の発現量に影響を及ぼしているのではないかと推定している[24]。また肝臓でのビート食物繊維のアポ A-Ⅰ mRNA 発現量抑制の機序についてはサイロイドホルモン[95,96]，コルチコステロイド[97] の影響が検討されているが未だ明らかにはなっていない[24]。

8-8）食物繊維のリン脂質代謝に及ぼす影響

実験動物に，ビート食物繊維[24]，ペクチン[94]，オーツ麦フスマ[94]，小麦フスマ[94]，ブドウ種子タンニンモノマーおよびポリマー[63]，チッコリー[60]，イヌリン[60] などの食物繊維を投与しても，肝臓リ

図 8-43 肝臓アポ A-Ⅰ，A-Ⅳ，E の mRNA 発現に及ぼすビート食物繊維，コレスチラミンの影響[24]

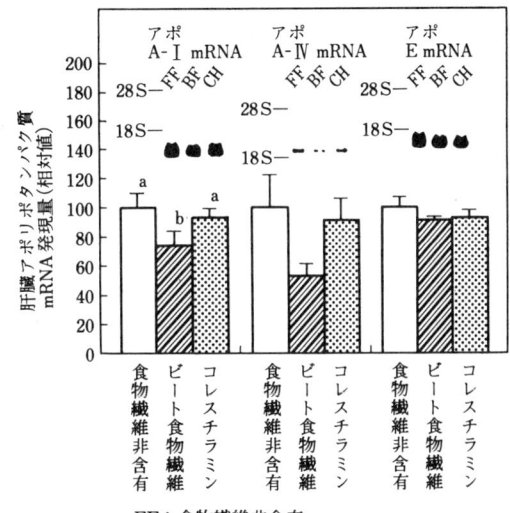

FF：食物繊維非含有
BF：ビート食物繊維
CH：コレスチラミン

図中異なるアルファベットは有意差のあることを示す（p<0.05）

図 8-42 空腸および回腸でのアポ A-Ⅰ，A-Ⅳ の mRNA 発現に及ぼすビート食物繊維，コレスチラミンの影響[24]

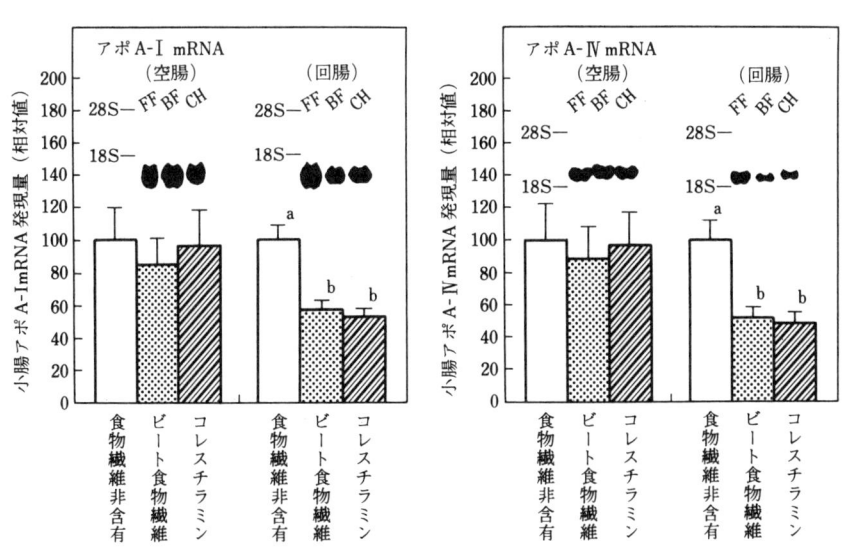

FF：食物繊維非含有，BF：ビート食物繊維，CH：コレスチラミン

ン脂質濃度に変化は認められなかった。またラット血漿中リポタンパク質リン脂質濃度に及ぼす影響については，ペクチン，アラビアガム，グアーガム，β-サイクロデキストリンを1％コレステロール含有飼料と共にラットに3週間投与すると，LDLリン脂質濃度とHDLリン脂質濃度に変化は認められなかったが，HDL 1リン脂質濃度はいずれの食物繊維でも低下し，特にペクチンとβ-サイクロデキストリンで顕著であった[45]。またオーツ麦フスマでもHDLリン脂質濃度の低下が報告されている[23]。

高コレステロール血漿患者に食物繊維を含有する生小麦胚芽を1日20g 4週間摂食してもらい，さらに引き続き14週間1日30gを摂食してもらった。その結果，血漿総リン脂質濃度は4週間後で17.8%，摂食18週間後で11.1%，摂食中止12週間後でも6.7%の上昇が認められた[69]。この時，LDLリン脂質濃度は試験全期間を通じて変化が認められず，VLDLリン脂質濃度は摂食18週間後に，HDLリン脂質濃度は摂食4, 18週間後に有意な上昇が認められた。またラットへの可溶性とうもろこし食物繊維の投与で血漿リン脂質濃度は有意（$P<0.05$）に低下したが，不溶性とうもろこし食物繊維の投与では変化は認められなかった[86]。

8-9) 食物繊維の胆汁酸代謝に及ぼす影響

8-9-1) 胆汁酸代謝

胆汁酸は胆汁の主成分で，コレステロールの代謝産物であり，また小腸からのコレステロール吸収に非常に大きな影響を及ぼしている。肝臓でコレステロールより生合成される胆汁酸は，グリシンあるいはタウリンと抱合型胆汁酸を形成する。肝臓より十二指腸（空腸）へ分泌された胆汁酸は，脂肪酸，モノグリセリドなどと共に混合ミセルを形成し，脂質の消化吸収に非常に重要な役割を果たしている。空腸での脂質の消化吸収の役割を果たした胆汁酸は回腸より能動的に吸収され，門脈系を通じて大部分が肝臓にもどる。その結果，糞便中に排泄される胆汁酸量はごくわずかで，通常この排泄胆汁酸相当分は肝臓で新しくコレステロールより合成されているので，胆汁酸のプールサイズは通常は一定に保たれている。

また胆汁酸の組成は動物種により異なっており，この胆汁酸の種類により，コレステロール代謝に及ぼす影響も異なっている[98]。ヒトを含め哺乳類の胆汁酸中に最も高濃度に存在する胆汁酸はコール酸，ケノデオキシコール酸，デオキシコール酸，リトコール酸であるが，コール酸，ケノデオキシコール酸は肝臓でコレステロールより生合成される胆汁酸で，1次胆汁酸と呼ばれる。これら1次胆汁酸は大腸内微生物の作用を受け，コール酸からはデオキシコール酸を，ケノデオキシコール酸からはリトコール酸が生成され，これらデオキシコール酸，リトコール酸は2次胆汁酸と呼ばれている。

8-9-2) 食物繊維の胆汁および胆汁酸分泌に及ぼす影響

胆汁および胆汁酸分泌に及ぼす食物繊維の影響については，ラットでの検討が主である。ラットはヒトと異なり胆嚢を有していないので小腸への胆汁，胆汁酸分泌は常に行われており，腸肝循環の胆汁酸プールのうち約85％が腸管腔内に見出される（残り約10％が小腸壁に，3～5％が肝臓に見出される[98]）。またラットの胆汁，胆汁酸の分泌管である総胆管からは胆汁と膵液の混合物が分泌されているので，分泌量の増加が胆汁，胆汁酸分泌量の増加のみによるのではないので注意を要する。

ラットに食物繊維を投与した場合，胆汁，胆汁酸の分泌が抑制されたという報告はほとんどないが，分泌が促進される場合，ほとんど変化が認められない場合もあり，結果は一定しない。一般的に水溶性食物繊維は胆汁酸の分泌を促進する傾向があり，飼料中にコレステロールが添加されていると，その傾向は強められるようである。ラットに7.5％のグアーガムを含有するコレステロール非含有飼料，0.3％コレステロール含有飼料を21日間投与すると，いずれの群でも胆汁分泌量，胆汁酸分泌量は増加するが，胆汁中胆汁酸濃度はコレステロール添加飼料投与群で増加し，コレステロール非含有飼料投与群では変化が認められなかった[28]。この時，胆汁酸の分泌量のみならずコレステロールの分泌量もグアーガム投与で増加し，その程度はコレステロール添加飼料投与群で顕著であった（図8-44）[10]。グアーガムの場合，コレステロール含有飼料との投与で胆汁酸分泌量は2.4倍[50]，2.0倍[6]増加している。

図8-44 コレステロール非含有飼料および0.3%含有飼料での胆汁中への胆汁酸，コレステロール分泌に及ぼすグアーガムの影響[51]

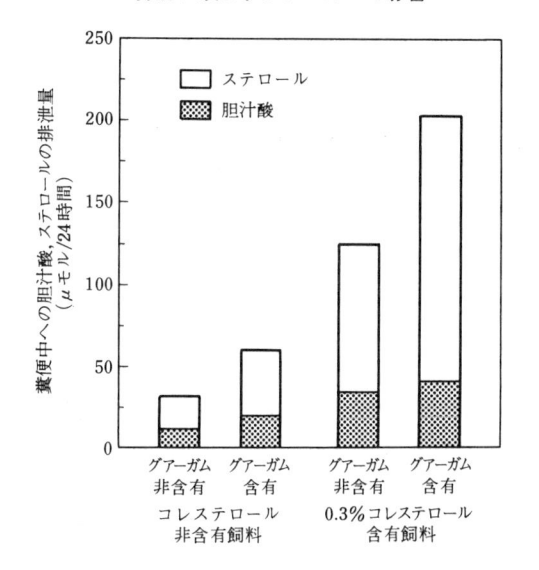

コレステロールを0.1%含有する飼料に，3%のサイリウム，カルシウム感受性-ペクチン（溶液中にカルシウムイオンが存在すると高粘度になるペクチン），カルシウム非感受性-ペクチン（溶液中のカルシウムイオンの存在の有無にかかわらず低粘度のペクチン），対照としてのセルロースを含有する飼料をハムスターに8週間投与し，糞便中へ排泄される総ステロール量，中性ステロール量，胆汁酸量に及ぼす影響を検討した[47]。その結果，糞便中総ステロール量，中性ステロール量の増加はカルシウム感受性-ペクチン投与群で最も著しく，糞便中胆汁酸増加量はサイリウム投与群で最も著しかった（図8-45）[47]。また，ラットに盲腸・結腸切除手術，結腸切除手術，盲腸切除手術を施し，コレステロール非含有飼料に10%ビート食物繊維を添加し，21日間飼育したのち胆汁酸分泌量を測定した[4]。偽手術群においてビート食物繊維の投与により胆汁酸分泌量はいずれの群でも約2倍に増加した[4]。偽手術群と手術群の比較で胆汁酸分泌量を比較すると，結腸切除群では変化が認められなかったが，結腸・盲腸切除群，盲腸切除群では，ビート食物繊維非投与偽手術群との比較において，それぞれ約5倍，約4倍上昇した[4]。

胆汁酸分泌量の変化については，コレステロール非含有飼料投与時のペクチンの投与により不変[11]，胆汁中胆汁酸濃度の変化については，コレステロール非含有飼料投与時のペクチンの投与により不変[11]，上昇[99]，サイリウム投与により上昇[99]，グアーガム投与により不変[10]の報告がある。ラットにコレステロール含有飼料と共に食物繊維を投与すると，胆汁酸分泌量はペクチンでは1.5倍[45]，アラビアガムでは1.3倍[45]，レジスタントスターチでは1.7倍[50]，β-サイクロデキストリンでは3.9倍[45]，チッコリーでは1.2〜1.3倍[60]，イヌリンでは1.4倍[60]，ブドウ種子タンニンのモノマーおよびポリマーではそれぞれ1.4，3.9倍[63]上昇した。コレステロール非含有飼料と共に食物繊維を投与した場合は，コレステロール含有飼料投与時ほど顕著ではないが，ペクチン[11]，オーツ麦フスマ[100]，ライ麦フスマ[100]で胆汁酸分泌量上昇が，大麦フスマ[100]，ビート食物繊維[100]の投与で影響が認められないことが報告されている。

ラット以外の実験動物への投与では，ブタ[18]への小麦フスマ，オーツ麦フスマ，料理済豆，ハムスター[51]へのグアーガム，ヒドロキシメチルセルロース，ハムスターへのイヌリンの投与[59]，ネコ[101]へのグアーガム投与では胆汁酸分泌量の上昇は認められなかった。

この場合の血漿総コレステロール濃度の変化をみると，ビート食物繊維の血漿総コレステロール濃度低下作用は盲腸・結腸切除により完全に消失し，盲腸切除によりその作用は半減したが，結腸切除ではその作用は失われなかった[4]。これらのラットの血漿総コレステロール濃度と糞中胆汁酸分泌量の相関を見たところ，実験全ラットではほとんど相関は認められず（r=-0.226），盲腸切除ラットを除外した場合，やや弱い負の相関（r=-0.594）が認められた（図8-46）[4]。この結果からはビート食物繊維投与時の血漿総コレステロールの低下と，胆汁酸分泌量の間には相関は認められなかった[4]。食物繊維による胆汁酸分泌量増加と血漿総コレステロール濃度低下の間には，これら相関があまり認められないとの報告もあり，その機序については，解明されていない[4,50,102]。

8-9-3）食物繊維の胆汁酸のプールサイズに及ぼす影響

胆汁酸は肝臓で合成されたのち胆汁と共に腸管

図8-45 食物繊維の糞便中への総ステロール量,中性ステロール量,胆汁酸排泄量に及ぼす影響[47]

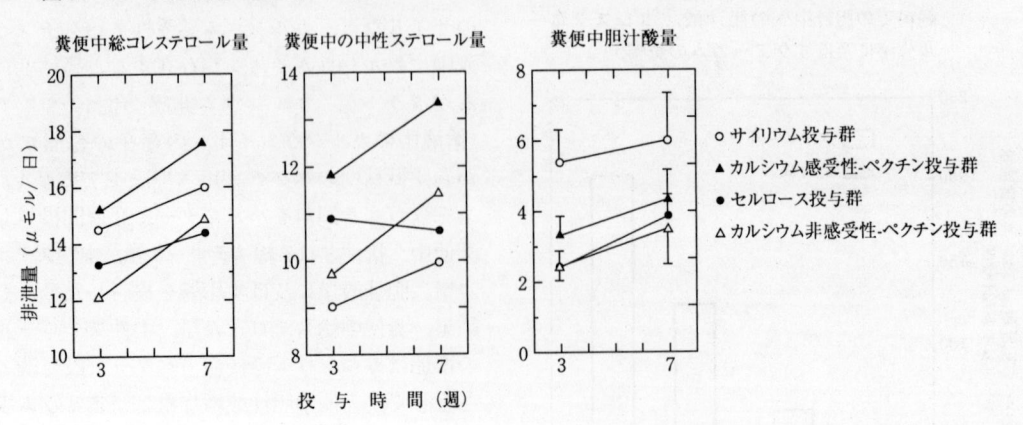

糞便中総コレステロール量　糞便中の中性ステロール量　糞便中胆汁酸量

排泄量（μモル/日）

投与時間（週）

○ サイリウム投与群
▲ カルシウム感受性-ペクチン投与群
● セルロース投与群
△ カルシウム非感受性-ペクチン投与群

図8-46 胆汁酸分泌量と血漿総コレステロール濃度との相関[4]

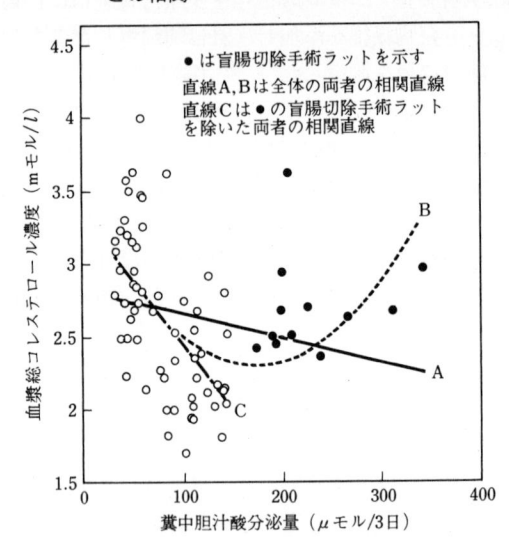

● は盲腸切除手術ラットを示す
直線A,Bは全体の両者の相関直線
直線Cは●の盲腸切除手術ラットを除いた両者の相関直線

血漿総コレステロール濃度（mモル/l）

糞中胆汁酸分泌量（μモル/3日）

A) $Y=2.82-(1.71/1000)X$, $r=-0.226$, $p>0.05 (n=74)$;
B) $Y=3.40-(1.26/100)X+(3.61/10000)X^2$, $r=-0.491$ $p<0.001 (n=74)$; C) $Y=3.36-(9.16/1000)X$, $r=-0.594$, $p<0.001 (n=62)$.

に分泌され,再び腸管より吸収され門脈を介して肝臓にもどるという腸肝循環を行っているため,糞便中に排泄される量は非常に少なく,この排泄された量は肝臓でコレステロールより合成され,そのプールサイズは一定に保たれている。健常人の場合,体内胆汁酸の99％以上がこの腸肝循環内(閉鎖的)に存在し,一定のプールサイズを形成し,プールサイズは1.85～3.58g（平均2.57)gで,同一胆汁酸が1日6～9回循環を行っている[96,103]。

食物繊維の投与により胆汁酸プールサイズが増加する報告が多い[10,45,50,99,100,103]。コレステロール非含有飼料に7.5％のグアーガムを添加し21日間ラットに投与すると,プールサイズは小腸で25％,盲腸で98％上昇したが,0.3％コレステロール,7.5％グアーガム含有飼料投与群では小腸でのプールサイズは92％,盲腸でのそれは144％増加した(表8-3)[10]。特にコレステロール/グアーガム含有飼料投与群の盲腸内胆汁酸のプールサイズは,対照群の4倍であった[10]。ラット小腸での胆汁酸プールサイズの増加はグアーガムの他,ペクチン[99],サイリウム[99],小麦フスマ[103],オーツ麦フスマ[4]などで認められているが,米フスマ[4],大麦フスマ[4],ビート食物繊維[100]では変化しないとの報告もある。盲腸の胆汁酸プールサイズについては,グアーガム[10,45,50]の他,レジスタントスターチ[50],ペクチン[45],アラビアガム[45],β-サイクロデキストリン[45]などで上昇することが報告されているが,特にβ-サイクロデキストリン投与では対照群の約6倍の上昇が認められている[45]。

8-9-4) 胆汁酸の組成に及ぼす食物繊維の影響

ヒトおよび哺乳類の胆汁酸は通常は炭素数が24で,C-24位がカルボキシル基を有する5β-コラン酸（5β-cholanic acid）を母核としてC-3位,6位,7位,12位にヒドロキシル基を有する構造である。ヒトでは肝臓でコレステロールより生合成される一次胆汁酸としてケノデオキシコール酸（3α,7α-ジヒドロキシ-5β-コラン酸）とコール酸（3α,7α,12α-トリヒドロキシ-5β-コラン酸）があり,これらは腸内細菌により7α位の脱水酸を受け,それぞれリトコール酸（3α-ヒ

表8-3 グアーガム投与の胆汁酸代謝に及ぼす影響[10]

飼　　料	小　腸 プール	盲　腸 プール	小腸よりの 吸収	盲腸よりの 吸収	1日当たりの 糞中排泄量
	μモル	μモル	μモル/時間	μモル/時間	μモル/日
対　照	28.9±1.8	8.4±0.9	20.6±1.6 (76%)	6.2±0.8 (23%)	11.2±1.5 (1.71%)
グアーガム	36.1±2.8	16.6±1.5	30.2±2.0 (73%)	10.5±1.2 (25%)	19.5±1.7 (1.96%)
0.3%コレステロール	55.6±3.2	20.5±2.0	24.3±2.7 (69%)	9.7±0.8 (28%)	32.5±2.8 (3.84%)
0.3%コレステロール ＋グアーガム	64.6±6.2	33.1±3.3	35.0±2.2 (66%)	16.4±1.7 (31%)	39.3±3.6 (3.09%)
（p値）					
グアーガム	<0.001	<0.001	<0.001	<0.001	<0.001
0.3%コレステロール	<0.001	0.01	<0.001	<0.001	<0.001
0.3%コレステロール ＋グアーガム	NS	NS	NS	0.03	NS

ドロキシ-5β-コラン酸）とデオキシコール酸（3α, 12α-ジヒドロキシ-5β-コラン酸）の二次胆汁酸になる。ヒトの場合，ケノデオキシコール酸の7位の異性体であるウルソデオキシコール酸（3α, 7β-ジヒドロキシ-5β-コラン酸）を含めた5種類が主要胆汁酸である。これ以外にも各種胆汁酸が微量存在している。

ラットにコレステロール非含有飼料と共にオーツ麦フスマを投与すると胆汁中のコール酸，3α, 5α-ジヒドロキシ-12-ケトコール酸，デオキシコール酸，リトコール酸濃度は上昇し，リトコール酸/デオキシコール酸は低下した[100]。同条件下のライ麦フスマの投与では，3α, 5α-ジヒドロキシ-12-ケトコール酸，デオキシコール酸，リトコール酸濃度が上昇し，大麦フスマの投与では，コール酸，3α, 5α-ジヒドロキシ-12-ケトコール酸，リトコール酸濃度が上昇し，リトコール酸/デオキシコール酸も上昇した[100]。さらにビート食物繊維の投与では3α, 7α-ジヒドロキシ-12-ケトコール酸濃度とリトコール酸/デオキシコール酸が上昇した[100]。しかし，オーツ麦フスマ，ライ麦フスマ，大麦フスマ，ビート食物繊維投与いずれの場合も二次胆汁酸量と総胆汁酸量の比は0.73以上で差が認められなかったことから，一次胆汁酸の大部分は腸内細菌により代謝されると推定された[100]。

またラットにコレステロール非含有飼料と共にタケノコ食物繊維，ゴボウ食物繊維，リンゴ食物繊維，トウモロコシ食物繊維を3週間投与するとリンゴ食物繊維投与の場合のみ，総胆汁酸排泄量の有意な上昇が認められた[102]。この時二次胆汁酸/総胆汁酸は対照のセルロース投与群に比較して約35％低下し，ケノデオキシコール酸/コール酸は約75％，リトコール酸/デオキシコール酸は約60％低下した。他の食物繊維ではタケノコ食物繊維，ゴボウ食物繊維投与群でリトコール酸/デオキシコール酸の低下が認められた[104]。

ハムスターの場合は，0.12％コレステロール含有飼料と共に高粘度グアーガムを投与すると，胆汁中のコール酸濃度が上昇し，3α, 7α-ジオール-12-ケト-5β-コラン酸濃度が大幅に上昇し，また高粘度ヒドロキシプロピルメチルセルロースの投与でリトコール酸濃度が上昇した[51]。ブタでは小麦フスマ投与で，ケノデオキシコール酸濃度の上昇とβ-ムリコール酸（β-muricholic acid）濃度の低下が，調理済豆投与で，ヒドロキシコール酸，β-ムリコール酸濃度のやや低下が認められているが，オーツ麦フスマ投与ではいずれの胆汁酸濃度にも変化は認められなかった[18]。ネコへのグアーガム投与でも，変化は認められなかった[101]。

コレステロール 7α-ヒドロキシラーゼ（cholesterol 7α-hydroxylase）は，肝臓内でコレステロールの7位を水酸化して一次胆汁酸の出発化合物である7α-ヒドロキシコレステロールの産生を触媒する鍵酵素である。血漿中総コレステロール濃度を低下させ，胆汁酸分泌を促進する食物繊維には，この酵素活性を上昇させるものが多い。ラットにコレステロール非含有飼料と共にペクチンを投与すると，肝臓のコレステロール 7α-ヒドロキシラーゼ活性は1.8〜2.1倍に増加し[11,12,15,16]，

図8-47 コレステロール 7α-ヒドロキシラーゼ活性に及ぼす食物繊維の影響[45]

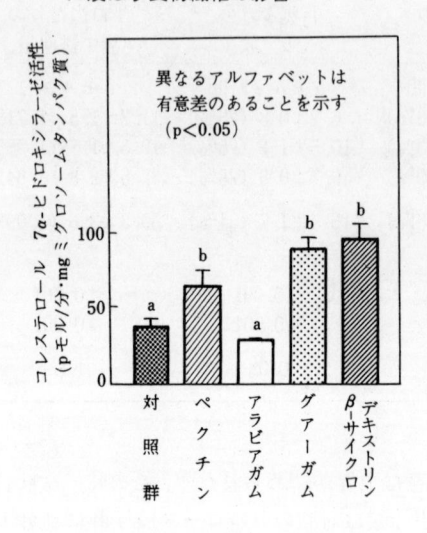

サイリウム投与では約2.1倍[12]，グアーガム投与[10]では約4倍の活性増加が認められたが，オーツ麦フスマ[12,15]，小麦フスマ[15,16]投与では変化は認められなかった。コレステロール含有飼料投与時は，ペクチン投与で約1.7倍[45]，グアーガム投与で約2.3〜4.0倍[10,45]，β-サイクロデキストリン投与で約2.4倍コレステロール 7α-ヒドロキシラーゼ活性は上昇した（図8-47）[45]。この酵素活性の変化は肝臓でのコレステロール合成の鍵酵素である3-ヒドロキシ-3-メチルグルタリル-CoA レダクターゼ活性に及ぼす食物繊維の影響とほぼ同傾向であった[45]。またモルモットへの食物繊維の投与では，0.04%，0.25%コレステロール添加飼料いずれでも，ペクチン，サイリウム投与でコレステロール7α-ヒドロキシラーゼ活性の上昇が認められたが，グアーガム投与は影響を及ぼさなかった[5,6]。

また健常人にレジスタント スターチ[106]を多く含有するアミロマイズ スターチ（amylomaize starch，55.2±3.5gレジスタント スターチ/日）あるいは対照としてコーンスターチ（cornstatch，7.7±0.3gレジスタント スターチ/日）を含有する食事を4週間摂食してもらい，糞便中に排泄される中性ステロールおよび胆汁酸の量を測定した[106]。その結果，対照群に比較して，レジスタント スターチ含量の高いアミロマイズ スターチ摂食群の糞便中への総中性ステロールの排泄量は40.20±2.50mg/g乾燥糞便から28.12±3.20mg/g乾燥糞便重へと有意（$p<0.005$）に減少した[106]。特にコレステロール排泄量は8.62±2.30mg/g乾燥糞便から4.29±1.11mg/g乾燥糞便に減少し，また，β-シトステロール（β-sitosterol），スティグマステロール（stigmasterol）の濃度減少が著しく，次いでコプロスタノール（coprostanol），4-コレステン-3-オン（4-cholesten-3-one）濃度がやや減少した[106]。コプロスタノン（coprostanone），コレスタノン（cholestanone），コレスタン-3β,5α,6β-トリオール（cholestane-3β,5α,6β-triol）含量に変化は認められな

図8-48 レジスタント・スターチの糞便中胆汁酸排泄に及ぼす影響[106]

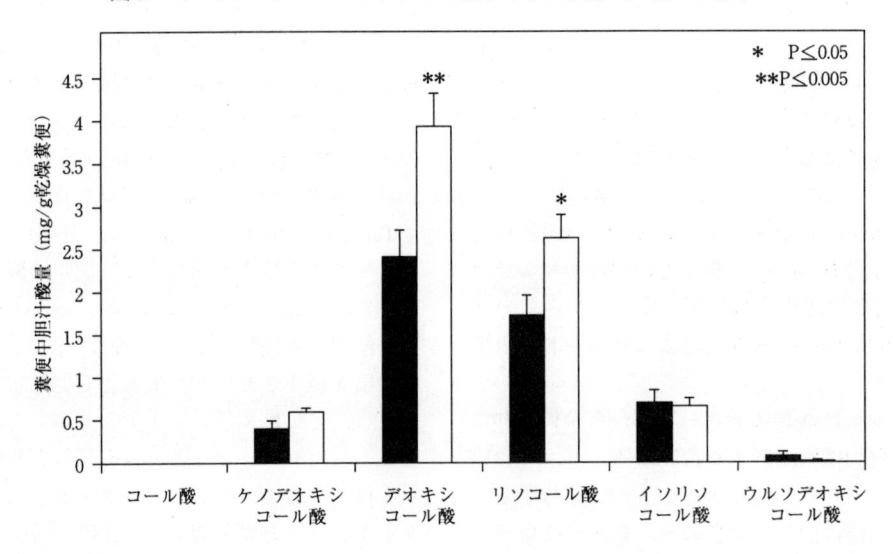

かった[106]。また糞便中への胆汁酸の排泄量については，対照群に比較してアミロマイズ・スターチ投与群で，デオキシコール酸（deoxycholic acid），リソコール酸（lithocholic acid）濃度に有意な低下が認められたが，その他の胆汁酸濃度に変化は認められなかった（図8−48）[106]。

文献

1) 辻 啓介, 改訂新版 食物繊維（印南 敏, 桐山修八 編), p132, 第一出版 (1995)
2) 宮田富弘, 海老原 清, 桐山修八, 改訂新版 食物繊維（印南 敏, 桐山修八 編), p162, 第一出版 (1995)
3) 有塚 勉, 田中勝三郎, 桐山修八, 日栄食誌, **42**, 295 (1989)
4) Nishimura, N., Nishikawa, H., Kiriyama, S., J. Nutr. **123**, 1260 (1993)
5) Fernandez, M. L., Vergara-Jimenez, M., Romero, A. L., Erickson, S. K., McNamara, D. J., J. Lipid Res. **36**, 2191 (1995)
6) Fernandez, M. L., J. Lipid Res. **36**, 2394 (1995)
7) Hara, H., Saito, Y., Nagata, M., Tsuji, M., Yamamoto, K., Kiriyama, S., J. Nutr. **124**, 1238 (1994)
8) 竹久文之, 日栄食誌, **45**, 325 (1992)
9) Hundemer, J. K., Nabar, S. P., Shriver, B. J., Forman, L. P., J. Nutr. **121**, 1360 (1991)
10) Moundras, C., Behr, S. R., Rémésy, C., Demigné, C., J. Nutr. **127**, 1068 (1997)
11) Wilson, T.A., Behr, S.R., Nicolosi, R.J., J. Nutr. **128**, 1429 (1992)
12) Garcia-Diez, F., Garcia-Mediavilla, V., Bayon, J.E., Gonzalez-Gallego, J., J. Nutr. **126**, 1766 (1996)
13) Matheson, H. B., Colon, I. S., Story, J. A., J. Nutr. **125**, 454 (1995)
14) Arjmandi, B. H., Ahn, J., Nathani, S., Reeves, R. D., J. Nutr. **122**, 246 (1992)
15) Nishina, P. M., Schneeman, B. O., Freedland, R. A., J. Nutr. **121**, 431 (1991)
16) Nishina, P. M., Freedland, R. A., J. Nutr. **120**, 800 (1990)
17) Jackson, K. A., Suter, D. A. I., Topping, D.L., J. Nutr. **124**, 1678 (1994)
18) Topping, D. L., Illman, R.J., Clarke, J.M., Trimble, R, P., Jackson, K. A., Marsono, Y., J. Nutr. **123**, 133 (1993)
19) Schneeman, B. O., Richten, D., J. Nutr. **123**, 1328 (1993)
20) De Schrijver, R., Fremaut, D., Verheyen, A., J. Nutr. **122**, 1318 (1992)
21) Arjmandi, B. H., Craig, J., Nathani, S., Reeves, R. D., J. Nutr. **122**, 1559 (1992)
22) Kahlon, T.S., Chow, F.I., Sayre, R.N., Betschart, A. A., J. Nutr. **122**, 513 (1992)
23) Redard, C. L., Davis, P. A., Middleton, S, J., Schneeman, B. O., J. Nutr. **122**, 219 (1992)
24) Sonoyama, K., Nishikawa, H., Kiriyama, S., Niki, R., J. Nutr. **125**, 13 (1995)
25) 有塚 勉, 田中勝三郎, 桐山修八, 日農化誌, **66**, 881 (1992)
26) Hara, H., Haga, S., Kasai, T., Kiriyama, S., J. Nutr. **128**, 688 (1998)
27) 池上幸江, 大澤佐江子, 町田聖子, 羽田明子, 栄養学雑誌 **55**, 118 (1997)
28) Yamaguchi, H., Kawano, M, Sugawa-Katayana, Y., Kusuda, K., J. Nutr. Biochem. **8**, 351 (1997)
29) 印南 敏, 改訂新版 食物繊維（印南 敏, 桐山修八 編), p16, 第一出版 (1995)
30) 小野賢太郎, 新食品開発用素材便覧（吉積智司, 伊藤汎, 太田明一, 田村 力 編), p38, ㈱光琳 (1991)
31) Lund, E. K., Salf, K. L., Johnson, I. T., J. Nutr. **123**, 1834 (1993)
32) Topping, D. L., Illman, R.J., Roach, P. D., Trimble, R. P., Kambouris, A., Nestel, P. J., J. Nutr. **120**, 325 (1990)
33) 大北一三, 新食品開発用素材便覧（吉積智司, 伊藤汎, 太田明一, 田村 力 編), p60, ㈱光琳 (1991)
34) Younes, H., Levrat, M.-A., Demigné, C., Rémésy, C., Lipids. **30**, 847 (1995)
35) Middleton, S., Schneeman, B. O., J. Nutr. **125**, 983 (1995)
36) 宮田富弘, 日農化誌, **66**, 1021 (1992)
37) Deshaies, Y., Begin, F., Savoie, L., Vachon, C., J. Nutr. **120**, 64 (1990)
38) Mazur, A., Rémésy, C., Gueux, E., Levrat, M.-A., Demigné, C., J. Nutr. **120**, 1037 (1990)
39) Fernandez, M. L., Ruiz, L. R., Conde, A. K., Sun, D.-M., Erickson, S. K., McNamara, D.J., L. Lipid Res. **36**, 1128 (1995)
40) 池上幸江, 大澤佐江子, 町田聖子, 羽田明子, 栄養学雑誌 **55**, 111 (1997)
41) Tinker, L. F., Davis, P. A., Schneeman, B. O., J. Nutr. **124**, 31 (1994)
42) Anderson, J.W., Jones, A.E., Riddell-Mason, S., J. Nutr. **124**, 78 (1994)
43) Fernandez, M. L., Lin, E. C. K., Trejo, A., McNamara, D. J., J. Nutr. **124**, 817 (1994)
44) Fernandez, M. L., J. Lipid Res. **36**, 2394 (1995)
45) Moundras, C., Behr, S.R., Demigné, Mazur, A., Rémésy, C., J. Nutr. **124**, 2179 (1994)
46) Fernandez, M. L., Lin, E. C. K., Trejo, A., McNamara, D. J., J. Nutr. **122**, 2330 (1992)
47) Terpstra, A.H. M., Lapre, J.A., de Vries, H.T., Beynen, A.C., J. Nutr. **128**, 1944 (1998)
48) Shen, H., Ralph, L.H., Maria, L.P., Fernandez. M.L., J. Nutr. **128**, 1434 (1998)
49) Fernandez. M.L., Vergara-Jimenez, M, Conde, K., Behr T., Abdel-Fattah, G., Am. J. Clin. Nutr. **65**, 814 (1997)
50) Levrat, M.-A., Moundras, C., Younes, H., Morand, C., Demigné, C., Rémésy, C., Lipids **31**, 1069 (1996)
51) Gallaher, D. D., Hassel, C. A., Lee, K. -J., Gallaher, C. M., J. Nutr. **123**, 244 (1993)
52) Jonnalagadda, S.S., Thye, F. W., Robertson, J. L., J. Nutr. **123**, 1377 (1993)
54) Arjmandi, B. H., Sohn, E., Juma, S., Murthy, S. R., Daggy, B. P., J. Nutr. **127**, 463 (1997)

55) Shinnick, F. L., Ink, S. L., Marlett, J. A., J. Nutr. **120**, 561(1990)
56) Lung, E. K., Salf, K. L., Johnson, I. T., J. Nutr. **123**, 1834(1993)
57) Carr, T. P., Gallaher, D. D., Yang, C.-H., Hassel, C. A., J. Nutr. **126**, 1463(1996)
58) Gallaher, D. D., Hassel, C. A., Lee, K.-J., J. Nutr. **123**, 1732 (1993)
59) Trautwein, E.A., Rieckhoff, D., Erbersdobler, H.F., J. Nutr. **128**, 1937 (1998)
60) Kim, M., Shin, H.K., J. Nutr. **128**, 1731 (1998)
61) Bakhit, R. M., Klein, B. P., Essex-Sorlie, D., Ham, J. O., Erdman, Jr., J. W., Potter, S. M., J. Nutr. **124**, 213 (1994)
62) Kobayashi, N., Kanazawa, Y., Yamabe, S., Iwata, K., Nishizawa, M., Yamagishi, T., Nishikaze, O., Tsuji, K., J. Home Econ. Jap. **48**, 225(1997)
63) Tebib, K., Besan on, P., Rouanet, J.-M., J. Nutr. **124**, 2451 (1994)
64) 中村治雄, 改訂新版 食物繊維 (印南 敏, 桐山修八 編) p303, 第一出版 (1995)
65) Everson, G. T., Daggy, B. P., McKinley, C., Story, J. A., J. Lipid Res. **33**, 1183 (1992)
66) Olson, B.H., Anderson, S.M., Becken, M.P., Anderson, J.W., Hunninghake, D.B., Jendins, M.P., LaRosa, J.C., Rippe, J.M., Roberts, D.C.K., Stoy, D.B., Summerbell, C.D., Truswell, A.S., Wolever, T.M.S., Morris, D.H., Fulgoni, V.L., Ⅲ, J. Nutr. **127**, 1973 (1997)
67) Anderson, J. W., Gilinsky, N. H. Deakins, D. A., Smith, S. F., ÓNeal, D. S., Dillon, D. W., Oeltgen, P. R., Am. J. Clin. Nutr. **54**, 678 (1991)
68) Bridges, S. R., Anderson, J. W., Deakins, D. A., Dillon, D. W., Wood, C. L., Am. J. Clin. Nutr. **56**, 455 (1992)
69) Cara, L., Armand, M., Borel, P., Senft, M., Portugal, H., Pauli, A.-M., Lafont, H., Lairon, D., J. Nutr. **122**, 317 (1992)
70) Sandström, B., Hansen, L. T., Sφrensen, A., J. Nutr. **124**, 2386 (1994)
71) Mortensen, P. B., Clausen, M. R., Scand. J. Gastroenterol. **31**, 132 (1996)
72) 山田和彦, 臨床栄養 **86**, 349(1995)
73) Demigné, C., Morand, C., Levrat, M.A., Besson, C., Moundras, C., Rémésy, C., Br. J. Nutr. **74**, 209 (1995)
74) Lin, Y., Vonk, R.J., Slooff, M.J., Kuipers, F., Smit, M.J., Br. J. Nutr. **74**, 197 (1995)
75) Levrat, M.A., Favier, M.L., Moundras, C., Rémésy, C., Demigné, C., Morand, C., J. Nutr. **124**, 531 (1994)
76) Beaulieu, K.E., McBurney, M.I., J. Nutr. **122**, 241 (1992)
77) Kishimoto, Y., Wakabayashi, S., Takeda, H., J. Nutr. Sci. Vitaminol. **41**, 73 (1995)
78) Hara, H. Haga, S., Aoyama, Y., Kiriyama, S., J. Nutr. **129**, 942 (1999)
79) Morand, C., Rémésy, C., Levrat, M.A., Demigné, C., J. Nutr. **122**, 345 (1992)
80) Stark, A. H., Madar, Z., J. Nutr. **123**, 2166 (1993)
81) Nishizawa, M., Kuda, T., Yamagishi, T., Tsuji, K., J. Home Econ. Jap. **48**, 689 (1997)

82) 中川靖枝, 辻 啓介, 岩尾裕之, 辻 悦子, 鎮木慎次郎, 栄養学雑誌 **39**, 115 (1981)
83) 辻 啓介, 岩尾裕之, 中川靖枝, 関 登美子, 含硫アミノ酸 **3**, 165 (1980)
84) 本書, 第8章, 8-4)
85) Kelley, J, J., Tsai, A. C., J. Nutr. **108**, 630 (1978)
86) Kelley, M. J., Story, J. A., Lipids **22**, 1057 (1987)
87) Wolever, T. M. S., Robb, P. A., Wal, P. T., Spadafora, P. G., J. Nutr. **123**, 681 (1993)
88) 池上幸江, 大澤佐江子, 町田聖子, 羽田明子, 栄養学雑誌 **55**, 111 (1997)
89) Trautwein, E.A., Rieckhoff, D., Erbersdobler, H.F., J. Nutr. **128**, 1937 (1998)
90) Fernandez, M. L., Trejo, A., McNamara, D. J., J. Nutr. **120**, 1283 (1990)
91) Nishizawa, M., Iwata, K., Yamagishi, T., Tsuji, K., J. Home Econ. Jpn. **48**, 695 (1997)
92) 新井洋由, 油化学 **40**, 858 (1991)
93) 佐々木憲裕, 斎藤 康, The Lipid **2**, 75 (1991)
94) Nishina, P. M., Freedland, R. A., J. Nutr. **120**, 800 (1990)
95) Staels, B., van Tol, A., Verhoeven, G., Auwerx, J., Endocri-nology **126**, 2153 (1990)
96) Strobl, W., Gorder, N. L., Lin-Lee, Y. C., Gotto, A. M., Jr., Patsch, W., J. Clin. Invest. **85**, 659 (1990)
97) Staels, B., van Tol, A., Chan, L., Lerhoeven, G., Auwerx, J., Arterioscler. Thromb, **11**, 760 (1991)
98) 海老原 清, 桐山修八, 改訂新版 食物繊維 (印南 敏, 桐山修八 編) p170, 第一出版 (1995)
99) Matheson, H. B., Story, J.A., J, Nutr. **124**, 1161 (1994)
100) Gallaher, D. D., Locket, P. L., Gallaher, C. M., J. Nutr. **122**, 473 (1992)
101) 竹久文之, 日栄食誌 **45**, 325 (1992)
102) Gallaher, D. D., Franz, P. M., J. Nutr. **120**, 1320 (1990)
103) Anantharaman-Barr, G., Ballèvre, O., Gicquello, P., Bracco-Hammer, I., Vuichoud, J., Montigon, F., Fern, E., J. Nutr. **124**, 2546S (1994)
104) Shimizu, J., Yamada, N., Nakamura, K., Takita, T., Innami, S., J, Nutr. Sci. Vitaminol. **42**, 527 (1996)
105) Annison, G., Topping, D.L., Annu, Rev. Nutr. **14**, 297 (1994)
106) Hylla, S., Gostner, A., Dusel, G., Anger, H., Bartram, H.-P., Christl, S.U., Kaspen, H., Scheppach, W., Am. J. Clin. Nutr. **67**, 136 (1998)

第9章　短鎖脂肪酸の脂質代謝への影響

9-1) 血中短鎖脂肪酸濃度と血中脂質濃度の関係

ヒトの血漿短鎖脂肪酸濃度は非常に低くこれまで正確な測定が不可能であったが、最近の機器分析の進歩により可能となってきている[1,2]。健常なカナダ人男性62名の平均血漿短鎖脂肪酸濃度は酢酸が $98\pm33\mu$ モル/l、プロピオン酸 3.8 ± 1.5 μ モル/l、酪酸 $2.3\pm1.5\mu$ モル/l であり、女性69名の平均は男性とほぼ同値の酢酸 $92\pm38\mu$ モル/l、プロピオン酸 $3.9\pm1.9\mu$ モル/l、酪酸 $2.3\pm1.6\mu$ モル/l であった[2]。この男女について血漿中の酢酸とプロピオン酸濃度の比と血漿総コレステロール濃度の間の相関を求めたところ、男性で相関が認められたが（$r=0.466$, $p=0.0002$）、女性では認められなかった（$r=0.174$, $p=0.15$）（図9-1）[2]。しかし、血漿中のプロピオン酸濃度と血漿総コレステロール濃度の間の相関は男女とも酢酸/プロピオン酸よりいずれも高かった（男性：$r=-0.566$, $p<0.001$, 女性：$r=-0.504$, $p<0.001$）[2]。

また健常な10名の青年層（30 ± 2歳）と8名の中年層（45 ± 3歳）を夜間12時間絶食後、臨床研究ユニットで8時、13時、18時に試験食を摂食してもらい、血漿中短鎖脂肪酸濃度の日中変化を測定した[3]。その結果、各試験食摂食後にやや上昇するのが認められ、酢酸と酪酸濃度変化は青年層で中年層よりやや高目で推移し、プロピオン酸濃度変化は、中年層の方が青年層より高目に推移し、12時間の平均値では酢酸濃度にのみ有意差が認められた（青年層：$143\pm13\mu$ モル/l、中年層：$103\pm11\mu$ モル/l, $p<0.05$）（図9-2）[3]。さらに高コレステロール血症患者にオーツ麦フスマを3週間摂食してもらうと血漿総コレステロール濃度は約13%低下する（$p<0.001$）[4,5]。この時血漿中プロピオン酸濃度が上昇するのが認められた[4]。

ラットに21日間、イヌリン、β-サイクロデキストリンあるいはプロピオン酸カルシウムを投与し、盲腸内短鎖脂肪酸濃度、門脈血中の短鎖脂肪酸濃度、血漿中総コレステロール濃度および肝臓ミクロソームのヒドロキシメチルグルタリル-CoA（HMG-CoA）レダクターゼ活性との相関を検討した[6]。イヌリン、β-サイクロデキストリン投与により盲腸内短鎖脂肪酸プール量は約6〜7倍に増加し、酢酸：プロピオン酸：酪酸は46：45：9と対照群に比較して酢酸の割合は減少し、プロピオン酸の割合は大幅に増加した（対照群の酢酸：プロピオン酸：酪酸は69：24：7）[6]。またプロピオン酸カルシウム投与では盲腸内プロピオン酸の割合は変化せず、対照群と同比率であった[19]。門脈血中のプロピオン酸濃度は、イヌリン、β-サイクロデキストリン、プロピオン酸カルシ

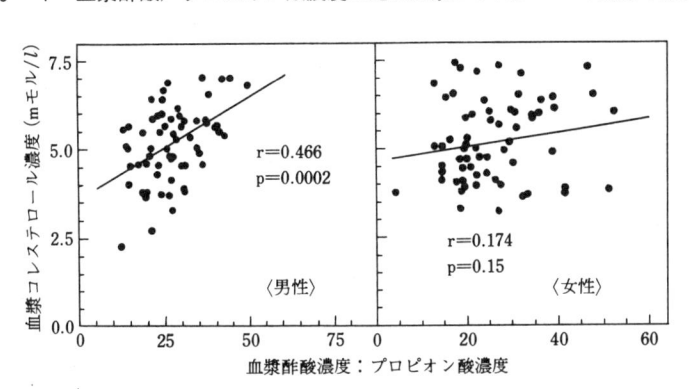

図9-1　血漿酢酸、プロピオン酸濃度の比と血漿コレステロール濃度の相関[2]

図9-2 青年層,中年層の血漿中短鎖脂肪酸濃度の1日の変化[3]

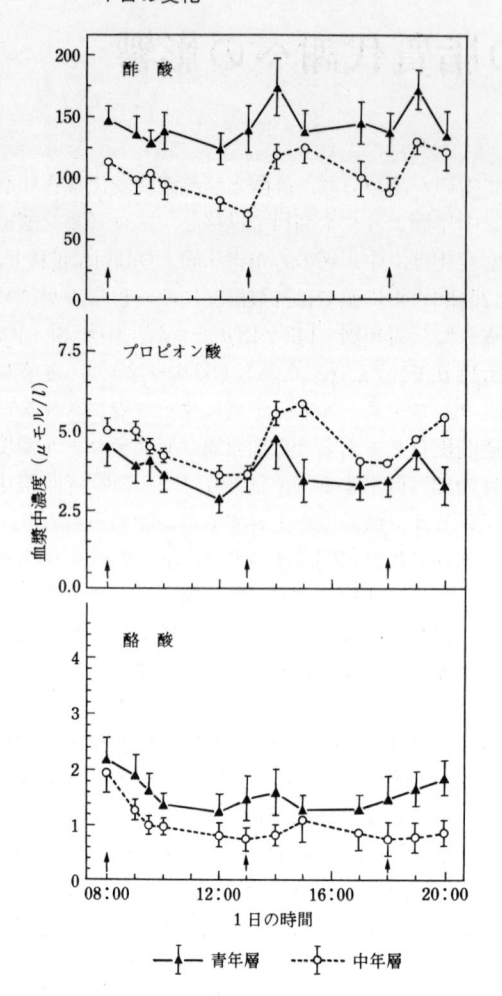

図9-3 ラットでの生理食塩水,プロピオン酸の盲腸環流の血漿コレステロール濃度変化に及ぼす影響[8]

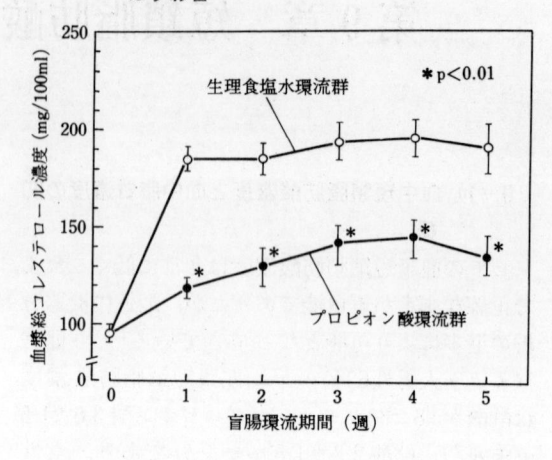

9-2) プロピオン酸,酢酸の脂質代謝に及ぼす影響

ラットへのプロピオン酸カルシウムへの投与では盲腸内でのプロピオン酸濃度は認められず,門脈血中でのプロピオン酸濃度は認められたものの,血漿および肝臓のコレステロール,トリグリセリド濃度への影響は認められなかった[6]。そこでプロピオン酸またはプロピオン酸ナトリウムを空腸,盲腸あるいは胃内に直接投与するか,経口投与して脂質代謝に及ぼす影響が検討されている[7〜12]。

ラットにカゼインをタンパク質源としてコレステロール非含有飼料を投与すると,血漿総コレステロール濃度は上昇する[12]。このラットに回腸瘻孔設置術を施し,盲腸内に直接1日100μモルのプロピオン酸を注入したところ血漿総コレステロール濃度の上昇は有意に抑制された[8,9](図9-3)[8]。しかし,プロピオン酸ナトリウムの投与では血漿総コレステロール上昇抑制作用はまったく認められなかった[8]。またこのラットに9日間,コレステロール非含有,カゼイン含有飼料を投与し,血漿総コレステロール濃度が上昇したところで盲腸内にプロピオン酸を注入したところ,その抑制効果は注入翌日から顕著に認められ,注入期間中その効果は持続し,注入中止後は血漿総コレステロール濃度が徐々に上昇するが,対照群とほぼ同水準に達するのに10日以上を要した[8,9](図9-4)[8]。プロピオン酸ナトリウムはこの場合にも効果を示さなかった[7]。ラットの場合プロピオン酸の消化管内投与による血漿総コレステロール濃

ウム投与で対照群と比較して約6〜8倍増加した[6]。同時に測定した血漿総コレステロール濃度はβ-サイクロデキストリン投与群で有意に低下が認められたが,プロピオン酸カルシウム投与群では変化は認められず,これらの変化は肝臓HMG-CoAレダクターゼ活性上昇とほぼ同じ傾向を示した[6]。これらの結果から,盲腸内の短鎖脂肪酸プール量の増加,特にプロピオン酸の増加による恒常的な門脈血中へのプロピオン酸の供給が,血漿総コレステロール濃度低下作用に必須であり,プロピオン酸カルシウム投与による一過性の門脈血中でのプロピオン酸濃度上昇は,血漿総コレステロール濃度および肝臓HMG-CoAレダクターゼ活性にほとんど影響を及ぼさないと推定された[6]。

図9－4　ラットでの生理食塩水，プロピオン酸の盲腸環流の血漿コレステロール濃度変化に及ぼす影響[8]

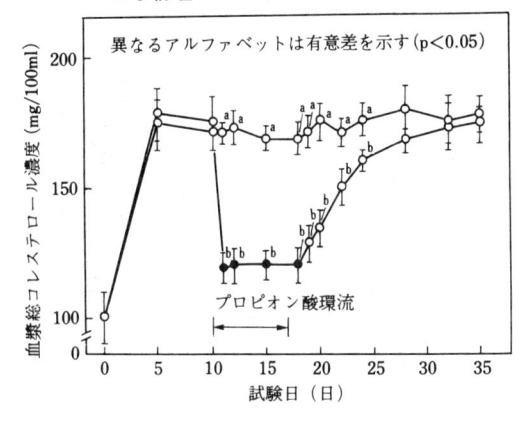

図9－5　ブタへのプロピオン酸ナトリウム投与後の血中プロピオン酸，酢酸濃度変化[11]

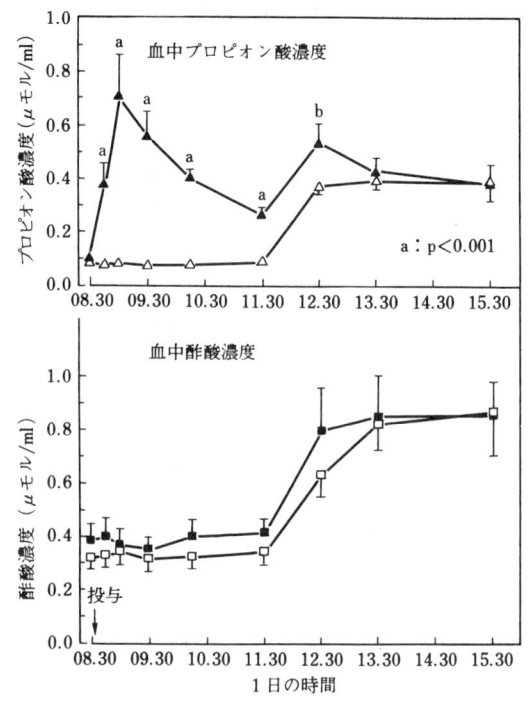

度上昇抑制作用は，胃管を用いての胃内投与でも認められた[7]。この実験系では飼料中にコレステロールが添加されていないので，プロピオン酸が直接あるいは間接的にコレステロール代謝系に影響を及ぼしていると推定される[7〜9]。

プロピオン酸ナトリウムの投与と血漿総コレステロール濃度変化の関係は検討されていないが，ブタにプロピオン酸ナトリウムを投与した場合の血中プロピオン酸濃度の変化が検討されている[11]。体重60〜80kgのブタに朝8時30分に2％プロピオン酸ナトリウムを含有する飼料1kgを投与し，血中プロピオン酸濃度を測定したところ，投与15,30,60,105,180分後に有意な上昇が認められた（図9－5）[11]。この時血中酢酸濃度は対照群と差は認められなかった（図9－5）[11]。対照群は飼料投与180分後から血中プロピオン酸，酢酸濃度は上昇した[11]。

ヒトの場合，直腸内に180mモルの酢酸溶液を注入すると，注入後30分以内に血中酢酸濃度と血漿総コレステロール濃度は上昇し，血漿遊離脂肪酸濃度は低下した[13]。プロピオン酸溶液を直腸内に注入すると血中プロピオン酸濃度は上昇するが，血漿総コレステロール濃度に変化は見られずやや遅れて血漿遊離脂肪酸濃度の低下が認められた[13]。酢酸とプロピオン酸の混合物を直腸内に注入した場合には，注入後30分以内に血漿総コレステロール濃度がやや上昇した[13]。これらの結果から，プロピオン酸は酢酸からのコレステロールの合成を抑制しているのではないかと推定された[13]。

しかし，健常人に1日9.9gのプロピオン酸ナトリウムを1週間経口投与した場合は，血漿総コレステロール，HDL，LDL，トリグリセリド濃度に変化が認められなかった[14]。また健常女性に1日7.5gのプロピオン酸ナトリウムを7週間経口投与した場合は，プラシーボのリン酸カルシウム投与に比較して血漿総コレステロール濃度に変化は認められなかったが，HDL-コレステロール濃度は9.5％（$p<0.05$），トリグリセリド濃度は16.7％（$p<0.02$）上昇するのが認められた[15]。放射性同位元素で標識した酢酸ナトリウムを健常人の直腸内に投与した場合の，2時間後の血漿総コレステロール中の放射能活性の回収率は0.59±0.22％，血漿トリグリセリド中の回収率は1.24±0.69％で，静脈内へ放射性同位元素で標識した酢酸ナトリウムを注入した場合の回収率（血漿総コレステロール；0.09±0.12％，トリグリセリド；0.29±0.18％）より非常に高かった[16]。さらに，この放射性同位元素で標識した酢酸ナトリウムに非標識のプロピオン酸を混合し，直腸内投与2時間後の血漿トリグリセリド中の放射能活性の回収率を測定すると，0.19±0.06％で酢酸単独投与に

図9-6 ヒトおよびラット肝臓細胞での¹⁴C-酢酸からのコレステロールとトリグリセリド合成に及ぼすプロピオン酸の影響[18]

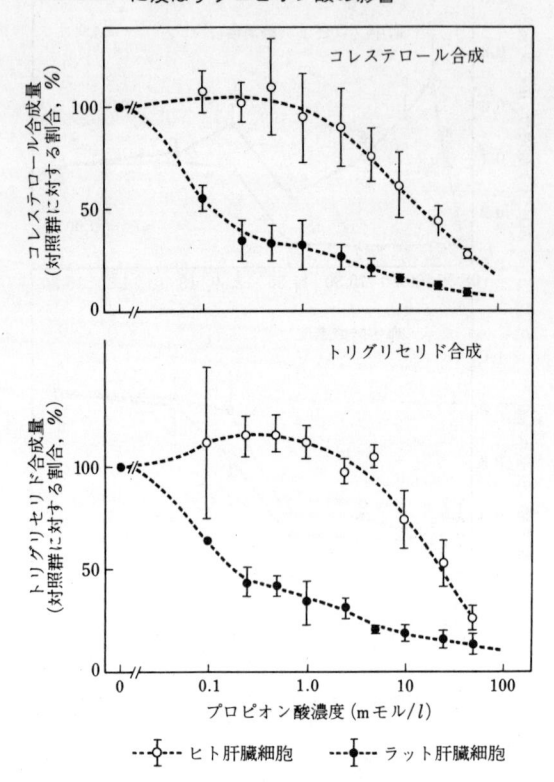

図9-7 培養肝臓細胞での胆汁酸分泌に及ぼすプロピオン酸の影響[19]

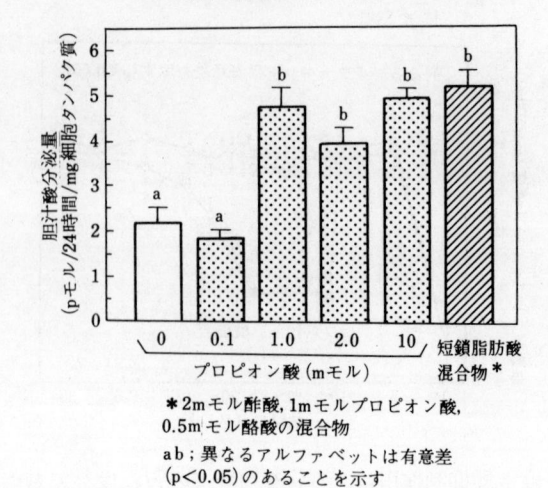

＊2mモル酢酸，1mモルプロピオン酸，0.5mモル酪酸の混合物
a b；異なるアルファベットは有意差(p<0.05)のあることを示す

比較して有意に抑制された（p=0.024）[16]。しかし，血漿総コレステロール中の回収率は0.26±0.05％で有意差は認められなかった[16]。これらの結果から，プロピオン酸は直腸から吸収された酢酸の血漿トリグリセリドへの取り込みを抑制していることが示唆された[16]。

9-3) 培養細胞での短鎖脂肪酸の脂質代謝への影響

ラット単離肝臓細胞培養系に1mモル/lのプロピオン酸と³H₂Oを添加し，30分間インキュベートすると，³H₂のトリグリセリドへの取り込まれは，プロピオン酸非添加系に比較して約60％抑制された[17]。この系に基質として酢酸，酪酸，乳酸，オレイン酸を添加した場合にも，培養系へのプロピオン酸の添加により³Hのトリグリセリドの取り込まれは55〜72％抑制された[17]。しかし同じ系で³Hのコレステロールへの取り込まれを測定したところプロピオン酸の影響は認められなかった[17]。また同じ肝臓細胞培養系に放射性同位元素で標識した酢酸，乳酸，オレイン酸を添加した細胞培養系におけるプロピオン酸添加の有無の影響を検討したところ，酢酸を培養系へ添加した場合のみ，脂肪酸およびコレステロールへの取り込まれは促進されたが，標識した乳酸，オレイン酸添加の場合は，培養系でのコレステロール取り込まれにほとんど影響は認められなかった[17]。

ヒト肝臓初代培養細胞およびラットの肝臓細胞培養系に放射性同位元素で標識した酢酸および種々の濃度のプロピオン酸を添加し，コレステロールおよびトリグリセリドへの放射能活性の取り込まれを測定した[18]。培養系へのプロピオン酸の添加によりその取り込まれは抑制され，50％阻害濃度はヒト肝臓細胞の場合，約20mモル/lで，ラット肝臓細胞の場合は0.1mモル/lで，ラット肝臓細胞の方が，プロピオン酸のコレステロール，トリグリセリド合成抑制作用に対する感受性が非常に高い（図9-6）[18]。またヒトの場合，プロピオン酸の血中濃度は約4mモル/lであるので，大腸から吸収されたプロピオン酸が肝臓で直接コレステロールやトリグリセリドの生合成を抑制していると推定しづらい[18]。

また培養ラット肝臓細胞において胆汁酸分泌とコレステロール 7α-ヒドロキシラーゼ活性に及ぼす短鎖脂肪酸の影響を検討したところ，酢酸，酪酸は胆汁酸分泌にも酵素活性にも影響を及ぼさなかったが，プロピオン酸は胆汁酸分泌量を増加させ，コレステロール 7α-ヒドロキシラーゼ

活性を上昇させた[19]。プロピオン酸による胆汁酸分泌促進作用は0.1mモルでは認められなかったが1.0mモル以上の濃度で認められ，1.0mMのプロピオン酸を含有する酢酸，酪酸との混合物でも同等であった（図9－7）[19]。短鎖脂肪酸とは別にこの細胞での胆汁酸分泌促進は，サクシニルCoAおよびサクシニルCoAの前駆体であるバリン，イソロイシン，メチオニン，α-ケトグルタル酸でも認められるが，サクシニルCoAの代謝産物であるマロン酸，オキザロ酢酸では認められなかった[19]。

文　献

1) Anderson, J. W., Physiological and clinical aspects of short-chain fatty acids (Cummings, J. H., Rombeau, J. L., Sakata, T., (Eds.)), p509, Cambridge Univ. Press (1995)
2) Wolever, T. M. S., Fernandes, J., Rao, V., J. Nutr. **126**, 2790(1996)
3) Wolever, T. M. S., Josse, R. G., Leiter, L. A., Chiasson, J.-L., Metabolism **46**, 805(1997)
4) Bridges, S. R., Anderson, J. W., Deakins, D. A., Dillon, D. W., Wood, C. L., Am. J. Clin. Nutr. **56**, 455(1992)
5) Anderson, J. W., Gilinsky, N. H., Deakins, D. A., Smith, S. F., O'Neal, D. S., Dillon, D. W., Oeltgen, P. R., Am. J. Clin. Nutr. **54**, 678(1991)
6) Levrat, M.-A., Favier, M.-L., Moundras, C., Rémésy, C., Demigné, C., Morand, C., J. Nutr. **124**, 531(1994)
7) Ebihara, K., Miyada, T., Nakajima, A., Nutr. Res. **13**, 1305(1993)
8) Ebihara, K., Miyada, T., Nakajima, A., Nutr. Res. **13**, 209(1993)
9) 海老原　清，臨床栄養　**81**, 254(1992)
10) Beaulieu, K. E., McBurney, M. I., J. Nutr. **122**, 241 (1992)
11) Illman, R. J., Topping, D. L., McIntosh, G. H., Trimble, R. P., Storer, G. B., Taylor, M. N., Cheng, B.-Q., Ann. Nutr. Metab. **32**, 97 (1988)
12) Nishimura, N., Nishikawa, H., Kiriyama, S., J. Nutr. **123**, 1260(1993)
13) Wolever, T. M. S., Spadafora, P., Eshuis, H., Am. J. Clin. Nutr. **53**, 681(1991)
14) Todesco, T., Rao, A. V., Bosello, O., Jenkins, D. J. A., Am. J. Clin. Nutr. **54**, 860(1991)
15) Venter, C. S., Vorster, R. D., Cummings, J. H., Am. J. Gastroenterol. **85**, 549(1990)
16) Wolever, T. M. S., Spadafora, P. J., Cunnane, S. C., Pencharz, P. B., Am. J. Clin. Nutr. **61**, 1241(1995)
17) Nishina, P. M., Freedland, R. A., J. Nutr. **120**, 668 (1990)
18) Lin, Y., Vonk, R. J., Slooff, M. J. H., Kuipers, F., Smith, M. J., Br. J. Nutr. **74**, 197(1995)
19) Imaizumi, K., Hirata, K., Yasni, S., Sugano, M., Biosci. Biotech. Biochem. **56**, 1894(1992)

第10章　短鎖脂肪酸の糖質代謝への影響

10-1）食物繊維の糖質代謝に及ぼす影響

健常人40名での定常状態の血漿中グルコース濃度と空腹時グルコース濃度，インスリン濃度の相関を求めたところ，空腹時グルコース濃度の場合 r＝0.591，インスリン濃度の場合 r＝0.758 であった（図10-1）[1]。また定常状態の血漿中グルコース濃度と血漿中短鎖脂肪酸濃度を測定したところ，酢酸濃度との間には相関は認められなかったが，プロピオン酸，酪酸濃度との間には有意差が認められた[1]。健常人に食物繊維を多く含むオーツ麦，麦芽，小麦胚芽などを摂食してもらい，血漿中グルコース濃度および血漿中インスリン濃度を測定したところ，それぞれの血漿中濃度は食物繊維摂食後30分で血漿中最高濃度に達し，血漿中グルコース濃度，インスリン濃度の上昇は食物繊維含量に比例して抑制された（図10-2）[2]。

ラットの場合，5％グアーガムを含有する飼料を3週間投与すると，グアーガム投与群で投与後の血漿中インスリン濃度の上昇が有意に抑制される（図10-3）[3]。しかしこの時血漿中グルコース濃度の上昇抑制は認められなかった（図10-3）[3]。またラットに11％のレジスタントスターチを含有する飼料を3週間投与すると，血漿中グルコース濃度は約10％，インスリン濃度は約45％，肝臓グリコーゲン含量は約30％低減した[4]。この時の盲腸内短鎖脂肪酸濃度はレジスタントスターチ投与で，酢酸が1.5倍，プロピオン酸が2.2倍，酪酸が1.1倍増加し，盲腸内短鎖脂肪酸プール量は酢酸で9.9倍，プロピオン酸で16.3倍，酪酸で7.9倍増加した[2]。また，門脈血中の短鎖脂肪酸濃度は酢酸で5.1倍，プロピオン酸で15.4倍，酪酸で10.0倍増加し，いずれの場合もプロピオン酸の増加が最も顕著であった[2]。

とうもろこし外皮から精製された水溶性とうもろこし食物繊維と不溶性とうもろこし食物繊維を雄性ICR系マウスに48日間投与したところ空腹血糖値は対照群51.6±1.9mg/100mlに対して，水溶性とうもろこし食物繊維投与群63.9±2.5mg/100ml，不溶性とうもろこし食物繊維投与群で67.7±6.3mg/100mlと有意（p＜0.05）に上意した[5]。また，投与40日目のグルコース負荷45分後の血糖値を測定したところ，対照群（206±15mg/100ml）に比較して，水溶性とうもろこし食物繊維投与群（169±10mg/100ml），不溶性とうもろこし食物繊維投与群（177±8mg/100ml）と2群とも低かった[5]。

体重約19kg の雄性ヒヒ（baboon, *Papio ursinus*）に5％のコンニャク・グルコマンナンを含有する飼料を9週間投与すると，血漿中グルコースおよびインスリンの最高濃度には対照群との間に差は認められなかった[6]。しかし，コンニャク・

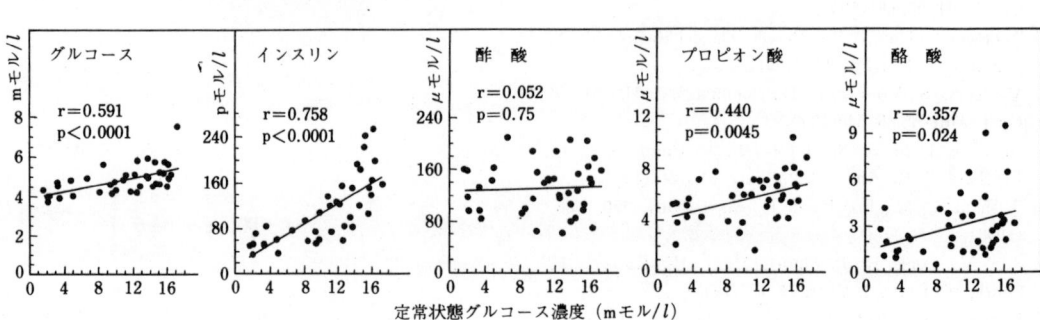

図10-1　健常人での定常状態の血漿グルコース濃度と血漿中グルコース，インスリン，短鎖脂肪酸濃度の関係[1]

図10-2 健常人での種々の食物繊維摂食後の血漿中グルコース、インスリン濃度の変化[2]

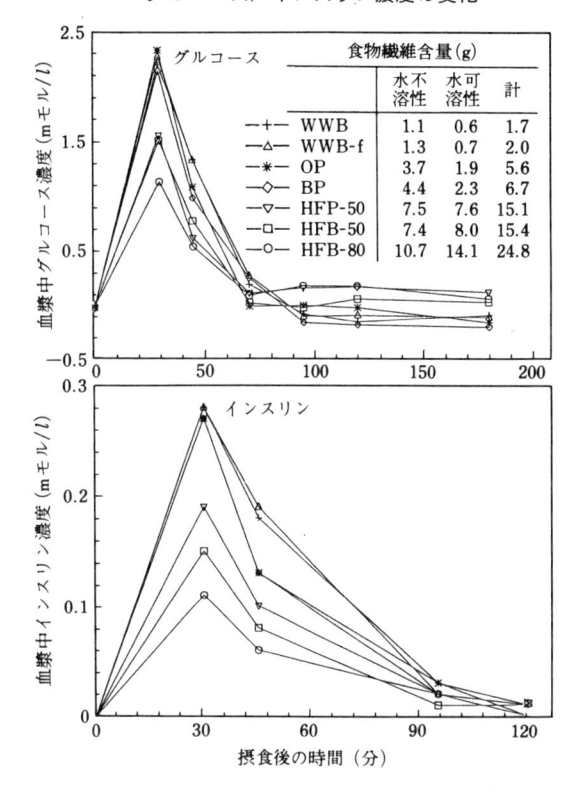

	食物繊維含量(g)		
	水不溶性	水可溶性	計
WWB	1.1	0.6	1.7
WWB-f	1.3	0.7	2.0
OP	3.7	1.9	5.6
BP	4.4	2.3	6.7
HFP-50	7.5	7.6	15.1
HFB-50	7.4	8.0	15.4
HFB-80	10.7	14.1	24.8

図10-3 血漿グルコース、インスリン濃度に及ぼすグアーガム投与の影響[3]

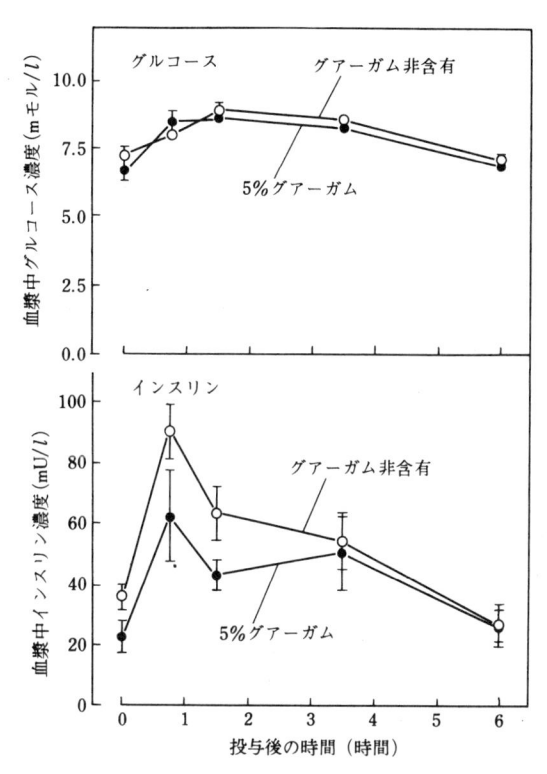

グルコマンナン投与90,120分後のグルコース耐性カーブ（glucose tolerance curve）には有意な低下が認められた[6]。イヌへの食物繊維の投与での糖質代謝に与える影響は少ないようである[7,8]。ビーグル犬に食物繊維を約10%含有する飼料を投与しても血漿中グルコース濃度、インスリン濃度にはほとんど影響を及ぼさなかった[7]。血漿中のグルコース濃度、インスリン濃度の上昇抑制には、飼料中のタンパク質、脂肪、窒素非含有抽出物含量との間に相関が認められた[7]。またイヌに4：1のエンドウ豆食物繊維、グアーガムの混合物5gあるいは2：1の同組成混合物3.5gを4週間投与したところ、いずれも血漿中グルコース濃度には変化は認められなかったが、血漿中インスリン濃度は投与後20～60分で約50％低下した[8]。

食物繊維による糖質代謝、特に血漿中グルコース濃度、インスリン濃度の変化に及ぼす作用機序については不明な点が多い。食物繊維の直接的な作用として、腸管からのグルコース吸収に対して食物繊維の阻害作用が検討されている[9]。水溶性食物繊維であるチッコリー（chicory, Chicorium intybus）の水抽出物およびイヌリンと共に10mモル/lのグルコースを添加し、ラットの空腸あるいは回腸を30分間環流し、グルコースの吸収量を検討したところ、空腸ではチッコリーの水抽出物、イヌリン共に有意なグルコースの吸収抑制が認められた（図10-4）[9]が、回腸の場合は、水溶性食物繊維によるグルコース吸収抑制が認められたが有意差は認められなかった[9]。空腸で水溶性食物繊維によるグルコース吸収抑制が認められたのは、水溶性食物繊維の投与により粘膜非拡散層の厚さが上昇したためではないかと推定されている[9]。

また12%ビート食物繊維を4週間ブタに投与したのち、大腸細胞を単離し、この細胞培養系にグルコースを添加しその代謝を検討したところ、乳酸＋ピルビン酸の産生はビート食物繊維非投与のブタから得られた大腸細胞に比較して約18％抑制された[10]。

最近実験動物に食物繊維あるいは短鎖脂肪酸を投与した場合の糖質代謝に関与するホルモンの1

図10-4 空腸からのグルコース吸収に及ぼすチッコリー抽出物の影響[9]

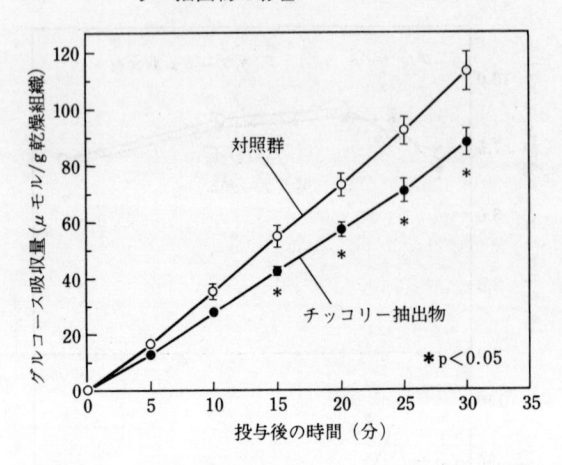

つであるプログルカゴン（proglucagon）のmRNAの小腸、大腸での発現と糖質代謝に関するパラメーターの変化が検討されている[11,12]。ラットに30％食物繊維混合物（エンドウ豆食物繊維，オーツ麦食物繊維，ビート食物繊維，キサンタンガム）を14日間投与し，食物繊維無投与群を対照群として種々の検討を行った[11]。その結果回腸および大腸でのプログルカゴンmRNAはそれぞれ11.47±0.87U，および13.36±1.0Uで，対照群の6.52±0.87U，10.90±0.77Uに比較して有意（$p<0.05$）に上昇した[11]。また血漿中グルカゴン様ペプチド-1（glucagon-like peptide-1），インスリン，Cペプチド濃度は食物繊維混合物投与群で有意な上昇が認められたが，血漿グルコース，グルカゴン濃度は対照群との間に有意差は認められなかった[11]。

ラットに14日間5％セルロースあるいは大黄（ダイオウ，rhubarb）食物繊維を含有する食物繊維を投与したところ，回腸でのプログルカゴンmRNA発現量は大黄食物繊維投与群で有意（$p<0.05$）に上昇したが，大腸でのプログルカゴンmRNA発現量については，セルロース投与群との間に差は認められなかった[12]。また血漿中Cペプチド濃度は，グルコース経口投与30分後に大黄食物繊維投与群で有意な上昇が認められた[12]。さらにセルロースあるいは大黄食物繊維を14日間投与したのち，空腸，回腸を摘出し，in vitroでのL-グルコースあるいはD-フラクトースの取り込み量を測定したところ，セルロース投与群のみでL-グルコースの取り込みが促進されるのが認められ，その他では変化は認められなかった[12]。

プログルカゴン（proglucagon）は腸管内分泌L細胞（enteroendocrine L cell）のグルカゴン遺伝子中に含まれているアミノ酸160個から成るポリペプチドで，遠位回腸や大腸の粘膜に多く発現する[13]。プログルカゴンから誘導されるペプチドには，グルカゴン様ペプチド-1（glucagon-like peptide-1；GLP-1）とグルカゴン様ペプチド-2（glucagon-like peptide-2；GLP-2）があるが，特にGLP-1はインスリンの分泌を促進し，グルカゴンの分泌を抑制し，さらに胃排泄速度を遅延させることから抗糖尿病作用を有していると推定されている[13]。GLP-2はGLP-1と共に分泌されるが，小腸上皮細胞の分化を促進し[14]，基底膜グルコース トランスポーター（basolateral membrane glucose transporter；GLUT2）の発現を促進する[15]。また，食物繊維の摂取によりラットのプログルカゴンの遺伝子の発現[16]，プログルカゴンmRNA量[17]，血漿プログルカゴン濃度[18]は上昇する。これらの結果を踏まえ，イヌに易発酵性の食物繊維を投与した場合のGLP-1分泌に及ぼす影響およびグルコース代謝の恒常性に関する検討が行なわれている[19]。イヌに易発酵性の食物繊維であるビート食物繊維（6％），アラビアガム（2％），フラクトオリゴサッカライド（1.5％）の混合物を含有する飼料を14日投与したのち，2 g/kg体重のグルコースを経口したのち，投与後120分までの血漿GLP-1インスリン，グルコース濃度を測定した[19]。その結果，血漿中のGLP-1およびインスリン濃度は，易発酵性食物繊維混合物含有飼料投与群で高く，血漿グルコース濃度は，対照群（7％セルロース）の方が高かった（図10-5）[19]。

また，イヌに2週間易発酵性食物繊維混合物含有飼料を投与した場合の空腸および回腸でのナトリウム-グルコース コトランスポーター（sodium-glucose cotransporter；SGLT-1）およびGLUT2）含量を測定したところ，空腸では，SGLT-1およびGLUT2含量は対照群に比較して，易発酵性食物繊維混合物含有飼料投与群の方が有意に高く，回腸ではSGLT-1含量は両者に差は認められず，GLUT2含量は，易発酵性食物繊維混合物含有飼料投与群の方が，対照群より高かった

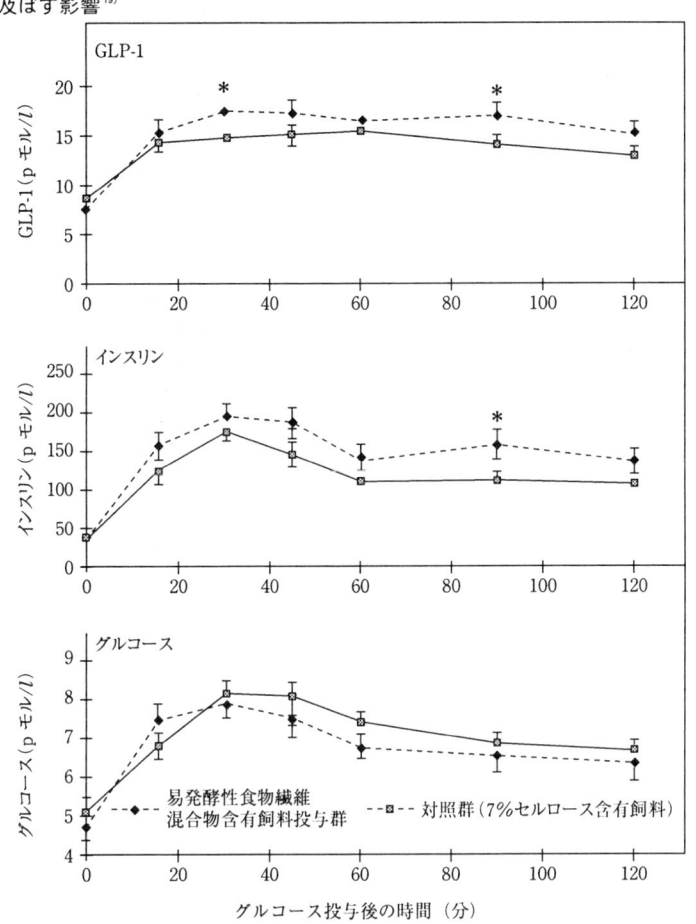

図10-5 易発酵性食物繊維投与の，グルコース投与後の血漿GLP-1，インスリン，グルコース濃度に及ぼす影響[19]

(図10-6)[19]。同様のGLUT2，SGLT-1，プログルカゴンのmRNAの発現量，タンパク質発現量は，小腸切除・回腸盲腸吻合ラットに短鎖脂肪酸のナトリウム塩混合物添加高カロリー輸液を静脈内投与した場合[20]，ラットに短鎖脂肪酸のナトリウム塩混合物添加高カロリー輸液を腸内投与した場合[21]にも認められることから，これらの種々の作用は，投与した易発酵性食物繊維が腸管内で代謝され生じる短鎖脂肪酸によるものと推定されている[19]。

10-2）短鎖脂肪酸の糖質代謝に及ぼす影響

短鎖脂肪酸の直接作用により糖質代謝に影響を及ぼしたという報告は少ない。健常女性10名に1日当たりプロピオン酸ナトリウムを7.5g，7週間摂食してもらい糖質代謝に対する影響を検討した[22]。その結果リン酸カルシウムをプラシーボとする対照群と比較してグルコース耐性カーブ(glucose tolerance curve) 下の面積，血漿免疫反応性インスリンカーブ (serum immunoreactive insulin curve) 下の面積，最大血漿中グルコース濃度増加量，空腹時血漿中グルコース濃度，インスリン濃度には差は認められなかったが，最大血漿中インスリン濃度増加量では有意な低下が認められた[22]。

また健常人6名に3.3gのプロピオン酸ナトリウムを含有する50gのパンを摂食してもらい，血漿中グルコース濃度を測定したところ，血漿中グルコース応答曲線下面積は47.6±12.4%($p<0.02$) 減少した（図10-7)[23]。またこのパンを1日3回（プロピオン酸ナトリウム1日摂取量9.9g)，1週間摂食してもらったところ，血漿中グルコース応答曲線下面積は38.0±8.7%（$p<0.01$) 減少した[23]。この時糞便量は28.3±8.7%増加し，糞便中の嫌気性菌の数が有意に増加した[23]。プロピオン酸ナトリウム摂食による血漿中グルコース濃

図10-6 回腸,空腸のSGLT-1,GLUT2含量に及ぼす易発酵性食物繊維の影響[19]

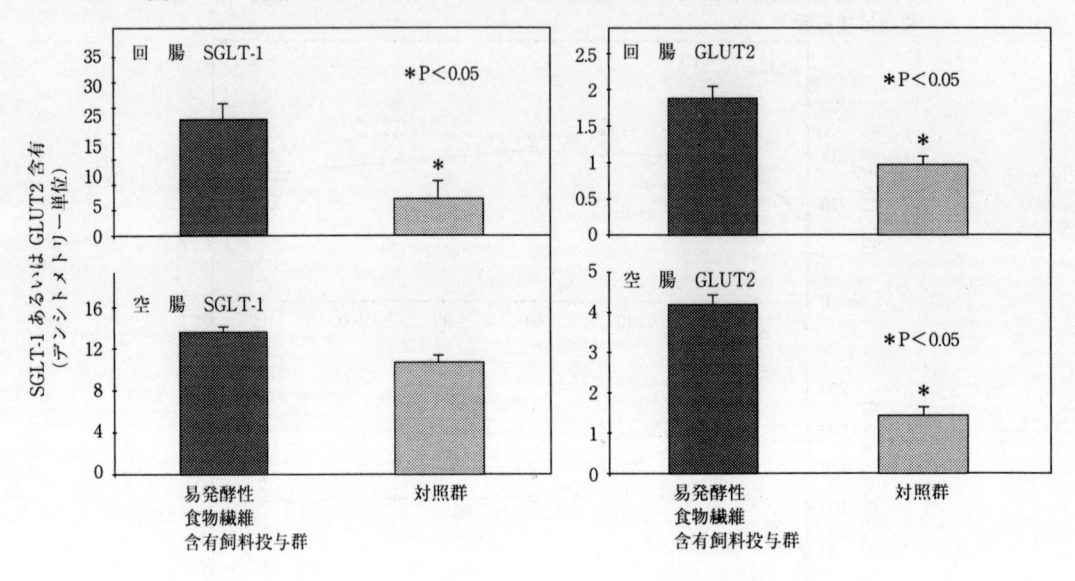

図10-7 3.3gのプロピオン酸ナトリウムを含有する50gのパン摂食後の血漿中グルコース濃度変化[23]

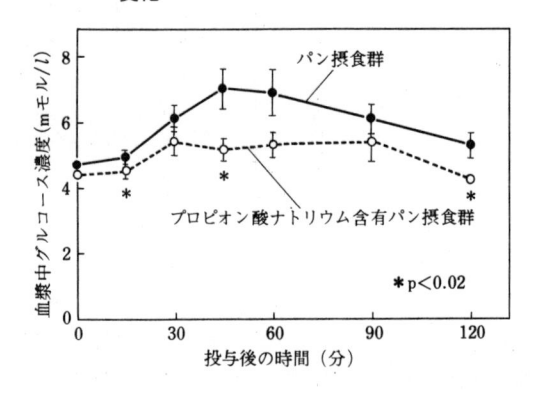

度の上昇抑制は,インスリン分泌に対して影響を及ぼしているのではなく,アミラーゼなどの多糖類分解酵素の活性阻害によるものと推定されている[23]。すなわち,唾液とプロピオン酸ナトリウム含有パンをインキュベートすると,その分解率は47.4±1.1%抑制された[23]。このプロピオン酸ナトリウムは1930年代より製パン業界でカビやバクテリアの増殖抑制を目的とする食品添加物として用いられてきた[23,24]。

ヒヒ(Papio ursinus)に2%プロピオン酸ナトリウムを9週間投与すると,投与後90分,120分のグルコース耐性カーブ下面積で有意な低下が認められたが,最大血漿中グルコース増加量,最大血漿中インスリン増加量,120分の血漿中インスリンカーブ下面積には変化は認められなかった[6]。

また80%空腸を切除したラットに高カロリー輸液あるいは高カロリー輸液の塩化ナトリウムを短鎖脂肪酸(酢酸,プロピオン酸,酪酸)のナトリウム塩で置換した輸液を7日間静脈内投与したところ,短鎖脂肪酸ナトリウム塩混合物配合高カロリー輸液投与群で高カロリー輸液投与群に比較して回腸のDNA,RNA含量は有意(p<0.05)に上昇したが,タンパク質濃度に差は認められなかった[25]。また短鎖脂肪酸ナトリウム塩混合物配合高カロリー輸液投与群で回腸でのプログルカゴンおよびオルニチン デカルボキシラーゼ(ornithine decarboxylase)のmRNA発現量の有意(p<0.05)な増大が認められた[25]。

ラットの小腸を約80%切除したのち,回腸盲腸吻合術を施し,高カロリー輸液あるいは短鎖脂肪酸のナトリウム塩混合物(酢酸ナトリウム36mモル/l,プロピオン酸ナトリウム15mモル/l,酪酸ナトリウム9mモル/l)添加高カロリー輸液を24時間あるいは72時間静脈内投与し,空腸,回腸でのグルコース トランスポーター 2(GLUT2)のmRNAの発現量,およびそのタンパク質量,ナトリウム-グルコース コトランスポーター(SGLT-1)のmRNAの発現量,回腸でのプログルカゴンmRNAの発現量,血漿グルカゴン様ペ

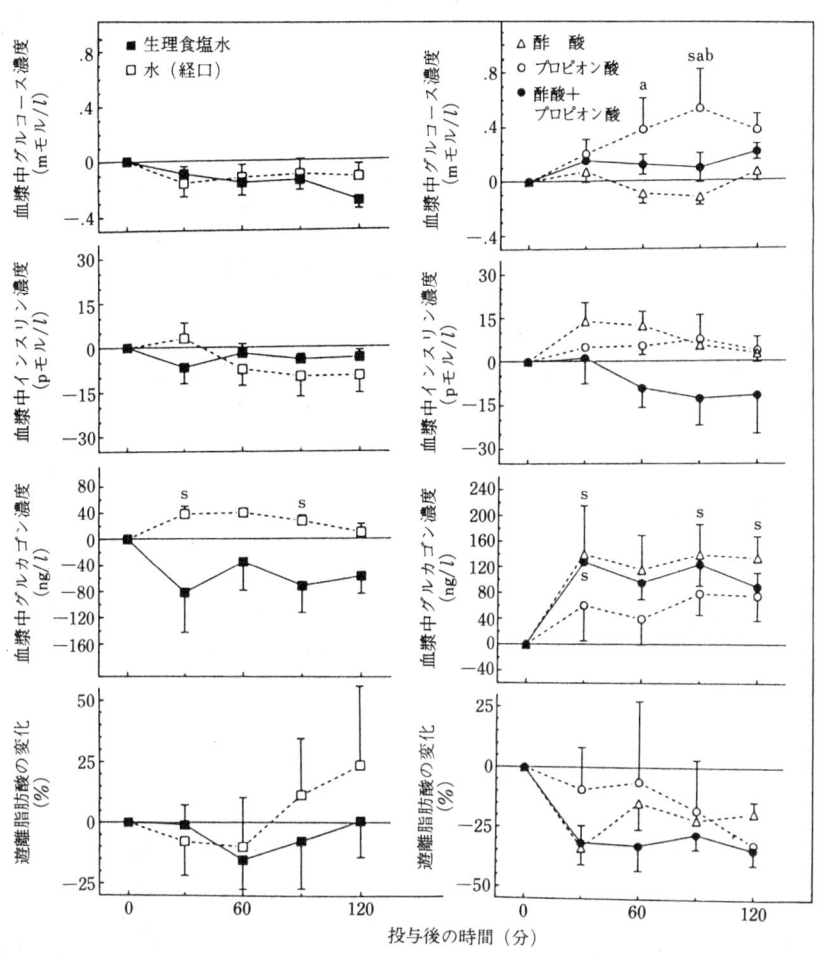

図10-8 健常人での短鎖脂肪酸直腸内投与後の血漿中グルコース,インスリン,グルカゴン,遊離脂肪酸濃度の変化[26]

図中アルファベットは,sは生理食塩水投与群に対し,aは酢酸投与群に対し,bは酢酸＋プロピオン酸投与群に対し,有意差のあることを示す ($p<0.05$)

プチド2（GLP-2）濃度の測定を行なった[20]。2種類の輸液を24時間あるいは72時間投与（217 kJ/日）すると,空腸でのGLUT2のmRNA発現量は,投与24,72時間いずれでも短鎖脂肪酸ナトリウム塩混合物添加高カロリー輸液投与群の方が高カロリー輸液投与群に比較して有意（$p=0.03$)に上昇した[20]。また,空腸,回腸でのGLUT2タンパク質濃度は,短鎖脂肪酸ナトリウム塩混合物添加高カロリー輸液の72時間投与でのみ上昇した[20]。

SGULT-1のmRNA発現量はいずれの群,いずれの投与時間でも差は認められなかった[20]。回腸プログルカゴンのmRNA発現量は,短鎖脂肪酸ナトリウム塩混合物添加高カロリー輸液の24時間投与で,高カロリー輸液投与群に比較して有意（$p<0.05$)な上昇が認められたが,72時間投与では両者に差は認められなかった[20]。血漿GLP-2濃度は,両投与群,投与時間により変化は認められなかった[20]。

健常人6名の直腸に800mlの短鎖脂肪酸混合溶液（酢酸（180mモル），プロピオン酸（180mモル），酢酸（180mモル）とプロピオン酸（60mモル））を直腸内に還流（27ml/分）し,注入後120分までの血漿中グルコース,インスリン,グルカゴン濃度の変化を検討した[26]。対照群の生理食塩水の直腸還流群および水の経口投与群では血漿中

187

グルコース,インスリン濃度はほとんど変化が認められなかったが,血漿中グルカゴン濃度は水の経口投与群で低下が認められた（図10-8）[26]。血漿中グルコース濃度はプロピオン酸溶液直腸還流群で上昇が認められ,還流90分後では生理食塩水,酢酸溶液,酢酸とプロピオン酸の混合溶液還流群に対して有意差（$p<0.05$）が認められた（図10-8）[26]。また血漿インスリン濃度については各還流群間で有意差は認められなかったが,血漿中グルカゴン濃度は酢酸溶液,酢酸とプロピオン酸の混合溶液還流群で上昇が認められた（図10-8）[26]。この時血漿中遊離脂肪酸濃度は短鎖脂肪酸還流群でいずれも低下したが,有意差は認められなかった（図10-8）[26]。

ブタの門脈内にカテーテルを留置し,生理食塩水,酢酸,プロピオン酸,酪酸溶液を7日間注入（0.01mモル短鎖脂肪酸/kg体重・分,0.32ml/分,1日当たり460ml）し,血漿中グルコース,インスリン,グルカゴン,遊離脂肪酸濃度の変化を検討したところ,いずれも変化は認められなかった[27]。またインスリン感受性指標（insulin sensitivity index）,グルコース有効性（glucose effectiveness）,グルコース耐性（glucose tolerance）についても変化は認められず,短鎖脂肪酸の長期間の継続的な門脈内投与は糖質代謝には影響を及ぼさなかった[27]。

10-3）単離細胞を用いての短鎖脂肪酸の糖質代謝に及ぼす影響の検討

ブタに12％のビート食物繊維を含有する飼料を4週間投与したのち,大腸細胞を単離し,この細胞でのグルコース代謝およびグルコース代謝に及ぼす酪酸の影響を検討した[28]。グルコースからの乳酸とピルビン酸の産生は,ビート食物繊維含有飼料投与群から得られた大腸細胞で,ビート食物繊維非含有飼料投与群から得られた大腸細胞と比較して低下が認められた（図10-9）[28]。このグルコースからの乳酸とピルビン酸の産生は,酪酸の細胞培養系への添加でいずれの細胞でも有意に抑制された（図10-9）[28]。グルコースからの二酸化炭素の産生についても同様の傾向が認められている。ビート食物繊維含有飼料投与群から得られた大腸細胞で解糖系活性が低下する機序,さらには酪酸によりさらに抑制される機序については

図10-9 ビート食物繊維非投与,投与ブタの単離大腸細胞でのグルコース代謝とグルコース代謝に及ぼす酪酸の影響[28]

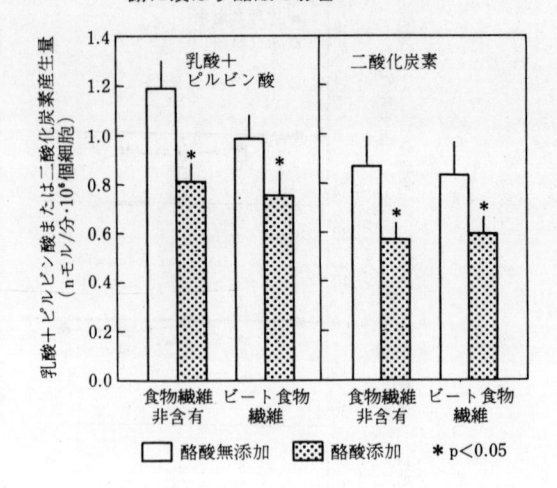

図10-10 グルコースからの二酸化炭素の産生に及ぼす食物繊維,短鎖脂肪酸の影響[30]

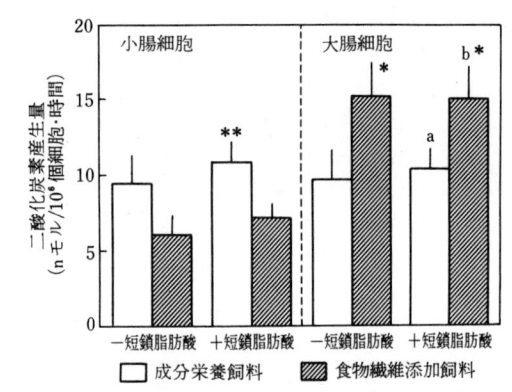

不明である。解糖系に関与する酵素の活性を検討したところ,ヘキソキナーゼ（hexokinase）,ホスホフラクトキナーゼ（phosphofructo kinase）についてはビート食物繊維含有飼料投与群,非含有飼料投与群いずれから得られた大腸細胞でも差は認められなかったが,ピルビン酸キナーゼ（pyruvate kinase）については,ビート食物繊維含有飼料投与群の大腸細胞で,ビート食物繊維非含有飼料投与群から得られた大腸細胞に比較して,

有意な（p＜0.05）低下が認められた[29]。

また，Caco-2細胞を15日間培養するとスクラーゼ（sucrase）活性が上昇する。この細胞培養系に5mモル/lの酢酸を添加するとスクラーゼ活性の上昇は抑制され，この抑制は酢酸の濃度依存的，時間依存的であった[29]。また酢酸以外のクエン酸，コハク酸，マロン酸，乳酸，酒石酸，イタコン酸の添加では影響を受けなかった[29]。この時，スクラーゼ以外のジサッカリダーゼ（disaccharidase）であるマルターゼ（maltase），トレハラーゼ（trehalase），ラクターゼ（lactase）も酢酸の添加でその活性発現が抑制されたが，その他の加水分解酵素，アルカリホスファターゼ（alkaline phosphatase），アミノペプチダーゼ-N（aminopept:dase-N），ジペプチジルペプチダーゼ-Ⅳ（dipeptidylpeptidase-Ⅳ），γ-グルタミルトランスペプチダーゼ（γ-glutamyltranspeptidase）活性は影響を受けなかった[29]。

ラットの大腸，盲腸，回腸から単離された細胞を用いてグルコースからの二酸化炭素の産生およびその産生に及ぼす短鎖脂肪酸の影響が検討されている[30]。グルコースからの二酸化炭素の産生量は大腸細胞で最も高く，盲腸細胞，回腸細胞では約半分であった[30]。大腸細胞での二酸化炭素の産生量は培養系への酢酸あるいは酪酸の添加で有意に抑制され，その程度は酪酸添加時の方が大きかった[30]。盲腸細胞では酪酸からの二酸化炭素の産生がグルコースの場合の約3倍認められるが，この産生がグルコースの培養系への添加で有意に抑制された[30]。回腸細胞では短鎖脂肪酸からの二酸化炭素の産生量はグルコースからの産生量の約20％と低く，それはグルコースの培養系への添加でも促進されることはなかった[30]。

ラットに成分栄養飼料あるいは成分栄養飼料に30％の食物繊維（エンドウ豆食物繊維，オーツ麦食物繊維，ビート食物繊維，キサンタンガムの混合物）を2週間投与したのち小腸細胞あるいは大腸細胞を単離し，グルコースからの二酸化炭素の産生量を検討したところ，食物繊維添加飼料投与群の方が小腸細胞では抑制され，大腸細胞では促進された（図10-10）[31]。この二酸化炭素産生量は培養系への短鎖脂肪酸添加では影響を受けなかった[5]。ラット単離大腸細胞でのグルコースから二酸化炭素産生の反応速度定数はVmax＝0.339±

図10-11　ブタ単離大腸細胞でのグルコース代謝に及ぼす塩化アンモニウムの影響[34]

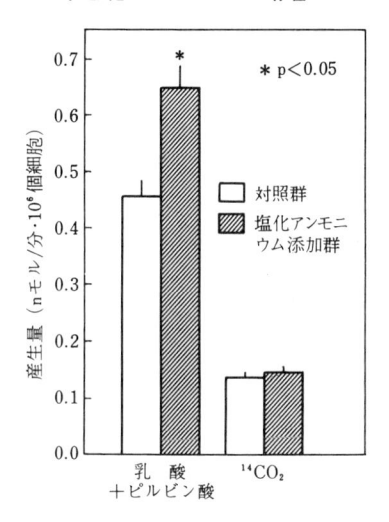

図10-12　ブタ単離大腸細胞のホスホフラクトキナーゼ活性に及ぼす塩化アンモニウムの影響[34]

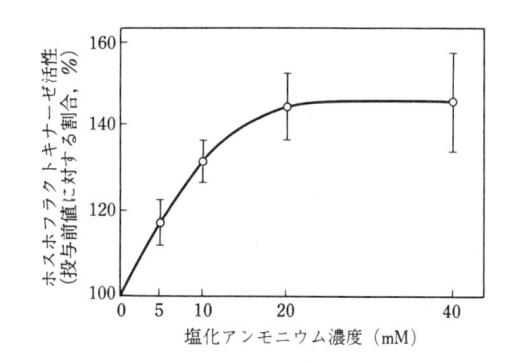

0.022μモル/分・g，Km＝0.777±0.051mモル/lで短鎖脂肪酸，例えば酢酸からの二酸化炭素産生の反応速度定数Vmax＝1.114±0.061μモル/分・g，Km＝0.487±0.019mモル/lに比較してかなり低かった[32]。

大腸内では腸内細胞により尿素が代謝されアンモニアを産生し，アンモニアプールを形成する[33]。このアンモニアが大腸内でグルコースの代謝を促進することが知られている[34,35]。ブタの単離大腸細胞の培養系に10mモルの塩化アンモニウムを添加し，グルコースの代謝に及ぼす影響を検討したところ，乳酸とピルビン酸の産生量は約40％上昇し，二酸化炭素産生量には影響を及ぼさなかった（図10-11）[34]。塩化アンモニウムによるグルコース代謝促進機序の1つとして大腸細胞中のホスホ

フラクトキナーゼの塩化アンモニウムによる活性化が推定されている[30]。塩化アンモニウムはホスホフラクトキナーゼ活性を用量依存的に上昇させ、20mモルの添加では無添加に比較して約40%上昇させた（図10-12)[30]。

文献

1) Wolever, T.M.S., Josse, R. G., Leiter, L.A., Chiasson, J.-L., Metabolism, **46**, 805 (1997)
2) LiLjeberg, H. G. M., Granfeldt, Y. E., Björck, I. M. E., J. Nutr. **126**, 458 (1996)
3) Deshaies, Y., Begin, F., Savoie, L., Vachon, C., J. Nutr. **120**, 64 (1990)
4) Morand, C., Rémésy, C., Levrat, M.-A., Demigné, C., J. Nutr. **122**, 345 (1992)
5) 池上幸江, 大澤佐江子, 町田聖子, 羽田明子, 栄養学雑誌 **55**, 111 (1997)
6) Venter, C. S., Vorster, H. H., van der Nest, D., J. Nutr. **120**, 1046 (1990)
7) Nguyen, P., Dumon, H., Buttin, P., Martin, L., Gouro, A, S., J. Nutr. **124**, 2707S (1994)
8) Maskell, I. E., Winner, L. M., Markwell, P. J., Boehler, S., J. Nutr. **124**, 2704S (1994)
9) Kim, M., Shin, H. K., J. Nutr. **126**, 2236 (1996)
10) Darcy-Vrillon, B., Morel, M.-T., Cherbuy, C., Bernard, F., Posho, L., Blachier, F., Meslin, J.-C., Duee, P.-H., J. Nutr. **123**, 234 (1993)
11) Reimer, R. A., McBurney, M. I., Endocrinology **137**, 3948(1996)
12) Reimer, R. A., Thomson, A.B. R., Rajotte, R. V., Basu, T. K., Ooraikul, B., McBurney, M. I., J. Nutr. **127**, 1923 (1997)
13) Holst, J.J., Annu. Rev. Physiol. **59**, 257 (1997)
14) Druckn, D.J., Erlich, P., Asa, S.L., Brubaken, P.L., Proc. Nat. Acad. Sci. USA **93**, 7911 (1996)
15) Cheeseman, C. I., Tsang, R., Am. J. Physiol. **271**, G477 (1996)
16) Reimer, R.A., McBurney, M.I., Endocrinology **137**, 3948 (1996)
17) Reimer, R.A., Thomson, A.B.R., Rajotte, R., Basu, T.K., Ooraduil, B., Mcburney, M.I., J. Nutr. **127**, 1923 (1997)
18) Gee, J.M., Lee-Finglas, W., Wortley, G.W., Johnson, I.T., J. Nutr. **126**, 373 (1996)
19) Massimino, S.P., McBurney, M.I., Field, C.J., Thomson, A.B.R., Keelan, M., Hayek, M.G., Sunvold, G.D., J. Nutr. **128**, 1786 (1998)
20) Tappenden, L.A., rozdowski, L.A., Thomson, A.B. R., McBurney, M.I., Am. J. Clin. Nutr. **68**, 118 (1998)
21) Tappenden, L.A., McBurney, M.I., Dig. Dis. Sci. **43**, 1526 (1998)
22) Venter, C.S., Vorster, R.D., Cummings, J.H., Am. J. Gastroenterol. **85** 549 (1990)
23) Todesco, T., Rao, A.V., Bosello, O., Jenkins, D.J.A., Am. J. Clin. Nutr. **54** 860 (1991)
24) 13197の化学商品, p1320 化学工業日報社 (1997)
25) Tappenden, K. A., Thomson, B. R., Wild, G.E., McBurney, M. I., J. Parenteral Enteral Nutr. **20**, 357 (1996)
26) Wolever, T. M. S., Spadafora, P., Eshuis, H., Am. J. Clin. Nutr. **53**, 681(1991)
27) McBurney, M. I., Apps, K. V. J., Finegood, D. T., J. Nutr. **125**, 2571(1995)
28) Darcy-Vrillon, B., Morel, M.-T., Cherbuy, C., Bernard, F., Posho, L., Blachier, F., Meslin, J.-C., Duee, P.-H., J. Nutr. **123**, 234(1993)
29) Ogawa, N., Satsu, H., Watanabe, H., Fukaya, M., Tsukamoto, Y., Miyamoto, Y., Shimizu, M., J. Nutr. **130**, 507 (2000)
30) Fleming, S. E., Fitch, M. D., DeVries, S., Liu, M. L., Kight, C., J. Nutr. **121**, 869(1991)
31) Marsman, K. E., McBurney, M. I., J. Nutr. **125**, 273 (1995)
32) Clausen, M. R., Mortensen, P. B., Gastroenterol. **106**, 423(1994)
33) 坂田 隆, 臨床栄養 **89**, 695(1996)
34) Darcy-Vrillon, B., Cherbuy, C., Morel, M.-T.,Durand, M., Duée, P.-H., Mol. Cell. Biochem. **156**, 145(1996)
35) Lin, H.C.,Visek, W.J., J. Nutr. **121**, 832(1991)

第11章　短鎖脂肪酸の窒素代謝への影響

11-1) 食物繊維の窒素代謝に及ぼす影響

短鎖脂肪酸の窒素代謝への影響を直接検討した例はほとんど見当たらない。従ってここでは食物繊維の窒素代謝に及ぼす影響について述べる。

ラットに難発酵性セルロースであるオーツ麦食物繊維，易発酵性水溶性食物繊維であるアラビアガム，フラクトオリゴサッカライド，キシロオリゴサッカライドをそれぞれ7.5％含有する飼料を7日投与し，血漿中尿素濃度，盲腸内尿素，アンモニア濃度，尿中，糞便中への窒素排泄量などを測定した[1]。その結果，血漿中尿素濃度はアラビアガム，オリゴサッカライドの投与で有意に低下した（表11-1）[1]。盲腸内へ浸み出してきた尿素態窒素量はオーツ麦食物繊維投与群に比較してアラビアガム投与群で約50％，オリゴサッカライド投与群で約120％上昇した（図11-1）[1]。また盲腸内アンモニア濃度は対照群に比較してオーツ麦食物繊維，アラビアガム，フラクトオリゴサッカライド，キシロオリゴサッカライド投与群で有意に低下したが，盲腸内アンモニアプールはオリゴサッカライド投与群で有意に上昇した（表11-1）[1]。盲腸からのアンモニア態窒素の吸収量は同じくオリゴサッカライド投与群で低下した（図11-1）[1]。その結果窒素バランスはアラビアガム，オリゴサッカライド投与群でオーツ麦食物繊維投与群に比較して約2倍に上昇した（図11-1）[1]。この時尿中，糞便中への窒素総排泄量のうち糞便中への窒素排泄量は食物繊維非含有の対照群が約10％，オーツ麦食物繊維投与群で約20％，アラビアガム，オリゴサッカライド投与群で27〜29％であった（図11-2）[1]。またアラビアガム，フラクトオリゴサッカライド，キシロオリゴサッカライド投与群で尿中窒素排泄量は20〜30％減少し，この時血中尿素濃度も同程度低下していた（図11-2，表11-1）[1]。

体重約70kgのブタに7.5％のシトラスペクチンを含有する飼料を14日間投与した場合の飼料中のタンパク質（タンパク質源は大豆ミール）の回腸および全消化管での消化率を検討した[2]。その結果，タンパク質の消化率はペクチン含有飼料投与により回腸では約18％，全消化管（糞便中）では約7％低下した[2]。この時糞便中窒素総排泄量はペクチン添加飼料投与により約74％増加した[2]。この糞便中窒素総排泄量のうち，ペクチン含有，非含有飼料の投与にかかわらず，腸内細菌由来の窒素排泄量は約70％，腸内細菌に由来しない窒素排泄量は約30％であった[2]。

一般的に大腸内では血漿中尿素が大腸壁から管腔内に浸み出してきて，大腸内腸内細菌生態系で

表11-1　血漿中尿素濃度，盲腸内アンモニア，総窒素量に及ぼす食物繊維の影響[1]

食物繊維	血漿中尿素濃度	盲腸内アンモニア濃度	盲腸アンモニアプール*	盲腸総窒素量**
	モル/l			モル/盲腸
対照群	2.75 ± 0.18^a	16.0 ± 1.1^a	27.3 ± 1.8^b	$1,243 \pm 93^b$
オーツ麦食物繊維	2.84 ± 0.17^a	12.2 ± 0.8^b	26.4 ± 1.6^b	$1,393 \pm 136^b$
アラビアガム	2.17 ± 0.15^b	7.5 ± 0.9^c	24.2 ± 1.3^b	$2,950 \pm 157^a$
フラクトオリゴサッカライド	2.20 ± 0.16^b	10.5 ± 0.4^b	42.3 ± 2.1^a	$3,021 \pm 107^a$
キシロオリゴサッカライド	1.84 ± 0.13^b	10.6 ± 0.5^b	40.0 ± 2.0^a	$2,893 \pm 136^a$

異なるアルファベット間では有意差のあることを示す（$p<0.05$）
* 盲腸アンモニアプール＝盲腸内アンモニア濃度（μモル/ml）×盲腸内水分量（ml）
** 盲腸総窒素量＝盲腸内窒素濃度（μモル/g）×盲腸内容物量（g）

図11-1 盲腸内での尿素態窒素，アンモニア態窒素の変化と窒素収支に及ぼす食物繊維の影響[1]

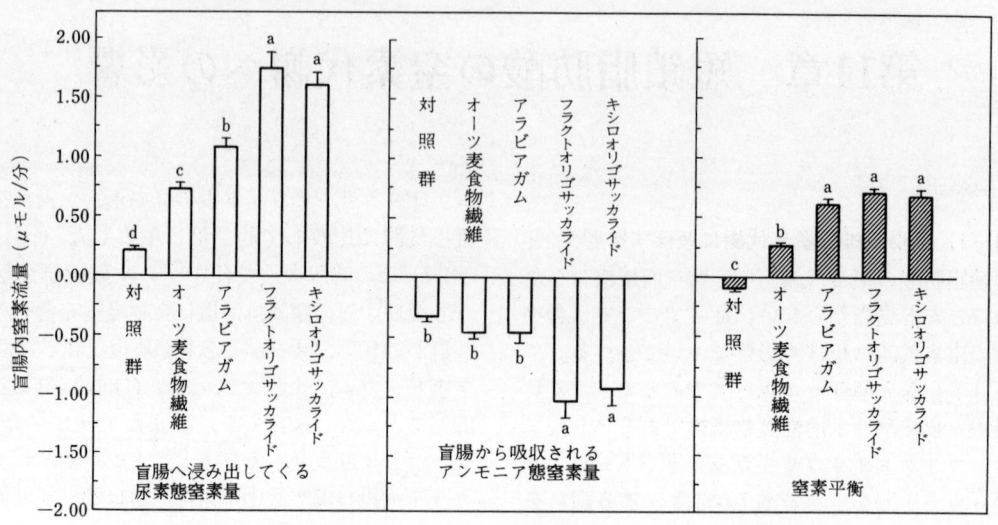

図11-2 尿中，糞便中への窒素排泄量に及ぼす食物繊維の影響[1]

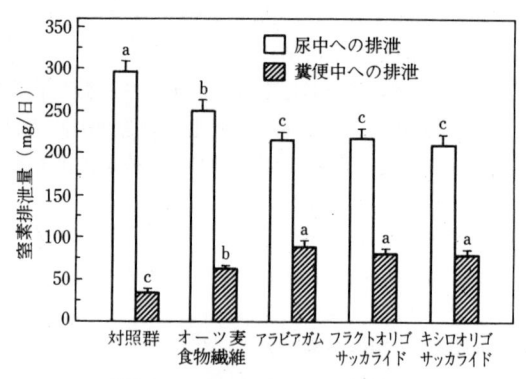

11-2) タンパク質無投与条件下での食物繊維の窒素代謝に及ぼす影響

ラットにタンパク質非含有飼料と共に5％のカルボキシメチルセルロースを投与すると，対照のセルロース投与群に比較して，空腸内での内因性タンパク質とアミノ酸含量が有意に上昇することが認められ，それは投与するカルボキシメチルセルロースの粘度に比例していた[5]。

またブタでのタンパク質無投与条件下での内因性アミノ酸，ヘキソサミン産生量に及ぼす食物繊維の影響を検討する目的で空腸直腸吻合術（ileo-rectal anastomosis）を施したブタが用いられている[6]。空腸直腸吻合術を施したブタに木材セルロース（wood cellulose）：トウモロコシ穂軸（corn cobs）：小麦ムギワラ（wheat straw）（1：2：3）から成る食物繊維混合物を17, 34, 102g/kg飼料，2週間投与し，空腸内容物中に見出されるアミノ酸およびアミノ糖（グルコサミン，ガラクトサミン）を測定した[6]。その結果，アミノ酸は食物繊維混合物17, 34g/kg飼料投与で増加し，102g/kg飼料投与では平衡に達したが，アミノ糖は食物繊維混合物投与量に比例して増加した（図11-3）[6]。

は窒素が余剰になり，エネルギーが不足気味の状態になっている[1,3]。このような状態の時に食物繊維を摂取すると腸内細菌へのエネルギー供給が可能となり，尿素を窒素源として腸内細菌は活発に増殖し大腸内尿素濃度は低下する。大腸内の腸内細菌の増殖が活発になると，尿中への尿素排泄量が減少し，細菌体として糞便中に排泄される窒素量が増加してくる[1,2]。この場合，血漿中尿素濃度については，食物繊維投与により低下する例[10]と変化しない例[2,4]が報告されている。

図11-3 内因性アミノ酸，アミノ糖量に及ぼす食物繊維混合物投与量の影響[6]

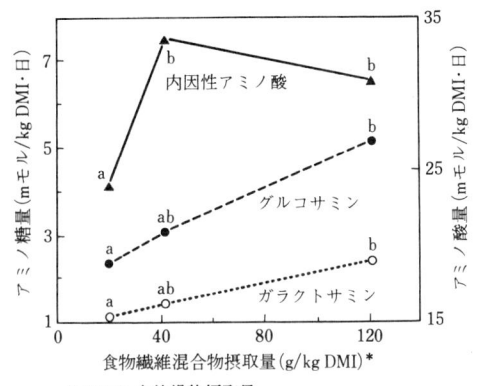

* DMI：全乾燥物摂取量
  異なるアルファベット間では有意差があることを示す（p<0.05）

図11-4 グルタミンからの二酸化炭素，グルタミン酸，アスパラギン酸産生に及ぼす食物繊維，短鎖脂肪酸の影響[7]

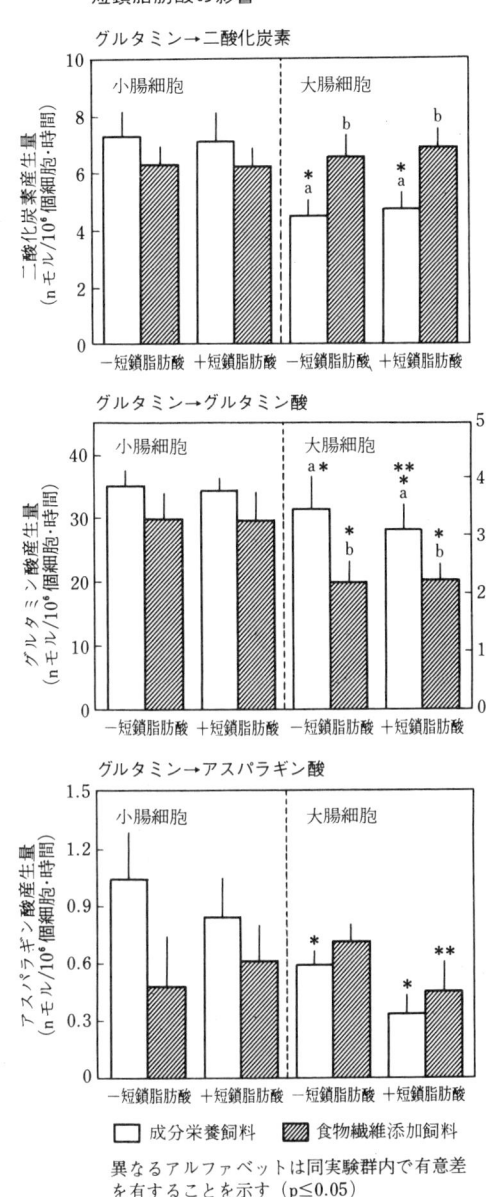

異なるアルファベットは同実験群内で有意差を有することを示す（p≦0.05）

* 小腸細胞に対して有意差を有することを示す（p<0.05）

** 短鎖脂肪酸群に対して有意差を有することを示す（p<0.05）

11-3) 食物繊維投与実験動物からの単離大腸・小腸細胞での窒素代謝の検討

ラットに食物繊維を一定期間投与したのち大腸・小腸細胞を単離し，この細胞を用いて窒素代謝が検討されている[7,8]。このラットに30%の食物繊維（エンドウ豆食物繊維，オーツ麦食物繊維，ビート食物繊維，キサンタンガム）混合物を14日間投与したのち小腸・大腸細胞を単離した[7]。この細胞の培養系に放射性同位元素で標識したグルタミンを添加し，グルタミンからの二酸化炭素，グルタミン酸，アスパラギン酸の生成量を検討した[7]。グルタミンからの二酸化炭素の生成量は食物繊維混合物投与群から得た大腸細胞で有意に上昇した（図11-4）[7]。この場合培養系への短鎖脂肪酸添加の影響は認められなかった[7]。グルタミンからグルタミン酸，アスパラギン酸の変換は，小腸細胞では食物繊維混合物投与，非投与群間，短鎖脂肪酸添加，無添加群間に有意差は認められなかった（図11-4）[7]。

大腸細胞ではグルタミンからのグルタミン酸の生成は，食物繊維混合物投与群から得た細胞で抑制されたが，アスパラギン酸の生成は促進された（図11-4）[7]。この場合短鎖脂肪酸の培養系への添加は，無添加の場合に比較してグルタミン酸，アスパラギン酸生成の抑制傾向あるいは有意な抑制を示した（図11-4）[7]。

11-4) 胃・小腸内タンパク質分解酵素の活性に及ぼす食物繊維の影響

実験動物への食物繊維投与時の窒素代謝変化の作用機序の1つとして消化管内酵素，特にタンパク質分解酵素への影響が検討されている[2,8]。ラッ

図11-5 食物繊維投与による胃ペプシン，小腸キモトリプシン活性への影響[8]

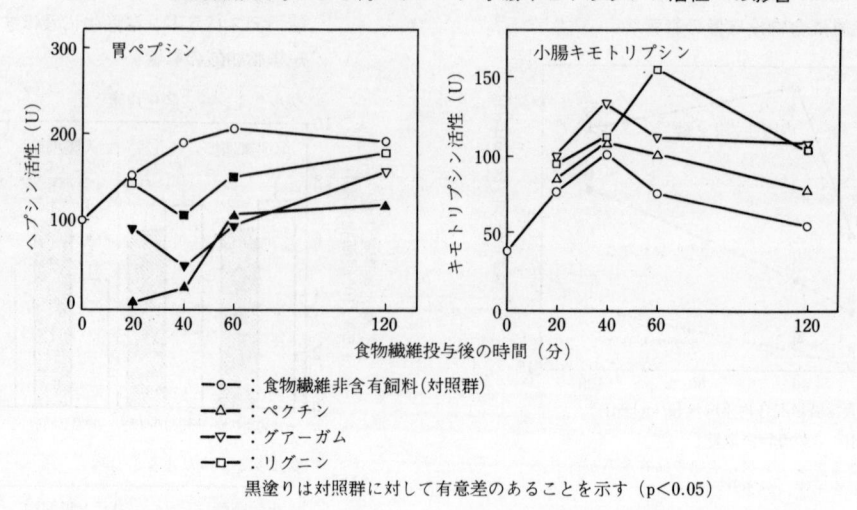

（グラフ：胃ペプシン，小腸キモトリプシン）

横軸：食物繊維投与後の時間（分）

― ○ ― ：食物繊維非含有飼料（対照群）
― △ ― ：ペクチン
― ▽ ― ：グアーガム
― □ ― ：リグニン
黒塗りは対照群に対して有意差のあることを示す（$p<0.05$）

トに10％ペクチン，10％グアーガム，5％リグニンを含有する飼料を14日間強制投与すると飼料の胃排出速度は21〜26分間遅延する[8]。この時胃のペプシン活性はペクチン投与で57％，グアーガム投与で44％，リグニン投与で20％低下した（図11-5）[8]。小腸トリプシン活性については投与2時間後までにリグニン投与で16％上昇し，ペクチン投与で21％抑制された（図11-5）[8]。小腸内キモトリプシン活性は投与後2時間後までにリグニン投与で54％，グアーガム投与で39％上昇した。

ブタに7.5％ペクチンを含有する飼料を14日間投与した場合は膵液中のトリプシン，キモトリプシン，リパーゼ活性には影響は認められなかったが，α-アミラーゼ活性については約27％の低下が認められた[2]。また粘度の異なるカルボキシメチルセルロースの消化酵素活性に及ぼす影響が検討されているが[8]，それについては次項で述べる。

11-5）食物繊維投与時の窒素代謝に及ぼす食物繊維の粘度の影響

食物繊維の窒素代謝に及ぼす影響の作用機序を検討する目的で粘度の異なるカルボキシメチルセルロースを投与して検討が行われている[5,8]。低粘度（20cp），中程度粘度（800cp），高粘度（2,000cp）のカルボキシメチルセルロースを5％含有するタンパク質非含有飼料を12日間投与し，小腸への内因性アミノ酸の排泄量を測定した[5]。小腸への内因性窒素の排泄量はカルボキシメチルセルロースの粘度上昇に比例して増加した（$y=0.268x+986.2$，x：カルボキシメチルセルロースの粘度，$R^2=0.54$）。対照群のセルロース投与群と高粘度カルボキシメチルセルロース投与群を比較した場合，内因性アミノ酸の小腸内への排泄は，アスパラギン酸，グルタミン酸，セリン，プロリンで約60％以上の増加，トレオニン，グリシン，アラニン，イソロイシン，フェニルアラニンで約55％以上の増加，バリン，メチオニン，ロイシン，リジンで約35％以上の増加が認められた[5]。

また前記と同粘度を有する3種類のカルボキシメチルセルロースと15％のカゼインを含有する飼料を21日間投与したのちの，カゼイン中のアミノ酸類の空腸内での消化率は粘度の上昇に比例して上昇し，特にアスパラギン酸，グルタミン酸，トレオニン，セリン，チロシン，フェニルアラニン，ヒスチジンで有意に上昇した[15]。この時，胃内ペプシン活性は低粘度カルボキシメチルセルロース投与群で高粘度カルボキシメチルセルロース投与群に比較して約1.3倍の上昇が認められたが，胃壁内ペプシン活性，小腸内トリプシン，キモトリプシン，アミノペプチダーゼN活性，小腸壁内アミノペプチダーゼ活性，膵液中トリプシン，キモトリプシン活性とカルボキシメチルセルロースの粘度との間には相関は認められなかった[8]。

11-6）大腸内での腸内細菌によるアミノ酸，タンパク質分解に及ぼす食物繊維の影響

大腸で産生される短鎖脂肪酸のうち酢酸には毒性は認められないが，炭素数(3)，4〜5の（プ

ロピオン酸），酪酸，イソ酪酸，吉草酸，イソ吉草酸は多量に産生されると毒性を発揮し，肝性昏睡の原因となる[9]。これら炭素数(3)，4～5の短鎖脂肪酸は，大腸内では食物繊維の他，種々のアミノ酸，血液，アルブミンなどのタンパク質が腸内細菌により資化されて産生する。種々のアミノ酸，血液と健常人から採取した糞便を培養すると，血液あるいはバリン，プロリン，ヒドロキシプロリン，ロイシンなどから，炭素数(3)，4～5の短鎖脂肪酸の産生が認められた[9,10]。血液あるいはこれらアミノ酸とヒト糞便の培養系に10～25mモルのラクチュロース（lactulose）を添加するとこれら短鎖脂肪酸の産生は抑制された[10,11]。ラクチュロースのこの効果は，培養系でラクチュロースが腸内細菌により代謝され，その代謝産物により培養系のpHが酸性化したためと推定されている[9]。

文　献

1) Younes, H., Garleb, K., Behr, S., Rémésy, C., Demigné, C., J. Nutr. **125**, 1010 (1995)
2) Mosenthin, R., Sauer, W. C., Ahrens, F., J. Nutr. **124**, 1222 (1994)
3) 坂田　隆，臨床栄養 **89**, 695 (1996)
4) Morand, C., Rémésy, C., Levrat, M.-A., Demigné, C., J. Nutr. **122**, 345 (1992)
5) Larsen, F. M., Moughan, P. J., Wilson, M. N., J. Nutr. **123**, 1898 (1993)
6) Mariscal-Landín, G., Sève, B., Colléaux, Y., Lebreton, Y., J. Nutr. **125**, 136 (1995)
7) Marsman, K.E., McBurney, M. I., J. Nutr. **125**, 273 (1995)
8) Shah, N., Mahoney, R. R., Pellett, P. L., J. Nutr. **116**, 786 (1986)
9) Mortensen, P. B., Holtug, K., Bonnén, H., Clausen, M. R., Gastroenterol. **98**, 353 (1990)
10) 本書，第1章，9-6-6)

第12章　短鎖脂肪酸の免疫系への影響

　種々の脂質の摂取と免疫系へのかかわりについては多くの研究が行なわれており，脂質の摂取あるいは脂質の欠乏がどのように免疫系に影響するかが分かってきている[1〜8]。これまで知られている脂質と免疫に関与する因子の研究については次のものが知られている。

1) 多価不飽和脂肪酸と免疫の関係——リノール酸の免疫反応に及ぼす影響[4,7]，エイコサペンタエン酸の免疫系への影響[1,6,7]，飽和脂肪酸と不飽和脂肪酸の摂取割合の影響[5]，ω3系脂肪酸とω6系脂肪酸の摂取割合の影響[5]。
2) アラキドン酸の代謝産物であるプロスタグランジン，ロイコトリエン，ヒドロキシエイコサテトラエン酸などによる免疫応答の調節[8]。

　短鎖脂肪酸の免疫系に及ぼす影響については，ほとんど検討されてない。オーツ麦フスマあるいは小麦フスマを30％含有する飼料をラットに8週間投与し，リンパ球およびマクロファージの脂肪酸組成の変化が検討されている[9]。リンパ球のトリグリセリド画分の場合，オーツ麦フスマ投与群では，パルミトオレイン酸含量が48％減少したが，小麦フスマ投与群ではパルミトオレイン酸含量が43％減少と，オレイン酸含量（18％），リノール酸含量（52％），アラキドン酸含量（250％）の増加が認められた[9]。マクロファージのトリグリセリド画分では，オーツ麦フスマ投与群でパルミチン酸含量（16％）とリノール酸含量（29％）の増加とオレイン酸含量（15％）の減少が，小麦フスマ投与群ではミリスチン酸含量（60％），ステアリン酸含量（24％），アラキドン酸含量（63％）の減少と，パルミチン酸含量（30％）とリノール酸含量（230％）の増加という顕著な変化が認められた[9]。

　また，リンパ球のリン脂質画分の脂肪酸組成に対しては，オーツ麦フスマ，小麦フスマ投与群いずれも影響を及ぼさなかったが，マクロファージのリン脂質画分の脂肪酸組成に対しては顕著に変化させた[9]。オーツ麦フスマ投与群ではミリスチン酸含量（42％），リノール酸含量（240％）を増加させラウリン酸含量（31％），パルミチン酸含量（43％），アラキドン酸含量（29％）を減少させた[9]。小麦フスマ投与群では，パルミチン酸含量（18％），ステアリン酸含量（23％）を増加させ，パルミトオレイン酸含量（35％），アラキドン酸含量（78％）を増加させた[9]。

　食物繊維投与時のリンパ球およびマクロファージの脂肪酸組成変化は，リンパ球の場合よりマクロファージの場合の方が変化は大きかった。またオーツ麦フスマと小麦フスマを投与した場合の脂肪酸組成変化は，トリグリセリド画分のパルミチン酸，リノール酸含量の増加，リン脂質画分のパルミトオレイン酸，アラキドン酸含量の減少以外はほとんど共通性はなく，両者は異なる作用機序で，脂肪酸組成を変化させていると推定された[9]。

　リノール酸はアラキドン酸の前駆体であるが，小麦フスマ投与群で，リンパ球のリン脂質のアラキドン酸/リノール酸は対照群の0.7に比較して0.3と低下した[9]。マクロファージのリン脂質のアラキドン酸/リノール酸は，対照群の7.0に対して，オーツ麦フスマ投与群では2.1，小麦フスマ投与群では0.8と低下した[9]。これらの変化は当然，リンパ球，マクロファージのプロスタグランジン生合成を変化させると共に，その機能も変化させると推定される[9]。食物繊維の投与により大腸で産生される短鎖脂肪酸が，リンパ球，マクロファージの脂肪酸組成を変化させる機序（食物繊維の種類により脂肪酸組成が変化），また変化した脂肪酸組成が，プロスタグランジン産生に及ぼす影響については今後の検討課題である[9,10]。

　プロスタグランジンE_2（PGE_2）は免疫反応に対して，免疫担当細胞の活性化状態や分化段階によって，抑制的に働いたり，促進的に働いたりするが[1,6]，おおむね免疫反応に対して抑制的に働く[11]。臓器移植の際に，門脈への輸血が免疫抑

制的に働くのは，肝臓のクッパー細胞（Kupffer cell）が免疫抑制的に働くPGE$_2$を産生するためと推定されている[11]。このクッパー細胞に対する門脈輸液および酪酸の影響が検討されている[12]。Wistar-Firthラットの血液をLewisラットの門脈に輸血し，1時間後にクッパー細胞を調整した（対照群は生理食塩水を門脈内に投与した）。門脈内輸血ラットから調整されたクッパー細胞は，対照群クッパー細胞に比較して，有意にPGE$_2$産生量が増大していたが，門脈内輸血ラットから調製されたクッパー細胞培養系に，酪酸を添加するとPGE$_2$産生量は酪酸無添加の場合に比較して，約7倍増加した[12]。また，プロピオン酸添加の場合は，この作用は認められなかった[12]。この時，門脈内輸血ラットから調製されたクッパー細胞では，シクロオキシゲナーゼ（cyclooxygenase）のmRNAの発現量が増加し，ホスホリパーゼA2（phospholipase A2）活性が約5倍増加した[12]。またクッパー細胞腫瘍壊死因子-α（tumor necrosis factor-α；TNF-α）の産生量も有意に抑制された[12]。

インターロイキン-8（interleukin-8；IL-8）は白血球の走化性ポリペプチドであるケモカインの一種で，好中球を活性化するサイトカインである。Caco-2細胞は，IL-1β刺激により，IL-8を産生するが，リポポリサッカライド（lipopolysaccharide）刺激では産生しない[13]。腸管上皮細胞が酪酸により，IL-1β刺激によりIL-8産生能が変化するのではないかとの推定され，Caco-2細胞培養系に0〜20mモルの酪酸ナトリウムを24時間添加したのち，リポポリサッカライドあるいはIL-1β刺激によるIL-8産生を測定した[13]。その結果，リポポリサッカライド刺激では，Caco-2細胞を酪酸ナトリウム添加下で培養し，リポポリサッカライドを添加した直後のみIL-8を産生した[13]。ところが，酪酸ナトリウムは，IL-1β刺激によるIL-8の産生のみならずIL-8のmRNAの発現量も増加させた[13]。

またT-細胞増殖への酪酸の関与も報告されているが[14,15]，詳細については今後の検討課題である。

文献

1) 渡辺志朗，小野寺菊夫，The Lipid **3**, 79 (1992)
2) Maki, P.A., Newberne, P.M., J.Nutr. **122**, 610 (1992)
3) 鳥居新平，山田政功，菊地哲，伊藤浩明，臨床栄養 **83**, 625 (1993)
4) Mertin, J. Hunt, R., Proc. Natl. Acad. Sci. USA. **73**, 928 (1976)
5) 奥山浩美，The Lipid **3**, 53 (1992)
6) 原健次，生理活性脂質 EPA・DHAの生化学と応用 p65 幸書房 (1996)
7) 池田郁男，脂肪酸栄養の現代的視点 (五十嵐脩，菅野道廣 責任編集) p51 光生館 (1998)
8) 岩本逸夫，富岡玖夫，日本臨床 **48**, 1193 (1990)
9) Felippe, C.R.C., Calder, P.C., Vechia, M.G., Campos, M.R., Mancini-Filho, J., Newsholme, E.A., Curi, R., Lipids **32**, 587 (1997)
10) Vanderhoof, J.A., Nutrition **14**, 7 (1998)
11) Goodwin, J.S., Ceuppens, J., J. Clin. Immunol. **3**, 295 (1983)
12) Perez, R., Stevenson, F., Johnson, J. Morgan, M., Erickson, K., Hubbard, N.E., Morand, L., Rudich, S., Katznelson, S., German, J.B., J. Surg. Res. **78**, 1 (1998)
13) Fusunyan, R.D., Quinn, J.J., Ohno, Y., MacDermott, R.P., Sanderson, I.R., Pediatr. Res. **43**, 84 (1998)
14) Böhmig. G.A., Csmarits, B., Cerwenka, A., Alaei, P., Kovarik, J., Zlabinger, G.J., Transplantation **59**, 1500 (1995)
15) Böhmig. G.A., Krieger, P-M., Säemann, M.D., Wenhardt, C., Pohanka, E., Zlabinger, G.J., Immunology **92**, 234 (1997)

第13章 短鎖脂肪酸の電解質の吸収，代謝への影響

13-1）食物繊維の組織内電解質濃度に及ぼす影響

　食物繊維の電解質に及ぼす影響を検討する場合2通りの方法が採られている。1つは通常の飼料（無機質混合物を1〜5％添加）に食物繊維を添加し，それを実験動物に投与し検討する方法と，もう1つは，通常の飼料に食物繊維および検討したい電解質をさらに相当量添加し検討する方法である。

　家鶏に8あるいは4％のアルファルファ細胞壁，ペクチン，リグニン，キシロースとアラビアガム（50：50）混合物，トウモロコシフスマ，オーツ麦フスマ，小麦フスマを18日間投与し，血漿，脛骨中のCa，Zn，Mg濃度，肝臓および腎臓中のCa，Zn，Mg，Fe，Cu濃度に及ぼす影響を検討した[1]。アルファルファ細胞壁投与により血漿，脛骨中Zn濃度，肝臓中Cu濃度が低下した[1]。ペクチン投与は肝臓，腎臓中Cu濃度を上昇させ血漿，脛骨中Mg濃度を低下させたが，リグニンあるいはキシロースとアラビアガムの混合物投与は腎臓中Cu濃度，血漿中Mg濃度を上昇させ，肝臓中Cu濃度を低下させた[1]。トウモロコシフスマ，オーツ麦フスマ，小麦フスマ投与は共通して，腎臓中Zn，Mg，Fe濃度と血漿中Zn濃度を低下させた[1]。

　ラットにZn 10ppm，Cu 4ppmと3，6，12％のセルロースあるいはキシランを含有する飼料を26週間投与し，血漿，肝臓，小腸粘膜中のZn，Cu濃度の変化，Zn，Cuの吸収率を測定した[2]。Znの吸収率は6，12％セルロース含有飼料，12％キシラン含有飼料投与群で抑制されたが，Cuの吸収率は12％セルロース含有飼料投与群でのみ抑制された[2]。組織中のZn，Cu濃度で変化が認められたのは，6％セルロース含有飼料投与群での肝臓中Cu濃度の低下，12％セルロース含有飼料投与群での血漿中Zn濃度，肝臓，腎臓中Cu濃度の低下のみであった[2]。この時キシラン含有飼料投与では糞便量は変化しなかったが，セルロース含有飼料の投与ではその投与量に比例して糞便量は増加した[2]。

13-2）食物繊維の電解質吸収，分泌に及ぼす影響

　食物繊維の電解質吸収，分泌に及ぼす影響については$Fe^{3\sim9)}$，$Zn^{2,3,10)}$，$Mg^{3,11\sim15)}$，$Ca^{3,9,11\sim15)}$，$Cu^{2,3)}$，$Mn^{14,15)}$などが検討されている。ペクチン（エステル化度75％，分子量約8万9,000）のFe代謝に及ぼす影響が実験的貧血モデルラット（anemic rat）を用いて検討されている[16]。ラットに14日間鉄欠乏飼料（8mg Fe/kg飼料）を投与したのち，47mg Fe/kg飼料とペクチン8％を含有する飼料を10日間投与すると，ペクチン非含有飼料投与群に比較して血漿中Fe濃度，ヘモグロビン濃度は有意に上昇し，ヘモグロビン再生効率（hemoglobinregeneration efficiency），不飽和鉄結合能力（un-saturated iron binding capacity），総鉄結合能力（total iron binding capacity），トランスフェリン飽和割合（transferrin saturation）はいずれも上昇した[4]。これらのFe代謝に対するペクチンの影響は，高エステル化度を有する低分子量ペクチンでのみ認められ，高エステル化度・高分子量ペクチン，低エステル化度・高分子量ペクチン，低エステル化度・低分子量ペクチンでは認められなかった[4]。

　特定のペクチンが血漿中Fe濃度を上昇させるのは，小腸からのFe吸収が促進された結果と推定され，実際Fe・ペクチン含有飼料投与後1時間の血漿中Fe濃度と小腸からのFe吸収量の間には非常に高い相関が認められた（図13-1）[5]。小腸からのFe吸収促進は，ペクチンによる可溶化Fe量の増加と相関していた[5]。またFe・ペクチン含有飼料投与後の肝臓，精巣でのFe濃度の有意な上昇が認められている[5]。

　特定のペクチン以外の食物繊維のFe代謝への影響についてはラットへのナタネ細胞壁[3]，大豆

図13-1 血漿中 Fe 濃度と飼料からの Fe 吸収量の関係[5]

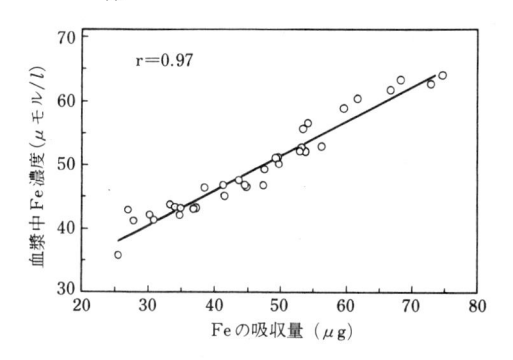

図13-2 Zn 保持量に対する faba bean 投与の影響[10]

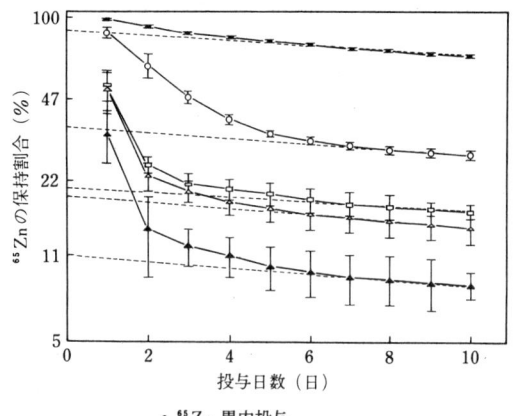

- ● ^{65}Zn 胃内投与
- ○ ^{65}Zn 静脈内投与
- □ faba bean 継続投与
- △ faba bean 1回投与
- ▲ faba bean local diet (継続投与)

細胞壁[3], ナタネ殻[3], 大豆殻[3], セルロース[3] の16日間の投与で生物学的利用率は低下した。また, 幼鶏への硫酸鉄(Ⅱ)(ferrous sulfate:FeSO$_4$)と食物繊維の投与では, Fe の生物学的利用率は, 大豆殻で94.0%, トマトのしぼりかす(tomato pamace)82.0%でやや低下した程度であったが, オーチャドグラス(orchard grass)68.9%, トウモロコシ食物繊維69.4%と中程度抑制され, ビート食物繊維26.5%と大幅に抑制された[7]。この場合, 食物繊維中のヘミセルロース含量と生物学的利用率を検討したところ相関は認められなかった[7]。

ラットに21日間 Fe 欠乏飼料を投与し, 実験的 Fe 欠乏性貧血ラットを作製し脱ミネラルタマネギ食物繊維, 脱ミネラル小麦フスマの Fe の利用率を検討している[8]。これら食物繊維を5%含有する飼料を14日間投与し, 0, 7, 14日目に尾静脈より採血し, 血中ヘモグロビン濃度を測定することによりヘモグロビン回復効率を算出し, その結果から Fe 利用性に対する影響を検討した[8]。脱ミネラルタマネギ食物繊維, 脱ミネラル小麦フスマいずれもヘモグロビン回復促進効果が二価鉄において顕著に認められ, 三価鉄の利用性においては大きな影響を与えず, これら脱ミネラル食物繊維の二価鉄利用促進効果発現は Fe 吸収促進によるものと推定されている[8]。しかし, Fe のイオン価の違いにより, 脱ミネラル食物繊維によるヘモグロビン回復促進効果が異なる理由は分かっていない[8]。

食物繊維の Zn 代謝に及ぼす影響については, ラットへの12%ナタネ細胞壁, セルロースの16日間投与で生物的利用率の低下が認められたが, 大豆細胞壁, ナタネ殻, 大豆殻投与では影響が認められなかった[3]。またラットへの26週間の6, 12%のセルロースの投与, 12%のキシラン投与では, Zn の吸収率の有意な低下が認められ, 12%セルロース投与では血漿中 Zn 濃度のみに低下が認められた[2]。ラットに faba bean (Vicio faba L.) 由来の非澱粉性多糖類を投与したところ, ^{65}Zn により検討された Zn の吸収率は無添加群42%に対して, 添加群12〜24%に抑制された(図13-2)[10]。しかしこの現象は飼料中にフィターゼ(phytase)を添加することにより影響が認められなくなることから, フィチン酸の影響が関与しているのではないかと推定されている[10]。

食物繊維投与の Mg 代謝に及ぼす影響についてはラットへのナタネ殻, 大豆殻, セルロースの投与によりその生体利用率は低下する[3]が, 小麦フスマ, リンゴペクチン, イナゴマメ(carob)ガムの混合物投与により動脈血中の Mg 濃度は上昇した[11]。またラットにレジスタントスターチ24%を含有する飼料を14日間投与すると Mg の吸収率が約5%上昇した[12]。これは盲腸内のグルコースポリマー含量の増加により盲腸内溶液相に溶解している Mg が増加したためと推定されている[12]。β-1,4-マンナナーゼ(β-1,4-mannanase)で部分的に加水分解したグアーガム(分子量約1万5,000)を7日間投与すると糞便中への Mg 排泄量は有意に低下し, Mg の吸収率は有意に上昇し

た[14]。この時大腿骨中の Mg 含量については部分加水分解グアーガム投与により影響は受けなかった[14]。

食物繊維の Cu 代謝に及ぼす影響についてはラットへのナタネ細胞壁、大豆細胞壁、ナタネ殻、大豆殻、セルロースをそれぞれ12%含有する飼料を16日間投与すると生物的利用率が低下した[11]。またラットに12%セルロース含有飼料を26週間投与すると Cu の吸収率が低下し、肝臓、腎臓中の Cu 濃度が低下した[3]。食物繊維の Mn 代謝に対しては報告は少ないが、大豆細胞壁、セルロースをそれぞれ12%含有する飼料を16日間投与すると Mn の生物的利用率が低下した[3]。

食物繊維の Ca 代謝に及ぼす影響については、ラットへのナタネ細胞壁、大豆細胞壁、ナタネ殻、大豆殻、セルロースをそれぞれ12%含有する飼料を16日間投与するといずれも Ca の生物学的利用率を低下させた[17]。小麦フスマ、リンゴペクチン、イナゴマメガムの混合物をラットに投与した場合は Ca の盲腸内分泌を促進した[18]。またはラットにレジスタントスターチ24%を含有する飼料を14日間投与すると Ca の吸収率は約20%上昇した[19]。これは盲腸内のグルコースポリマー含量の増加により盲腸内溶液相に溶解している Ca 量が増加したためと推定されている[19]。

腎臓機能が低下すると Ca の吸収が低下する[20]。実験的に 5/6 腎臓切除ラット(five-sixth nephrectomized rat)を作成し、水溶性食物繊維である β-1,4-マンナナーゼ処理による部分加水分解グアーガムの Ca 代謝に及ぼす影響が検討されている[20]。健常ラットへの Ca の投与では3.0g Ca/kg飼料までの投与では Ca の吸収率はほぼ一定で、投与量に比例して大腿骨中の Ca 濃度は増加した[20]。部分的腎不全ラットでは Ca 吸収量は低下したが、部分加水分解グアーガムの飼料の添加(50g/kg飼料)で有意に上昇し、糞便中への Ca の排泄量は大幅に低下した(図13-3)[20]。しかし、この部分加水分解グアーガムによる Ca の吸収量の上昇効果は部分的腎不全ラットでさらに盲腸切除(caecectomy)を行うと見られなくなった(図13-3)[20]。この現象は健常ラットの盲腸を切除しても認められることから(図13-3)[20]、部分加水分解グアーガムによる Ca 吸収促進効果の発現にはラットの場合、盲腸の存在が必須であると推定された[20]。

胃切除(gastrectomy)ラットにフラクトオリゴサッカライド(fructooligosaccharide)を投与し、Ca[21,22] P[22] の吸収に及ぼす影響が検討されている。ラットの胃を切除したのち、24時間絶食、次いで48時間牛乳投与、さらに精製飼料を4日間投与したのち、手術後8日目からフラクトオリゴサッカライド7.5%を含有する精製飼料を4週間投与し、Ca、P の吸収量、大腿骨、脛骨の Ca、P 含量、骨密度(bone mineral density)を測定した[21]。胃切除ラット群と偽手術(sham operation)ラット群の間では、胃切除ラット群で有意な最終体重の低下が認められたが、それぞれの群の内では、フラクトオリゴサッカライド含有飼料投与群と対照飼料投与群の間では差は認められず、すべての群で飼料摂取量は同じであった[21]。

見かけ上の Ca と P の吸収量は、毎日の摂取量と糞便中への排泄量の差により、1週間毎に測定

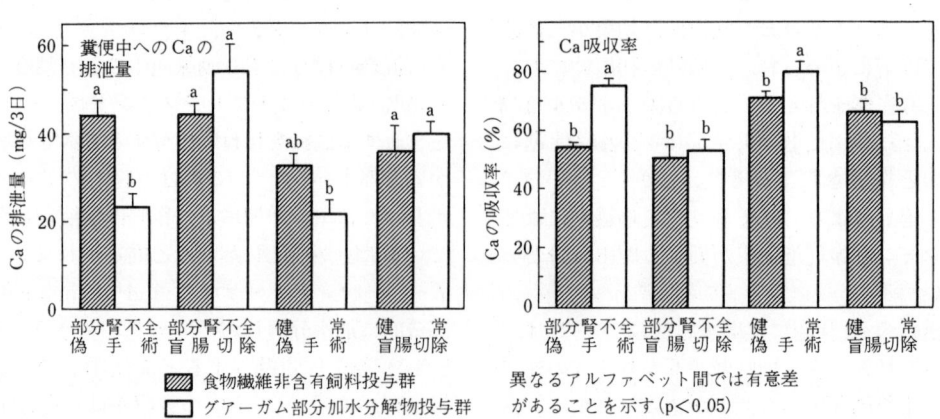

図13-3 Ca 代謝に及ぼすグアーガム部分加水分解物の影響[20]

異なるアルファベット間では有意差があることを示す($p<0.05$)

第13章　短鎖脂肪酸の電解質の吸収，代謝への影響

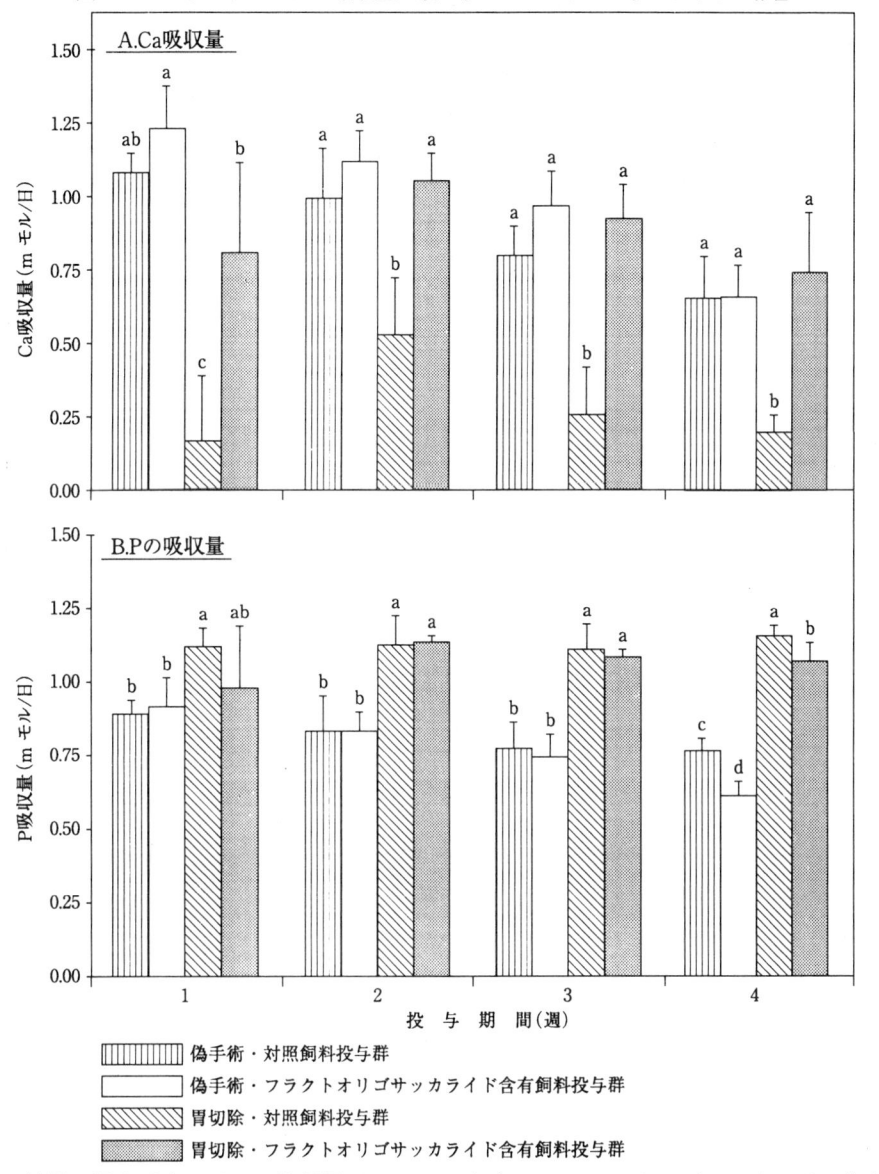

図13-4　みかけのCa, P吸収量に及ぼすフラクオリゴサッカライドの影響[15]

A. Ca吸収量

B. Pの吸収量

投　与　期　間（週）

縦縞：偽手術・対照飼料投与群
白：偽手術・フラクトオリゴサッカライド含有飼料投与群
斜線：胃切除・対照飼料投与群
網掛け：胃切除・フラクトオリゴサッカライド含有飼料投与群

した。その結果，見かけ上のCaの吸収量は，フラクトオリゴサッカライド含有飼料投与群で対照飼料投与群より高く，対照飼料投与群に比較して高く，また，胃切除ラットの対照飼料投与群では，大幅に抑制された（図13-4, A)[15]。胃切除ラット群では，見かけのCaの吸収は有意にオリゴサッカライド含有飼料投与群で対照飼料投与群より高かった（図13-4, A)[15]。また，見かけ上のPの吸収量は，胃切除ラット群で偽手術ラット群に比較して，投与期間中を通して，すべて高かった（図13-4, B)[15]。大腿骨，脛骨中のCa, P含量，骨密度は，胃切除ラット群，偽手術ラット群いずれも，フラクトオリゴサッカライド含有飼料投与群で対照飼料投与群と比較して高く，胃切除ラット群，偽手術ラット群それぞれのうちでは，フラクトオリゴサッカライド含有飼料投与群で対照飼料投与群と比較して有意に高かった[15]。

13-3) 食物繊維の電解質の腸管内濃度，プールに及ぼす影響

ラットに10％ペクチン，10％ラクチュロース，25，50％アミロースを含有する飼料を21日間投与し，盲腸内のCl, Na, K, Mg, Ca濃度およびそれぞれの電解質のプール量を測定した[22]。まず

図13-5　ヘマトクリットと，ヘモグロビン濃度に及ぼすフラクトオリゴサッカライドの影響[9]

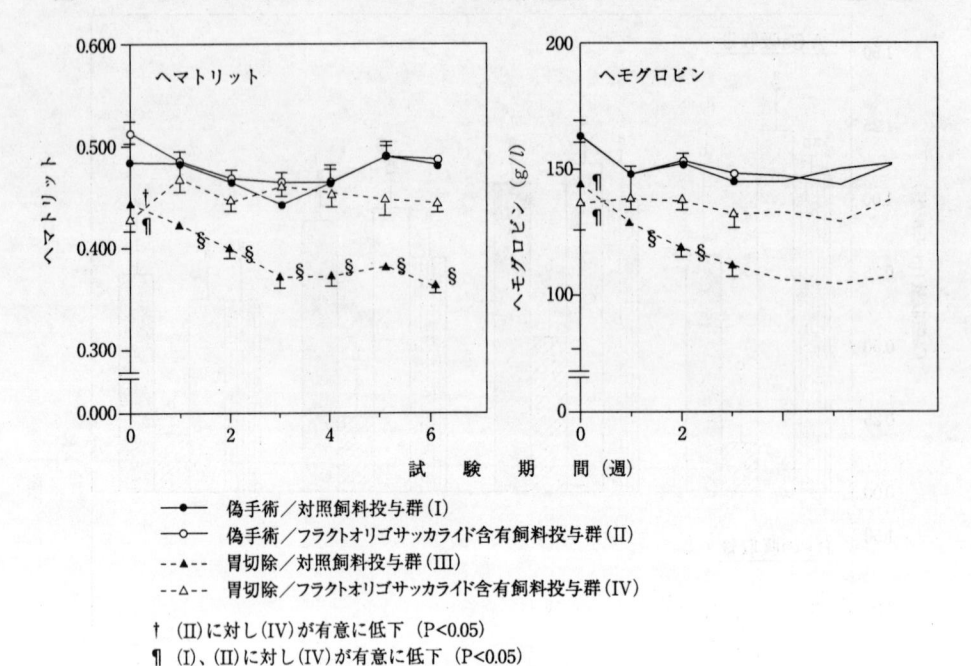

── ● ── 偽手術／対照飼料投与群（I）
── ○ ── 偽手術／フラクトオリゴサッカライド含有飼料投与群（II）
-- ▲ -- 胃切除／対照飼料投与群（III）
-- △ -- 胃切除／フラクトオリゴサッカライド含有飼料投与群（IV）

† （II）に対し（IV）が有意に低下（P<0.05）
¶ （I）、（II）に対し（IV）が有意に低下（P<0.05）
§ （I）、（II）、（IV）に対し（III）が有意に低下（P<0.05）

食物繊維非含有飼料をジャームフリー（germ free）ラットとコンベンショナル（conventional）な条件下で飼育したラットに21日間投与すると，ジャームフリーラットに比較しコンベンショナル条件下飼育ラットでは，Cl，Na，K，Mg，Caのプール量が低下し，特にCl，Kのプール量は大幅に低下した[21]。このことは，盲腸内電解質プール量の維持には腸内細菌の存在が必要であることを示している[21]。

コンベンショナル条件下で飼育したラットでの食物繊維の盲腸内電解質濃度とプール量に及ぼす影響を検討したところ，ペクチン，ラクチュロース，アミロース投与すべてでNa，K，Caのプール量の大幅な増加，Mg，Clのプール量の増加が認められた[22]（ペクチン投与時のClプール量のみは変化が認められなかった）。またK，Ca濃度はペクチン，ラクチュロース，アミロース投与で上昇し，Cl濃度はラクチュロース，アミロース投与で低下し，Na濃度はラクチュロース投与の場合のみ低下した[22]。

ナタネ細胞壁，大豆細胞壁，ナタネ殻，大豆殻，セルロースをそれぞれ12％含有する飼料を16日間ラットに投与したのち，空腸および回腸粘膜を単離し，電解質の移送に対する影響を検討した[17]。その結果Cuの粘膜を通しての移送はナタネ細胞壁投与群で無添加の対照群に比較して42％低下した（p<0.05）[17]。また他の食物繊維投与でもCuの移送は23～41％低下し，同様の傾向はFeの場合でも認められた[17]。Mnの移送はナタネ細胞壁，大豆細胞壁投与群で約25～30％増加したが，ナタネ殻，大豆殻投与群ではほとんど変化が認められず，セルロース投与群ではやや抑制が認められた（p<0.05）[17]。

13-4）食物繊維のヘモグロビン（鉄イオン）代謝に及ぼす影響

食物繊維のFeの吸収に及ぼす影響[4～6]の他にFeを含むヘモグロビンの代謝に及ぼすフラクトオリゴサッカライドの影響が胃切除ラットで検討されている[4]。ラットの胃を切除したのち，24時間絶食，次いで48時間牛乳投与，さらに4日間精製飼料を投与したのち，手術後8日目から7.5％のフラクトオリゴサッカライドを含有する精製飼料を6週間投与し，ヘマトクリット（hematocrit;

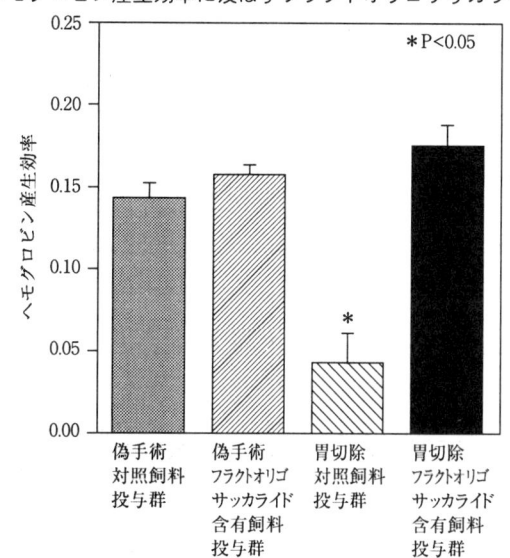

図13-6　ヘモグロビン産生効率に及ぼすフラクトオリゴサッカライドの影響[9]

抗凝血剤を加えた全血を遠心して血球と血漿との比容量を百分率で測定），ヘモグロビン量，ヘモグロビン再生効率，血漿中 Fe 含量などを測定した[9]。手術後1週間目のヘマトクリットおよびヘモグロビン濃度は，胃切除ラット群より偽手術ラット群の方が高かった（図13-5）[9]。6週間の試験飼料投与期間を通じて，胃切除ラット群の対照飼料投与群，フラクトオリゴサッカライド含有飼料投与群，偽手術ラット群のフラクトオリゴサッカライド含有飼料投与群では，ヘマトクリット，ヘモグロビン濃度に変化は認められなかったが，偽手術ラット群の対照飼料投与群では，前述の3群に比較して有意にヘマトクリット，ヘモグロビン濃度が低下した（図13-5）[9]。

血漿 Fe 濃度は，胃切除ラット群に比較して，偽手術ラット群の中で有意に高く，偽手術ラット群の中ではフラクトオリゴサッカライド含有飼料投与群（32.5μモル/l）と対照飼料投与群（34.5μモル/l）と差は認められなかったが，胃切除ラット群ではフラクトオリゴサッカライド含有飼料投与群（26.2μモル/l）で，対照群（10.0μモル/l）に比較して有意に高かった[9]。また，ヘモグロビン産生効率(hemoglobin regeneration efficiency；飼料摂取後のヘモグロビン中のFe量（モル）から飼料投与前のヘモグロビン中のFe量（モル）を減じた値をFe消費量（モル）で除した値）は，胃切除ラット群の対照飼料投与群で，他の3群に比較して有意な低下が認められた（図13-6）[9]。

13-5）ヒトでの食物繊維の電解質代謝に及ぼす影響

健常男性12名に通常の食事の範囲で食物繊維を約5g含有する低食物繊維食と約25g含有する高食物繊維食をそれぞれ6週間摂食してもらい，電解質の収支バランスを検討した[21]。その結果 Ca，Mg，Fe，Zn，Mn の収支バランスでは差は認められず，Cu バランスのみ高食物繊維食摂食時の方が低食物繊維摂食時より高いことが認められた[21]。食物繊維のカルシウム代謝に及ぼす影響については，健常青年7名に低食物繊維食（6.5g食物繊維/日，530mg Ca/日）および高食物繊維食（31.3g食物繊維/日，586mg Ca/日）をそれぞれ23日間摂食してもらい検討した[22]。その結果，高食物繊維食摂食時には糞便中への Ca 排泄量が約75％増加し，Ca 吸収率は高食物繊維食摂食時の60.6％から低食物繊維食摂食時37.1％に低下した[22]。この時血漿中 Ca 濃度に変化は認められず，Ca 代謝に関与する血漿中のパラサイロイドホルモン（parathyroid hormone），25-ヒドロキシビタミンD（25-hydroxyvitamin D），1,25-ジヒドロキシビタミンD（1,25-dihydroxyvitamin D）濃度でも変化は認められなかった[22]。また骨代謝に及ぼす指標も一部を除いては変化が認められなかったことから，食物繊維摂食時の Ca 吸収率の低下は，骨 Ca の回転率には影響を及ぼさなかった[22]。

また26名の健常女性に炭酸カルシウムを添加し

図13-7 ヒトでのCaの吸収に及ぼす小麦フスマの影響[23]

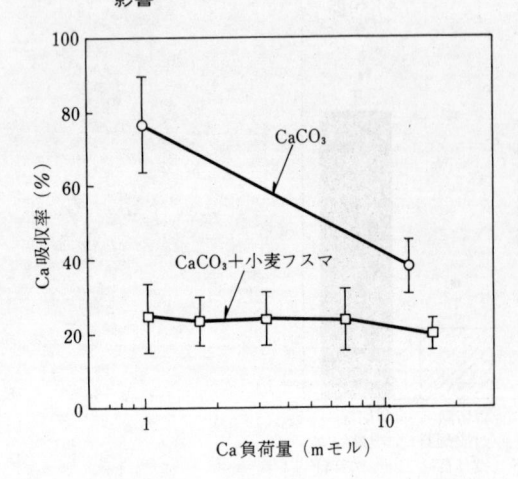

図13-8 直腸からのCaの吸収に及ぼす短鎖脂肪酸の影響[26]

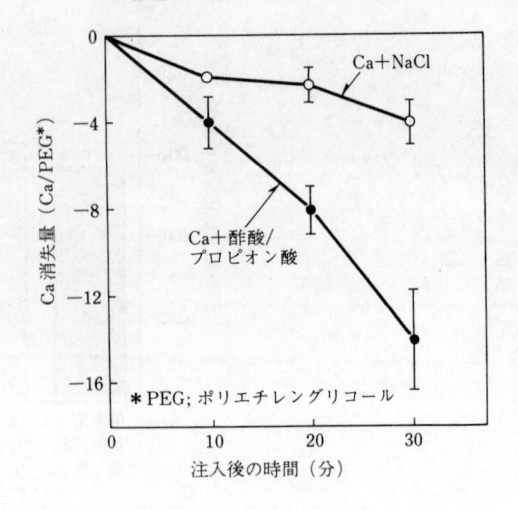

たパンを摂取してもらい，Caの吸収率を測定したところ，0.5mモルのCa摂食時の吸収率は77±13％であったが，12.5mモルのCa摂食時には38±7％に低下した[23]。このパンに16gの小麦フスマを添加し摂食してもらうと，炭酸カルシウム添加量に関係なくCaの吸収率は23±7％と低下した（図13-7）[23]。in vitroでの検討では炭酸カルシウムの添加量と小麦フスマに対するCa結合量との間には非常に強い相関（$r^2=0.999$）が認められることから，小麦フスマによるCaの捕捉によるCaの吸収率の低下と推定される[23]。

健常人でのFe吸収に及ぼす食物繊維の影響はライ麦，小麦フスマ，小麦食物繊維などで検討されているが，これら食物繊維の投与で最大約87％抑制された[8]。この時のFeの吸収量と食物繊維摂取量との間では相関は認められず，Fe吸収量の抑制は摂取飼料中のイノシトールリン酸含量に比例していた[24]。

食物繊維が電解質の消化管の吸収を阻害するのは次の作用によるものと推定されている[24]。

（1）食物繊維のイオン交換能による電解質との不可逆的結合
（2）食物繊維の容量増大効果による電解質の希釈
（3）食物繊維のゲル形成能による電解質の拡散抑制
（4）消化管通過時間の短縮に伴う吸収時間の減少
（5）食物繊維による内因性電解質の分泌増加
（6）食物繊維による小腸吸収機能障害

しかし，食物繊維の電解質の吸収促進作用や生物的利用率上昇の機序についてはほとんど不明である。

13-6）短鎖脂肪酸の電解質代謝に及ぼす影響

電解質代謝に及ぼす短鎖脂肪酸の直接作用を検討した例は少ない[13,26~28]。健常人6名の直腸に塩化カルシウム50mモル/lを含む溶液を塩化ナトリウムあるいは酢酸，プロピオン酸の単独あるいは混合溶液と共に直腸内に投与し，直腸からの吸収量が直腸からほとんど吸収されないと推定されているポリエチレングリコール（polyethylene glycol）4000をマーカーとして測定されている[26,28]。その結果，塩化カルシウム溶液を直腸内に投与する際，酢酸，プロピオン酸あるいは両者の混合物を同時投与した場合の方が，塩化ナトリウムを同時に投与した場合に比較してCaの大幅な吸収促進が認められた（図13-8）[26]。

電解質の吸収に及ぼす短鎖脂肪酸の影響の検討とは逆に短鎖脂肪酸の吸収に及ぼすCaの影響も検討されている[26]。6名の健常人の直腸および遠位結腸内に酢酸ナトリウム（56.25mモル/l），プロピオン酸ナトリウム（18.75mモル/l），塩化カルシウム（50mモル/l）を単独あるいはいずれか

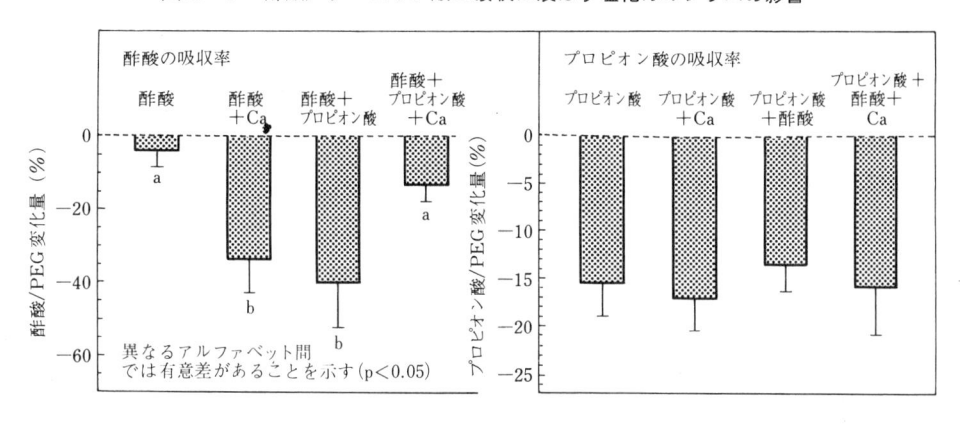

図13-9 酢酸,プロピオン酸の吸収に及ぼす塩化カルシウムの影響[28]

の組み合わせで投与し,投与30分後までの酢酸およびプロピオン酸の吸収量に対するCaの影響が検討された[28]。その結果Caの添加で酢酸の吸収率(直腸および遠位結腸内からの消失率)は-4.1±4.2から-40.2±11.9(P<0.05)と大幅に増加した(図13-9)[28]。プロピオン酸の吸収率については,ほとんどCaの影響は受けなかった。さらに酢酸の吸収率についてはCaの添加のみならずプロピオン酸の添加によっても,Ca添加時と同様の上昇が認められたが,Caとプロピオン酸の同時添加の場合には,酢酸の吸収促進効果は認められなかった(図13-9)[28]。プロピオン酸の吸収についてはCa,酢酸,あるいはCaと酢酸の同時添加のいずれの場合についてもほとんど変化せず,プロピオン酸単独投与の場合とほぼ同等であった(図13-9)[28]。

さらに短鎖脂肪酸類はcAMPが関与する塩素イオン(Cl^-)の分泌を抑制することが認められ

図13-10 DBuAMPのJ_{Sm}^{Cl}に及ぼす短鎖脂肪酸の影響[29]

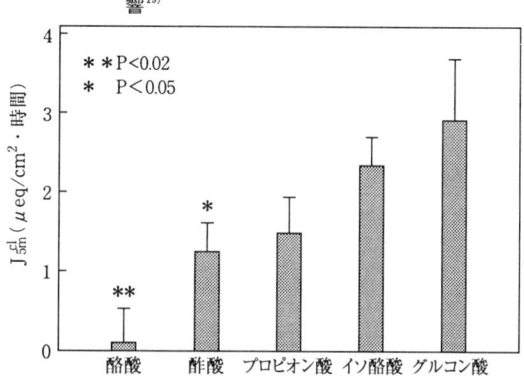

ている[29]。チャンバー法でラットの大腸を用い,Cl^-の漿膜側から粘膜側への流入(J_{Sm}^{Cl})を測定すると,/mモルのアデノシン 3',5'-サイクリック モノリン酸ジ酪酸(dibutyryl adenosine 3',5'-cyclic monophosphate;DBuAMP)で2.9±0.8μeq/cm²・時間と増加させるが,この系に

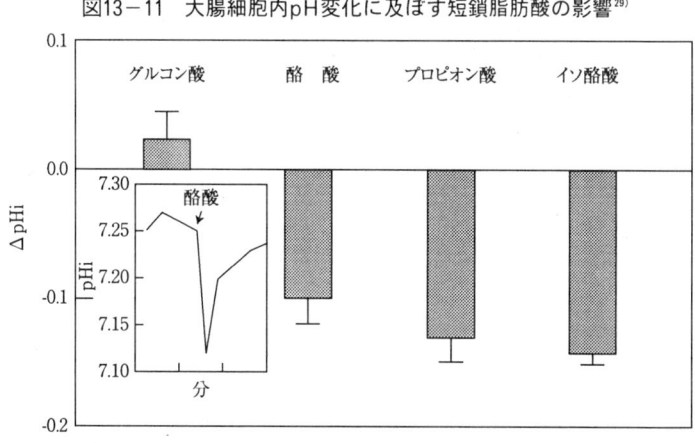

図13-11 大腸細胞内pH変化に及ぼす短鎖脂肪酸の影響[29]

4または8mモルの酪酸添加はDBuAMPで促進されたJ_{sm}^{Cl}を大幅に抑制した[29]。また、25mモル酪酸は、J_{sm}^{Cl}を$2.0\pm0.4\mu eg/cm^2$・時間と抑制したが、カルバコール媒介（carbacol-mediated）のCl⁻分泌には影響を及ぼさなかった[29]。また、酪酸以外の短鎖脂肪酸のJ_{sm}^{Cl}の抑制は、酪酸＞酢酸＝プロピオン酸＞イソ酪酸であり、これは、短鎖脂肪酸の大腸細胞での利用率とほぼ同順位であった（図13-10）[29]。この時、細胞内pHは約0.1低下していた（図13-11）[29]。

文　献

1) Van der Aar, P. J., Fahey, Jr. G. C., Ricke, S.C., Allen, S.E., Berger, L.L., J.Nutr. **113**, 653(1983)
2) Jiang, K. S., J. Nutr. **116**, 999(1986)
3) Ward, A. T., Reichert, R. D., J, Nutr. **116**, 233(1986)
4) Kim, M., Atallah, M. T., J. Nutr. **122**, 2298(1992)
5) Kim, M., Atallah, M. T., J. Nutr. **123**, 117(1993)
6) Kim, M., Atallah, M. T., Amarasiriwardena, C., Barnes, R., J. Nutr. **126**, 1883(1996)
7) Fly, A. D., Czarnecki-Maulden, G. L., Fahey, Jr. G. C., Titgemeyer, E. C., J. Nutr. **126**, 308(1996)
8) 岸田太郎，佐伯　茂，桐山修八，日栄食誌 **50**, 251(1997)
9) Ohta, A., Ohtsuki, M., Uehara, M., Hosono, A., Hirayama, M., Adachi, T., Hara, H., J. Nutr. **128**, 485 (1998)
10) Rubio, L. A., Grant, G., Dewey, P., Bremner, I., Pusztai, A., J, Nutr. **124**, 2204(1994)
11) Demigné, C., Rémésy, C., J. Nutr. **115**, 53(1985)
12) Schulz, A. G. M., van Amelsvoort, J. M. M., Beynen, A. C., J. Nutr. **123**, 1724(1993)
13) Ohta, A., Ohtsuki, M., Baba, S., Adachi, T., Sakata, T., Sakaguchi, E., J. Nutr. **125**, 2417(1995)
14) Hara, H., Nagata, M., Ohta, A., Kasai, T., Br. J. Nutr. **76**, 773(1996)
15) Ohta, A., Ohtsuki, M., Hosono, A., Adachi, T., Hara, H., Sakata, T., J. Nutr. **128**, 106 (1998)
16) Mosenthin, R., Sauer, W. C., Ahrens, F., J. Nutr. **124**, 1222 (1994)
17) Ward, A. T., Reichert, R. D., J. Nutr. **116**, 233 (1986)
18) Demigné, C., Rémésy, C., J. Nutr. **115**, 53 (1985)
19) Schulz, A. G. M., van Amelsvoort, J.M. M., Beynen, A. C., J. Nutr. **123**, 1724 (1993)
20) Hara, H., Nagata, M., Ohta, A., Kasai, T., Br. J. Nutr. **76**, 773 (1996)
21) Kelsay, J.L., Prather, E. S., Clark, W. M., Canary, J. J., J. Nutr. **118**, 1197 (1988)
22) O'brien, K. O., Allen, L. H., Quatromoni, P., Siu-Caldera, M.-L., Vieira, N. E., Perez, A., Holick, M. F., Yergey, A. L., J. Nutr. **123**, 2122 (1993)
23) Weaver, C. M., Heaney, R. P., Teegarden, D., Hinders, S. M., J. Nutr. **126**, 303 (1996)
24) Brune, M., Rossander-Hultén, L.,Hallberg, L., Gleerup, A., Sandberg, A.-S., J. Nutr. **122**, 442 (1992)
25) 奥　恒行，改訂新版食物繊維（印南　敏，桐山修八　編），p113, 第一出版 (1995)
26) Trinidad, T. P., Wolever, T. M.S., Thompson, L.U., Am. J. Clin. Nutr. **63**, 574 (1996)
27) Trinidad, T. P., Wolever, T. M.S., Thompson, L. U., Nutr. Res. **13**, 417 (1993)
28) Wolever, T. M. S., Trinidad, T. P., Thompson, L. U., J. Am. Coll. Nutr. **14**, 393 (1995)
29) Dagher, P.C., Egnor, R.W., Taglietta-Kohlbrecher, A., Charney, A.N., Am. J. Physiol. **271**, (Cell Physiol. **40**): C1853 (1996)

第14章 短鎖脂肪酸およびその誘導体の静脈・経腸栄養剤としての応用

14-1）短鎖脂肪酸の高カロリー輸液としての応用

食物繊維摂取により大腸内で腸内細菌により短鎖脂肪酸が産生されるが，その短鎖脂肪酸の一部は大腸上皮細胞に取り込まれ，代謝されエネルギー源となっており，特に酪酸はその割合が高く，酢酸，プロピオン酸に比較して門脈内濃度は低い[1,2]。大腸上皮細胞で代謝を受けなかった短鎖脂肪酸は門脈経由で肝臓に運ばれ，酪酸，プロピオン酸は肝臓でほぼ代謝され，末梢血中の酪酸濃度は酢酸濃度に比較して非常に低い[1,2]。末梢血中の酢酸は末梢組織で代謝されるが，安定な炭素同位体から構成される酢酸ナトリウム（[1,2-^{13}C] sodium acetate）をヒトの静脈内あるいは直腸内に投与したのち，呼気二酸化炭素中への^{13}Cの出現を測定したところ，静脈内投与では投与30分以内に最大排出濃度に達し，投与4時間後までに約33％が，10時間後までに約38％が回収された[3]。直腸内投与の場合は投与後2時間で最大排出濃度に達し，投与4時間後までに約24％が，10時間後までに約31％が回収された[3]。

この酢酸の末梢組織での迅速な代謝，大腸からの迅速な吸収を応用して，短鎖脂肪酸のナトリウム塩混合物の静脈内，直腸内投与[4,5]，酢酸ナトリウム，乳酸ナトリウム，β-ヒドロキシ酪酸の静脈内投与[6]，短鎖脂肪酸混合物の盲腸内投与[7]による短鎖脂肪酸の高カロリー輸液（total parenteral nutrition；TPN）としての利用の可能性が検討されている。しかしまだ実用化はされていない。実験動物の小腸を大部分切除する手術後の栄養補給には高カロリー輸液が有効であるが，一方手術後の高カロリー輸液の投与は残された小腸粘膜の重量，タンパク質量を減少させることが知られている[4]。短鎖脂肪酸には大腸細胞などの増殖を促進する作用を有しているので[8,9]，高カロリー輸液に短鎖脂肪酸を添加し，手術後の栄養補給効果を高めようという試みがなされている[4]。

ラットの小腸を約80％切除し回腸盲腸吻合術を施したのち，高カロリー輸液あるいは高カロリー輸液に短鎖脂肪酸のナトリウム塩混合物を添加したものを7日間静脈内投与し，窒素平衡，空腸，回腸，盲腸粘膜の重量，タンパク質，DNA，RNA含量の変化，肝臓組成の変化を検討した[1]。高カロリー輸液への短鎖脂肪酸のナトリウム塩混合物の添加は，高カロリー輸液中の塩化ナトリウム（60mEq/l）を酢酸ナトリウム36mEq/l，プロピオン酸ナトリウム15mEq/l，酪酸ナトリウム9mEq/lの置換で行った[4]。小腸切除ラットへの7日間の静脈内投与で，窒素摂取量，尿中，糞便中への窒素排泄量，窒素平衡には，高カロリー輸液投与群と短鎖脂肪酸含有高カロリー輸液投与群の間では有意差は認められなかった[4]。小腸，盲腸粘膜の重量，タンパク質，DNA，RNA含量は空腸，回腸の短鎖脂肪酸含有高カロリー輸液投与群で高カロリー輸液投与群に比較して有意に増加し，特に回腸粘膜の重量，タンパク質，RNA含量の増加が顕著であった[6]。盲腸粘膜では両投与群間のこれらのパラメーターには差は認められず，肝臓組成においても両投与群で差は認められなかった[4]。

また，ラットの小腸を約80％切除し，回腸盲腸吻合術を施したのち，高カロリー輸液あるいは短鎖脂肪酸のナトリウム塩混合物添加高カロリー輸液を24時間あるいは72時間静脈内投与し，空腸，回腸の重量，粘膜の割合，タンパク質，DNA，RNA含量の変化，グルコース トランスポーター2（glucose transporter 2；GLUT2）のmRNAの発現量，およびそのタンパク質量，ナトリウム−グルコース コトランスポーター（sodium-glucose cotransporter；SGLT-1）のmRNAの発現量，回腸でのプログルカゴン（proglucagon）mRNAの発現量，血漿グルカゴン様ペプチド 2（glucagonlike peptide 2；GLP-2）濃度，D-グルコース，D-フラクトース，L-グルコース，乳酸の吸収量，吸収速度が検討されている[10]。80％小腸

図14-1 回腸 GLUTmRNA と GLUT2 タンパク質発現量に及ぼす短鎖脂肪酸ナトリウム塩混合物含有高カロリー輸液の影響[10]

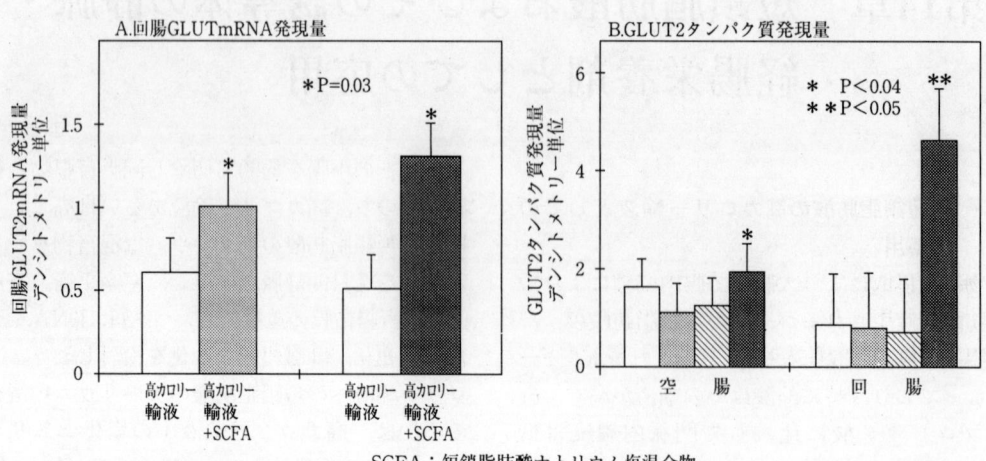

A.回腸GLUTmRNA発現量　　B.GLUT2タンパク質発現量

SCFA；短鎖脂肪酸ナトリウム塩混合物

切除，回腸盲腸吻合ラットに，高カロリー輸液あるいは短鎖脂肪酸ナトリウム塩混合物添加高カロリー輸液を24時間あるいは72時間静脈内投与（217kJ/日）すると，投与24時間では，短鎖脂肪酸ナトリウム塩混合物添加高カロリー輸液投与の場合，回腸RNA濃度を増加（p＜0.05）させ，投与72時間では回腸DNA濃度の増加（p＜0.05）と回腸タンパク質濃度の減少（p＜0.05）が認められた[10]。

この時，空腸でのGLUT2のmRNA発現量は，投与24，72時間いずれでも，短鎖脂肪酸ナトリウム塩混合物添加高カロリー輸液投与群の方が高カロリー輸液投与群に比較して有意（p＝0.03）に上昇した（図14-1，A）[10]。また，空腸，回腸でのGLUT2タンパク質濃度は，短鎖脂肪酸ナトリウム塩混合物添加高カロリー輸液の72時間投与でのみ上昇した（図14-1，B）[10]。SGLT-1のmRNA発現量は，いずれの群，時間でも差は認められなかった[32]。回腸プログルカゴンのmRNA発現量は，短鎖脂肪酸ナトリウム塩混合物添加高カロリー輸液の24時間投与で，高カロリー輸液投与群に比較して有意（P＜0.05）な上昇が認められたが（図14-2，A）[10]，72時間投与では両者に差は認められなかった（図14-2，A）[10]。また血漿GLP-2濃度は，両投与群，投与時間により変化は認められなかった（図14-2，B）[10]。糖の吸収に関しては，D-グルコース，D-フラクトースの吸収に関しては，高カロリー輸液投与群と，短鎖脂肪酸ナトリウム塩混合物添加高カロリー輸液投与群の間で差は認められなかったが，L-グルコースと乳酸の空腸での吸収量は，短鎖脂肪酸ナトリウム塩混合物添加高カロリー輸液投与群で，72時間投与で24時間投与に比較して，L-グルコースで増加が認められたが，高エネルギー輸液投与群では変化は認められなかった[10]。これらの結果は，腸障害時の短鎖脂肪酸ナトリウム塩混合物添加高カロリー輸液の有用性を示唆するものである[10]。

健常ラットに前記と同じ組成の高カロリー輸液と短鎖脂肪酸含有高カロリー輸液を7日間静脈投与した場合の空腸および回腸粘膜の重量，タンパク質，DNA，RNA含量は短鎖脂肪酸含有高カロリー輸液投与群で有意に上昇した（図14-3）[5]。短鎖脂肪酸含有高カロリー輸液投与群での小腸粘膜でのこれらのパラメーター変化は，同量の短鎖脂肪酸のナトリウム塩混合物（酢酸ナトリウム75mモル/l，プロピオン酸ナトリウム35mモル/l，酪酸ナトリウム20mモル/l）を1日当たり30ml直腸内に7日間投与した場合の小腸粘膜のパラメーター変化とほぼ同等であった（図14-3）[5]。しかし，これら小腸粘膜のパラメーター変化は，通常飼料を投与した場合のおおむね半分程度であった（図14-3）[5]。

健常人6名に酢酸ナトリウムを20μモル/kg体重・分を3時間静脈内投与すると，血中酢酸濃度は0.02±0.01mモル/lとなり，呼吸交換比（respiratory exchange ratio）は投与前の0.85±0.02か

図14-2 回腸プログルカゴン mRNA 発現量および血漿 GLP-2 濃度に及ぼす短鎖脂肪酸ナトリウム塩混合物含有高カロリー輸液の影響[10]

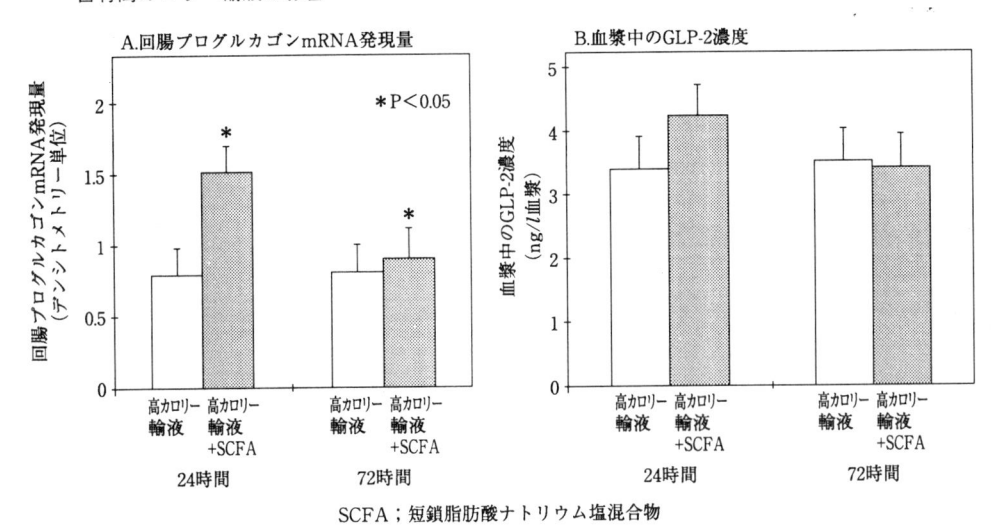

図14-3 小腸粘膜重量,タンパク質・RNA, DNA 含量に及ぼす短鎖脂肪酸の影響[5]

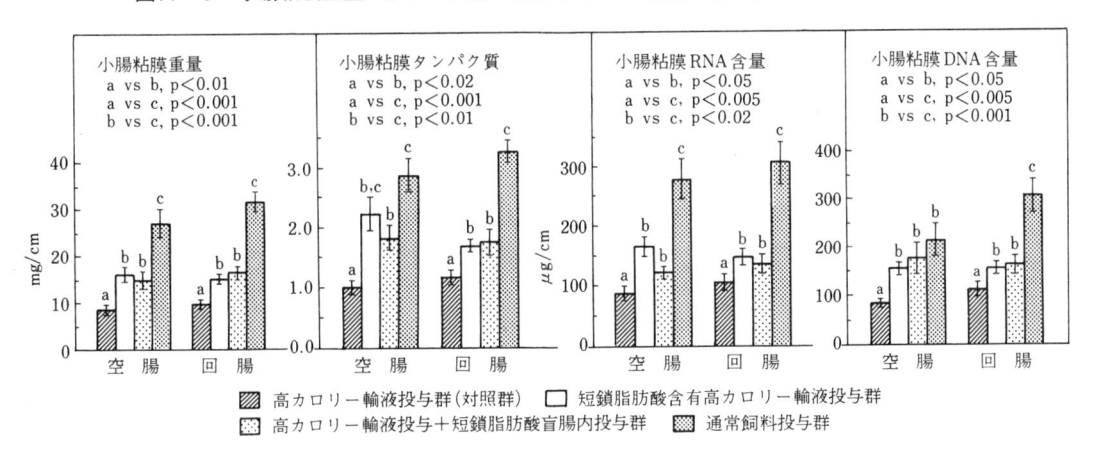

ら0.75±0.02 ($p<0.05$) と低下した[6]。これは

$$1\,\text{mモル酢酸} + 44.8\,\text{ml}\ O_2 \longrightarrow 22.4\,\text{ml}\ CO_2 + 1\,\text{mモル}\ NaHCO_3 + 0.879\,\text{KJ}^{8)}$$

より推定されるように,酢酸投与により炭酸水素ナトリウムの産生量が増加し,二酸化炭素の産生量が減少したためである[6]。この時の投与酢酸の22.7%が熱量に変換されており,この変換率は同条件下で乳酸(16.3%),β-ヒドロキシ酪酸(13.6%)を静脈内投与した場合と比較して高かった。

成長期のブタに体重の最大増加に必要な飼料を投与しながら短鎖脂肪酸混合物(酢酸,1.00モル/l,プロピオン酸0.33モル/l,酪酸0.14モル/l)を1日当たり2.64モル,1.24ml/分の速度で6週間盲腸内に注入し,エネルギー代謝に及ぼす影響を検討した[7]。短鎖脂肪酸混合物の盲腸内投与は,飼料の消化率,エネルギー代謝に影響を及ぼさなかった[7]。また糞便中から見出された投与短鎖脂肪酸混合物は1%以下であったことから,投与した短鎖脂肪酸混合物のほとんどは盲腸より吸収され,代謝されたと推定された[7]。短鎖脂肪酸混合物の盲腸内投与により呼気中のメタン含量の増加,糞便中の分枝脂肪酸含量の増加が認められたことから,投与により後腸(hind gut)中の微生物活性も上昇したと推定され,さらに窒素保持量も増

図14-4 トリアセチンの静脈内投与（47μモル/kg体重・分）が血漿 Ca, P, Mg 濃度に及ぼす影響[12]

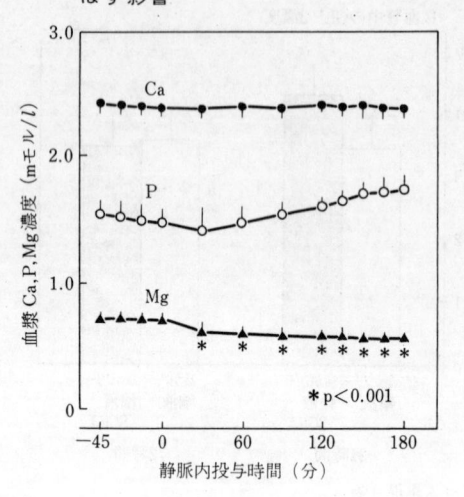

図14-5 等熱量，高熱量トリアセチン投与時の血漿酢酸濃度の変化[14]

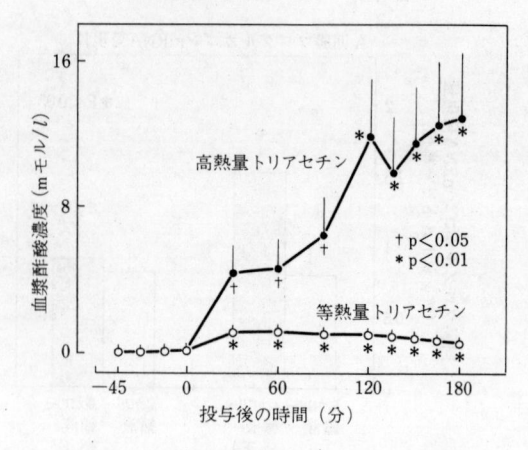

加したことから，ブタが必須エネルギーより低いエネルギーしか摂取できなかった場合，投与された酢酸がタンパク質量を増加させることが分かった[7]。

短鎖脂肪酸の直接の影響ではないが，小腸を80％切除したラットに12日間必須カロリーの70％を経腸栄養剤で投与し，30％を高カロリー輸液を静脈内投与し，盲腸内，門脈内短鎖脂肪酸濃度，肝臓，盲腸粘膜組成の変化が検討されている[9]。小腸切除ラットへの経腸栄養剤の投与により盲腸内短鎖脂肪酸含量は有意に上昇し，この時盲腸の重量，タンパク質含量は有意に上昇したが，DNA含量には変化が認められなかった[9]。

14-2) トリアセチンの高カロリー輸液としての応用

トリアセチン（triacetin）はトリアセチルグリセリン（glyceryl triacetate）で低毒性の水に可溶な無色の液体で，容易に加水分解され酢酸を生じる[11]。イヌに5％トリアセチン溶液を1時間当たり40ml（47μモル/kg体重・分）静脈内投与すると，投与開始30分後には血漿中酢酸濃度は最高値の1.32mモル/l（投与前は0.13mモル/l）に達した[12]。この時血漿 Ca, P 濃度には変化が認められなかったが，血漿 Mg 濃度は投与前0.70±0.03mモル/lだったのが，投与90分後には0.57±0.03mモル/lに低下した（$p<0.001$）（図14-4）[12]。尿中への Mg 排泄量には変化が認められなかったことから，酢酸が組織中への Mg の取り込みを促進したのではないかと推定されるが定かではない[12]。また静脈内投与されたトリアセチンはすみやかに加水分解され，投与されたうち80％は各組織で短時間のうちに酸化される[13]。酢酸の取り込まれは全組織で認められるが特に肝臓559±68μモル/分，小腸342±23μモル/分，腎臓330±37μモル/分で大きかった[13]。

イヌに等熱量（isocaloric）のトリアセチン（47μモル/kg体重・分）あるいは高熱量（hypercaloric）のトリアセチン（70μモル/kg体重・分）を3時間静脈内投与した場合，血漿酢酸濃度は等熱量トリアセチン投与の場合は1mモル/lであったが高熱量トリアセチン投与の場合は13mモル/lまで達した（図14-5）[14]が，この場合急性毒性は認められなかった[14]。この時血漿乳酸，ピルビン酸濃度は投与30分後から低下し，血漿グルコース濃度は等熱量トリアセチン投与群で低下した[14]。また血漿ケトン体（アセト酢酸，β-ヒドロキシ酪酸）は等熱量トリアセチン投与群で2.5倍に，高熱量トリアセチン投与群では7.5倍に増加した（図14-6）[14]。ケトン体は血漿中濃度に比例して他のエネルギー源より優先的に代謝される[15]ので，トリアセチンの高カロリー輸送への応用の可能性が示された[14]。

またイヌに等熱量トリアセチンと高熱量トリアセチンを投与した時のタンパク質代謝に及ぼす影響が非酸化的ロイシン消失量（nonoxidative leucine disappearance）を指標に検討されている[16]。等熱量トリアセチン，高熱量トリアセチン，生理

図14-6 等熱量，高熱量トリアセチン投与時の血漿ケトン体濃度とケトン体産生量の変化[14]

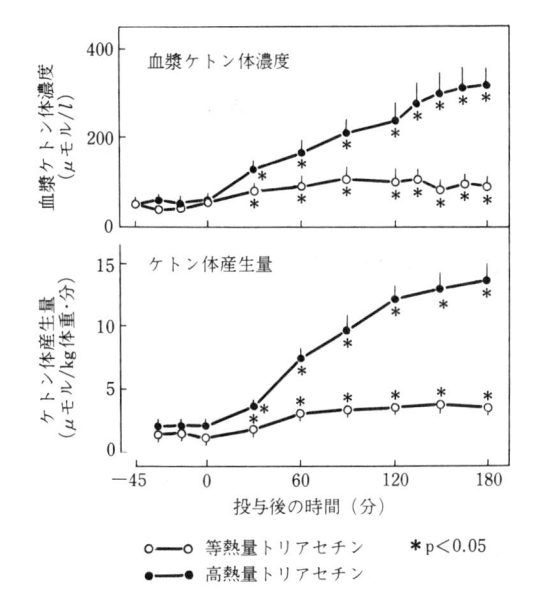

図14-7 実験的30％火傷ラットへの7日間のトリアセチン含有高カロリー輸液投与後の血漿酢酸濃度[18]

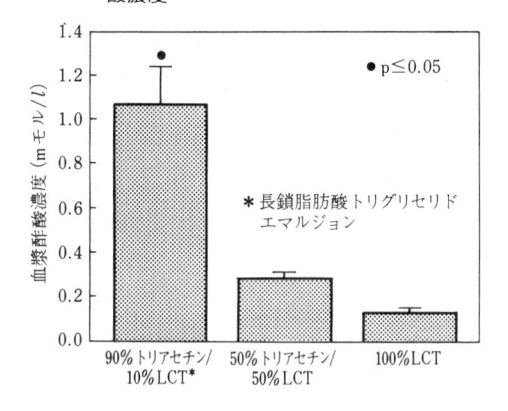

図14-8 実験的30％火傷ラットへの7日間のトリアセチン含有高カロリー輸液投与中の日々の窒素平衡の変化[18]

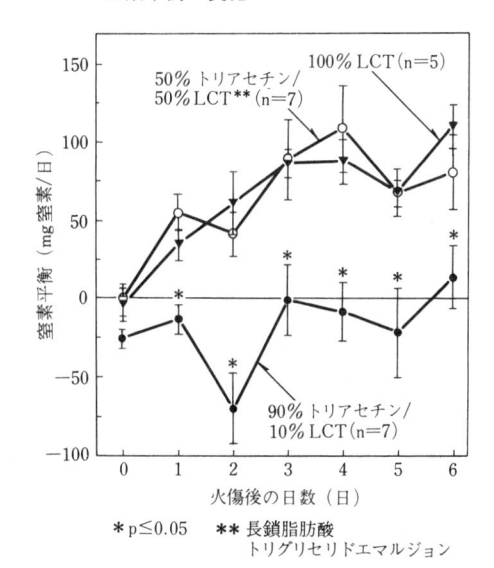

食塩水，グリセリン，中鎖脂肪酸トリグリセリドエマルジョン，長鎖脂肪酸トリグリセリドエマルジョンの3時間静脈内投与で，ほぼ同程度の非酸化的ロイシン消失量であったため，トリアセチンのタンパク質代謝に及ぼす影響は他の輸液と同程度で，特に問題はないと推定された[16]。

トリアセチンを長期間にわたって静脈内投与した場合の影響についてはラットで検討されている[28〜30]。静脈内投与の高エネルギー輸液のカロリーのうち30％を脂質から摂取することとし，そのうち0，50，90％をトリアセチンより，残りは長鎖脂肪酸トリグリセリドエマルジョンから摂取する輸液を調製し，拡散ポンプを用い7日間，670kJ/kg体重・日投与し，タンパク質代謝に及ぼす影響について検討した[17]。体重および肝臓重量は90％トリアセチン，10％長鎖脂肪酸トリグリセリドエマルジョン輸液投与群で有意に増加した[17]。血漿酢酸，ロイシン，α-ケトイソカプロン酸濃度，肝臓，筋肉タンパク質量，非酸化的ロイシン消失量については，いずれの輸液でも差は認められなかった[17]。また窒素平衡については，輸液中のトリアセチン含量の増加に比例して増加した[17]。

同じ輸液を実験的30％火傷ラットに7日間静脈内投与し，タンパク質代謝に及ぼす影響も検討されている[18]。7日間輸液を投与したあとの血漿中酢酸濃度は90％トリアセチン・10％長鎖脂肪酸トリグリセリドエマルジョン輸液投与群で有意に高かった（図14-7）[18]が，日々の窒素平衡はこの投与群で最も低く推移した（図14-8）[18]。また空腸および盲腸粘膜の重量，DNA，タンパク質含量は50％トリアセチン・50％長鎖脂肪酸トリグリセリドエマルジョン輸液投与群で最も高く，100％長鎖脂肪酸トリグリセリドエマルジョン輸液投与群で最も低かった[18]。肝臓，筋肉中のタンパク質含量も同じ結果であり[18]，健常ラットへの投与の場合[18]とは異なっていた。

図14-9　高カロリー輸液の30日間の経口投与後の脂肪蓄積量[19]

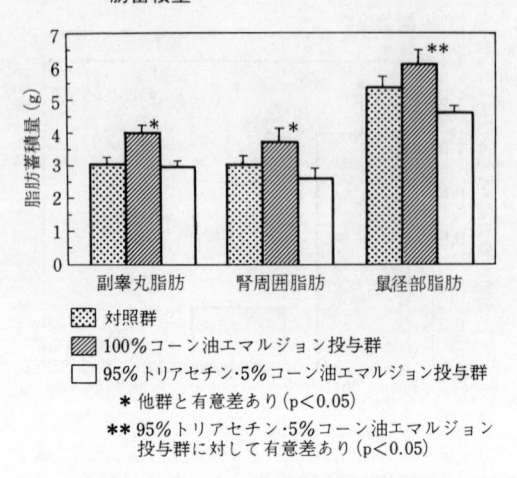

　　　凡例
　　　[::] 対照群
　　　[////] 100%コーン油エマルジョン投与群
　　　[□] 95%トリアセチン・5%コーン油エマルジョン投与群
　　　＊　他群と有意差あり（p<0.05）
　　＊＊　95%トリアセチン・5%コーン油エマルジョン投与群に対して有意差あり（p<0.05）

図14-10　副睾丸脂肪細胞粒径に及ぼす種々の高カロリー輸液経口投与の影響[19]

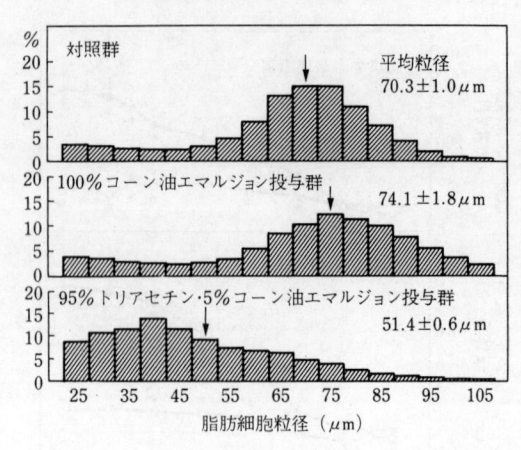

　総摂取エネルギーの30％を脂質から摂取することとし，100％コーン油エマルジョン輸液あるいは95％トリアセチン・5％コーン油エマルジョン輸液をラットに30日間経口投与し，脂肪細胞に対する影響を検討した[19]。30日後の体重増加量，副睾丸（epididymal），腎周囲（perirenal），鼠径部（inguinal）の脂肪蓄積量は100％コーン油エマルジョン輸液投与群で有意に上昇した（図14-9）[19]。この時各脂肪組織の脂肪細胞の直径を測定したところ，いずれの場合も対照群に対して95％トリアセチン・5％コーン油エマルジョン輸液投与の場合は小さく，100％コーン油エマルジョン輸送投与の場合は大きかった[19]。例えば副睾丸脂肪組織の脂肪細胞の平均粒径は対照群が70.3±1.0μm，100％コーン油エマルジョン投与群が74.1±1.8μm，95％トリアセチン・5％コーン油エマルジョン投与群が51.4±0.6μmであった（図14-10）[19]。100％コーン油エマルジョン投与群と95％トリアセチン・5％コーン油エマルジョン投与群は同カロリーを30日間投与しており，脂肪蓄積量も100％コーン油エマルジョン投与群が有意に上昇している（図14-9）[19]ことを併せて，トリアセチンは蓄積性が少なくエネルギーとして利用されやすいものと推定された[19]。

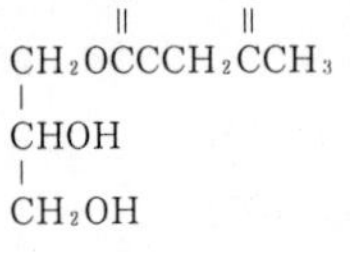

14-3）モノアセトアセチンの高カロリー輸液としての応用

　モノアセトアセチン（monoacetoacetin）（図14-11）は1970年代後半に開発された合成エネルギー源である[20]。モノアセトアセチンはケトン体の一種であるアセト酢酸のモノグリセロールエステルで，エステラーゼによりアセト酢酸とグリセリンに分解され代謝される比較的安定な液体である[21]。エネルギー量は4.4kcal/gで，水への溶解は良好で5％水溶液は299mOsm/lの等張液である[21]。アセト酢酸やβ-ヒドロキシ酪酸などのケトン体(注14-1)は，飢餓や糖尿病などのエネルギー供給が不足した場合血中濃度は高値になり，他の

図14-11　モノアセトアセチン

$$\begin{array}{c}\text{O}\quad\text{O}\\\|\quad\|\\CH_2OCCCH_2CCH_3\\|\\CHOH\\|\\CH_2OH\end{array}$$

注14-1）ケトン体（ketone body）[21,22]

　アセト酢酸およびその代謝産物である3-ヒドロキシ酪酸，アセトンの総称。飢餓，糖尿病などでは糖の供給，利用が低下するので脂肪酸の分解により生じる多量のアセチル-CoAはクエン酸回路だけでは代謝されない。その結果，他の経路で代謝されることになり，肝臓で2分子が縮合しアセトアセチル-CoAとなり，さらに1分子のアセチル-CoAと縮合することにより，3-ヒドロキシ-3-メチルグルタリルCoAが生成し，肝臓に存在するリアーゼによりアセト酢酸とアセチル-CoAに分解される。ケトン体は血中濃度3～7mモル/lまでは血中濃度に比例して他のエネルギー源より優先的に代謝され，エネルギー源として利用される。

図14-12 モノアセトアセチン含有輸液投与のラット体重変化に及ぼす影響[22]

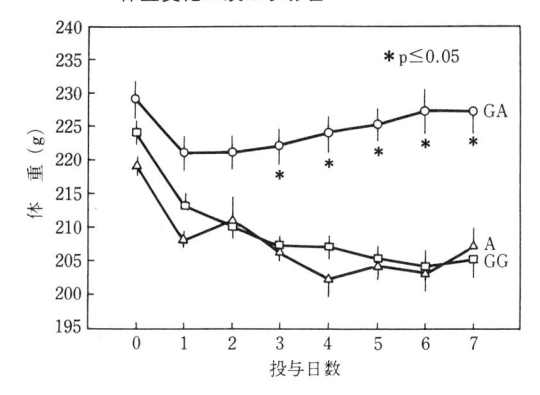

GG：グルコース100g/l・グリセリン100g/l含有輸液投与群
GA：グルコース50g/l・モノアセトアセチン150g含有輸液投与群
A：モノアセトアセチン150g/l含有輸液投与群

エネルギー源より優先的に代謝される生理的に重要なエネルギー源である[21]。しかし，アセト酢酸やβ-ヒドロキシ酪酸は酸であり，アセト酢酸は常温では不安定であり，またβ-ヒドロキシ酪酸は通常ナトリウム塩であるため，エネルギー源として多量に投与すると血漿中ナトリウム濃度の上昇が起こり，ケトン体そのものの高カロリー輸液としての応用は困難であった[21]。

モノアセトアセチンは，投与後アセト酢酸とグリセリンに加水分解されエネルギー源として利用されるのみならず，ケトン体の有する生理的特性も応用し得ると推定される[21]。ラットに3種類の等カロリーの高エネルギー輸液すなわち，グルコース100g/l・グリセリン100g/lを含有する輸液，グルコース50g/l・モノアセトアセチン150g/lを含有する輸液，モノアセトアセチン200g/lを含有する輸液を1日55ml，7日間静脈内投与し体重増加，窒素代謝に及ぼす影響について検討した[22]。その結果，グルコース50g/l・モノアセトアセチン150g/l含有輸液投与群で有意の体重増加が認められたが，グルコース100g/l・グリセリン100g/l含有輸液投与群，モノアセトアセチン150g/l含有輸液投与群では，わずかに減少した（図14-12）[22]。この時血漿ロイシン濃度，ロイシン代謝パラメーターはいずれの投与群でも有意差は認められなかったが，血漿ケトン体濃度は，グルコース100g/l・グリセリン100g/l含有輸液投与群で0.24±0.08mモル/l，グルコース50g/l・モノアセトアセチン150g/l含有輸液投与群で1.28±0.15mモル/l，モノアセトアセチン150g/l含有輸液投与群で2.78±0.48mモル/lと大幅に上昇した[22]。

ラットにグルコース194.2g/l・グリセリン79.4g/l含有輸液あるいはグルコース73.8g/l・モノアセトアセチン152.06g/l含有輸液を1時間当たり2.5ml，7日間静脈内投与し空腸，大腸粘膜のタンパク質代謝に及ぼす影響について通常飼料投与群と比較した[23]。その結果，高カロリー輸液投与の両群間では窒素出納値には有意差は認められなかった[23]。空腸，大腸の粘膜重量は，通常飼料投与群が最も重く，グルコース73.8g/l・モノアセトアセチン152.06g/l含有輸液投与群，グルコース194.2g/l・グリセリン79.4g/l含有輸液投与群の順に有意（p＜0.05）に減少した[23]。空腸，大腸粘膜のタンパク質，RNA，DNA含量についても同じ結果であった[23]。

モノアセトアセチンはケトン体を生じることから，侵襲下でのエネルギー源としての応用の可能性が検討されている[21,24～26]。熱傷侵襲下のラットに15％グルコースあるいは15％モノアセトアセチンを含有する輸液を5日間静脈内投与し，体重変化，累積窒素出納値を検討したところ，15％モノアセトアセチン含有輸液投与群では15％グルコース含有輸液投与群に比較して有意な改善が認められた（図14-13）[24]。非熱傷のラットへの15％グルコースあるいは15％モノアセトアセチン含有輸液の静脈内投与ではこれらの差は認められないことから，モノアセトアセチンは侵襲下でのエネルギー源として有効であると推定される[24]。

さらに侵襲下でのモノアセトアセチン含有輸液の検討としてラットの70％肝臓切除モデルへの投与が行われている[25,26]。70％肝臓切除ラットに20％グルコース，20％モノアセトアセチン，15％グルコース・5％モノアセトアセチン，5％グルコース・15％モノアセトアセチンを含有する4種類の高カロリー輸液を5日間持続的に（216ml/kg体重/日）静脈内投与を行った[26]。静脈内投与期間中血清GOT，GPT値，総ビリルビン濃度はいずれの群でも異常値は認められず，各群間でも有意差は認められず，体重変化，窒素出納でも同様であった[26]。モノアセトアセチンを含有する高カロリー輸液投与群では血清総ケトン体濃度，血清総タンパク質濃度，アルブミン値で，モノアセ

図14-13 熱傷侵襲下ラットでの累積窒素出納値と体重変化[24]

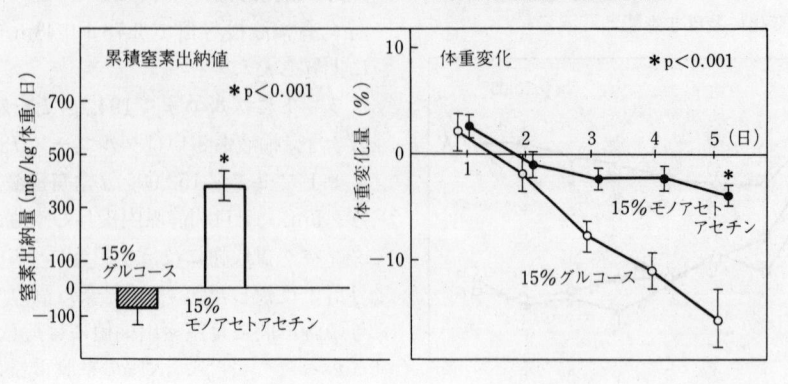

トアセチン非含有輸液投与群に比較して有意な高値を示した[26]。また，これらの高カロリー輸液静脈内投与終了後の残存肝臓組織中の総タンパク質量もモノアセトアセチン含有輸液投与群で有意な高値を示した[26]。これらの結果から肝臓切除などの侵襲下のラットへのモノアセトアセチン含有高カロリー輸液としての適用は，肝臓機能への影響はほとんど認められず，栄養学的にはグルコース含有高カロリー輸液と同等あるいはそれ以上の有用性を示した[25,26]。

14-4）トリブチリン，その他の化合物の高カロリー輸液としての応用

モノアセトアセチン以外にはトリブチリン(tributyrin)[27~29]や肝臓で代謝されてβ-ヒドロキシ酪酸に変換される1,3-ブタンジオール(1,3-butanediol)[27,28]の高カロリー輸液への応用が検討されている。高カロリー輸液中の51.5％のカロリーを炭水化物由来としている輸液の炭水化物由来のカロリーの32％をトリアセチン，トリブチリン，1,3-ブタンジオール，トリアセチンとトリブチリン混合物（それぞれ16％カロリー相当）に置換した高カロリー輸液を24時間，ラットの静脈内に連続的に投与した[27]。24時間後，脳動脈を45分間閉塞し実験的脳梗塞モデルラットを作製し，その後脳動脈血流を再開し，脳壊死容積（infarct volume）に及ぼす影響を検討した[27]。その結果，最も脳壊死容積が小さかったのは，24時間絶食ラット群で53±43mm^3，最も大きかったのは対照高カロリー輸液投与群で162±56mm^3，1,3-ブタンジオール含有輸液投与群では98±41mm^3，トリアセチン・トリブチリン含有輸液投与群では105±53mm^{3}と有意に抑制された[27]。この時，脳壊死容積と実験的脳梗塞作製前の血漿成分との相関を求めたところ，血漿β-ヒドロキシ酪酸，アセト酢酸，酢酸，乳酸濃度とは相関は認められず，血

図14-14 24時間高カロリー輸液投与後の血漿グルコース濃度と脳壊死容積との相関[27]

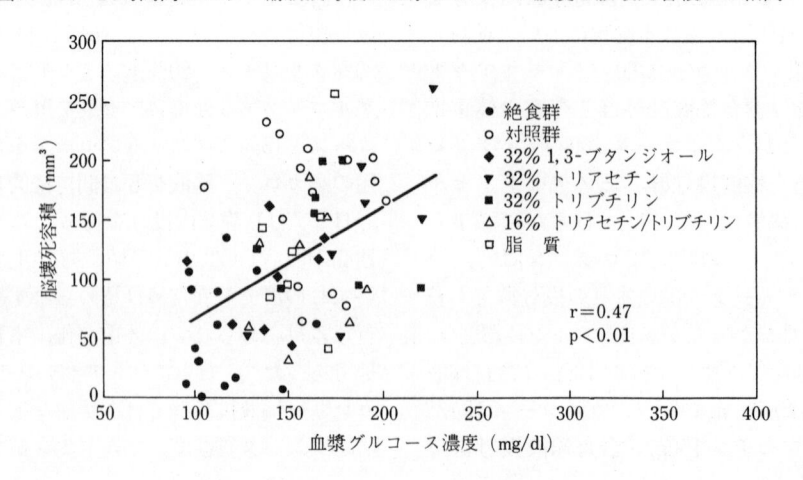

図14-15 小腸・盲腸切除ラットでのトリアセチン・トリブチリン含有高カロリー輸液投与の空腸，大腸粘膜重量に及ぼす影響[29]

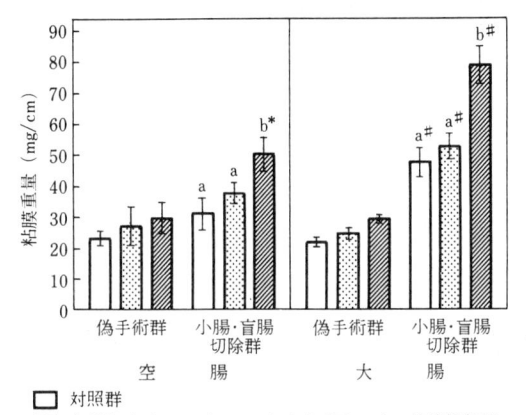

□ 対照群
▨ 中鎖脂肪酸トリグリセリド含有高カロリー輸液投与群
▨ トリアセチン・トリブチリン含有高カロリー輸液投与群

異なるアルファベットは有意差があることを示す．
空腸では$p<0.05$，大腸では$p<0.01$
＊$p<0.05$ ＃$p<0.01$

漿グルコース濃度との間に相関が認められた（$r = 0.47$, $p<0.01$）（図14-14）[27]．

ラットの小腸の50％と盲腸を切除したのち，12日間，中鎖脂肪酸トリグリセリド（39.9g/l）含有高カロリー輸液あるいはトリアセチン（29.8g/l）・トリブチリン（29.8g/l）含有高カロリー輸液を投与し，空腸，大腸の重量および粘膜重量，タンパク質，RNA，DNA含量の変化を偽手術群と比較した[29]．その結果偽手術群ではいずれの高カロリー輸液投与群の間でもほとんど差は認められなかったが，小腸・盲腸切除群では対照群，中鎖脂肪酸トリグリセリド含有高カロリー輸液投与群，トリアセチン・トリブチリン含有高カロリー輸液投与群の順で，空腸，大腸重量，空腸，大腸粘膜重量，タンパク質含量，RNA・DNA含量は有意に増加した（図14-15）[29]．この時窒素出納については対照群が最も高く，中鎖脂肪酸トリグリセリド含有高カロリー輸液投与群が最も低く，トリアセチン・トリブチリン含有高カロリー輸液投与群はその中間であった[29]．

文　献

1) Mortensen, P. B., Clausen, M. R., Scand. J. Physiol. **31**, 132 (1996)
2) 本書，第2章，2-3)
3) Wolever, T. M. S., Spadafora, P. J., Cunnane, S. C., Pencharz, P. B., Am. J. Clin. Nutr. **61**, 1241 (1995)
4) Koruda, M. J., Rolandelli, R.H., Settle, R. G., Zimmaro, D. M., Rombeau, J. L., Gastroenterology **95**, 715 (1988)
5) Koruda, M. J., Rolandelli, R. H., Bliss, D. Z., Hastings, J., Rombeau, J. L., Settle, R. G., Am. J. Clin. Nutr. **51**, 685 (1990)
6) Chioléro, R., Mavrocordatos, P., Burnier, P., Cayeux, M.-C., Schindler, C., Jéquier, E., Tappy, L., Am. J. Clin. Nutr. **58**, 608 (1993)
7) Jørgensen, H., Larsen, T., Zhao, X.-Q., Eggum, B. O., Br. J. Nutr. **77**, 745 (1997)
8) Burnier, P., Tappy, L., Jéquier, E., Schneeberger, D., Chioléro, R., Am. J. Physiol. **263**, R1271 (1992)
9) Aghdassi, E., Paina, N., Allard, J. P., J. Nutr. **125**, 2880 (1995)
10) Tappenden, K.A., Drozdowski, L.A., Thomson, A.B.R., McBurney, M.I., Am. J. Clin. Nutr. **68**, 118 (1998)
11) http://www.eastman.com/cirbo/triacetin.shtml
12) Bailey, J. W., Heath, III, H., Miles, J. M., Am. J. Clin. Nutr. **49**, 385 (1989)
13) Bleiberg, B., Beers, T. R., Persson, M., Miles, J. M., Am. J. Clin. Nutr. **58**, 908 (1993)
14) Bailey, J. W., Haymond, M. W., Miles, J. M., J. Parenter. Enteral Nutr. **15**, 32 (1991)
15) 長山正義, 曽和融生, 医学のあゆみ **168**, 507 (1994)
16) Bailey, J. W., Miles, J. M., Haymond, M. W., Am. J. Clin. Nutr. **58**, 912 (1993)
17) Bailey, J. W., Barker, R. L., Karlstad, M. D., J. Nutr. **122**, 1823 (1992)
18) Karlstad, M. D., Killeffer, J. A., Bailey, J. W., DeMichele, S. J., Am. J. Clin. Nutr. **55**, 1005 (1992)
19) Lynch, J. W., Bailey, J. W., J. Nutr. **125**, 1267 (1995)
20) Birkhahn, R. H., Border, J. R., Am. J. Clin. Nutr. **31**, 436 (1978)
21) 長山正義, 曽和融生, 医学のあゆみ **168**, 507 (1994)
22) Birkhahn, R. H., Askari, A., Thomford, N. R., J. Nutr. **116**, 851 (1986)
23) Kripke, S. A., Fox, A. D., Berman, J. M., Depaula, J., Birkhahn, R. H., Rombeau, J. L., Settle, R. G., J. Surg. Res. **44**, 436 (1988)
24) 長山正義, 西口幸雄, 曽和融生, Jap. J. Parent. Ent. Nutr. **12**, 1623 (1992)
25) 中平啓子, 富山武美, 塚田一博, 吉田奎介, 武藤輝一, 外科と代謝・栄養, **26**, 36 (1992)
26) 鎗山秀人, 長山正義, 奥野匡宥, 池原照幸, 奥村聡彦, 曽和融生, 外科と代謝・栄養, **26**, 331 (1992)
27) Robertson, C., Goodman, J. C., Grossman, R. G., Claypool, M., White, A., Stroke **23**, 564 (1992)
28) DeMichele, S. J., Karlstad, M. D., Physiological and clinical aspects of short-chain fatty acids (Cummings, J. H., Rombeau, J. L., Sakata, T. (Eds.)), p537, Cambridge Univ. Press (1995)
29) Kripke, S. A., De Paula, J. A., Berman, J. M., Fox, A. D., Rombeau, J. L., Settle, R. G., Am. J. Clin. Nutr. **53**, 954 (1991)

第15章　短鎖脂肪酸と疾病

15-1) はじめに

　大腸内で腸内細菌により代謝され短鎖脂肪酸を生じる食物繊維は種々の疾病の改善に用いられているが，この改善作用が食物繊維そのものによるものか，あるいは食物繊維の代謝産物によるものであるのかは不明である。肥満の改善と予防[1]における食物繊維の役割，作用としては高インスリン血症の抑制，かさ効果と満腹感の増強，食物繊維豊富食による咀嚼回数の増加・減量効果などである。糖尿病[2~4]の場合は食物繊維による食後血糖値の上昇抑制，尿糖排泄量の低下，血糖の日内変動幅の低減などが挙げられる。虚血性心臓病[5]の場合は食物繊維摂取のみが有効に働いているとはいえないが，少なくとも食物繊維が他の食事因子との関与のうえで，予防的に働いていると推定されている。高脂血症[6~10]に対しては，食物繊維の種類によりその効果の程度は異なっているが血漿コレステロール濃度，トリグリセリド濃度の低下によると推定される。

　食物繊維と大腸疾患[11]の関連については，食物繊維が代謝され短鎖脂肪酸を産生する部位だけに多くの検討が行われている。便秘，大腸癌，潰瘍性大腸炎，大腸憩室症，過敏性大腸炎などの改善効果としての食物繊維の作用は，食物繊維が大腸内細菌により種々の代謝産物に分解され，その分解産物がそれぞれ独特の生理作用を発現すること[11]，また大腸内微生物により代謝されずに残った食物繊維は大腸内での水分保持能力を保持し，その結果，糞便量の増加，大腸内通過時間の延長，消化吸収への影響などが挙げられる。

　短鎖脂肪酸の疾病に及ぼす影響については，食物繊維の短鎖脂肪酸の代謝，作用部位が大腸であることから大腸疾患への検討が大部分である。これまで潰瘍性大腸炎（ulcerative colitis）[12~17]，短腸症候群（short-bowel syndrome）[13,14]，大腸吻合（colonic anastomosis）[13,14,18]，下痢（diarrhoea）[12,19,20]，脂肪下痢（steatorrhea）[21]，diversion colitis[12,18]

などである。これらの大腸疾患への短鎖脂肪酸の作用は，短鎖脂肪酸の直接的，間接的な大腸細胞の増殖作用の結果であると推定されている（図15-1）[18]。これら短鎖脂肪酸の直接作用，間接作用の主たるものは，1）エネルギーの供給，2）血流の促進，3）膵臓の外分泌液の分泌促進，4）自律神経系の刺激，5）腸向性の消化管ホルモンの産生などである[18]。

15-2) 短鎖脂肪酸と潰瘍性大腸炎

　潰瘍性大腸炎（ulcerative colitis）は大腸に原因不明の広範囲の非特異潰瘍性炎症を発生する疾患で，壮年者に多く，急性または慢性に発症し下痢，粘血膿便，発熱，栄養障害などの症状が認められる疾患である。潰瘍性大腸炎では糞便中の短鎖脂肪酸濃度が減少し[22]，乳酸濃度が増加する[23]。キヌザルの一種の cotton-top tamarin（*Saguinus oedipus*）の自然発生大腸炎をそれぞれの部位において生検により，軽度（mild colitis），中程度（moderate colitis），重度（severe colitis）の大腸炎に分類し，それぞれの症状部位の糞便中に含まれる短鎖脂肪酸含量を測定したところ，酢酸，プロピオン酸，酪酸，吉草酸いずれもその症状に応じて有意に低下した（図15-2）[22]。潰瘍性大腸炎の患者の大腸上皮細胞では酪酸をエネルギー源として有効に利用できないことから[12]，酪酸ナトリウム溶液[24~27]や短鎖脂肪酸のナトリウム塩混合物溶液[27~29]を大腸内に投与して，潰瘍性大腸炎を治療しようという試みがなされている。

　潰瘍性大腸炎の治療には通常抗炎症作用を有する5-アミノサリチル酸（5-aminosalicylic acid）の経口，大腸内投与，コルチコステロイドの大腸内あるいは全身投与が行われるが[24,25]，これらの薬物療法を少なくとも8週間継続して治癒効果が認められなかった潰瘍性大腸炎患者10名に，酪酸ナトリウム溶液（100mモル/l，pH7）を1日1回100ml，2週間注腸したところ，内視鏡スコア（endoscopic score），組織学的炎症度（histologi-

第15章　短鎖脂肪酸と疾病

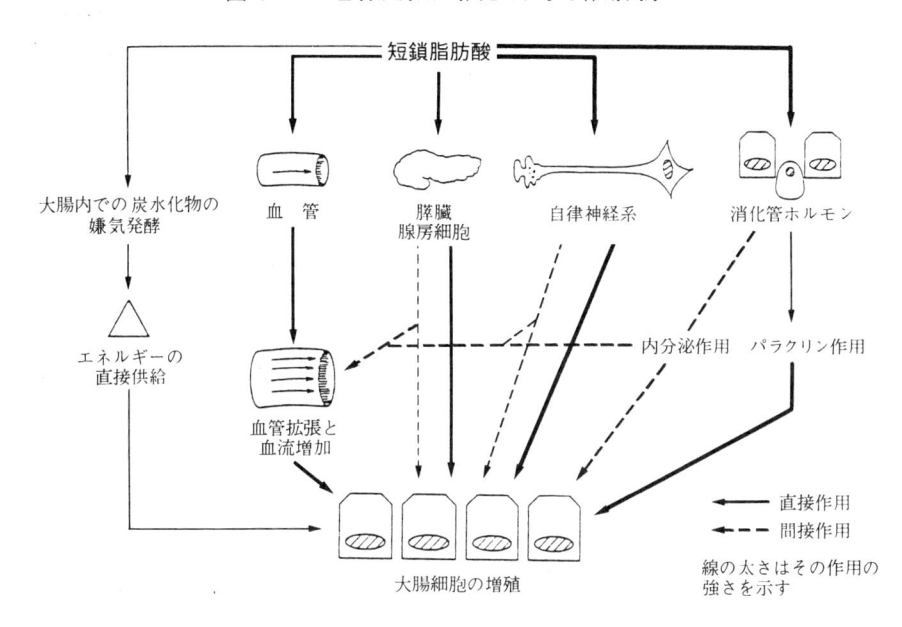

図15-1　短鎖脂肪酸の推定されうる作用機序[18]

図15-2　潰瘍性大腸炎の症状の程度と短鎖脂肪酸産生量[22]

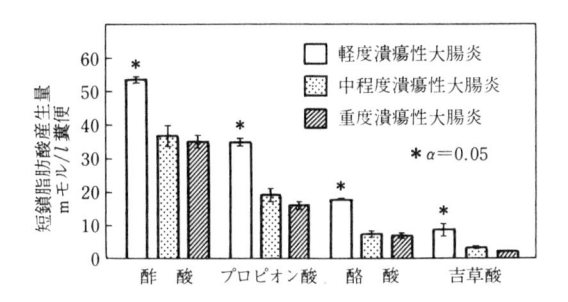

cal grading），上部陰窩ラベル指数（upper crypt labeling）は，対照の生理食塩水注腸群に比較して有意に低下した（図15-3）[24]。この時，酪酸ナトリウム溶液注腸前に1日当たり4.7±0.5回あった排便回数が注腸後は2.1±0.4回と有意に（p<0.01）低下した[24]。また酪酸ナトリウム溶液の注腸と5-アミノサリチル酸などの経口投与を併用した試験でも潰瘍性大腸炎活動指数（Ulcerative Colitis Disease Activity Index : UCDAI, 最悪指数は12）も6週間の注腸で8.0±2.4から4.3±4.1へと低下し[25]，内視鏡スコア[26]，組織的炎症度[27]の低下も認められている。

短鎖脂肪酸のナトリウム塩混合溶液（酢酸ナトリウム80mモル/l，プロピオン酸ナトリウム30mモル/l，酪酸ナトリウム40mモル/l）を潰瘍性大腸炎患者14名に二重盲検法を用い1日2回，100mlずつ6週間注腸したところ，総臨床スコアはプラセボ群に比較して大幅に改善された[27]。特に

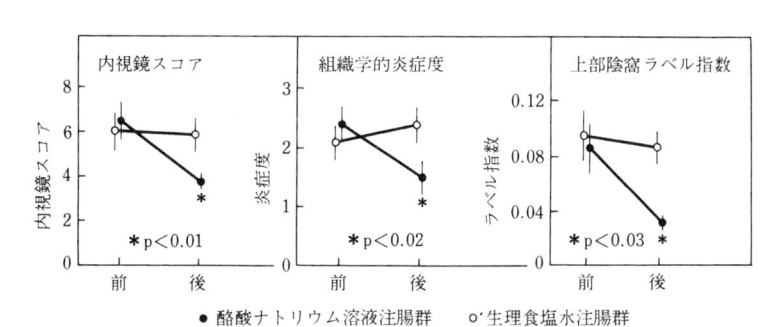

図15-3　潰瘍性大腸炎に及ぼす酪酸ナトリウム溶液注腸の影響[24]

● 酪酸ナトリウム溶液注腸群　○ 生理食塩水注腸群

図15-4 短鎖脂肪酸ナトリウム塩混合物溶液，酪酸ナトリウム溶液8週間注腸後の症状の改善度[28]

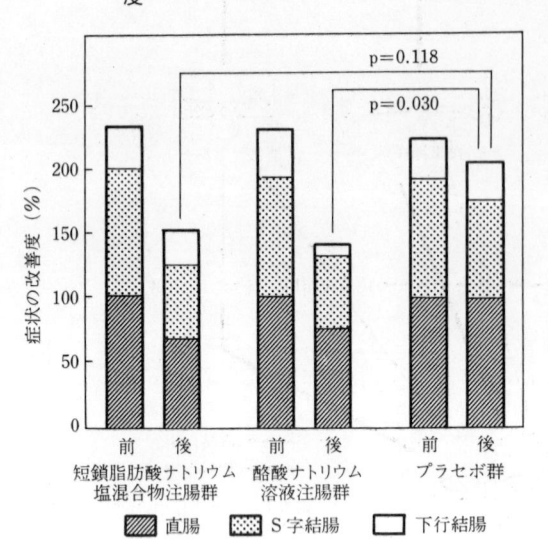

図15-5 抗生物質の投与により下痢を起こした人々の糞便中のイソ酪酸とイソ吉草酸の間の相関関係[35]

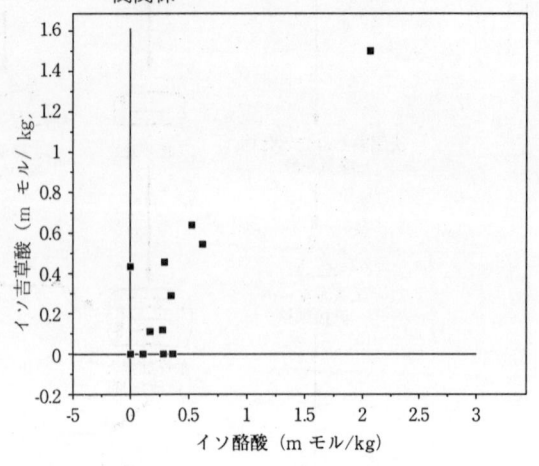

大腸内出血（p＜0.05），便意逼迫（urgency）（p＜0.02）は有意に抑制された。同じ手法で同じ短鎖脂肪酸のナトリウム塩混合浣腸液に加え，酪酸ナトリウム浣腸液（100mモル/l）を潰瘍性大腸炎の患者に8週間注腸し，注腸前後の直腸，S字結腸，下行結腸での症状の改善度を検討したところプラセボ群に比較して，短鎖脂肪酸のナトリウム塩混合物溶液注腸群，酪酸ナトリウム溶液注腸群で有意な改善が認められた[20],[28]（図15-4）[28]。

15-3) 短鎖脂肪酸とその他の大腸疾患

大腸疾患のうち，潰瘍性大腸炎では症状部位での短鎖脂肪酸の産生量が低下していることが認められている[22]が，潰瘍性大腸炎以外にもpouchitis[15,30]，diversion colitis[15,31]，下痢[32～34]などでも短鎖脂肪酸産生量の低下が報告されている。pouchitisは便意逼迫，失禁，腹部痙攣，倦怠などの症状を伴う，水様便，血便を頻繁に催す症候群であるが，この時大腸内での短鎖脂肪酸含量は非pouchitis患者に比較して約60％低下するが，酢酸，プロピオン酸，酪酸の組成比はほとんど変化しなかった[30]。diversion colitisは外科的理由あるいは何らかの理由により，大腸の一部に栄養源，食物がこない場合にその部分の粘膜が炎症，水腫，紅斑，肉芽，潰瘍を起こす症候群で，栄養源のこない大腸内で短鎖脂肪酸が産生されないことがそ

の原因と考えられており，その部位に短鎖脂肪酸を注入すると症状が改善される場合が多い[15]。

抗生物質を投与すると下痢を引き起こす場合があるが，これは抗生物質が大腸内細菌叢を乱し短鎖脂肪酸の産生が減少し，その結果水分や電解質の吸収が不全となるためである[32]。抗生物質投与時の下痢の場合，大腸内短鎖脂肪酸濃度は健常人の約37％まで低下していた[32]。しかし抗生物質を投与しても下痢の症状が見られない場合は，ペニシリン（penicillin），ピバムピシリン（pivampicillin）投与の場合は短鎖脂肪酸濃度は健常人と同等であったがジクロキサシリン（dicloxacillin），エリスロマイシン（erythromycin）投与の場合は大幅に減少した[32]。

抗生物質の投与により下痢を引き起こした31名の糞便中の短鎖脂肪酸含量と下痢の程度の相関を検討したところ，短鎖脂肪酸含量は健常人（93名）の平均83.5nモル/kg糞便（24.2～242.6nモル/kg糞便）に比較して平均11.59nモル/kg糞便（0.52～102.8nモル/kg糞便）と大幅に低下していたが，下痢の程度との間には相関は認められなかった[35]。この時，抗生物質の投与により下痢を引き起こした人々の糞便中の短鎖脂肪酸含量を測定したところ，イソ酪酸濃度とイソ吉草酸濃度の間に強い相関（相関係数0.92，p＝0.0001）が認められた（図15-5）[35]。抗生物質の投与により下痢を起こした人々に，健常人より得られた糞便を牛乳中に懸濁した溶液（5～10ng/20モル）で1回灌腸を行なったのち，糞便中の短鎖脂肪酸の含量および

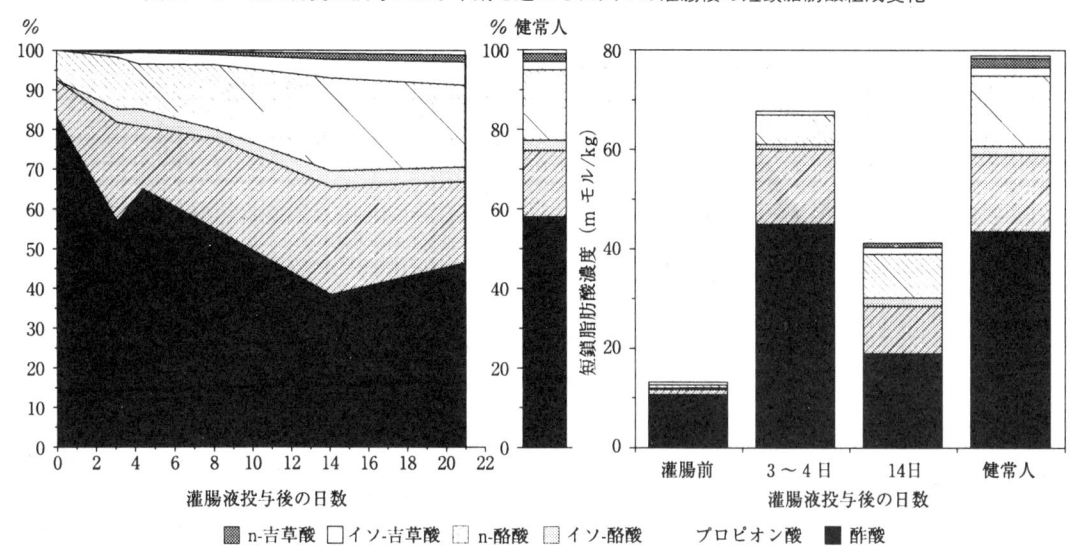

図15-6 抗生物質の投与により下痢を起こした人々の灌腸後の短鎖脂肪酸組成変化[35]

■ n-吉草酸　□ イソ-吉草酸　☒ n-酪酸　▨ イソ-酪酸　　プロピオン酸　■ 酢酸

図15-7 小腸、大腸切除患者での糞便中水分排泄量[37]

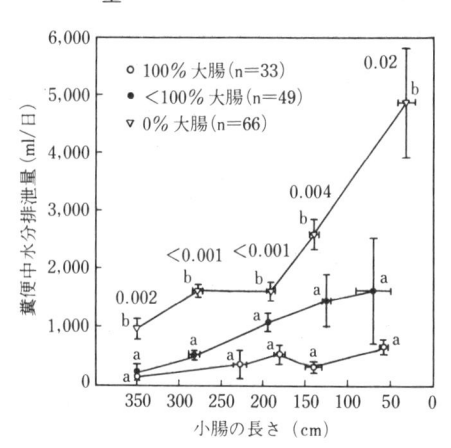

種類を測定したところ，灌腸後3～4日で健常人の糞便中の短鎖脂肪酸の含量および種類に類似してきた（図15-6）[35]。

大腸腺腫あるいは大腸癌の患者の大腸内容物中の短鎖脂肪酸濃度はおおむね健常人と比較して差が認められないとの報告が多いが，差があるとの報告もある[36]。また，大腸を切除した患者で小腸切除の割合と糞便中の水分量，糞便からのエネルギー損失量の関係が検討されている[37]。大腸を完全に切除した患者の場合，小腸を200cm以上切除すると，糞便中の水分量が非常に増加する（図15-7）[37]。大腸を完全に切除した患者では小腸が200～350（小腸非切除）cm残存しても，有意に糞便中の水分量が増加している（図15-7）[37]。水分量の増加にほぼ比例し糞便中への炭水化物，脂肪，窒素の排泄量も増加していた[37]。

これらの大腸疾患の改善にも潰瘍性大腸炎の場合同様，短鎖脂肪酸の投与が有効な場合が多い。diversion colitisの患者に短鎖脂肪酸のナトリウム塩混合物（酢酸ナトリウム60mモル/l，プロピオン酸ナトリウム30mモル/l，酪酸ナトリウム40mモル/l）溶液を1日1回60ml注腸する[15,38]と2週間で内視鏡スコアは大幅に改善され，4週間後にはほとんど認められなくなった（図15-8）[15]。対照群として生理食塩水を注腸した患者ではほとんど改善は認められなかった（図15-8）[15]。

大腸疾患の症状改善に対する短鎖脂肪酸の作用機序としては大腸上皮細胞の増殖促進作用[39,40]が挙げられるが，加えて大腸上皮粘膜損傷部位への大腸上皮細胞の移動（migration）が推定される[41]。LIM 1215大腸癌細胞を単層培養したのち，回転するテフロンチップで培養叢の一部を破壊し無細胞領域を作製し，24時間種々の条件で培養したのち，細胞の移動による減少割合から移動差（migration differential）を求めるものである。培養系への短鎖脂肪酸の添加は濃度依存的にLIM 1215細胞の移動を促進し，それぞれの短鎖脂肪酸の最大移動差濃度は酪酸2mモル/l（112.6±6.7％），プロピオン酸8mモル/l（98.5±5.4％），酢酸8mモル/l（63.4±7.2％）であった（図15-9）[41]。酪酸による移動差の増大はLIM 12

図15-8 diversion colitis の患者への短鎖脂肪酸ナトリウム塩混合物溶液注腸による内視鏡スコアの変化[15]

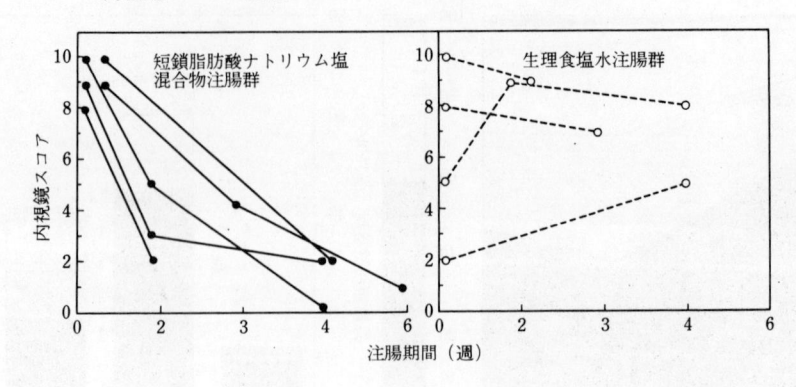

15大腸癌細胞のみならず，同じ大腸癌細胞でもCaco-2細胞，LIM 2405細胞では認められたが，HT 1080細胞，MvlLu 細胞では認められなかった[41]。酪酸2mモル/l添加の効果は20ng/mlの上皮成長因子（epidermal growth factor：EGF）添加の場合よりやや低いものの，肝細胞成長因子（hepatocyte growth factor：HGF），線維芽細胞成長因子（fibroblast growth factor：FGF），β型トランスフォーミング増殖因子（transforming growth factor β：TGF-β），ヒト鎮痙ポリペプチド（human spasモルytic polypeptide：hSP）より有意に効果は高かった（図15-10）[41]。小腸上皮細胞の培養系ではTGF-β，EGF，HGF，FGF，hSPいずれも高い移動活性が認められた[42〜45]が，大腸上皮細胞の場合はEGF，酪酸に高い移動度活性が認められ[41]，異なった挙動を示した。

抗悪性腫瘍剤のシタラビン（cytarabine, 1-β-D-arabinofuranosylcytosine, Ara-C）は急性白血症や消化器癌，肺癌，乳癌，女性性器癌などの化学療法剤として広く用いられ，その作用機序はDNAの合成を阻害し，細胞の分化を阻害する[46]。シタラビンの静脈内投与ではしばしば小腸粘膜の炎症，吸収不全症，敗血症症候群などの症状を引き起こし問題となる。組織学的にも細胞萎縮，壊死，炎症が小腸，大腸粘膜細胞に認められる[46]。マウスにシタラビンを2日間（3.6mg/日）静脈内投与し，同時に短鎖脂肪酸混合物（酢酸35mモル，プロピオン酸15mモル，酪酸9mモル，pH7.4）を含有する成分栄養剤を9日間投与したのち，小腸粘膜の核酸含量を測定した。その結果シタラビ

図15-9 LIM1215細胞培養系での移動差に及ぼす短鎖脂肪酸添加の影響[41]

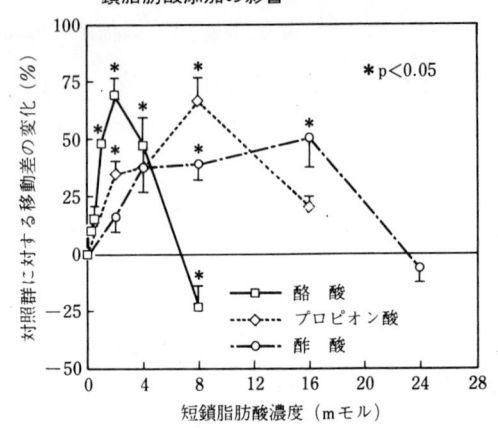

図15-10 LIM1215細胞の移動度に及ぼす酪酸および各種因子の影響[41]

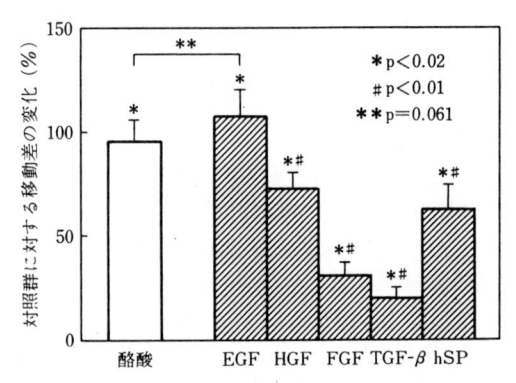

ン，短鎖脂肪酸混合物の核酸含量は非投与群とほぼ同等であったが，シタラビン，生理食塩水投与群では核酸含量は約半分に減少した（図15-11）[46]。経口投与された短鎖脂肪酸は，シタラビンにより

図15-11 シタラビン投与時の小腸粘膜核酸含量に及ぼす短鎖脂肪酸の影響[46]

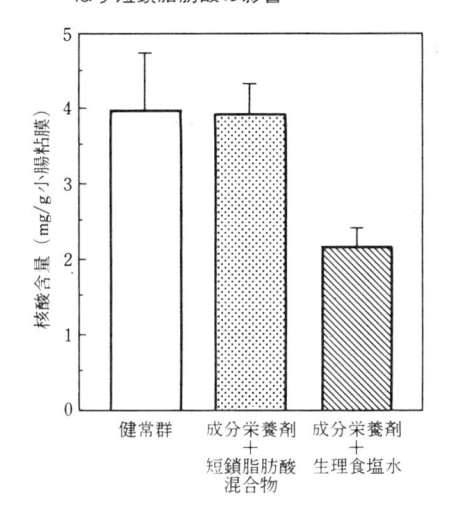

図15-12 鎌状赤血球貧血症，β-サラセミア症候群患者への短期の酪酸アルギニン投与がγ-グロビン生合成に及ぼす影響[55]

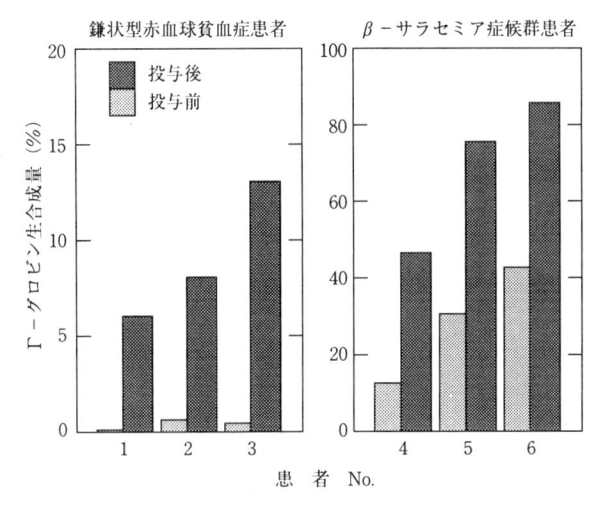

引き起こされる小腸，大腸の障害を統合的に維持することにより回避していると推定されるが，これらの作用は短鎖脂肪酸の直接作用ではなく，間接的な作用あるいは短鎖脂肪酸の代謝物の作用と推定されるが定かではない[46]。

15-4) 短鎖脂肪酸とβ-血球素病

鎌状形赤血球性貧血症（sickle cell anemia）やβ-サラセミア症候群（β-thalassemia syndrome）などのβ-血球素病（β-hemoglobinopathy）は，異常血球素が比較的多量に存在することにより，血清鉄の含有量は正常であるにもかかわらず，低色素性貧血の症状が認められる。これらβ-血球素病は成人ヘモグロビン（ヘモグロビンA，構成タンパク質は$\alpha_2\beta_2$）の成人グロビン（adult-globin；β-グロビン）の突然変更により起るもので，その治療には成人ヘモグロビン（ヘモグロビンA）より酸素親和性の高い胎児ヘモグロビン（ヘモグロビンF，構成タンパク質は$\alpha_2\gamma_2$）やその構成成分である胎児グロブビン（fetal-globin；γ-グロビン）の産生を促進するアザシチジン（azacitidine），シタラビン（cytarabin），ヒドロキシ尿素（hydroxyurea）などの薬剤が用いられている[47~51]。しかしこれらの薬剤は細胞毒性も強く，副作用もしばしば認められ，安全にこれらの症状を改善する薬剤が求められていた。

糖尿病の母親から生まれた乳児は，血漿中のα-アミノ-n-酪酸（α-amino-n-butyric acid）濃度が，健常人の母親から生まれた乳児より高く，また，健常人の母親から生まれた乳児は出生前にγ-グロビンからβ-グロビンが産生されるように遺伝子の切り替えが行なわれるが，糖尿病の母親から生まれた乳児では，この切り替えが行なわれず，γ-グロビンの産生が継続されていることが知られている[52]。糖尿病の母親から生まれた乳児の血漿α-アミノ-n-酪酸濃度では，乳児の生長には，ほとんど影響を与えないこと，また，酪酸は羊胎児や，培養ヒト赤血球細胞のγ-グロビン遺伝子を特異的に刺激する[53,54]から，酪酸は比較的安全性が高く，特異的にγ-グロビンの発現を維持する作用を有していると推定された[52]。これらの知見から，まず酪酸アルギニンの鎌状赤血球貧血症あるいはβ-サラセミア症候群への臨床応用が検討された[55,56]。

鎌状赤血球貧血症あるいはβ-サラセミア症候群の患者に酪酸アルギニン（arginine butyrate）を500mg/kg体重/日を1回か2回静脈内投与し，γ-グロビンの生合成量（γ-グロビン/[γ-グロビン+β-グロビン]×100）を測定したところすべての患者で増加が認められ，その増加率は6~45%であった（図15-12）[55]。β-サラセミア症候群のある患者では酪酸アルギニンの500mg/kg体重/日の7日間連続投与で副作用が認められなかったため，投与量を段階的に250mg/kg体重

図15-13 β-サラセミア症候群患者への長期の酪酸アルギニン投与がγ-グロビン生合成に及ぼす影響[55]

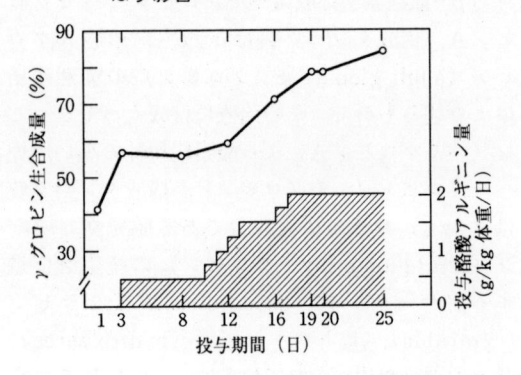

図15-14 β-サラセミア症候群患者への長期の酪酸アルギニン投与がヘモグロビン含量に及ぼす影響[55]

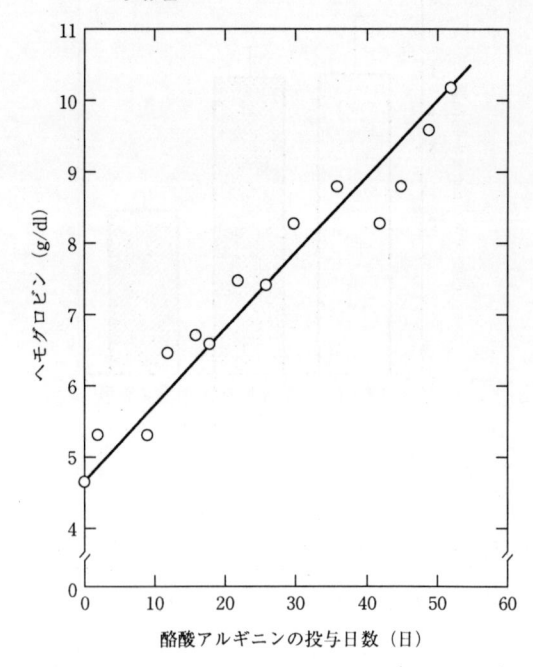

/日ずつ増加し，最終的には2,000mg/kg体重/日まで増加させたところ，γ-グロビン濃度は，酪酸アルギニンの投与量増加に従って，激的に増加した（図15-13）[55]。酪酸アルギニン投与により血漿γ-グロビン濃度が上昇した場合の胎児ヘモグロビン（ヘモグロビンF）の濃度を測定したところ，必ずしもすべての投与例で上昇してはおらず，上昇しない例も認められた[55]。また末梢血液および骨髄でのγ-グロビンのmRNAの発現量を測定したところ，2～6倍増加した[55]。

さらに，β-サラセミア症候群の患者に酪酸アルギニンを2000mg/kg体重/日，1日9時間，7週間投与するとα-グロビン/非α-グロビンは増加し，またヘモグロビン量も，投与日数に比例して増加した（図15-14）[55]。また酪酸アルギニンは投与した場合の半減期が短いので静脈投与でしか，その効果を発現出来ないが，その後の検討で経口投与可能なイソ酪酸アミド（isobutyrate-amide）[56~58]，フェニル酪酸（phenylbutyrate）およびそのナトリウム塩[59,60]，も検討され，酪酸アルギニンと同様の結果が得られている。

酪酸および酪酸誘導体が鎌状型赤血球貧血症あるいはβ-サラセミア症候群の患者で，γ-グロビンの生合成量が増加する作用機序については不明な点も多いが，末梢血液や骨髄でのγ-グロビンのmRNAの発現を促進している[55,61]。このmRNAの発現には，酪酸が直接関与しているとする作用機序の他に，酪酸の代謝産物の酢酸が関与しているとの知見も得られている[62,63]。

15-5) 短鎖脂肪酸と歯周病

易発酵性の食品は古くから虫歯の原因とされてきたが，歯周病発症の原因ともなっている。スナック菓子を沢山食べると歯牙-歯肉炎（dentogingival margins）に高濃度のスクロース，グルコース，マルトース，マルトトリオースなどの易発酵性の糖類や，酢酸，蟻酸，乳酸，プロピオン酸などの短鎖脂肪酸類が蓄積する[64]。これらの短鎖脂肪酸濃度は局所で，それぞれ約20mモルに達する[64]。また歯垢（plaque）は歯周炎（gingival inflammation）の原因となり[65]，ヒトの歯垢中には数mモルの短鎖脂肪酸類が含まれている[66]。また短鎖脂肪酸類は歯周溝液（gingival crevicular fluid）中にも含まれ，その濃度は歯周病患部の歯周溝液の方が，歯周病でない健常人の歯周溝液に比較して高い[67]。歯垢，歯周溝液中に存在する短鎖脂肪酸類は，歯周組織あるいは細胞で，好中球の作用を抑制したり[68]，サイトカイン遺伝子の発現促進したり[69]，好中球のアポトーシス（apoptosis）の遅延[70]が認められることから，歯周病を発生，症状を悪化させる要因の1つとなっている[71,72]。

図15-15 ポテトチップス摂食後の口腔内食物残渣中の短鎖脂肪酸類の変化[64]

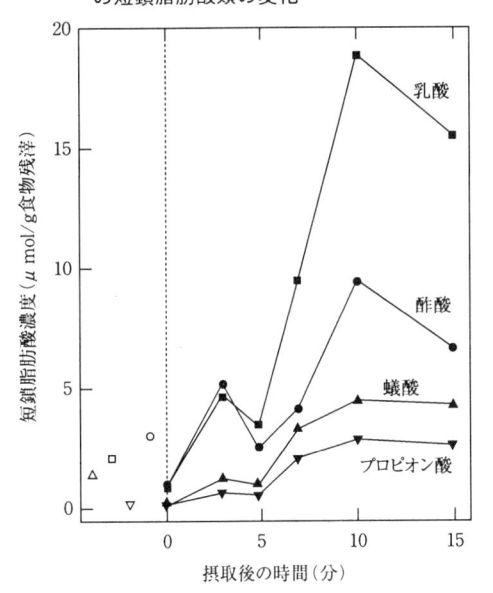

図15-16 歯肉下温度変化に及ぼすプレイン・ドーナッツ他摂食の影響[71]

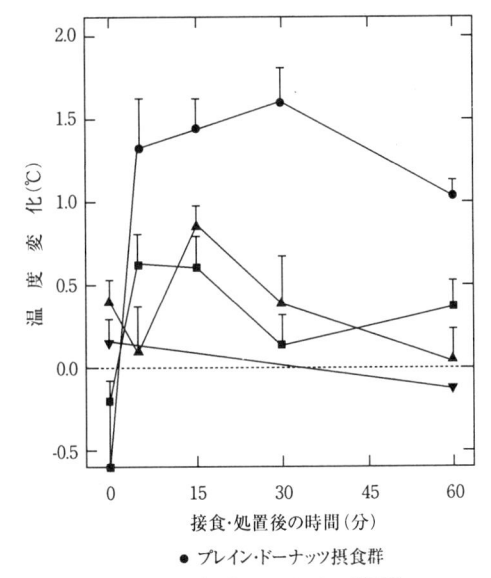

● プレイン・ドーナッツ摂食群
■ オートミール・クッキー摂取群
▲ ワックスを噛んでもらった群
▼ 無処置群

　歯周に異常が認められない健常人が易発酵性の炭水化物を多く含有するプレイン・ドーナッツ（plain doughnut, 15g）を食べると歯周縁（gingival margin）の糖（スクロース、グルコース、マルトース、マルトトリオース）含量は急速に増加し、最大507mg/g口腔内食物残渣乾燥重量まで達する[64]。この時、短鎖脂肪酸類（酢酸、蟻酸、乳酸、プロピオン酸）含量は146μモル/g乾燥重量（水分含量から算出すると約50mモル）であった[64]。ポテトチップスを食べた場合の酢酸、蟻酸、乳酸、プロピオン酸の口腔内食物残渣中の濃度変化を測定したところ、摂食10分後に乳酸、酢酸の最大濃度はそれぞれ18.9±20.3、9.5±10.4μモル/g口腔内食物残渣乾燥重量に達した（図15-15）[64]。一方、難醗酵性の炭水化物を多く含有するオートミール・クッキー（oatmeal cookie, 18g）を食べた時の短鎖脂肪酸類含量は、プレイン・ドーナッツを食べた場合の約10%の16.4μモル（水分含量から算出すると約5.5mモル）であった[64]。

　歯周に異常が認められない健常人5名にこのプレイン・ドーナッツあるいはオートミール・クッキーを45～60秒で食べてもらい、歯肉下（subgingival）の温度変化を測定した[71]。対照としては、1gのワックスを1分間噛んでもらった健常人、何もしなかった健常人を用いた[71]。その結果、プレイン・ドーナッツを食べた人では、摂食5分後1.32±0.30℃に上昇し、30分後ではほぼ同温度が継続し、60分後でも1.03±0.09℃の歯肉下温度上昇が認められた（図15-16）[71]。オートミール・クッキーを食べた人では、摂食5分後の歯肉下温度は0.63±0.17℃で、15分後で0.60±0.19℃で、その後、60分後には、摂食前の温度にもどった（図15-16）[71]。また短鎖脂肪酸混合液（総濃度100mモル、25mモルの酢酸、蟻酸、乳酸、プロピオン酸を混合したのち、中和、pH7.4）5mlで5分間、リンスをした後の歯肉下温度の上昇は5分後で0.74±0.12℃であり、水で同様にリンスをした人の5分後の歯肉下温度は-0.10±0.12℃であった[60]。歯肉下温度の上昇は、歯肉の微弱炎症の一現象であると推定されている[71]。

　これらの歯肉下温度の変化が、歯周溝液の流量変化に伴うものか否かを検討する目的で、プレイン・ドーナッツを食べてもらった後、ワックスを噛んでもらった後、短鎖脂肪酸混合液でリンスをしてもらった後の歯周溝液の流量変化を測定したところ、プレイン・ドーナッツ摂食群、短鎖脂肪酸混合液リンス群で15分後に上昇し、60分後には試験前の流量にもどったものの、無試験群に比較

図15-17 歯周溝液流量に及ぼすプレイン・ドーナッツ他摂食の影響[71]

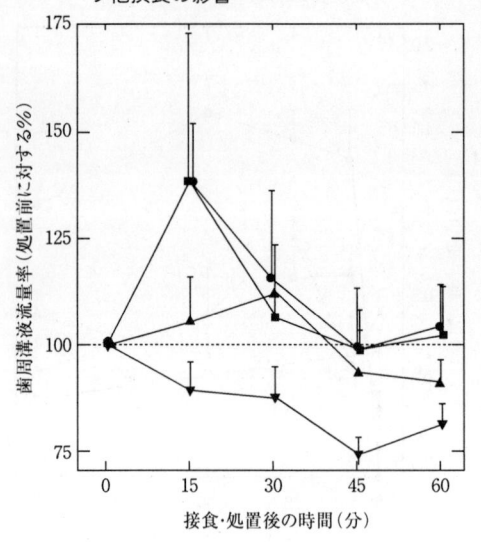

図15-18 ミエロパーオキシダーゼ活性に及ぼすプレイン・ドーナッツ他摂食の影響[71]

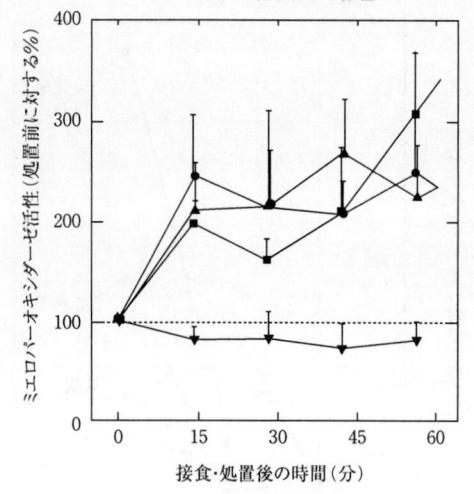

- ● プレイン・ドーナッツ摂食群
- ■ 短鎖脂肪酸混合液リンス群
- ▲ ワックスを噛んでもらった群
- ▼ 無処置群

すると60分後の流量に比較して有意（$p<0.01$）に高かった（図15-17）[71]。また、ワックスを噛んでもらった群では、ほとんど変化が認められなかったことから、歯肉下温度の変化と歯周溝液の流量変化の間に相関関係は見い出されなかった[71]。

また、炎症の他の指標の1つである歯周溝液中数の多形核白血球（polymorphonuclear leukocyte；PMN）の数が測定されている[71]。多形核白血球のその中に含まれているミエロパーオキシダーゼ（myeloperoxidase）活性を測定することにより測定される[71]。プレイン・ドーナッツ摂食群、短鎖脂肪酸混合液リンス群、ワックスを噛んでもらった群いずれも、時間の経過と共に歯周溝液中のミエロパーオキシダーゼ活性（多形核白血球数）は増加し、60分後には、試験前の250〜300％に達し、特に短鎖脂肪酸混合液リンス群では、90分後に428％に達した（図15-18）[71]。無処置群には変化が認められなかった（図15-18）[71]。歯周溝液中での多形核白血球の増加は、微生物攻撃から歯根膜（periodontium）を守る因子である[73,74]と同時に、多形核白血球中のリソソーム酵素や酸素ラジカルを産生し、歯周組織を破壊する因子でもある[75]。歯周病と短鎖脂肪酸の関連については、今後更なる検討が必要である。

15-6) 穀物飼料が短鎖脂肪酸産生に及ぼす影響と病原性大腸菌との関係

食物に由来する病気の発生は増加傾向にあり、その原因については種々の仮説が出されている。ヒトの場合は、胃液（pH2）が食物に由来する病原菌に対してバリアーとなっており、例えば、中性付近のpHで生育した大腸菌（*Escherichia coli*）は酸感受性が高く、胃液のpHで死滅する[76]。ところが弱酸性の条件下で発育、増殖した大腸菌は強酸性の胃液中で生きのびることが出来る[76]。ウシは普通の状態で病原性大腸菌（pathogenic *E, coli*, 例えばO157：H7）を保有しており、病原性大腸菌は毒素を産生する[77]。米国では、ハンバーグが時々、病原性大腸菌で汚染され、食中毒の原因となっている[78]。

最近、穀物飼料を多く与えたウシでは、結腸内のpHが低く、干し草あるいは牧草のみで飼育したウシより酸耐性の大腸菌（病原性大腸菌を含む）を多く保有することが見い出された[79,80]。干し草あるいは牧草のみで飼育しているウシあるいは、飼料の約80％をトウモロコシで充当している飼料で飼育しているウシの結腸内容物を採取し、結腸内容物のpH、その中に含まれる総大腸菌数、酸耐性の大腸菌数を測定したところ、干し草あるい

表15−1 ウシの結腸pH, 大腸菌数に及ぼす飼料の影響[79]

飼 料	測定頭数	結腸 pH	総E. coli数 (細胞/g)	酸耐性 E. coli数* (log 細胞/g)
無穀物投与	6	7.2±0.1 †	4.3±0.5 †	<1.0 †
乾 草	8	7.1±0.1 †	5.0±0.9 †	<1.0 †
牧 草				
中程度穀物投与 (60% トウモロコシ)	31	6.9±0.3 †	6.8±0.7 ‡	4.4±1.1 ‡
大部分穀物投与 (≧80%トウモロコシ)	16	5.9±0.6 ‡	6.9±0.9 ‡	5.4±0.7 §

＊酸ショック（pH2.0, 1時間）で死滅しなかった大腸菌
†‡§はそれぞれ有意差あり（P<0.05）

は牧草のみで飼育しているウシに比較して，穀物を多く含む飼料で飼育されたウシの結腸内容物のpHは有意に低く，総大腸菌数，酸耐性の大腸菌数いずれも有意に多かった（図15−19）[79]。特に

図15−19 胃と結腸での短鎖脂肪酸含量，pHに及ぼす穀物投与の影響[79]

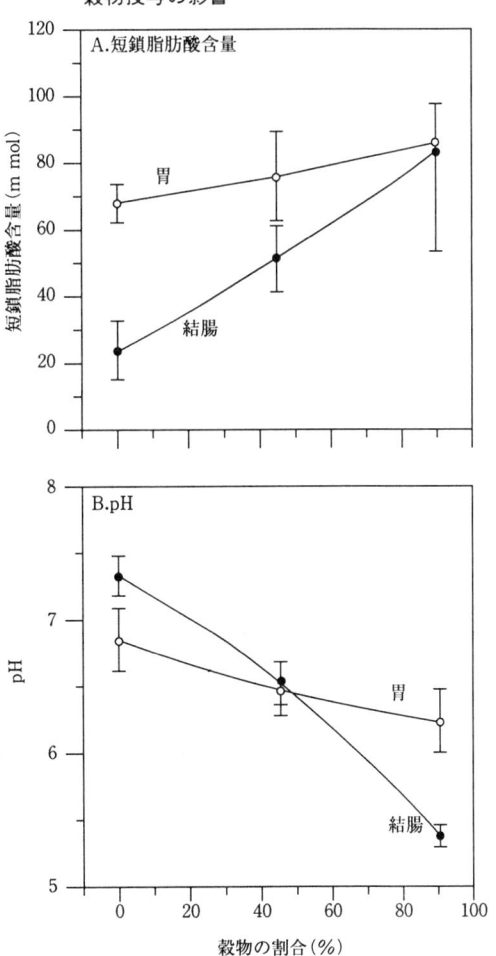

酸耐性の大腸菌数は穀物を多く食べたウシは，干し草あるいは牧草を食べたウシに比較して100万倍多く保有していた（表15−1）[79]。さらに体重約600kgの雌ウシに穀物（トウモロコシ）を0，45，90％含有する飼料をそれぞれ18日間（乾燥物重量として10kg/日）投与し，投与開始15〜18日目に，反芻胃および結腸中の短鎖脂肪酸量，pH，大腸菌数，酸耐性の大腸菌数を測定した[79]。飼料中の穀物含有量が増加するに従って，反芻胃中の短鎖脂肪酸含量はやや増加したが，有意（p<0.05）ではなく，結腸中の短鎖脂肪酸含量は有意（p<0.05）に約4倍増加した（図15−19, A）[79] この時，反芻胃中のpHはやや低下したが，結腸中のpHは有意（p<0.05）に低下した（図15−19, B）[79]。また，穀物含有飼料の投与は，反芻胃中の嫌気性菌数には，ほとんど影響を及ぼさなかったが，結腸中の嫌気性菌数は約1000倍増加した（図15−20, A）[79] また，干し草を飼料としたウシの結腸中の大腸菌群（coliform）[注15−1]は，約10^5個/g結腸内容物であったが，90％穀物を含有した飼料を投与したウシでは約10^8個/g結腸内容物であった（図15−20, B）[79]。大腸菌群の内，反芻胃中のE. coliはごくわずかであったが，結腸中の大腸菌群は，ほぼすべてがE. coliであった[79]。

注15−1）大腸菌群（coliform group）

　大腸菌型細菌，大腸菌類似菌群，大腸菌属等の各種もあるが，大体大腸菌およびアイロゲネス菌と，それらの中間型および変異種を包含する。その群に属するものは多数であるが，普通血清的に行われたものが現今広く採用されている。（加藤勝治編　縮刷　医学英和大辞典　p350　南山堂（1960））

図15-20 胃、結腸の嫌気性菌数，大腸菌群数，大腸菌数に及ぼす穀物投与の影響[79]

図15-21 耐酸性の大腸菌数に及ぼす穀物投与の影響[79]

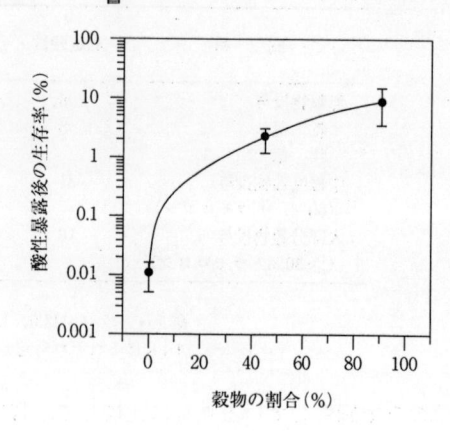

図15-22 90％穀物含有飼料摂取のウシへの干し草投与後の結腸中大腸菌数，耐酸性大腸菌数の変化[79]

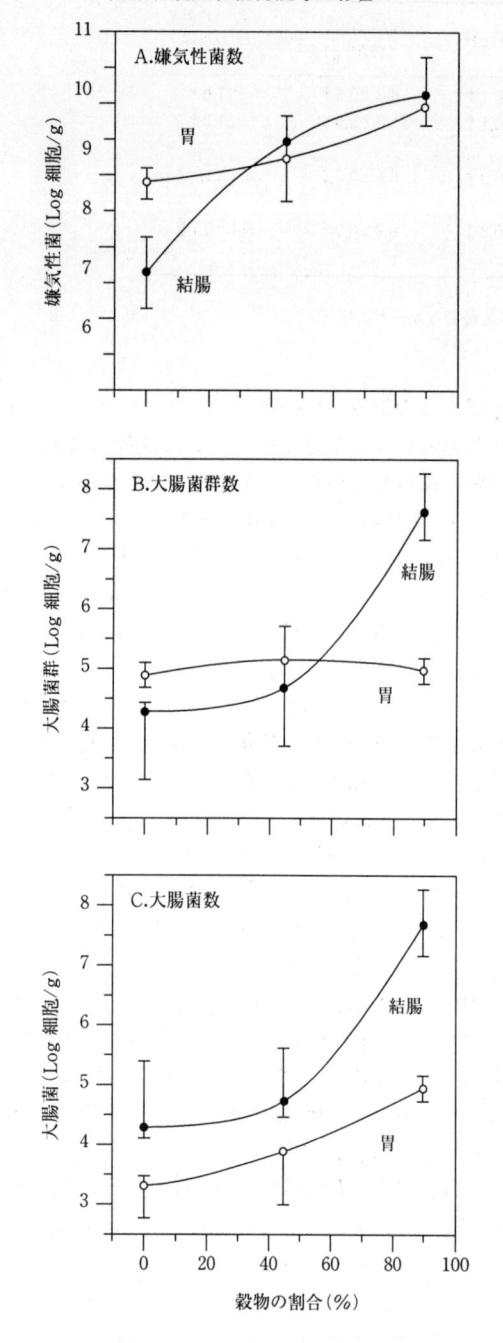

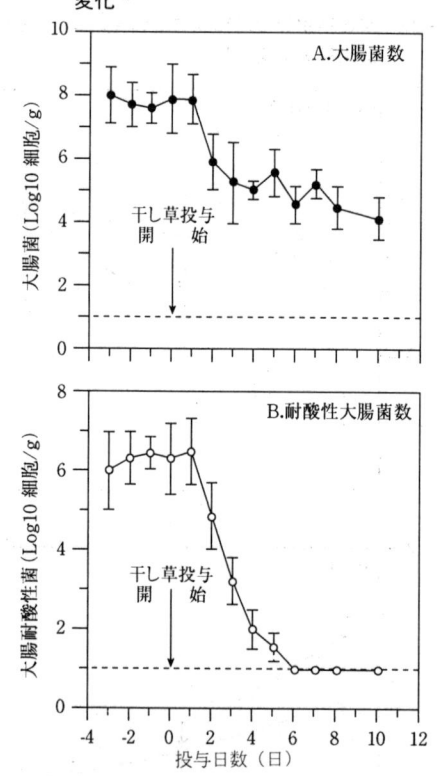

　干し草を飼料としたウシの結腸中の大腸菌のうち，99.99％は酸ショック（acid shock；pH2.0の培地で1時間培養）で死滅したが，穀物を45，90％含有する飼料を投与したウシの結腸中の大腸菌は，酸ショックに対して約1000倍耐性が高かった（図15-21）[79]。

　また，90％穀類含有飼料で飼育されたウシに短期間干し草を投与しただけで耐酸性大腸菌の数を減少させることも認められた。90％穀類含有飼料を投与していたウシに，干し草を投与すると，結腸中の大腸菌数は減少し，特に，耐酸性の大腸菌数は，干し草投与4日目までで激減した（図15-

22)⁷⁹)。これらの結果から，穀物中心の飼料投与のウシに短期間干し草を投与しただけでも病原性大腸菌を含む耐酸性の大腸菌の数を減らせることが判明した⁷⁹,⁸⁰)。

文　献

1) 池田義雄，改訂新版　食物繊維（印南　敏，桐山修八　編）p281, 第一出版(1995)
2) 池田義雄，鈴木和枝，改訂新版　食物繊維（印南敏，桐山修八　編）p287, 第一出版(1995)
3) Torsdottir, I., Alpsten, M., Holm. G., Sandberg, A.-S., Tdli, J., J. Nutr. **121**, 795(1991)
4) Gallaher, D. D., Olson, J. M., Larntz, K., J. Nutr. **122**, 2391（1992）
5) 中村治雄，改訂新版　食物繊維（印南　敏，桐山修八　編）p297, 第一出版(1995)
6) 中村治雄，改訂新版　食物繊維（印南　敏，桐山修八　編）p303, 第一出版(1995)
7) 本書，第8章
8) 本書，第8章　8-3)
9) 本書，第8章　8-5)
10) 本書，第4章
11) 西野博一，山田弘徳，池田義雄，改訂新版　食物繊維（印南　敏，桐山修八　編）p312 (1995)
12) 市川宏文，坂田　隆，臨床栄養 **90**, 641 (1997)
13) Livesey, G., Elia, M., Physiological and clinical aspects of short-chain fatty acids (Cummings, J. H., Rombeau, J. L., Sakata, T. (Eds.)) p427, Combridge Univ. Press (1995)
14) Roediger, W. E. W., Physiological and clinicalaspects of short-chain fatty acids (Cummings, J. H., Rombeau, J. L., Sakata, T. (Eds.)) p337, Cambridge Univ. Press (1995)
15) Scheppach, W., Bartram, P., Richter, F., Physiological and clinical aspects of short-chain fatty acids (Cummings, J. H., Rombeau, J. L., Sakata, T. (Eds.)) p353, Cambridge Univ. Press (1995)
16) Scheppach, W., Christl. S. U., Bartram. H.-P., Richter, F., Kasper, H., Scand. J. Gastroenterol. **32**, Suppl. 222, 53 (1997)
17) LeLeiko, N. S., Walsh, M. J., Padiat, Gastroenterol. **43**, 451(1996)
18) Rombeau, J. L., Reilly, K. J., Rolandelli, R. H., Physiological and clinical aspects of short-chain fatty acids (Cummings, J. H., Rombeau, J. L., Sakata, T. (Eds.)) p401, Cambridge Univ. Press (1995)
19) Mortensen, P. B., Clausen, M. R., Physiological and clinical aspects of short-chain fatty acids (Cummings, J. H., Rombeau, J. L., Sakata, T. (Eds.)) p373, Cambridge Univ. Press (1995)
20) Krishnan, S., Rajan, D.P., Ramakrishna, B.S., Scand. J. Gastroenterol. **33**, 242 (1998)
21) Nakamura, T., Tandoh, Y., Terada, A., Yamada, N., Watanabe, T., Kaji, A., Imamura, K., Kikuchi, H., Suda, T., Int. J. Pancreatol. **23**, 63 (1998)
22) Stonerook, M. J., Tefend, K. S., Sharma, H. M., Peck, O. C., Wood, J. D., Dig. Dis. Sci., **41**, 1618 (1996)
23) Pettersson, D., Åman, P., Knudsen, K. E. B., Lundin, E., Zhang, J.-X., Hallmans, G., Härkönen, H., Adlercreutz, H., J. Nutr. **126**, 1594 (1996)
24) Scheppach, W., Sommer, H., Kirchner, T., Paganelli, G.-M., Bartram, P., Christl, S., Richter, F., Dusel, G., Kasper, H., Gastroenterol. **103**, 51 (1992)
25) Steinhart, A. H., Brzezinski, A., Baker, J. P., Am. J. Gastroenterol. **89**, 179 (1994)
26) Vernia, P., Cittadini, M., Caprilli, R., Torsoli, A., Dig. Dis. Sci. **40**, 305 (1995)
27) Vernia, P., Marcheggiano, A., Caprilli, R., Erieri, G., Corrao, G., Valpiani, D., Di Paolo, M. C., Paoluzi, P., Torsoli, A., Aliment Pharm. Ther. **9**, 309 (1995)
28) Scheppach, W., German-Austrian SCFA Study Group, Dig. Dis. Sci. **41**, 2254 (1996)
29) Breuer, R. I., Soergel, K. H., Lashner, B. A., Christ, M. L., Hanauer, S. B., Vanagunas, A., Harig, J. M., Keshavarzian, A., Robinson, M., Sellin, J. H., Weinberg, D., Vidican, D. E., Flemal, K. L., Rademaker, A. W., Gut **40**, 485 (1997)
30) Clausen, M. R., Tvede, M., Mortensen, P. B., Gastroenterol. **103**, 1144 (1992)
31) 市川宏文，坂田　隆，臨床栄養 **90**, 641 (1997)
32) Mortensen, P. B., Clausen, M. R., Physiological and clinical aspects of short-chain fatty acids (Cummings, J. H., Rombeau, J. L., Sakata, T., (Eds)) p373, Cambridge Univ. Press (1995)
33) Siigur, U., Tamm, E., Torm. S., Lutsar, I., Salminen, S., Midtvedt, T., Microbial Ecology in Health and Dis. **9**, 271 (1996)
34) Silk, D. B. A., Clin. Nutr. **12** (Suppl. 1), S106 (1993)
35) Gustafsson, A., Lund-Tϕnnesen, S., Berstad, A., Midtvedt, T., Norin, E., Scand. J. Gastroenterol. **33**, 721 (1998)
36) 本書，第6章，6-2)
37) Nordgaard, I., Hansen, B. S., Mortensen, P. B., Am. J. Clin, Nutr. **64**, 222 (1996)
38) Harig, J. M., Soergel, K. H., Komorowski, R. A., Wood, C. M., New Engl. J. Med. **320** 23 (1989)
39) 本書，第5章
40) 本書，第5章，5-3)
41) Wilson, A. J., Gibson, P. R., Gastroenterol. **113** 487 (1997)
42) Ciacci, C., Lind, S. E., Podolsky, D. K., Gastroenterol. **105**, 93 (1993)
43) Dignass, A. U., Lynch-Devaney, K., Podolsky, D. K., Biochem. Biophys. Res, Commun. **202**, 701 (1994)
44) Dignass, A. U., Tsunekawa, S., Podolsky, D. K., Gastroenterol. **106**, 1254 (1994)
45) Playford, R. J., Marchbank, T., Chinery, R., Pignatelli, M., Boulton, R. A., Thim, L., Hanby A. M., Gastroenterol. **108**, 108 (1995)
46) Ramos, M. G., Bambirra, E. A., Cara, D. C., Vieira, E. C., Alvarez-Leite, J. I., Nutr. Cancer, **28**, 212 (1997)
47) Noguchi, C.T., Rodgers, G.P., Serjeant, G., Schechter, A. N., N. Engl. J. Med. **318**, 96 (1988)

48) De Simone, J. Heller, P., Hall, L., Zwiers, D., Proc. Natl. Acad. Sci. U.S.A. **79**, 4428 (1982)
49) Platt, O.S., Orkin, S.H., Dover, G., Beardsley, G.P., Miller, B., Nathan, D.G., J. Clin. Invest. **74**, 652 (1984)
50) Veith, R., Galanello, R., Papayannopoulou, T., Stamatoyannopoulous, G., N. Engl. J. Med. **313**, 1571 (1985)
51) Rodgers, G.P., Dover, G.J., Noguchi, C.T., Schechter, A.N., Nienhuis, A.W., N. Engl. J. Med. **322**, 1037 (1990)
52) Perrine, S.P., Greene, M.F., Faller. D.V., N. Engl. J. Med. **312**, 334 (1985)
53) Perrine, S. P., Rudolph, A., Faller. D. V. Roman, C., Cohen, R.A., Chen, S., Kan, Y.W., Proc. Natl. Acad. Sci. U.S.A. **85**, 8540 (1988)
54) Constantoulakis, P., Knitter, G., Stamatoyannopoulos, G., Blood **74**, 1963 (1989)
55) Perrine, S.P., Ginder, G.D., Faller. D.V. Dover, G.H., Ikuta, T., Witkowska, H.E., Cai, S.-p., Vichinsky, E. P., Olivieri, N.F., N. Engl. J. Med. **328**, 81 (1993)
56) Sher, G.D., Ginder, G.D., Little, J., Yang, S., Dover, G. J., Olivieri, N.F., N. Engl. J. Med. **332**, 1606 (1995)
57) Perrine, S.P., Dover, G.H., Daftari, P., Walsh, C.T., Jin, Y., Mays, A., Faller, D.V., Br. J. Haematol. **88**, 555 (1994)
58) Cappellini, M.D., Graziadei, G., Ciceri, L., Comino, A., Bianchi, P., Pomati, M., Fiorelli, G., Ann. N.Y. Acad. Sci. **850**, 110 (1998)
59) Hudgins, W.R., Fibach, E., Safaya, S., Rieder, R.F., Miller, A.C., Samid, D., Biochem. Pharmacol. **52**, 1227 (1996)
60) Collins, A.F., Pearson, H.A., Giardina, P., McDonagh, K.T., Brusilow, S.W., Dover, G.J., Blood **85**, 43 (1995)
61) Xu, J., Zimmer, D.B., Exp. Hematol. **26**, 265 (1998)
62) Stamatoyannopoulous, G., Blau, C.A., Nakamoto, B., Josephson, B., Li, Q., Liakopoulou, E., Pace, B., Papayannopoulou, T., Blood **84**, 3198 (1994)
63) Liakopoulou, E., Blau, C. A., Li, Q., Josephson, B., Wolf, J.A., Fournarakis, B., Raisys, V., Dover, G., Papayannopoulou, T., Stamatoyannopoulous, G., Blood **86**, 3227 (1995)
64) Kashket, S., Zhang, J., van Houte, J., J. Dent. Res. **75**, 1885 (1996)
65) Socransky, S.S., Haffajee, A.D., Periodontology 2000, **5**, 7 (1994)
66) Margolis, H.C., Moreno, E.C., Crit. Rev. Oral Biol. Med. **5**, 1 (1994)
67) Niederman, R., Naleway, C. Lu, B.Y., Buyle-Bodin, Y., Robinson, P., J. Clin. Periodontol. **22**, 804 (1995)
68) Eftimiadi, C., Valente, S., Mangiante, S., Mangiante, P. E., Niederman, R., Minerva. Stomatol. **42**, 481 (1993)
69) Kurita-Ochiai, T., Fukushima, K., Ochiai, K., J. Dent. Res. **74**, 1367 (1995)
70) Stringer, R.E., Hart, C.A., Edwards, S.W., Br. J. Haematol. **92**, 169 (1996)
71) Kashket, S., Zhang, J., Niederman, R., J. Dent. Res. **77**, 412 (1998)
72) Niederman, R., Zhang, J., Kashket, S., Crit. Rev. Oral Biol. Med. **8**, 269 (1997)
73) Novak, M.J., Novak, K.F., Curr. Opin. Periodontol. **3**, 45 (1996)
74) Schenken, H. A., van Dyke, T.E., Periodontology 2000 **6**, 7 (1994)
75) Lamster, I.B., Grbic, J.T., Periodontology 2000 **7**, 83 (1995)
76) Benjamin, M. M., Datta, A. R., Appl. Environ. Microbiol. **61**, 1669 (1995)
77) Su, C., Brandt, L.J., Ann. Intern. Med. **123**, 698 (1995)
78) Buchanan, R.L, Doyle, M.P., Food Technol. **51**, 69 (1997)
79) Diez-Gonzalez, F., Callaway, T. R., Kizoulis, M. G., Russell, J.B., Science **281**, 1666 (1998)
80) Couzin, J., Science **281**, 1578 (1998)

第16章　α-ヒドロキシ酸の皮膚への作用とその応用

16-1) はじめに

厳密な意味では短鎖脂肪酸ではないが、α-ヒドロキシ酸が古くから皮膚外用薬剤として用いられてきた。ヒドロキシ酸は1分子中にカルボキシル基とアルコール性水酸基を有する有機化合物の総称でオキシ酸、ヒドロキシカルボン酸、オキシカルボン酸などとも呼ばれ、カルボキシル基が結合している炭素原子を基準にして、水酸基がこの原子に結合しているものをα-ヒドロキシ酸と呼び、乳酸、グリコール酸、酒石酸、リンゴ酸、クエン酸、ヒドロキシカプリン酸などがある。これらα-ヒドロキシ酸は、皮膚のなめらかさ、張り、弾力、うるおいを改善し、ドライスキン、こじわの発生を減少させることを訴求する化粧品に配合されており[1~4]、皮膚に対しては古くなった角質層の剥離を促進し、皮膚の細胞再生を促進する作用を有するといわれている[1]。

α-ヒドロキシ酸のいくつかは天然の果実中に含まれるものもあることから、フルーツ酸（fruit acid）とも呼ばれる場合もある[5~10]。例えば蜂蜜には乳酸、リンゴにはリンゴ酸、砂糖キビにはグリコール酸、トロピカルフルーツ（tropical fruit）には乳酸、クエン酸、マルチ-ベリー（multi-berri）には乳酸が多く含まれている[6,7]。またα-ヒドロキシ酸ではないが同様の作用を有するものとしてβ-ヒドロキシ酸であるサリチル酸が最近再注目を集めている[5,11,12]。

16-2) α-ヒドロキシ酸の培養細胞系に及ぼす影響

ヒト線維芽細胞培養系にグリコール酸を添加し7日間培養すると高い細胞賦活作用、細胞増殖作用を示したが、コラーゲン、ヒアルロン酸の細胞1個当たりの生合成能には影響を及ぼさないことが示されている[14,15]。しかし、グリコール酸、L-乳酸を線維芽細胞培養系に添加すると、添加用量に依存してI型コラーゲンの合成が促進されると

図16-1　ヒト角質細胞培養系でのセラミド生合成に及ぼすD-乳酸、L-乳酸の影響[17]

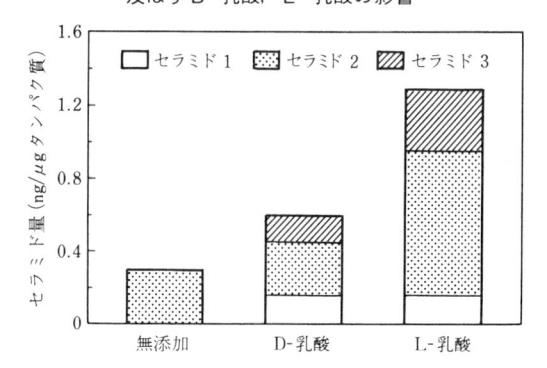

の報告[15]、培地中のL-乳酸濃度が0.5mモル以上になるとコラゲナーゼ活性が低下するという報告もある[16]。

ヒト角質細胞培養系へ乳酸の異性体（L-乳酸、D-乳酸）を添加し24時間培養するとセラミドの生合成は無添加群に比較して、D-乳酸添加群では約2倍、L-乳酸添加群では約4倍となった（図16-1）[17]。この時無添加群ではセラミド2のみが生合成されていたが、L-乳酸、D-乳酸添加群ではセラミド2に加え、セラミド1、セラミド3も生合成された（図16-1）[17]。L-乳酸はD-乳酸に比較して生合成されたセラミドのみならず角質細胞のリン脂質画分にも多量に取り込まれていた[17]。また角質細胞の培養系にグリコール酸あるいは乳酸を添加すると角質細胞が分化するのが認められている[15,18,19]。

メラノーマB-16細胞の培養系に40mモルの乳酸を添加し5日間培養すると細胞の脱色化（depigmentation）が認められた[20]。この時細胞内のチロシナーゼ活性発現は無添加の場合の約76%、細胞外へ分泌されるチロシナーゼの活性は約87%抑制され、細胞内チロシナーゼmRNAの発現量は40%抑制された[20]。乳酸は *in vitro* では直接チロシナーゼ活性の抑制作用を有しないことから、メラノーマB-16細胞では乳酸がチロシナーゼmRNAの発現を抑制し、その結果として細胞の脱色

図16−2 α-ヒドロキシ酸配合製品塗布後の皮膚表面粗さの変化[21]

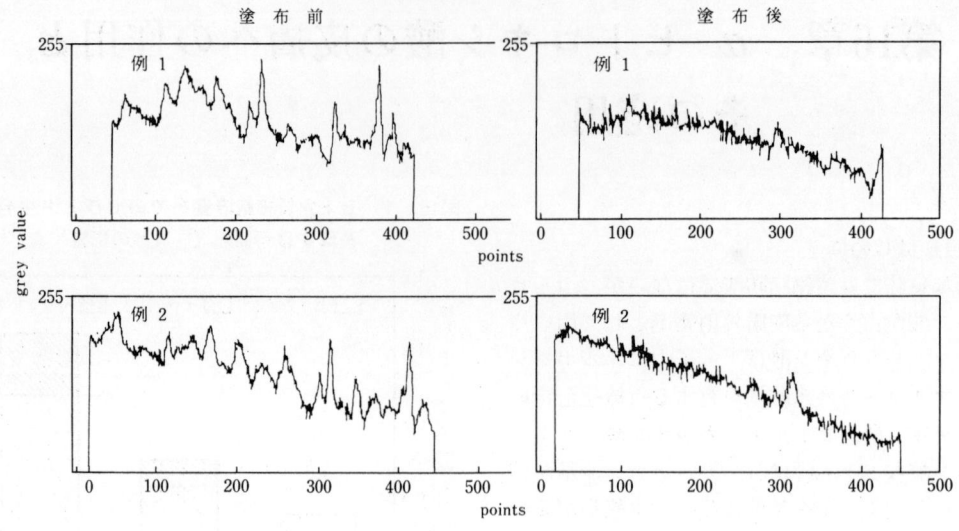

図16−3 α-ヒドロキシ酸含有製品塗布による皮膚性状の変化[16]

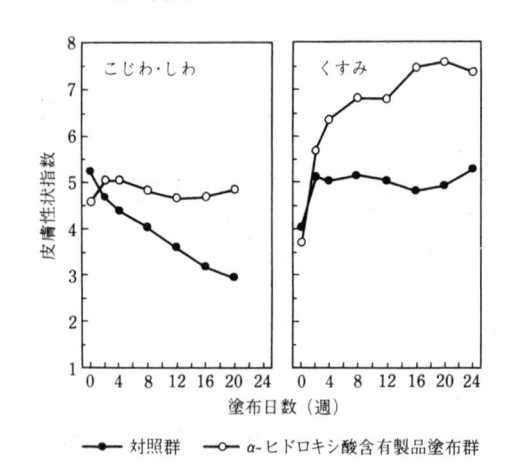

化が起こったと推定された[20]。

16−3) α-ヒドロキシ酸の皮膚に及ぼす影響

グリコール酸，L−乳酸，フルーツ酸などのα−ヒドロキシ酸配合の化粧料あるいは皮膚外用剤を一定期間連続使用した場合に認められる効果としては，こじわ，しわの改善効果[6,8,9,13,14,16,21～23]，くすみ，紫外線色素沈着改善効果[16,22,24～27]，保湿効果[16,24,28]，皮膚症状の改善など[17,21,29]が実証されている。12％の乳酸アンモニウムを含有するエマルジョンをドライスキン状態皮膚に30日間塗布すると，ドライスキン状態は塗布15日目でほとんど消失し，30日目ではまったく認められなくなり，皮膚落屑，毛嚢炎，掻痒症も大幅に改善され塗布15日目でまったく認められなくなった[21]。この時皮膚のレプリカを採取し，皮膚表面の粗さを測定したところ乳酸アンモニウムエマルジョン塗布により凹凸が減少し，キメが細かくなっていた（図16−2）[21]。

またグリコール酸とL−乳酸を配合したスキンケア製品を二重盲検法により6カ月間女性に使用してもらい，皮膚の状態の変化を観察したところ，こじわ，しわ，くすみいずれについても有意に改善し，その効果は使用開始2週間後から顕著に認められている（図16−3）[16]。さらに皮膚に約1MEDのUVB領域の紫外線を上腕内側部に照射し軽度の色素沈着を誘発したのち，α−ヒドロキシ酸配合製剤を3週間塗布し，皮膚のメラニン量を測定したところ，塗布1週間後より色素沈着の軽減が認められた（図16−4）[24]。

乾皮症（xerosis）は皮脂分泌機能が減退して皮膚が乾燥i化し，粃糠様落屑，亀裂が認められ，時には掻痒を伴う疾患であるが，下腿に乾皮症の症状を有する患者60名を2群に分け，それぞれローション基剤（対照）と8％あるいは14％の乳酸アンモニウムを含有するローションを1日2回，4週間塗布し，症状，皮脂量，皮膚水和能の変化を測定した[28]。その結果，乳酸アンモニウム含有ローションを塗布することにより症状は大幅に改善され，皮脂量，皮膚水和能も有意に増加した（図16−5）[28]。特に14％乳酸アンモニウム含有ローション塗布の場合は，症状は軽度となり皮脂量，皮膚

図16-4 紫外線誘発色素沈着に対するα-ヒドロキシ酸含有製品塗布の影響[24]

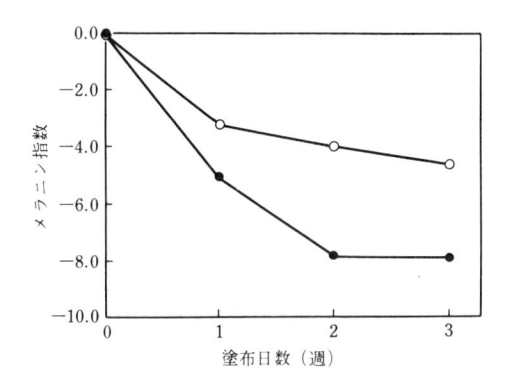

図16-5 乾皮症患者での乳酸アンモニウム含有ローション塗布による症状,皮脂量,皮膚水和能の変化[28]

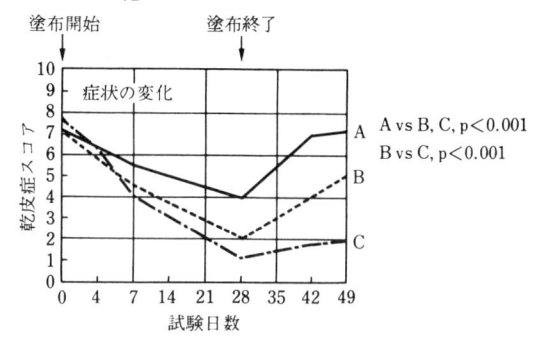

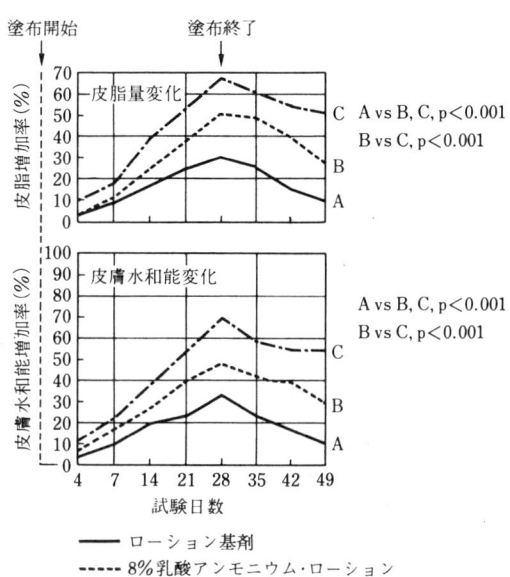

水和能は約70%増加した[28]。また4週間塗布後,ローション基剤塗布群では,塗布終了後3週間で塗布前の状態(症状,皮脂量,皮膚水和能)にもどったが,乳酸アンモニウム含有ローション塗布群では,塗布終了後3週間でも改善された状態が継続されていた(図16-5)[28]。

α-ヒドロキシ酸のこれらの皮膚に対する作用の機序は明らかにはなっていないが,L-乳酸,グリコール酸などで皮膚に塗布する場合のpHと濃度を変化させて細胞賦活作用と皮膚刺激性を検討したところpH 3の場合,α-ヒドロキシ酸の種類によっては刺激指数はやや高かったが細胞賦活効果は高く,pH 7の場合は,刺激指数は非常に低下したが細胞賦活効果は,ほとんど認められなかった[6,8]。この結果からα-ヒドロキシ酸が皮膚に対して何らかの作用を及ぼすのには低pHの組成が必須である[6,8,9,23]。最近ではこのα-ヒドロキシ酸の刺激性を低減すべく,種々の検討がなされている[10]。シワ改善効果の作用機序として,モルモットの頸背部剃毛部にグリコール酸配合の化粧料を3カ月間塗布した場合,真皮層の肥厚が認められている[13,14]。これは線維芽細胞の賦活による細胞外マトリックスの増加がしわ改善に関連していると推定されている[13]。またα-ヒドロキシ酸配合製剤を一定期間塗布すると皮膚水分保持機能が上昇し,保湿効果が認められる[1,16,22]。さらにダンシルクロライド法を用いて角質ターンオーバーに与える影響を検討したところ,対照群の落屑速度が16.8±3.1日であったのに対してα-ヒドロキシ酸塗布群は10.6±2.4日と促進され,古い角質細胞を新しい角質細胞に置換する効果(cell renewal effects)により皮膚の外観を改善していると推定されている[7,16,23,30]。

文献

1) 谷口秀明, Fragrance J. **22** (12), 43 (1994)
2) Davis, D. A., Drug Cosmet. Ind., **154** (5), 38 (1994)
3) Davis, D. A., Drug Cosmet. Ind., **156** (1), 22 (1995)
4) Davis, D. A., Drug Cosmet. Ind., **156** (1), 30 (1995)
5) Fishman, H. M., Household Personal Products Ind. **32** (9), 20 (1993)
6) 鈴木裕子, Fragrance J. **22** (12), 38 (1994)
7) Scholz, D., Brooks, G. J., Parish, D. F., Burmeister, F., Int. J. Cosmet. Sci., **16**, 265 (1994)
8) Smith, W. P., Soap/Cosmet. Chem. Specialities, **69** (9), 54 (1993)
9) Smith, W. P., Cosmet. Toilet. **109** (9), 41 (1994)
10) Hahn, G.S., Durg Cosmet. Indy **37** (1), 18 (1998)
11) Kligman, A. M., Household Personal Products Ind. **35**

(10), 46 (1996)
12) Perry, C. A., Dwyer, J., Gelfand, J. A., Couris, R. R., Mc Closkey, W. W., Nutr. Rev., **54**, 225 (1996)
13) 正木 仁，榊 幸子，Fragrance J. **22** (12), 25 (1994)
14) 榊 幸子，荒島朋美，岩本敦弘，岡野由利，正木 仁，J. Soc. Cosmet. Chem. Jpn. **30**, 71 (1996)
15) Bartolone, J., Santhanam, U., Penksa, C., Lang, B., J. Invest. Dermatol. **104**, 609 (1995)
16) 金子晃久，中島菜穂子，Fragrance J. **22**(12), 30 (1994)
17) Rawlings, A. V., Davies, A., Carlomusto, M., Pillai, S., Zhang, K., Kosturko, R., Verdejo, P., Feinberg, C., Nguyen, L., Chandar, P., Arch. Dermatol. Res. **288**, 383 (1996)
18) Tucci, M. G., Belmonte, M. M., Biagini, G., Vellucci, E., Morganti, P., Talassi, O., Solmi, R., Ricotti, G., Cosmet. Toilet. **113** (3), 55 (1998)
19) Belmonte, M. M., Tucci, M. G., Vellucci, E., Solmi, R., Ricotti, G., Talassi, O., Biagini, G., Morganti, P., J. Appl. Cosmetol. **15**, 85(1997)
20) Ando, S., Ando, O., Suemoto, Y., Mishima, Y., J. Invest. Dermatol. **100**, 150S (1993)
21) Vilaplana, J., Coll, J., Trullás, C., Azón, A., Pelejero, C., Acta. Derm. Venereol. (Stockh) **72**, 28 (1992)
22) Berardesca, E., Maibach, H., Cosmet. Toilet. **110** (6), 30 (1995)
23) Smith, W. P., Int. J. Cosmet. Sci. **18**, 75 (1996)
24) 四宮達郎，引間俊雄，坂巻 剛，Fragrance J. **25** (9), 49 (1997)
25) Morganti, P., Randazzo, S. D., Palombo, P., Bruno, C., J. Appl. Cosmetol. **12**, 1 (1994)
26) Morganti, P., Randazzo, S. D., Bruno, C., J. Appl. Cosmetol. **14**, 1 (1996)
27) Morganti, P., Randazzo, S. D., Fabrizi, G., Bruno, C., J. Appl. Cosmetol. **14**, 79 (1996)
28) Morganti, P., Persechino, S., Bruno, C., J. Appl. Cosmetol. **12**, 85 (1994)
29) Morganti, P., J. Appl. Cosmetol. **14**, 35 (1996)
30) Yazan, Y., Seiller, M., Arslan, K., Drug Cosmet. Ind, **158** (1), 30 (1997)

第17章　短鎖脂肪酸をその構成脂肪酸とするストラクチャード・トリグリセリド「サラトリム」

17-1) はじめに

　食用油脂の大部分はトリ（アシル）グリセリドで，グリセロールのsn-1,2,3位に種々の脂肪酸がエステル結合したものの混合物である。トリグリセリドの生理作用は結合している脂肪酸の種類と量で議論されることが多かったが，最近では脂肪酸の結合位置の違いによるトリグリセリドの生理作用の差，すなわち脂質栄養における脂肪酸の立体異性の役割が議論されている[1,2]。たとえばトリグリセリドのsn-1位およびsn-3位に結合した飽和脂肪酸は，その吸収率が低いため，sn-2位に結合した飽和脂肪酸とは異なる代謝挙動を示す[1,2]。sn-1位およびsn-3位に主に飽和脂肪酸が結合したココナッツ油，パーム油，ココアバターはsn-2位に飽和脂肪酸が結合したラードや乳脂肪とは非常に異なる生理作用を示す[2~5]。

　これらの観点から特定の脂肪酸をトリグリセリドの決まった位置に結合させたトリグリセリドが化学合成あるいは酵素を用いて合成されている。この合成されたトリグリセリドはストラクチャード・リピッド（structured lipid）あるいはストラクチャード・トリグリセリド（structured triglyceride）（日本語では一般的に「構造脂質」という訳が当てられているが，少しニュアンスが異なると思われるので，本稿では「ストラクチャード・トリグリセリド」を用いる）と呼ばれている[6~11]。すなわち，ストラクチャード・トリグリセリドはトリグリセリドの特定の位置に特定の脂肪酸を結合させ，脂肪酸の生理機能を高め，トリグリセリドに特別な生理作用を発揮させることを目的に人工的に合成されたもので，特定のトリグリセリドと特定の脂肪酸からランダムエステル交換により合成された混合物と，これらの混合物から特定のトリグリセリドのみを抽出，精製したその化学構造が定まったchemically-defined triglyceride[12~14]の両者を含む。

　ストラクチャード・トリグリセリドの栄養生理的機能はトリグリセリドの消化，吸収および生体内代謝特性に依存して2つある[7]。すなわち

1) トリグリセリドの小腸での消化吸収時の特性を利用するもの
2) 体内に取り込まれたあとの生理作用を利用するものである。

　この2つの栄養生理的特性を応用した低カロリー油脂として，短鎖脂肪酸をその構成成分とするストラクチャード・トリグリセリドのサラトリム（SALATRIM）がナビスコ・フーズ・グループ（Nabisco Foods Group）により開発され[15]，クッキー，クラッカー，チョコレート，アイスクリームなどに応用されている[16~18]。サラトリム開発の背景は，油脂の入った食品は美味しく，この美味しい食品を好んで食べたいという欲求と，油脂の過剰摂取による個人的，社会的諸問題を少しでも解決する目的で通常の油脂と同等の食感を保持したまま，摂取による過エネルギー状態になることを回避することを意図したものである[19]。

17-2) サラトリムの調製法，組成，性質

　サラトリムはステアリン酸を主とする炭素数16～22の長鎖飽和脂肪酸と短鎖脂肪酸（酢酸，プロピオン酸，酪酸）から構成されるストラクチャード・トリグリセリドの総称で，サラトリム（SALATRIM）の名称はShort And Long Acyl Triglycerides Moleculesに由来している。長鎖脂肪酸源としてはナタネ油（カノーラ）硬化油（hydrogenated canola oil），綿実油硬化油（hydrogenated cottonseed oil），大豆油硬化油（hydrogenated soybean oil）が用いられ，短鎖脂肪酸源としては短鎖脂肪酸のトリエステルであるトリアセチン（triacetin），トリプロピオニン（tripropionin），トリブチリン（tributyrin）が用いられ，両者をメトキシナトリム（sodiun methoxide）を触媒としエステル交換することにより調製される。すなわち長鎖脂肪酸源と短鎖脂肪酸源の種類と割合を種々組み合わせることにより，種々の物性を有す

表17-1 サラトリムの種類と短鎖脂肪酸源, 長鎖脂肪酸源とその構成モル比[20]

種　類*	短鎖脂肪酸源	長鎖脂肪酸源	モル比**
サラトリム4CA	トリブチリン	カノーラ硬化油	2.5:1
サラトリム23CA	トリアセチン トリプロピオニン	カノーラ硬化油	11:1:1
サラトリム234CS	トリアセチン トリプロピオニン トリブチリン	綿実油硬化油	4:4:4:1
サラトリム234CA	トリアセチン トリプロピオニン トリブチリン	カノーラ硬化油	4:4:4:1
サラトリム23SO	トリアセチン トリプロピオニン	大豆油硬化油	11:1:1

* 「サラトリム」の後の記号：数字は短鎖脂肪酸の炭素鎖数を，ローマ字は長鎖脂肪酸源の略号を示している。
** モル比の記載は短鎖脂肪酸源，長鎖脂肪酸源記載順である。
　例えばサラトリム23CAでは
　トリアセチン：トリプロピオニン：カノーラ硬化油＝11：1：1

るサラトリムを調製することができ，その原料組成より5種類のサラトリムが公表されている。(表17-1)[20]。サラトリムのあとの記号は数字は短鎖脂肪酸源の炭素鎖数（トリアセチン；2，トリプロピオニン；3，トリブチリン；4）を，ローマ字は長鎖脂肪酸源（カノーラ硬化油；CA，綿実油硬化油；CS，大豆油硬化油；SO）を示している[20]。また長鎖脂肪酸源と短鎖脂肪酸源のエステル交換後，目的に応じてモノおよびジ長鎖脂肪酸トリグリセリド画分を分別蒸留したり，また別の分別蒸留物を混合して多様な製品を調製することも可能である[20]。

サラトリムの脂肪酸組成（表17-2）[20]は短鎖脂肪酸源と長鎖脂肪酸源の混合モル比を反映しているのは当然であるが，短鎖脂肪酸/長鎖脂肪酸のモル比（S/Lモル比）は，サラトリムの吸収率，カロリー効率と密接な関係があり，サラトリムの性質を説明する重要な指標となっている。またサラトリムをエステル交換により合成する前のS/Lモル比とエステル交換後の生成物の間にはある関係が成り立っている[21]。すなわち生成するトリグリセリドの構成脂肪酸を短鎖脂肪酸（S）と長鎖脂肪酸（L）で表わすと（例えばSSLはsn-1位，sn-2位が短鎖脂肪酸，sn-3位が長鎖脂肪酸であることを示す），S/Lモル比が大きくなるに従いSSLとSLSの和は増加し，LLSとLSLの和，LLLは

表17-2 サラトリムの原料と各種サラトリムの脂肪酸成（重量%*）[20]

脂肪酸	カノーラ	大豆油	綿実油	23CA	23SO	4CA	234CS	234CA
C 2:0				25.95 ±0.12	26.14 ±2.88		8.39 ±NC^e	10.06 ±0.21
C 3:0				3.07 ±0.04	3.38 ±0.42		9.33 ±NC	10.90 ±0.43
C 4:0						21±2.0	12.38 ±NC	13.68 ±0.65
C12:0	0.019 ±0.001	0.026±0.001	<0.015	<0.015	<0.015	0.019 ±0.003	0.025 ±0.001	<0.015
C14:0	0.061 ±0.002	<0.015	<0.015	0.078 ±0.071	0.078 ±0.071	NC	0.534 ±0.029	0.056±0.004
C16:0	4.952 ±0.224	12.24 ±0.73	25.80±0.05	2.37 ±0.04	7.97 ±0.13	2.75 ±0.08	12.30 ±0.14	3.23 ±0.08
C18:0	81.53 ±0.43	79.59 ±4.75	72.30±0.11	57.0 ±0.00	55.68 ±1.11	58.0 ±4.0	41.81 ±0.48	49.11 ±5.48
C18:1	1.597 ±0.151	0.13 ±0.01	0.18±0.00	0.572± 0.005	0.04 ±0.01	0.56 ±0.022	0.06 ±0.11	0.77 ±0.08
C18:2	0.0867± 0.341	<0.015	0.34± 0.07	0.066± 0.0004	<0.015	0.124± 0.003	0.01 ±0.01	0.13 ±0.02
C20:0	1.8443±0.0714	0.63 ±0.03	0.09±0.07	1.50 ±0.03	0.47 ±0.07	1.51 ±0.05	0.26 ±0.009	2.17 ±0.13
C22:0	0.629 ±0.01109	0.38 ±0.02		0.668± 0.007	0.29 ±0.04	0.64 ±0.02	0.11 ±0.01	0.63 ±0.05
C24:0	0.30 ±0.061	0.14 ±0.01		0.335± 0.03	0.11 ±0.02	0.299± 0.008	0.08 ±0.010	0.31 ±0.02

* 3回測定の平均

第17章　短鎖脂肪酸をその構成脂肪酸とするストラクチャード・トリグリセリド「サラトリム」

図17-1　短鎖脂肪酸/長鎖脂肪酸（S/L）モル比とエステル交換後の生成物組成[21]

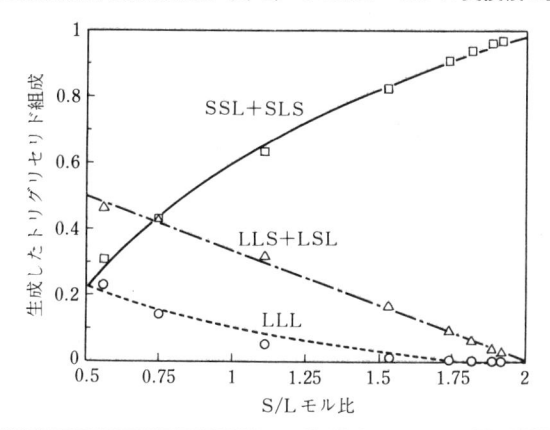

トリグリセリド組成	1.0<S/L<2.0でのS/Lと生成トリグリセリド組成と直線式	1.0<S/L<2.0でのS/Lと生成トリグリセリド量の相関
LSS/SLS	$X_{LSS/SLS}=0.4362(S/L)+0.1440$	$r=0.999$
LLS/LSL	$X_{LLS/LSL}=-0.3560(S/L)+0.7107$	-0.999
LLL	$X_{LLL}=-0.08022(S/L)+0.1453$	-0.957

図17-2　サラトリムの構造式

$CH_2-COO-C_nH_{2n+1}$ （n=16〜22）
|
$CH-COO-C_nH_{2n+1}$ （n=1〜3, または n=16〜22）
|
$CH_2-COO-C_nH_{2n+1}$ （n=1〜3）

表17-3　サラトリム234CA の組成[20]

アシルグリセロール	重量%
1,2-dipropionyl-3-stearoylglycerol	24.81±0.18
2-Propionyl-1-butyryl-3-stearoylglycerol	16.93±0.34
1,3-dibutyryl-2-stearoylglycerol	9.76±0.02
1,2-diacetyl-3-stearoyl-glycerol	4.53±0.06
2-acetyl-1-propionyl-3-stearoylglycerol	15.10±0.20
1,3-diacetyl-2-stearoylglycerol	2.19±0.02
1-butyryl-2,3-distearoylglycerol	1.96±0.18
1-acetyl-2,3-distearoylglycerol	1.7±0.01
1,3-distearoyl-2-butyrylglycerol	1.09±0.01
1,3-stearoyl-2-propionylglycerol	0.99±0.018
1,3-distearoyl-2-acetylglycerol	0.8±0.01
2-propionyl-1-butyryl-3-palmitoylglycerol	1.31±0.03
1-acetyl-2-palmitoyl-3-propionylglycerol	0.72±0.01
1-acetyl-2-butyryl-3-palmitoylglycerol	1.64±0.08
tristearoylglycerol	0.37±0.03
1,2-dibutyryl-3-palmitoylglycerol	0.79±0.04
1-propionyl-2-palmitoyl-3-butyrylglycerol	0.20±0.00
1-acetyl-2-palmitoyl-3-butyrylglycerol(1)	0.33±0.03
1,2-diacetyl-3-palmitoylglycerol	0.2±0.00
1,3-dibutyryl-2-palmitoylglycerol	0.38±0.001
1-acetyl-2-palmitoyl-3-stearoylglycerol	0.18±0.01
2-propionyl-1-palmitoyl-3-stearoylglycerol	0.19±0.00
1-propionyl-2-palmitoyl-3-stearoylglycerol	0.19±0.005
1-butyryl-2-stearoyl-3-palmitoylglycerol	0.21±0.001
total diacylglycerols	2.08±0.50
total acylglycerols	88.35±0.72

減少した（図17-1）[21]。この時1.0<S/L モル比<2.0では非常に高い相関が認められている（図17-1）[21]。サラトリムは短鎖脂肪酸源と長鎖脂肪酸源のエステル交換により調製されるので，多くの分子種が生成する。例えばサラトリム234CA では多くの分子種が見出されるが，その主成分はかなり限定されている。（表17-3）[20]。アシルグリセロールを構成する基をそれぞれアセチル基（A），プロピオニル基（P），ブチリル基（B），ステアリル基（S）で表示し，それぞれのサラトリムの主成分を表示するサラトリム4CA の場合はBBS，BSB，BSS，サラトリム23CA，23SO の場合はAAS，ASA，サラトリム234CA の場合はPPS，BPS，PASであり，サラトリム234CS の場合はABS，PBS，ASPであった[20]。これらの主要な分子種の炭素数は22，23および38であり，サラトリムの主成分は長鎖脂肪酸1分子と短鎖脂肪酸2分子あるいは長鎖脂肪酸2分子と短鎖脂肪酸1分子から構成されている（図17-2）[20,22]。

サラトリムを構成する数多くの分子種は，調製物あるいは製品については高速液体クロマトグラフィー[21]，逆相高速液体クロマトグラフィー[23]，超臨界液体クロマトグラフィー[21]，高温キャピラリー・ガスクロマトグラフィー（high-temperature capillary gas chromatography；HTCGC）[21,23,24]，

図17-3 サラトリムのS/Lモル比とカロリー値との関係[29]

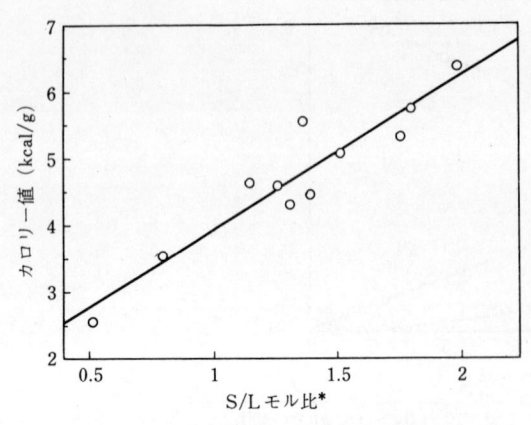

＊S/Lモル比の異なるサラトリムはトリブチリンとカノーラ硬化油の割合を変えエステル交換により調製した

図17-4 サラトリムのS/Lモル比とステアリン酸の吸収率との関係[29]

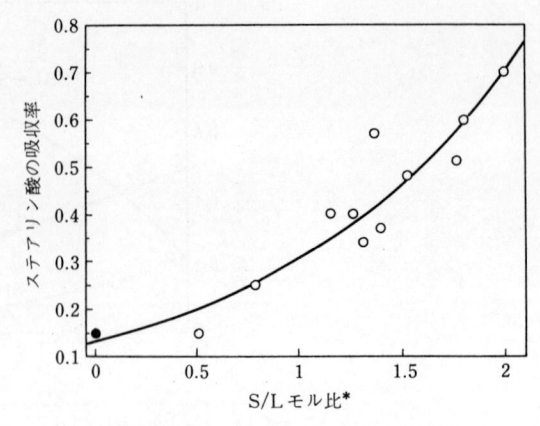

＊図-3参照　○サラトリウム　●トリステアリン

核磁気共鳴[21,23,25]などによって正確に分離，同定されている。また食品中に含有されるサラトリムについては，超臨界液体抽出後の高速液体クロマトグラフィー[26]，通常の溶媒抽出後の高温キャピラリー・ガスクロマトグラフィーおよび核磁気共鳴[27,28]により分離，同定されている。

17-3）サラトリムの消化・吸収

17-3-1）ラットでの吸収率

トリブチリンとカノーラ硬化油を種々の割合で混合し，エステル交換したのち過剰のトリブチリンを除去し，S/Lモル比0.51～1.99のサラトリムを調製し，サラトリム21%を含有する飼料を2週間投与し，カロリー値を測定したところ直線関係（$r=0.9438$）が認められた（図17-3）[29]。また同じ実験系でサラトリム中のステアリン酸の吸収率とS/Lモル比との関係を検討したところ，これらの間には指数関数の関係が見出され，ステアリン酸の吸収率をAbs_{st}とすると

$$Abs_{st}=0.13085e^{(0.84109\times S/L)} \quad (r=0.9466)$$

であった（図17-4）[29]。これらの結果からサラトリムのカロリー値はサラトリムのS/Lモル比，すなわち脂肪酸組成から推定することができる。

サラトリム23SOを飼料中に5，10，15%添加し若齢ラットに10日間投与し，投与後6～10日間糞便を採取し，糞便中に排泄されるステアリン酸量を測定したところ，サラトリム23SOの摂取量に伴い増加するのが認められた（表17-4）[30]。

表17-4 ラットでのサラトリムの摂取量と糞便中へのステアリン酸排泄量およびカロリー値[30]

試験脂肪	ステアリン酸		カロリー価 (kcal/g)
	摂取量 (g/日)	排泄量 (g/日)	
10%コーン油	0	0.04±0.01	9.0
5%サラトリム	0.56	0.40±0.12	4.2
10%サラトリム	1.03	0.67±0.18	4.3
15%サラトリム	0.49	1.01±0.10	4.2

この糞便中のステアリン酸の回収率から算出したサラトリム23SOのカロリー値は平均4.2kcal/gであり，対照のコーン油の9.0kcal/gに比較して半分以下であった。また，ステアリン酸(St)とオレイン酸(O)，およびステアリン酸と酪酸(B)をその構成成分とするトリグリセリドを合成し，ステアリン酸の吸収率を測定すると，トリグリセリド中のステアリン酸含量が57%以上になると，ステアリン酸の吸収率とトリグリセリド中のステアリン酸の重量％の間には負の相関（$r=-0.986$）が認められる（図17-5）[29]。つまり，トリグリセリド中のステアリン酸含量57%以下で，ステアリン酸の吸収は飽和点（約0.70）に達しており，ステアリン酸を含むサラトリムからのステアリン酸の吸収を推定する場合も，通常のステアリン酸を含有するトリグリセリドの消化吸収と同様の考え方を適応できる[29]。

第17章 短鎖脂肪酸をその構成脂肪酸とするストラクチャード・トリグリセリド「サラトリム」

図17-5 ステアリン酸をその構成成分とする種々のモデルトリグリセリド中の
ステアリン酸含量とステアリン酸の吸収率との関係[29]

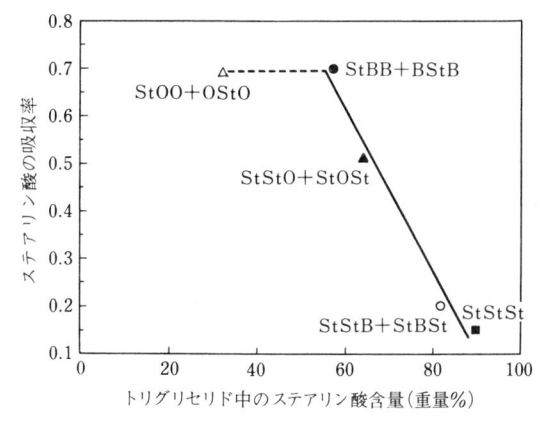

記号	略号	構成脂肪酸	ステアリン酸含量 (重量%)	ステアリン酸 吸収率
△	StOO+OStO	ステアリン酸, オレイン酸	32.0	0.69
▲	StStO+StOSt	ステアリン酸, オレイン酸	64.0	0.51
●	StBB+BStB	ステアリン酸, 酪酸	57.0	0.70
○	StStB+StBSt	ステアリン酸, 酪酸	81.8	0.20
■	StStSt	ステアリン酸	89.7	0.15

表17-5 サラトリム23CA 摂取時におけるステアリン酸とエネルギー効率[30]

パラメーター	1日当たり 1,800kcal	1日当たり 2,500kcal
サラトリム摂取量(g/日)	45	60
ステアリン酸摂取量(g/日)	27.4	34.2
糞便中ステアリン酸量(g/日)	7.6	12.3
ステアリン酸の吸収率(%)	72.4	63.5
ステアリン酸由来のカロリー(kcal/g)*	3.90	3.44
ステアリン酸以外の脂肪酸		
及びグリセロールの由来カロリー(kcal/g)	1.23	1.23
サラトリムのカロリー(kcal/g)	5.1	4.7

* ステアリン酸のカロリー(kcal/g)=%吸収率×9.5kcal/g×サラトリム
中のステアリン酸の%値

17-3-2) ヒトでの吸収率

健常人に摂取熱量の37%を脂質（対照脂質としてココナッツ油使用）から摂るように設計された1日当たり1,800kcal あるいは2,500kcal の食事を7日間摂取してもらったのち，8日目から7日間サラトリム23CA をそれぞれ45g あるいは60g 対照のココナッツ油と置換した同じ採取量の食事を摂ってもらった。この時，サラトリム23CA 摂取後5～7日目，3日間の糞便を採取し，糞便中のステアリン酸量を測定した[30]。ステアリン酸の摂取量と糞便中の排泄量から求めたステアリン酸の見掛けの吸収率は1,800kcal/日摂取の場合で72.4%，2,500kcal/日摂取の場合で63.5%であり，サラトリム23CA カロリー値は，それぞれ5.1kcal/g, 4.7kcal/g であり，ラットにおける場合とほぼ同じカロリー値であった。(表17-5)[30]。

17-4) サラトリムの代謝

トリアセチン，トリプロピオニン，トリステアリンを2.5：2.5：1.0の混合物からランダムエステル交換により得られるサラトリム23CA（ロット A014)の酢酸あるいはプロピオン酸, ステア

図17-6 サラトリム23CAとトリオレインのCO₂への代謝[31]

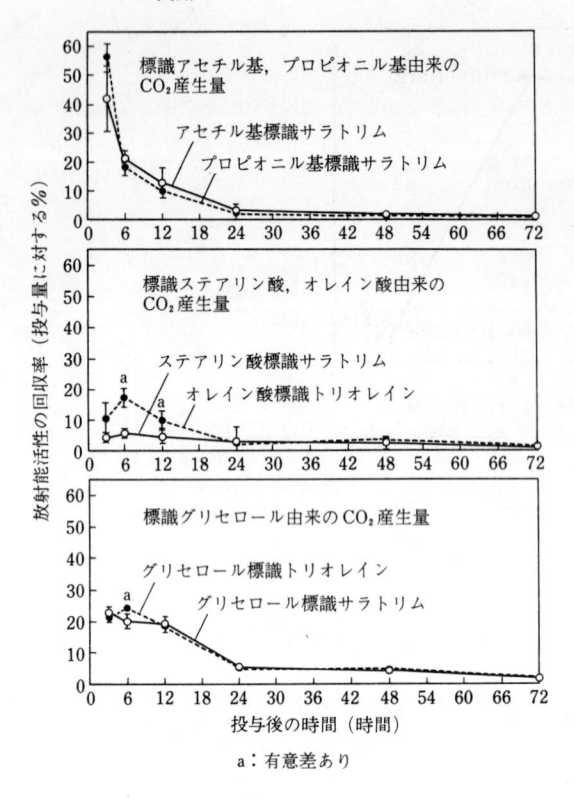

図17-7 アセチル基標識サラトリム23CAのCO₂の代謝[31]

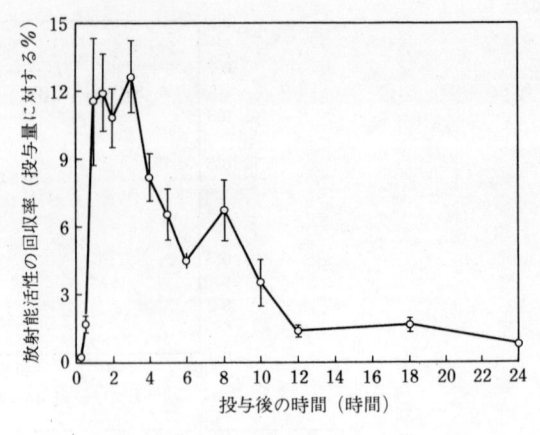

a：有意差あり

リン酸，サラトリムのグリセロールをそれぞれ放射性同位元素で標識したサラトリムあるいは，対照としてオレイン酸あるいはトリオレインのグリセロールを放射性同位元素で標識したトリオレインを作製し，この標識化合物をラットに投与したのち，呼気中の二酸化炭素，尿，糞便中への標識代謝化合物の排泄量を測定しサラトリムの代謝速度を推定した[31]。この時，放射性同位元素で標識したサラトリムのみを投与した群と，飼料中に10％の放射性同位元素非標識サラトリムを2週間投与したのちに放射性同位元素で標識した群で検討が行われている[31]。

サラトリムのアセチル基あるいはプロピオニル基を^{14}Cで標識したサラトリム23CAをラットに経口投与し，投与後72時間までの呼気中への$^{14}CO_2$の排泄量を測定したところ，投与後3時間以内に最高呼気中濃度に達し，投与後すみやかに代謝されると推定される（図17-6）[31]。さらに詳細に検討する目的でアセチル基を^{14}Cで標識したサラトリム23CAを経口投与し，投与15分後から24時間後までの呼気中への$^{14}CO_2$の排泄量を測定したところ，投与30分後から1時間後にかけて急激に排泄量が増加し，投与1時間後には最大呼気中濃度に近似する排泄量に達し，3時間後まで継続した（図17-7）[31]。このことはサラトリムが胃中ですみやかに加水分解され，産生した短鎖脂肪酸が吸収，代謝した結果と推定され，また投与したサラトリムは投与後3時間以内に胃から小腸に移送され，加水分解により産生した短鎖脂肪酸の大部分は小腸上部で吸収されたものと推定された[31]。また飼料中に10％の放射性同位元素非標識サラトリムを含有する飼料を2週間前投与したのち，サラトリムのアセチル基あるいはプロピオニル基を^{14}Cで標識したサラトリム23CAをラットに経口投与し，投与後72時間までの呼気中への$^{14}CO_2$の排泄量を測定したところ，サラトリムを前投与しなかった場合と比較して差は認められなかった[31]。

サラトリムのステアリン酸のカルボニル基，トリオレインのオレイン酸のカルボニル基を^{14}Cで標識したサラトリム23CAあるいはトリオレインをラットに経口投与し，投与後72時間までの呼気中への$^{14}CO_2$の排泄量を測定したところ，投与後6時間で最高呼気濃度に達したが，ステアリン酸由来の$^{14}CO_2$はオレイン酸由来のものに比較して非常に低かった（図17-6）[31]。これは，サラトリムの構成成分であるステアリン酸の小腸粘膜からの吸収が少ないためと推定される。また，サラトリムのグリセロール（sn-1位あるいはsn-3位の炭素），トリオレインのグリセロール（sn-1位

第17章　短鎖脂肪酸をその構成脂肪酸とするストラクチャード・トリグリセリド「サラトリム」

図17-8 標識サラトリム23CAとトリオレイン由来の放射能活性物質の尿中への排泄量[31]

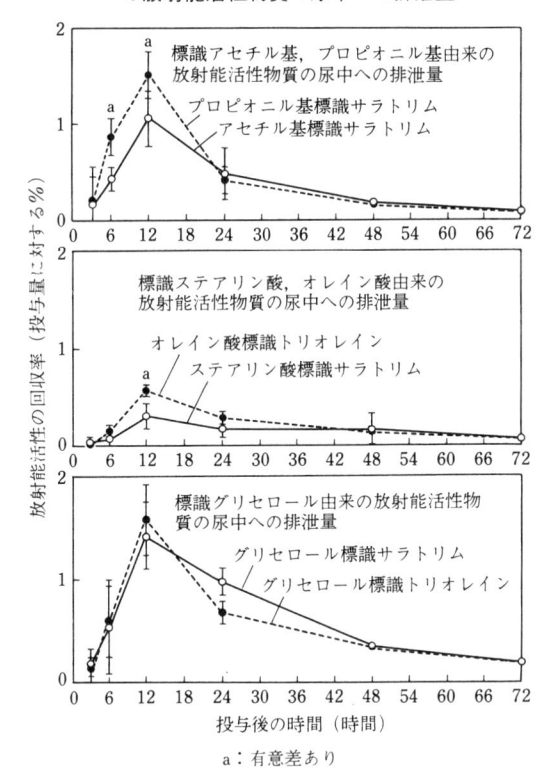

図17-9 標識サラトリム23CAとトリオレイン由来の放射能活性物質の糞便中への排泄量[31]

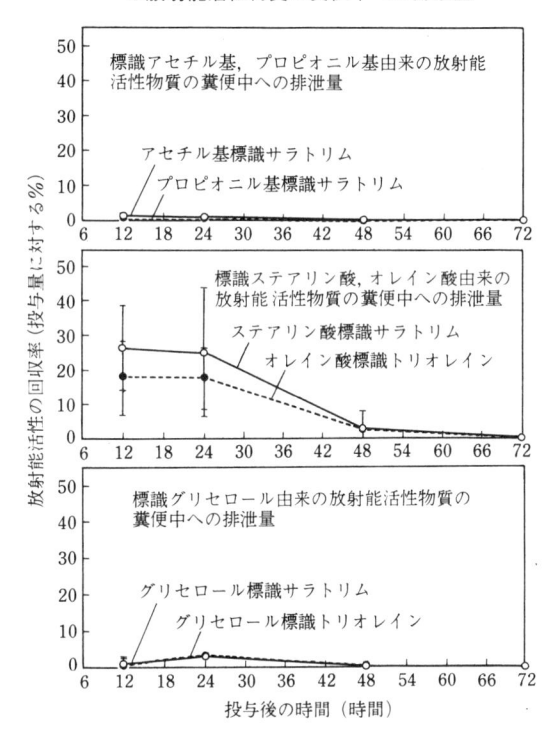

a：有意差あり

あるいは sn-3位の炭素）を^{14}Cで標識したサラトリム23CAあるいはトリオレインをラットに経口投与し，投与後72時間までの呼気中への$^{14}CO_2$の排泄量を測定したところ，サラトリムのグリセロール由来の$^{14}CO_2$は投与後3時間以内に最高呼気中濃度に達し，トリオレインのグリセロール由来の$^{14}CO_2$は投与後6時間で最高呼気中濃度に達した（図17-6）[31]。ラットに投与したサラトリム23CAあるいはトリオレインが胃リパーゼにより加水分解され，遊離のグリセロールを生成し，胃壁より吸収され代謝されたとは推定しにくいので[31]，グリセロール由来の$^{14}CO_2$は，小腸で加水吸収されたモノアシルグリセロールに由来すると推定される[31]。このことはラットに経口投与されたサラトリムあるいはトリオレインは3時間以内に小腸に達していると推定される[31]。

同様にサラトリムのアセチル基あるいはプロピオニル基，ステアリン酸のカルボニル基，グリセロールの sn-1位あるいは sn-3位の炭素，トリオレインのオレイン酸のカルボニル基，グリセロールの sn-1位あるいは sn-3位の炭素を^{14}Cで標識

したサラトリム23CAあるいはトリオレインをラットに経口投与し，投与後72時間までの尿中，糞便中への放射能活性物質の排泄量を測定した。尿中への放射能活性物質の最高排泄量は投与12時間後に認められた（図17-8）[31]。糞便中への放射能活性物質の排泄の場合は，短鎖脂肪酸由来の放射能活性物質はごくわずか見出されたのみであったが，ステアリン酸あるいはオレイン酸由来の放射能活性物質は投与量の約40～60%相当量が検出されている（図17-9）[31]。グリセロール由来の放射能活性物質の糞便中への排泄もごくわずかであった[31]。グリセロール由来の放射能活性物質の糞便中への排泄量がごくわずかであることから，糞便中のステアリン酸あるいはオレイン酸由来の放射能活性物質は，モノグリセリド，ジグリセリド，トリグリセリドなどのグリセロールとステアリン酸，オレイン酸のエステル体ではなく，遊離脂肪酸の形態で存在していると推定される[31]。

サラトリムのアセチル基あるいはプロピオニル基，ステアリン酸のカルボニル基，グリセロールの sn-1位あるいは sn-3位の炭素，あるいはトリオレインのオレイン酸のカルボニル基，グリセ

ロールの sn-1位あるいは sn-3位の炭素を^{14}Cで標識したサラトリム23CAあるいはトリオレインをラットに経口投与し、投与後72時間までの累積代謝量の検討を行った[31]。サラトリムのアセチル基あるいはプロピオニル基の炭素を^{14}Cで標識したサラトリムを経口投与した場合、酢酸は82.2％が、プロピオン酸は89.3％が二酸化炭素に変換された（図17-10, A）[31]。これは短鎖脂肪酸が小腸粘膜、肝臓ですみやかに代謝され、エネルギーを産生する過程で産生されたものと推定される。二酸化炭素以外ではアセチル基由来の放射能活性物質は、からだ全体（carcasses）で6.0％、糞便と尿中に5.3％、肝臓に0.7％、血液に0.1％、脂肪組織に0.05％が見出された（図17-10, A）[31]。

サラトリムのステアリン酸のカルボニル基、あるいはオレイン酸のカルボニル基の炭素を^{14}Cで標識したサラトリム、あるいはオレイン酸のカルボニル基を標識したトリオレインを経口投与した場合の放射能活性物質の分布を検討したところ、二酸化炭素へはサラトリムのオレイン酸由来のものは44.3％で、サラトリムのステアリン酸由来の21.5％と比較してほぼ倍量であった（図17-10, B）[31]。仮にオレイン酸とステアリン酸が同程度小腸から吸収されるとすれば、放射能活性物質の二酸化炭素としての排泄量はほぼ同等になるはずであるが、放射能活性物質の糞便中への排泄を検討するとトリオレインのオレイン酸由来のものは38.4％、サラトリムのステアリン酸由来のものは54.8％で、サラトリム由来のステアリン酸の小腸からの吸収率は、トリオレイン由来のオレイン酸に比較してかなり低いと推定された（図17-10, B）[31]。また、サラトリム投与の場合糞便中に検出される放射能活性物質の同定を行ったところ、86.2％±11.4％がステアリン酸であった。

またサラトリムあるいはトリオレインのグリセロールの sn-1位あるいは sn-3位の炭素を^{14}Cで標識したサラトリム、あるいはトリオレインを経口投与した場合は、それぞれ74.2％、75.8％が二酸化炭素中に見出されている（図17-10, C）[31]。二酸化炭素に次いで多く検出されたのが、からだ全体でそれぞれ9.9％、10.2％であった[31]。これらの結果から、サラトリム、トリオレインのグリセロール部分は、小腸粘膜から2-モノグリセロールの形で吸収されたあと、細胞内リパーゼによりグリセロールと脂肪酸に加水分解され、大部分がエネルギー産生に利用され、一部はトリグリセリドとして再構成され、からだ全体に分布したものと推定される。

17-5）サラトリムの血漿脂質代謝に及ぼす影響

長鎖脂肪酸源として大豆硬化油、短鎖脂肪酸源としてトリアセチン、トリプロピオニンを用いて製造されたサラトリム23SO（4.5～6.0 kcal/g）を0％（対照群）、3、6、10％含有する飼料（必

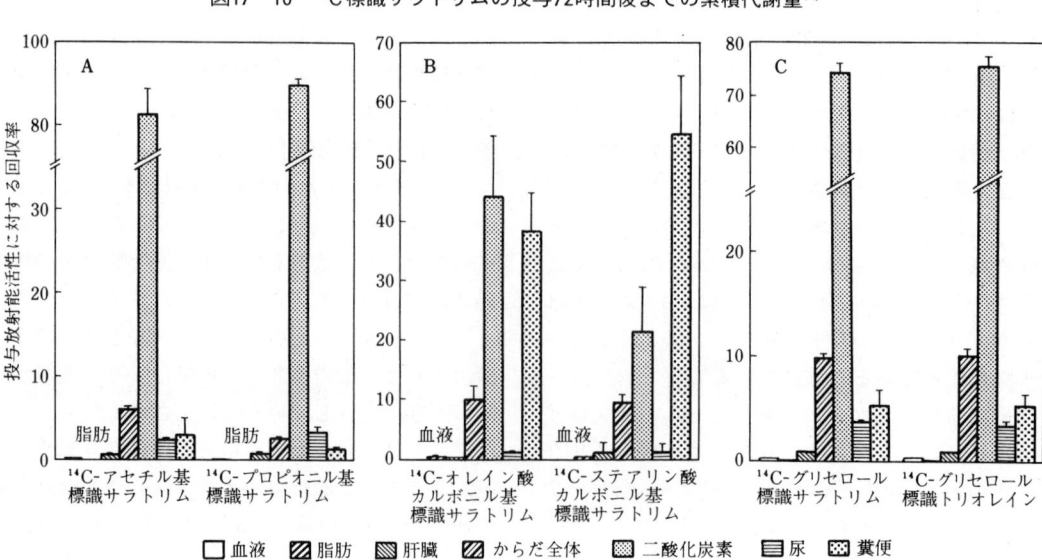

図17-10 ^{14}C標識サラトリムの投与72時間後までの累積代謝量[31]

表17-6 健常人での1週間のサラトリム摂取後の血漿トリグリセリド，コレステロール濃度変化[34]

試験日数	トリグリセリド (mg/dl)	コレステロール (mg/dl)	高比重リポタンパク質 (mg/dl)	低比重リポタンパク質 (mg/dl)	超低比重リポタンパク質 (mg/dl)
対照群					
1	105 ± 15	193 ± 11	47 ± 3	123 ± 11	23 ± 3
8	111 ± 17	219 ± 11	56 ± 4	136 ± 10	27 ± 4
11	101 ± 17	212 ± 12	54 ± 4	139 ± 10	19 ± 3
14	99 ± 15	205 ± 12	51 ± 3	132 ± 10	22 ± 4
17	96 ± 14	200 ± 12	48 ± 3	136 ± 10	16 ± 3
20	96 ± 15	202 ± 6	47 ± 3	139 ± 10	15 ± 3
24	98 ± 16	212 ± 13	49 ± 3	137 ± 11	26 ± 4
サラトリム摂取群					
1	91 ± 9	194 ± 10	43 ± 2	131 ± 10	21 ± 3
8	106 ± 10	217 ± 12	51 ± 2	144 ± 11	23 ± 3
11	106 ± 6	189 ± 12	42 ± 2	129 ± 11	18 ± 2
14	104 ± 9	178 ± 12	36 ± 2	118 ± 11	26 ± 2
17	91 ± 10	181 ± 12	37 ± 2	132 ± 11	12 ± 2
20	90 ± 10	202 ± 12	40 ± 2	145 ± 11	16 ± 2
24	97 ± 10	224 ± 14	46 ± 2	153 ± 11	24 ± 4

（サラトリム摂取群の8～14日目が「サラトリム摂取期間」）

須脂肪酸源として2％コーン油添加）を雄性，雌性のミニブタに28日間投与し血漿脂質に及ぼす影響を検討した。その結果，全投与期間を通じて雄性，雌性ミニブタいずれも血漿トリグリセリド値，コレステロール値，高比重リポタンパク質コレステロール値について，対照群，10％コーン油投与群に対して差異は認められなかった[32]。低比重リポタンパク質コレステロール値については，雄性ミニブタでは対照群に対して差異は認められなかったが，雌性ミニブタでは6％，10％サラトリム投与群で投与開始3日目のみで有意な低下が認められたが，7日目では対照群との差異は認められなくなっていた[32]。

短鎖脂肪酸源としてトリアセチン，トリプロピオニン，トリブチリン，長鎖脂肪酸源として綿実硬化油あるいはカノーラ硬化油を用いて製造されたサラトリム234CS，あるいはサラトリム234CAを2.5，10％含有する飼料をラットに13週間投与し，血漿脂質に及ぼす影響について検討したところ，血漿トリグリセリド値，コレステロール値，高比重リポタンパク質コレステロール値，低比重リポタンパク質コレステロール値いずれも対照群との間には差異は認められなかった[33]。

健常人10名にサラトリム23CA（短鎖脂肪酸源としてトリアセチン，トリプロピオニン，長鎖脂肪酸源としてカノーラ油より製造されたもの）を体重に応じて45，60g/日（総摂取熱量はそれぞれ1,800，2,500kcal/日），無作為二重盲検クロスオーバー試験で1日だけ摂取してもらったところ，血漿トリグリセリド値，コレステロール値に変化は認められなかった[34]。この時サラトリムはクッキー，ボンボンに配合されたものを摂取した[34]。さらに健常人36名に対しサラトリム23CAを体重に応じて45，60g/日（総摂取熱量はそれぞれ1,800，2,500kcal/日），無作為二重盲検非クロスオーバー試験で7日間摂取してもらい，血漿脂質に及ぼす影響を検討した。対照には体重に応じてココナッツ油を45，60g/日（総摂取熱量はそれぞれ1,800，2,500kcal/日）を用い，いずれもクッキー，ボンボン，アイスクリームに配合されたものを摂取した[34]。試験開始より7日間は全員対照食を摂取し，8～14日目はサラトリム含有食あるいは対照食を摂取し，15～24日目は全員対照食を摂取するように設計された[34]。その結果，サラトリム摂取群でサラトリム摂取期間のみ血漿コレステロール値，低比重リポタンパク質コレステロール値が有意に低下するのが認められた（表17-6）[34]。この時，対照群は血漿コレステロール値，

図17-11 サラトリム13週間投与後の盲腸内容物中の胆汁酸，フィトステロール濃度[35]

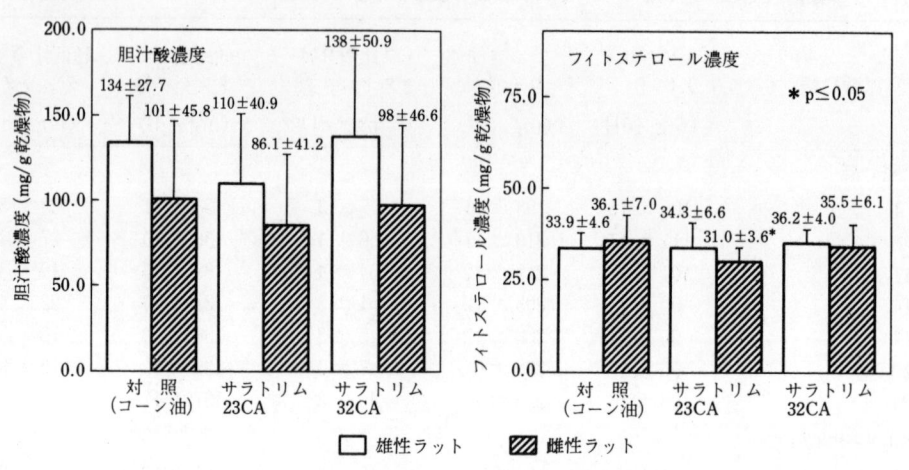

低比重リポタンパク質コレステロール値は上昇した（表17-6）[34]。また血漿トリグリセリド値，高比重リポタンパク質コレステロール値，超低比重リポタンパク質コレステロール値には変化は認められなかった（表17-6）[34]。

雌雄ラットにサラトリム23CAあるいは32CAを10%含有する飼料を13週間投与し，盲腸内容物中の胆汁酸濃度，組成，コレステロール，コプロスタノール濃度，フィトステロール濃度，組成の変化を検討した[35]。盲腸内容物中の胆汁酸濃度については13週間投与後でも雌雄ラット共，対照群に比較して有意差は認められなかった（図17-11）[35]。胆汁酸組成を検討するとサラトリム投与により雌性ラットで1次胆汁酸のα-ムリコール酸（α-muricholic acid）濃度の有意な低下が，雌雄ラットで2次胆汁酸のリソコール酸（lithocholic acid）濃度の有意な低下が認められたが，それ以外の1次，2次胆汁酸濃度に変化は認められなかった[35]。

またサラトリム投与後の盲腸内容物中のコレステロール濃度には変化は認められず，コプロスタノール濃度については雄性ラットで有意な上昇が認められた[35]。フィトステロール濃度についてはサラトリム23CA投与により雌性ラットで有意な低下が認められ（図17-11）[35]，この時1次フィトステロールである24β-メチルコレステロール濃度の大幅な有意な低下が認められた[35]。

17-6) サラトリムの無機質代謝に及ぼす影響

ステアリン酸やオレイン酸などが消化管内を通過する時，カルシウムやマグネシウムなどと石けんを形成しその吸収が阻害される可能性が示されている[36]。健常人35名を2群に分け，体重に応じて総摂取熱量を1,800，2,500kcal/日に定め，最初の1週間はココナッツ油をそれぞれ45，60g/日含有するアイスクリーム，クッキー，ボンボンを摂取してもらい，第2週目は約半数をサラトリム23CAを45，60g/日含有するアイスクリーム，クッキー，ボンボン（総摂取熱量はそれぞれ1,800，2,500kcal/日）を摂取してもらい，第3週目は再び全員ココナッツ油を前記と同量摂取してもらい糞便中へのカルシウム，マグネシウム，亜鉛およびステアリン酸の排泄量を測定した[36]。その結果サラトリム23CA摂取群では第2週目でステアリン酸の排泄量が大幅に増加したこと以外は，試験期間中，ココナッツ油，サラトリム23CA摂取群いずれも糞便中へのカルシウム，マグネシウム，亜鉛の排泄量については差異は認められなかった（表17-7）[36]。

ラットにサラトリム4CA（短鎖脂肪酸源としてトリブチリン，長鎖脂肪酸源としてカノーラ硬化油より製造されたもの），サラトリム23CA，23SO，サラトリム234CA，235CSを2，5，10%含有する飼料を雄性，雌性ラットに13週間投与し血漿中の無機質濃度，尿中への無機質のクリアランス（urine mineral clearance；腎臓実質を流れる血漿中からある無機質成分を選択排泄する機能を表わす率で，その無機質が1分間に尿成分となって排泄された量を腎動脈血血漿中のその無機質の濃度で除した数値）を測定した[33,37,38]。その結

表17-7 サラトリム摂取時のヒト糞便中へのカルシウム，マグネシウム，亜鉛およびステアリンの排泄量[30]

パラメーター	ステアリン酸	Ca	Mg	Zn
		ミリ等量／日		
第1週目				
1,800 kcal 対照群	1.2 ± 0.9	54 ± 9	24 ± 4	0.38 ± 0.0
1,800 kcal 試験群	1.0 ± 0.4	51 ± 8	23 ± 4	0.4 ± 0.08
2,500 kcal 対照群	3.1 ± 1.9	58 ± 15	30 ± 8	0.5 ± 0.11
2,500 kcal 試験群	2.5 ± 1.3	56 ± 12	27 ± 5	0.5 ± 0.09
第2週目				
1,800 kcal 対照群	0.8 ± 0.5	45 ± 13	20 ± 5	0.3 ± 0.1
1,800 kcal 試験群	26.7 ± 9.5	45 ± 13	21 ± 7	0.4 ± 0.1
2,500 kcal 対照群	3.1 ± 2.0	59 ± 17	32 ± 12	0.53 ± 0.2
2,500 kcal 試験群	43.2 ± 11.5	60 ± 11	30 ± 5	0.5 ± 0.1
第3週目				
1,800 kcal 対照群	1.1 ± 0.6	48 ± 10	22 ± 5	0.4 ± 0.09
1,800 kcal 試験群	1.1 ± 0.6	54 ± 12	24 ± 5	0.5 ± 0.09
2,500 kcal 対照群	3.3 ± 2.7	70 ± 24	36 ± 18	0.6 ± 0.24
2,500 kcal 試験群	3.5 ± 5.0	49 ± 12	24 ± 6	0.5 ± 0.12

対照群：ココナッツ油
試験群：サラトリム23 CA

果，いずれのサラトリム投与群，雌雄ラット共，血漿中のカルシウム，無機リン，ナトリウム，カリウム，塩素濃度および尿中へのカルシウム，リン，ナトリウム，カリウム，塩素のクリアランスには対照群と比較して変化は認められなかった[33,37,38]。

また血漿中の無機質濃度，尿中への無機質のクリアランスを測定した同じ試験系の雌雄ラットの大腿骨中の灰分の割合，カルシウム，銅，鉄，マグネシウム，リン，ナトリウム，ストロンチウム，亜鉛濃度が測定されている[33,37,38]。2，5％サラトリム含有飼料の13週間投与では対照群との間に差異は認められなかったが，10％サラトリム含有飼料投与群では，亜鉛，ストロンチウムに有意な増加が認められたが，値はいずれも軽微な増加であった[33,37,38]。

17-7）サラトリムの脂溶性ビタミン代謝に及ぼす影響

ビタミンA，E，Dなどの脂溶性ビタミンの吸収は共存する脂質の影響を受ける。サラトリム4 CA，サラトリム23 CA，23 SO，サラトリム234 CA，234 CSを2，5，10％含有する飼料を雄性，雌性ラットに13週間投与し，血漿中のビタミンA，E，D濃度および肝臓中のビタミンA，E濃度の変化を検討した[33,37,38]。血漿中脂溶性ビタミンについては，サラトリム234 CA，2％含有飼料投与で雄性ラットでビタミンA濃度の有意な上昇[33]が，サラトリム4 CAの2，5，10％含有飼料投与の雄性ラットおよび10％含有飼料投与の雌性ラットでビタミンD濃度の有意な上昇[8]が認められた（図17-12）[37]。肝臓中ビタミンA濃度の上昇は，サラトリム4 CA，10％含有飼料投与の雄性ラット（図17-12）[37]，サラトリム234 CS，234 CA，10％含有飼料投与の雄性ラット[33]，サラトリム234 CS，10％含有飼料投与の雌性ラット[33]で認められた。またビタミンE濃度の上昇はサラトリム4 CA，5，10％含有飼料投与の雄性ラットで認められた（図17-12）[37]。

サラトリム23 SOを3，6，10％含有飼料（必須脂肪酸源として2％コーン油添加）を雄性，雌性のミニブタに28日間投与し，血漿中，肝臓中の脂溶性ビタミン濃度の変化を検討した[32]。その結果，6％サラトリム23 SO含有飼料投与の雄性ミニブタで血漿ビタミンA濃度の上昇と，肝臓ビタミンE濃度の低下が認められた。

図17-12 サラトリム投与時の血漿中，肝臓中の脂溶性ビタミン濃度[37]

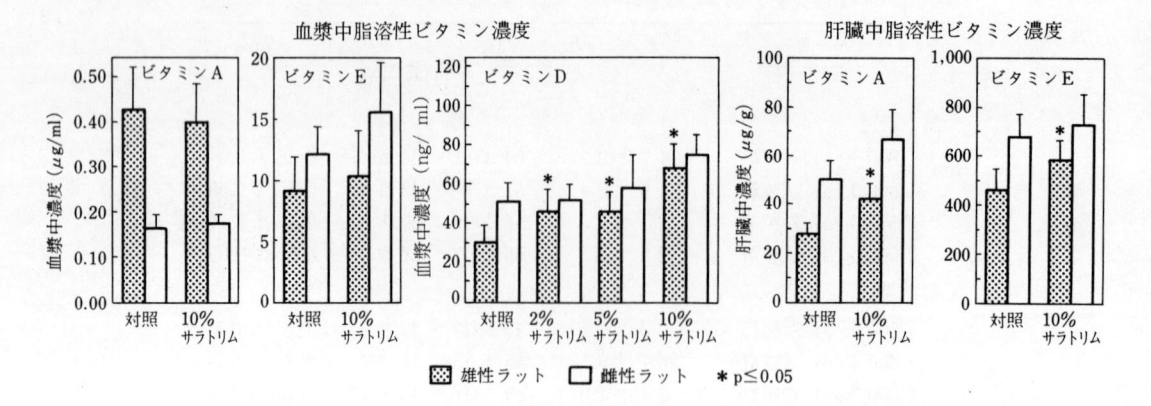

血漿中脂溶性ビタミン濃度／肝臓中脂溶性ビタミン濃度（ビタミンA，ビタミンE，ビタミンD，ビタミンA，ビタミンE）

対照／2%サラトリム／5%サラトリム／10%サラトリム　■雄性ラット　□雌性ラット　＊ $p \leq 0.05$

17-8) サラトリムの血漿内酵素濃度に及ぼす影響

肝臓機能の指標の1つであるアスパラギン酸アミノトランスフェラーゼ（aspartate aminotransferase；AST，別名グルタミン酸 オキサロ酢酸トランスアミナーゼ，glutamic oxaloacetic transaminase；GOT），γ-グルタミルトランスフェラーゼ（γ-glutamyltransferase；GCT），アラニンアミノトランスフェラーゼ（alanine aminotransferase；ALT）などの酵素活性の変化がサラトリム投与時のラット[33,38]，ミニブタ[32]，サラトリム摂食時の健常人[34,39]で検討されている。ラットへのサラトリム23SOの10週間投与ではAST値，GCT値，ALT値いずれも変化は認められず[38]，サラトリム234CAの10週間投与で雌雄ラットにAST値の有意な低下が認められたが[33]，いずれも正常範囲であった。ミニブタへのサラトリム23SOの4週間投与でもAST値，GCT値，ALT値いずれも変化は認められなかった[32]。

健常人10名にサラトリム23CAをそれぞれの体重に応じて45，60g/日（総摂取熱量はそれぞれ1,800，2,500kcal/日）無作為二重盲検クロスオーバー試験で1日だけ摂取してもらったところ，血清AST値，GCT値，ALT値および乳酸デヒドロゲナーゼ値（lactate dehydrogenase；LDH），アルカリホスファターゼ値（alkaline phosphatase；ALP）に変化は認められなかった[34]。さらに健常人36名に対しサラトリム23CAを体重に応じて45，60g/日（総摂取熱量はそれぞれ1,800，2,500kcal/日）無作為二重盲検非クロスオーバー試験で7日間摂取してもらい血清酵素に及ぼす影

響を検討した[34]。その結果，血清AST値，ALT値はサラトリム23CA摂取期間中，対照のココナッツ油摂取群（それぞれの体重に応じて45，60g/日，総摂取熱量はそれぞれ1,800，2,500kcal/日，あるいは摂取前値より有意に上昇したが，いずれも平均値はすべて正常値の範囲であった[34]。LDH値もサラトリム23CA摂取期間中，正常値範囲内で上昇したが，摂取終了と共に対照値にもどった[34]。GCT値には変化は認められなかった[34]。

健常人24名にサラトリム23SOを30，45，60g/日，サラトリム43SOを60g/日，4SOを60g/日無作為二重盲検非クロスオーバー試験で4週間摂取してもらい，血清酵素に及ぼす影響について検討した[39]。血清ALT値の有意な上昇がサラトリム摂取期間中認められたが，摂取終了と共に摂取前値にもどった。またAST値は一部でサラトリム摂取期間中上昇が認められたが，ALP値，GCT値にはほとんど変化は認められなかった[39]。これら血清酵素値の有意な上昇はすべて正常値の範囲内であった[39]。健常人が試験期間中に摂取したサラトリムはアイスクリーム，ミルクココア，プディング，ヨーグルト，シナモン・レーズン・マッフィン，チョコレートケーキ，レモンケーキ，ワッフルに加工されたものである[39]。

17-9) サラトリムの腸内環境に及ぼす影響

雌雄ラットにサラトリム23CAあるいは32CAを10%含有する飼料を13週間投与し，盲腸内容物のpH変化，盲腸内容物中の細菌数変化を検討した[35]。盲腸内容物中のpHは対照群の雄性ラットで7.80±0.35，雌性ラットで7.74±0.34であっ

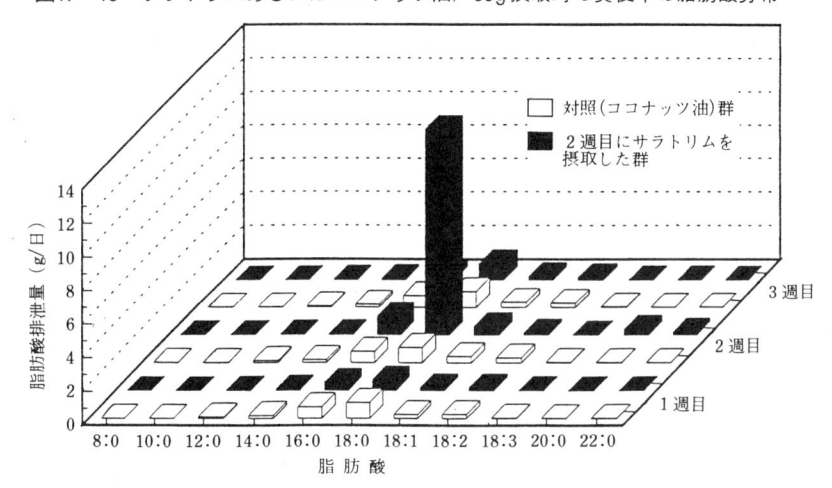

第17章　短鎖脂肪酸をその構成脂肪酸とするストラクチャード・トリグリセリド「サラトリム」

図17－13　サラトリムあるいはココナッツ油，60g摂取時の糞便中の脂肪酸分布[34]

た[35]。サラトリム32 CA投与の雌性ラットで7.91±0.24と有意に上昇した以外は対照群との間に差は認められなかった[35]。また走査型電子顕微鏡で検討した盲腸内容物中の細菌数，細菌形態もサラトリム投与群と対照群との間で差は認められなかった[35]。

健常人18名に対しサラトリム23 CAを60g/日（総摂取熱量2,500 kcal/日）無作為二重盲検非クロスオーバー試験で7日間摂取してもらい，糞便中の脂肪酸組成を検討した[34]。サラトリム23 CAを摂取する前後1週間ずつは対照としてココナッツ油を60g/日（総摂取熱量2,500 kcal/日）を摂取してもらった。その結果，サラトリム摂取期間中にステアリン酸の排泄量が非常に増加し，同時にパルミチン酸，オレイン酸の排泄量もやや増加した（図17－13）[34]。サラトリム摂取終了後の1週間のステアリン酸の糞便中への排泄量もやや増加していた（図17－13）[34]。

17－10）サラトリムの安全性，副作用

ラットでのサラトリム4 CA，サラトリム23 CA，23 SO，サラトリム234 CA，234 CSを2，5，10％含有する飼料を13週間投与する亜急性毒性試験では何らかの変化は見出されなかった[35,37,38]。また変異原性試験，遺伝毒性試験でもサラトリムは何ら影響を及ぼさないことが明らかになっている[40,41]。

健常人男女それぞれ12名ずつにサラトリム23 CAを，1日当たり30gあるいは60gを摂取してもらった各4日間のトリプルクロスオーバー試験時

の臨床的自覚症状としては，はきけ，腹痛，頭痛がサラトリム摂取期間中および摂取後に報告されている（表17－8）[34]。特に，サラトリム60g摂取群および女性に多かった[34]。1日当たり60gのサラトリム摂取量は，サラトリムの平均的な摂取予測量の13.5g/日の約4倍以上，最大予測摂取量の約30g/日の2倍であり，少なくとも1日当たり30gの摂取量では，ほとんど臨床的自覚は認められていない[34,39]。

これらの臨床的自覚症状の原因としてサラトリムの構成成分である酢酸の代謝産物であるアセト酢酸，β-ヒドロキシ酢酸などのケトン体の血中濃度上昇に依る可能性が推定されたので，サラトリム23 SO，大豆硬化油，あるいは中鎖脂肪酸トリグリセリドを7.5，10，12.5，15gを健常人42名に単回摂取してもらい，血清中の酢酸，アセト酢酸，β-ヒドロキシ酢酸濃度の変化を測定した[34]。その結果サラトリム23 SOを15g摂取してもらった群で血清中の酢酸濃度がやや上昇したが，血清ケトン体濃度に変化は認められなかった[34]。中鎖脂肪酸トリグリセリドを摂取してもらった群ではアセト酢酸，β-ヒドロキシ酪酸濃度がやや上昇したことから，サラトリム摂取による臨床的自覚症状は，ケトン体に依るものではないと推定された[34]。

17－11）サラトリムの食品への適用

サラトリムは約5 kcal/gと従来の油脂の約半分のカロリーであり，その物性はモノ長鎖およびジ長鎖画分の相対量と，これらサラトリムを構成

表17-8 サラトリム摂取トリプルクロスオーバー試験時の臨床的自覚症状[34]

症　状	試　験　期　間　中　の　報　告　例　数				
	ココナッツ油 60g（4日間）	サラトリム 30g（4日間）	サラトリム 60g（4日間）	ウォッシュ アウト* （12日間）	計
胃腸の症状					
嘔気・悪心	5	3	19	5	32
腹痛	1	4	14	11	29
放屁	3	0	4	4	11
eonesis	1	0	2	0	3
胃の不快感	0	0	2	0	2
口内炎	0	0	1	0	1
胃腸以外の症状					
頭痛	4	3	8	7	22
疲労	2	0	2	2	6
筋肉痛	2	2	0	2	6
生理時不快	4	0	0	1	5
不安興奮	0	1	0	4	5
失神	1	0	0	3	4
めまい	1	1	0	1	3
神経質	0	0	1	2	3
眠気	0	0	1	1	2
背痛	1	0	0	1	2
dipmenorrbea	2	0	0	0	2
鼻炎	0	0	1	1	2
dipurea	0	0	1	0	1
熱感および冷感	0	0	1	0	1
汗かき	0	0	1	0	1
関節痛	0	1	0	0	1
口腔内乾燥	0	1	0	0	1
多尿	0	0	0	1	1
呼吸困難	0	0	0	1	1
咽喉痛	0	0	0	1	1
せき	0	0	0	1	1
ゆううつ	0	0	0	1	1

＊3回のウォッシュアウトの合計（第1回前，第1回後，第2回後，計12日間）

する短鎖脂肪酸の種類によって決まる。サラトリムはこれまでカカオバターの代替としてチョコレート，チョコチップなどへの利用，乳脂，ショートニングの代替としてアイスクリームなどの乳製品，焼菓子コーヒーホワイトナー配合，サンドクリーム配合，シフォンケーキ，ビスケット，などへ利用可能である[16〜18,42〜48]。

文　献

1) Small, D. M., Ann. Rev. Nutr. **11**, 413 (1991)
2) Decker, E. A., Nutr. Rev. **54**, 108 (1996)
3) Lien, E. L., Yuhas, R. J., Boyle, R. G., Tomarelli, R. M., J. Nutr. **123**, 1859 (1993)
4) Innis, S. M., Dyer, R., Quinlan, P., Diersen-Schard, D., J. Nutr. **125**, 73 (1995)
5) Renaud, S. C., Ruf, J. C., Petithory, D., J. Nutr. **125**, 229 (1995)
6) Ikeda, I., Tomari, Y., Sugano, M., Watanabe, S., Nagata, J., Lipids **26**, 369 (1991)
7) 池田郁男，食品と開発 **31**(6), 13 (1996)
8) 池田郁男，臨床栄養 **87**, 245 (1995)
9) 有島俊治，鷺 信雄，青山敏明，森 弘之，油化学 **44**, 902 (1995)

10) Akoh, C. C., INFORM **6**, 1055 (1995)
11) Haumann, B. F., INFORM **8**, 1004 (1997)
12) 日置紘士郎, 医学のあゆみ **32**, 374 (1989)
13) 日置紘士郎, 中川 学, 古林温夫, 平松義文, 山本政勝, 臨床医 **13**, 2210 (1987)
14) 平松義文, 中川 学, 古林温夫, 光吉一弘, 日置紘士郎, 山本政勝, Jap. J. Parenter. Enter. Nutr. **10**, 119 (1988)
15) Smith, R. E., Finley, J. W., Leveille, G. A., J. Agric. Food Chem. **42**, 432 (1994)
16) 菅野道廣, 食品工業, **5 下**, 67 (1996)
17) 後藤直宏, 日本油化学会誌, **46**, 1299 (1997)
18) http://www.wral-tv.com/features/health-team/1997/0225-salatrim-part1/
19) Auerbach, M. H., Chang. P.W, Kosmark, R., O'Neill, J.J., Philips, J.C., Klemann, L.P., Structural Modified Food Fats ; Synthesis, Biochemistry, and Use, (Christophe, A.B., Ed.) p89, AOCS Press (1998)
20) Softly, B. J., Huang, A, S., Finley, J. W., Petersheim, M., Yarger, R. G., Chrysam, M. M., Wieczorek, R. L., Ottterburn, M. S., Manz, A., Templeman, G. J., J. Agric. Food Chem. **42**, 461 (1994)
21) Klemann, L. P., Aji, K., Chrysam, M. M., D'Amelia, R. P., Henderson, J. M., Huang, A. S., Otterburn M. S., Yarger, R. G., Boldt, G., Roden, J. R., J. Agric. Food Chem. **42**, 442 (1994)
22) Yan, Z.-Y., Huhn, S. D., Klemann, L. P., Otterburn, M. S., J. Agric. Food Chem. **42**, 447 (1994)
23) Huang, A. S., Delano, G. M., Pidel, A., Janes, L. E., Softly, B. J., Templeman, G. J., J. Agric. Food Chem. **42**, 453 (1994)
24) Huang, A.S., Robinson, L.R., Gursky, L.G., Pidel, A., Delano, G., Softly, B.J., Templeman, G.J., Finley, J. W., Leveille, G. A., J. Agric. Food Chem. **43**, 1234 (1995)
25) Henderson, J. M., Petersheim, M., Templeman, G. J., Softly, B. J., J. Agric. Food Chem. **42**, 435 (1994)
26) Huang, A. S., Robinson, L. R., Gursky, L. G., Profita, R., Sabidong, C. G., J. Agric. Food Chem. **42**, 468 (1994)
27) Huang, A. S., Robinson, L. R., Gursky, L. G., Pidel, A., Delano, G., Softly, B. J., Templeman, G. J., Finley, J. W., Leveille, G. A., J. Agric. Food Chem. **43**, 1834 (1995)
28) Huang, A. S., Robinson, L. R., Pelluso, T. A., Gursky, L. G., Pidel, A., Manz, A., Softly, B. J., Templeman, G. J., Finley, J. W., Leveille, G. A., J. Agric. Food Chem. **45**, 1770 (1997)
29) Klemann, L. P. Finley, J. W., Leveille, G. A., J. Agric. Food Chem. **42**, 484 (1994)
30) Finley, J. W., Klemann, L. P., Leveille, G. A., Otterburn, M. S., Walchak, C. G., J. Agric. Food Chem. **42**, 495 (1994)
31) Hayes. J. R., Finley, J. W., Leveille, G. A., J. Agric. Food Chem. **42**, 500 (1994)
32) Hayes, J. R., Wilson, N. H., Roblin, M. C., Mann, P. C., Kiorpes, A. L., J. Agric. Food Chem. **42**, 563(1994)
33) Hayes, J. R., Wilson, N. H., Pence, D. H., Williams, K. D., J. Agric. Food Chem. **42**, 552(1994)
34) Finley, J. W., Leveille, G. A., Dixon, R. M., Walchak, C. G., Sourby, J. C., Smith, R. E., Francis, K. D., Otterburn, M. S., J. Agric. Food Chem. **42**, 581(1994)
35) Scheinbach, S., Hayes, J. R., Carman, R. J., Zhou, D., Van Tassell, R. L., Wilkins, T, D, J. Agric. Food Chem. **42**, 572(1994)
36) Mattson, F. H., Nolen, G. A., Webb, M. R., J. Nutr. **109**, 1682(1979)
37) Hayes, J. R., Wilson, N. H., Pence, D. H., Williams, K. D., J. Agric. Food Chem. **42**, 528(1994)
38) Hayes, J. R., Wilson, N. H., Pence, D. H., Williams, K. D., J. Agric. Food Chem. **42**, 539(1994)
39) Finley, J. W., Walchak, C. G., Sourby, T. C., Leveille, G. A., J. Agric. Food Chem. **42**, 579(1994)
40) Hayes, J. R., Riccio, E. S., J. Agric. Food Chem. **42**, 515 (1994)
41) Hayes, J. R., Rudd, C. J., Mirsalis, J. C., Bakke, J. P., Winegar, R. A., Murli, H., J. Agric. Food Chem. **42**, 521 (1994)
42) サラトリム製品紹介パンフレット, カルター・フードサイエンス㈱
43) 浜中正樹, 食品と科学 **38** (4) 120(1996)
44) 食品と科学編, 食品と科学 **39** (9) 108(1997)
45) 食品と科学編, 食品と科学 **39** (10) 45(1997)
46) 浜中正樹, 食品工学 **40** (12) 32(1997)
47) 浜野弘昭, 健康・栄養食品研究, **1** 24(1998)
48) 浜中正樹, Bio Ind. **15** (2) 26(1998)

索　　引

ア　行

アカシアガム　25
悪性腫瘍　113
アクチノマイシン-D　106
アクチン　120
アジピン酸　54
アシルCoA:コレステロール アシルトランスフェラーゼ　162
アスパラギン酸アミノトランスフェラーゼ　245
アスピリン　116
アセタゾルアミド　44
アセチル-CoAシンテターゼ　49
アセチル化　73,122
アセチルコリン　56,61,66
アセチルサリチル酸　53
N-アセチルシスティン　117
アセト酢酸　52,69,210
アゾキシメタン　87,90,110
アゾレダクターゼ　92
アデニリルシクラーゼ　103
アデニン ヌクレオチド トランスロケース　54
アドリアマイシン　106
アトロピン　56
アポタンパク質　167,168
アポトーシス　108,130
アミノペプチダーゼ　101
アミノペプチダーゼ-N　189
α-アミノ-n-酪酸　222
アミラーゼ　66,68
アミロマイズ スターチ　13
アミロライド　44,46,63
アラキドン酸　76,104
アラニンアミノトランスフェラーゼ　245
アラビアガム　12,15,16,25,152,191
アラビノース　27
アラビノガラクタン　124
アルカリ ホスファターゼ　89,91,101,116,123,132,189
　　――値　245
アルギン酸　22
　　――ナトリウム　151,157
アンチポート　44
アンモニア　191

イソカプロン酸　29

イソ吉草酸　6,29,219
イソ酵素　90
イソブチルアミド　128
イソブチルオキシメチル酪酸　130
イソプレノイド　124
イソマルトオリゴ糖　21
イソ酪酸　6,29,219
　　――アミド　223
イソロイシン　29
イニシエーション期　88
イヌ　6,26,60
イヌリン　12,15,25,177
胃排出　59
陰窩　15,76,83
　　――細胞　73,79
　　――ラベル指数　218
インスリン　64,132,182
　　――様増殖（成長）因子　120
インターロイキン-8　197
インターロイキン-2　107
インドール　13
インドメタシン　57,69,116

ウアバイン　44
ウェルシュ菌　18
ウォンバット　7
ウサギ　7
ウマ　7
ウルソデオキシコール酸　173
ウロキナーゼ　112
ウロキナーゼ プラスミノーゲン アクチベーター　114

5,8,11-エイコサトリエン酸　117
エイコサペンタエン酸　76
APC遺伝子　123
壊死　108
S期　72,83
S状結腸　8
HLA複合体　108
HMG-CoA レダクターゼ　161,177
エトキシゾルアミド　44
M期　72
エリスロマイシン　32,219
エルカ酸　59

遠位結腸　4,17,26,29,46,56,63
塩化水銀　40
塩酸ナロキソン　57
塩酸プロカイン　57
塩酸ベラパミル　57
塩素イオン　62,63
エンドウ豆食物繊維　52

横行結腸　8
オーツ麦食物繊維　191
オーツ麦フスマ　142,150
オート麦ファイバー　15,25
オート麦フスマ　16
大麦フスマ　25
オクタノイル-CoAリガーゼ　54
1-オクチル酪酸　132
おなら　10,13
ω-酸化　54
オルト-ニトロベンジル酪酸　132
オルニチン　デカルボキシラーゼ　186
オレイン酸　243

カ　行

回腸　57
回腸瘻孔　78,79,81
回盲弁　8
潰瘍性大腸炎　52,217
拡散輸送　38
下行結腸　8
Caco-2細胞　121
ガス　10,13
ガストリン　65,80
カゼイン　140
活性酵素　116
褐藻　22
カテプシン　100
カプリル酸　38,54,59,66
カプリン酸　38
カプロン酸　6,38,61
ガラクツロン酸　27
ガラクトオリゴ糖　21
ガラクトシルスクロース　12,14
カラス麦フスマ　67
カラヤガム　12,15,25
顆粒球マクロファージ コロニー刺激因子　112
K^+-H^+ ATPアーゼ　47
カルシウム　58
　　──チャネル　57
カルシトニン　132
カルバコール　115
カルボキシメチルセルロース　194

癌遺伝子　122
カンガルー　7
ガングリオシド　101
肝細胞成長因子　221
肝臓　49
癌胎児性抗原　105
癌抑制遺伝子　122

蟻酸　6
キサンタンガム　12,15,16,25
キシラン　22
キシロース　27
キシロオリゴサッカライド　16,191
キシロオリゴ糖　25
キシロシルフラクトシド　12,14
吉草酸　6,56,66
キャノン点　8
キャベツ・セルロース　10
吸収　38
共役輸送　44
近位結腸　4,17,26,29,46,56

グアーガム　10,11,12,15,16,25,28,73,142,143,149,152,159,170,182,199
　　──酵素分解物　12
クエン酸　57
グリセルアルデヒド-3-リン酸 デヒドロゲナーゼ　101
グルカゴン　65,132
グルカゴン様ペプチド-1　184
β-グルクロニダーゼ　21,92
β-グルクロンダーゼ　89
グルコース　124,182,207
グルコース トランスポーター　81,184
グルコース トランスポーター2　207
グルコース耐性カーブ　183
α-グルコシダーゼ　40
グルコマンナン　182
グルコン酸　27
グルタチオン-S-トランスフェラーゼ　93
γ-グルタミルトランスフェラーゼ　245
グルタミン　193
グルタミン シンセターゼ　105
グルタミン酸　134
クローン病　115
β-グロビン　222
γ-グロビン　222
クロマチン　108
p-クロロマーキュリ安息香酸　40
p-クロロマーキュリフェニルスルホン酸　40

経上皮コンダクタンス　60
経上皮電位　60
β-血球素病　222
血漿グルカゴン様ペプチド2　207
血漿短鎖脂肪酸濃度　177
血中短鎖脂肪酸濃度　24
結腸　4
結腸切除手術　141,171
結腸紐　9
ケトン体　210,212
ケノデオキシコール酸　172
下痢　32,38,217
嫌気性連鎖球菌　18

コアラ　7
高インスリン血症　217
高カロリー輸液　207
i-抗原　105
l-抗原　105
紅藻　22
後腸　38
コール酸　172
コーン ファイバー　12,21
コーンスターチ　13,25
骨粗鬆症　113
コハク酸-CoA シンテターゼ　51
コハク酸デヒドロゲナーゼ　40
コプロスタノール　92,158,174
コプロスタノン　92,158
コホート研究　86
小麦フスマ　10,12,15,16,25,67,73,151,204
米フスマ　12,16,25
コラーゲン　230
コレシストキニン　65
コレスタノール　158
コレスチラミン　153,168
コレステノール　92
コレステノン　92
コレステロール　92,140,144,177,242
コレステロール 7α-ヒドロキシラーゼ　173,180
コンニャクマンナン　21

サ 行

サイクリックAMP　61,65
サイクリン　95
サイクリン依存性キナーゼ　95
β-サイクロデキストリン　13,152,177
臍帯静脈内皮細胞　134
細胞周期　72,95
細胞増殖　79,98
サイリウム　15,143,149,164,171

サイリューム　25
サイリュームハスク　67
酢酸　3,6,56,79,98
β-サラセミア症候群　222
サラトリム　234
サリチル酸　54

ジアシルグリセロール　65,75,90,126
4,4'-ジイソチオシアナトスチルベン-2,2'-ジスルホン酸　70
G_1期　72,83,110,130,132
G_2期　72,83
G-タンパク質　102,126
シクロオキシゲナーゼ　197
ジクロキサシリン　32,219
β-シクロデキストリン　25
ジサッカリダーゼ　189
シサプリド　10,14
歯周炎　113
歯周病　223
システィン感受性アルカリ ホスファターゼ　40
シタラビン　221
シトキサン　131
シトクロムP-450　92
β-シトステロール　174
シトラス ファイバー　15
シトラスペクチン　26
1,25-ジヒドロキシビタミンD　203
ジペプチジル アミノペプチダーゼ　101
ジメチルジスルフィド　13
ジメチルスルホキシド　105
ジメチルトリスルフィド　13
1,2-ジメチルヒドラジン　75,87,90,98
ジメチルホルムアミド　106
ジャイアントパンダ　6
ジャガイモ生澱粉　12,15,16,25
縦走筋　9
シュードモナス属　19
絨毛　15
酒石酸　57
腫瘍壊死因子　197
消化管ホルモン　68
上行結腸　8
上皮細胞　9,57
　──成長因子　74
上皮成長因子　69,221
漿膜　41
食物繊維　1,140,217
心筋梗塞　53
人工肛門　31
浸潤　113

シンチグラム　60
シンポート　44

膵液　65
水素　13,98
水素イオン　43
膵臓　64
スカトール　13
スクラーゼ　101
スサビノリ　22
スチルベン　40
ステアリン酸　237,243
スティグマステロール　174
ストラクチャード・トリグリセリド　234
ストラクチャード・リピッド　234
スパスモリティック ポリペプチド　115
スベリン酸　54

セクレチン　65
セラミド　230
セルロース　15
前胃　1,6
繊維芽細胞　83
線維芽細胞成長因子　221
腺癌　88
腺腫　88
先端膜ベシクル　62

増殖　126
組織適合性複合体　108
ソマトスタチン　61,65,115

タ 行

第一胃　77
大豆オリゴ糖　21
大腸　8
　　――陰窩　118
　　――癌　86
　　――菌　19
　　――疾患　217
　　――大腺腫症　124
　　――吻合　217
胎便　31
胆汁酸　144,170
短腸症候群　217
タンニン　159
短絡電流　60,68

チッコリー・オリゴフラクトース　16
チッコリーイヌリン　16
窒素代謝　191

チトクロームC オキシダーゼ　100
チミジン　72,99
チミジン キナーゼ　73,89
中位結腸　56,63
中鎖脂肪酸トリグリセリド　215,246
虫垂　8
チューブリン　120
腸管トレフィル因子　115
朝鮮人参　22
直腸　4,8
チロシン キナーゼ　123
チロシン ホスファターゼ　95

DNA アーゼ　126
ティッシュー インヒビター マトリックス メタロプロ
　ティナーゼ　113
デオキシコール酸　118,173
テトロドトキシン　56
7α-デヒドロキシラーゼ　92
転移　113
電解質　198

糖質代謝　182
トポイソメラーゼ　120
トランスグルタミナーゼ　112
トランスフォーミング成長因子　95,112
トランスフォーミング増殖因子　221
トリアセチン　210,234
トリカルボン酸サイクル　50
トリグリセリド　165,179,242
トリブチリン　128,214,234
トリプロピオニン　234
トレハラーゼ　101
トレフォイル ペプチド　114

ナ 行

内視鏡スコア　220
ナチュラルキラー細胞　108
Na^+-K^+ATP アーゼ　47
ナトリウム-グルコース コトランスポーター　184,207

二酸化炭素　49
ニトロレダクターゼ　92
乳酸　40,56
　　――桿菌　18
　　――デヒドロゲナーゼ値　245

ネクローシス　108
ネコ　26
ネロリ油　133
粘膜　15,41

――細胞　39

脳梗塞　54
脳腸ホルモン　68
ノボビオチン　120
ノルジヒドログアヤレト酸　117

ハ　行

パーオキシド　117
杯細胞　9
バクテロイデス　18
バゾプレシン　69
バチルス属　19
ハッカ油　133
白血病　128
パッチ-クランプ　67
パラサイロイドホルモン　203
パラチノース　21
バラ油　133
バリノマイシン　44
バリン　29
ハルトマン術式　70,78
バレリアン酸　3
反芻動物　1

ヒアルロン酸　230
pH分配説　41
P-糖タンパク質　106
ビート・パルプ　15
ビート食物繊維　140,154,168,183
非撹拌水層　42
ヒストン　73,100,122,126
ヒストン　デアセチラーゼ　126
ビタミン　244
　　――D_3　101
　　――E　117
ヒツジ　7
3-ヒドロキシ-3-メチルグルタリル・コエンザイムA　125
3-ヒドロキシ-3-メチルグルタリル-CoAレダクターゼ　160
α-ヒドロキシ酸　230
ヒドロキシ尿素　83,84
25-ヒドロキシビタミンD　203
ヒドロキシプロピルメチルセルロース　157,164
ヒドロキシプロリン　29
3-ヒドロキシ酪酸　53
β-ヒドロキシ酪酸　207,210
ピバムピシリン　33,219
ピバリルオキシメチル酪酸　130
ヒヒ　182

皮膚　230
ビフィズス因子　20
ビフィズス菌　18
ビフィドバクテリア　16
肥満　217
病原性大腸菌　225
ピルビン酸　40,69
ピルビン酸キナーゼ　188
ビンブラスチン　106

フィチン酸　199
フィブロネクチン　112
α-フェトプロテイン　132
フェニルアラニン　133
フェニル酢酸　133,223
4-フェニル酪酸ナトリウム　131
フェントールアミン　70
フコダイン　22
1,3-ブタンジオール　214
ブドウ球菌　19
ブメタナイド　61
フラクトース　207
フラクトオリゴサッカライド　15,16,191,200
フラクトオリゴ糖　21,25
プラスミノーゲン　112
プラスミノーゲン　アクチベーター　100,112
プラスミノーゲン　アクチベーター　インヒビター　112
プラスミン　112
プランタゴオバタ　21,143
プリン　101
フルーツ酸　230
プレバイオティクス　20
プロカイン　56
プログルカゴン　184,187,208
　　――様ペプチド　81
プロスタグランジンE　76
　　――E_2　119,196
　　――I　76
フロセミド　44
プロテアーゼ　112
プロテイン　キナーゼ　89,102
　　――C　65,89
プロテオグリカン　112
プロト癌遺伝子　122
プロトゾア　1
プロバイオティクス　20
プロピオニル-CoA　カルボキシラーゼ　51
プロピオニル-CoA　シンテターゼ　51
プロピオン酸　3,6,56,60,79,98,180,205
　　――カルシウム　177
　　――ナトリウム　156,185

プロプラノール　69
ブロムヘキサメトニウム　57
プロモーション期　88
ブロモデオキシウリジン　72,89
プロリン　29
分化　120,126
分岐短鎖脂肪酸　29
分配係数　42
糞便　9
分裂指数　72,75

平滑筋　9
β-酸化　54
ベーヨネラ　18
ヘキサメソニウム　61
ヘキサメチレン ビスアセトアミド　99
ヘキソキナーゼ　188
ペクチン　12,15,16,25,142,149,152,166,198
ベシクル　39
ペトロセリン酸　59
ペニシリン　33,219
ペプシン　194
ペプチドYY　68,80
ヘモグロビロン　202,222
ペンタクロロベンゼン　93
便秘　34

ホスホフラクトキナーゼ　188
ホスホリパーゼ　197
　——C　126
ポリデキストロース　15,21

マ 行

マクロファージ　196
マコンブ　22
マトリックスメタロプロティナーゼ　113
豆ファイバー　25
マルターゼ　102
慢性関節リウマチ　113
マンナン　22
マンノース モノ酪酸-1 モノアセトン　132
α-マンノシダーゼ　40

ミエロパーオキシダーゼ　225
ミクロフローラ　18
ミリストオレイン酸　59

無機質代謝　243
ムチン層　42
β-ムリコール酸　173

メタロチオネイン　132
メタン　27,98,209
メタンチオール　13
メチル化　100
メチルセルロース　12,25
メチルマロニル-CoA ムターゼ　51
2-メチル酪酸　29
メバスタチン　125
メバロン酸　124,128
メバロン酸-5-ピロリン酸 デカルボキシラーゼ　135
メバロン酸-5-リン酸 キナーゼ　135
メバロン酸キナーゼ　135
メルサリール酸　40
免疫　196
盲腸　4,8,46
盲腸・結腸切除手術　141,171
盲腸切除手術　141,171
モノアセトアセチン　212
モノアセトン グルコース-3-酪酸　110,129
モノカルボン酸トランスポーター　40
門脈　49
門脈血　32

ヤ 行

UDP-グルクロノシル トランスフェラーゼ　93
ユウバクテリウム　18
輸送時間　59

ラ 行

ライ症候群　54
酪酸　3,6,49,56,62,77,79,83,98,121
　——アルギニン　129,132,222
　——イオン　63
　——ナトリウム　218
ラクターゼ　101
ラクチトール　13,16
ラクツロース　13,21,25,27,195
ラクトスクロース　21,25
ラクトチール　25
ラジオテレメトリー　94
ラフィノース　21,124
ラベル指数　75,118
ラベル指標　72
ラミニン　112,114
ラムノース　27
ランゲルハンス島　65

リソコール酸　92
リトコール酸　172
リボース　27
リポタンパク質　144,146,166

硫化水素　13
硫酸アトロピン　61
リンゴパルプ　25
リン脂質　169
輪状筋　9
リンパ球　196

ルーメン発酵　1

レジスタント　スターチ　12,13,153,174,182
レシチン　コレステロールアシルトランスフェラーゼ
　　166
レチノイン酸　101,105
連鎖球菌　18
鎌状形赤血球性貧血症　222

ロイシン　29,210
ローカストビーンガム　26
ロペラミド　10,14

[欧　　文]

A

acetazolamide　44
acetyl-CoA synthetase　50
N-acetylcystein　117
actin　120
actinomycin-D　106
acylCoA:cholesterol acyltransferase　162
adenine nucleotide translocase　54
adeno matous polyposis coli gene　123
adenocarcinoma　88
adenoma　88
adenylyl cyclase　103
adriamycin　106
alanine aminotransferase　245
alkaline phosphatase　91,116,245
amiloride　44
α-amino-n-butyric acid　222
aminopeptidase　101
amylomaize starch　13
anterior colon　4
antiport　44
APC gene　123
apical membrane vesicle　62
apoptosis　108
argininebutyrate　129,222
aspartate aminotransferase　245
atropine　56
azoreductase　92

azoxymethane　87,90,110

B

Bacillus　19
Bacteroidaceae　18
Bacteroides ovatus　22
beet fiber　140
beet pulp　15
bifidobacteria　16
Bifidobacterium　18
―― *adolescentis*　22
―― *animalis*　17
―― *bifidum*　17
―― *longer*　20
bumetanide　61
1,3-butanediol　214

C

caecum　4
carbachol　115
carcinoembryonic antigen　105
cathepsin　100
cecectomy　141
cerebral infarction　54
c-*fos*　81,123
p-chloromercuribenzoate; PCMB　40
p-chloromercuribenzosulphonic acid　40
cholecystokinin　65
cholestanol　158
cholestenone　92
cholesterol　92
cholesterol 7α-hydroxylase　173
cholestyramin　153
cholestyramine　168
cisapride　10
citrus fiber　15
c-*jun*　81
Clostridiun ramosum　22
Clostridum perfingens　18
c-*myc*　81,123
Cohort study　86
colectomy　141
colon　4
coprostanol　92,158,174
coprostanone　92,158
corn starch　13
coupled transport　44
Crohn's disease　115
cyclin-directed kinase　95
cyclooxygenase　197
cystein-sensitive alkaline phosphatase　40

255

cytarabine 221
cytochrome C oxidase 100
cytochrome P-450 92
cytoxan 131

D

D600 58
7α-dehydroxlase 92
deoxycholic acid 118
diarrhoea 217
dicloxacillin 32,219
1,25-dihydroxyvitamin D 203
dimethyl disulfide 13
1,2-dimethylhydrazine 75,87,90
dimethyl trisulfide 13
dimethylformamide 106
dimethylsulfoxide 105
dipeptidyl aminopeptidase 101
disaccharidase 189
DNA 100

E

EGF 221
epidermal growth factor 69,74,221
erucic acid 59
erythromycin 32,219
Escherichia coli 19
ethoxzolamide 44
Eubacterium 18
external ileal fistula 78

F

factor 112
α-fetoprotein 132
FGF 221
fibroblast growth factor 221
fibronectin 112
furosemide 44

G

galactosylsucrose 12
gastric emptying 59
gastrin 65
gellan 12,15,25
GLP-1 184
GLP-2 184,207
glucagon 65
glucagon-like peptide-1 184
glucose transporter 2,81,184,207
α-glucosidase 40
β-glucuronidase 92

GLUT2 184,207
glutamine synthetase 105
γ-glutamyltransferase 245
glutathion-S-transferase 93
glyceraldehyde-3-phosphate dehydrogenase 101
GM-CSF 112
granulocyte macrophage colony stimulating factor 112
guar gum 142
gulcagonlike peptide 2 207

H

β-homoglobinopathy 222
HDL 155,166
hepatocyte growth factor 221
hexamethonium bromide 57
hexamethylene bisacetamide 99
hexokinase 188
HGF 221
hindgut 38
histocompatibility complex 108
histone deacetylase 126
HMG-CoA 125
human umbilical vein endothelial cell 134
3-hydroxy-3-methylglutaryl coenzymeA 125
3-hydroxy-3-methylglutaryl-CoA reductase 161
hydroxyurea 83
25-hydroxyvitamin D 203

I

IGF 120
IL-8 197
ileorectomy 141
indole 13
indomethacin 57
initiation stage 88
insulin 65
insulin-like growth factor 120
interleukin-2 107
interleukin-8 197
intestinal trefoil factor 115
invasion 113
isobutyramide 128
isobutyrateamide 223
isoprenoids 125
isozyme 90
ispaghula 12,15,25
ITF 115

K

K⁺-H⁺ATPase 47
ketone body 212
K-*ras* 123

L

labeling index 72
lactase 101
lactate dehydrogenase 245
lactitol 13
Lactobacillus 18
lactulose 13,195
laminin 112
Langerhans 65
LCAT 166
LDL 147,166,167
lecithin-cholesterol acyltransferase 166
leukemia 128
loperamide 10
luminal membrane 39

M

α-mannosidase 40
matrix metalloproteinase 113
meconium 31
mersalyl acid 40
metastasis 113
methallothionein 132
methanethiol 13
mevalonate 124
mevalonate kinase 135
mevalonate-5-phosphate kinase 135
mevalonate-5-pyrophosphate decarboxylase 135
mevastatin 125
mitoic index 72
monoacetoacetin 212
monocarboxylate transporter 40
mucosal 41
β-muricholic acid 173
myeloperoxidase 225
myocardial infarction 53
myristoleic acid 59

N

Na⁺-K⁺ATPase 47
naloxone hydrochloride 57
necrosis 108
nitroreductase 92
novobiocin 120

O

oat bran 142
1-octyl butyrate 132
oncogene 122
ornithine decarboxylase 186
ortho-nitrobenzyl butyrate 132
ouabain 44

P

pancreas 64
parathyroid hormone 203
patch-clamp 67
pectin 142
penicillin 33,219
pentachlorobenzene 93
peptideYY 68
Peptococcaceae 18
petroselinic acid 59
P-glycoprotein 106
Phenylacetic acid 133
phenylbutyrate 223
phosphofructo kinase 188
phospholipase 197
pH-partiton theory 41
pivalyloxymethyl butyrate 130
pivampicillin 33,219
Plantago ovata 21
plasmin 112
plasminogen 112
plasminogen activator 100,112
plasminogen activator inhibitors 112
posterior colon 4
prebiotics 20
probiotics 20
procaine 56
procaine hydrochloride 57
proglucagon 184
proglucagon-like peptide 81
promotion stage 88
protein kinase 102
protein kinase C 89
proteoglycans 112
proto-oncogene 122
Pseudomonas 19
psyllium 15,143
pyruvate kinase 188

R

radiotelemetry 94
rectum 4

Reye syndrome 54
rumen 1
rumen fermentation 1

S

SALATRIM 234
salicylic acid 54
scintigram 60
serosal 41
SGLT-1 184,207
short-bowel syndrome 217
short-circuit current 60,68
sickle cell anemia 222
β-sitosterol 174
skatole 13
sodium 4-phenylbutyrate 131
sodium-glucose cotransporter 184,207
somatostatin 115
somatostatin 61,65
spasmolytic polypeptide 115
Staphylococcus 19
stigmasterol 174
Streptococcus 18
structured lipid 234
structured triglyceride 234
succinate dehydrogenase 40
sucrase 101
symport 44

T

TCA cycle 50
tetrodotoxin 56
TGF 221
β-thalassemia syndrome 222
thymidine kinase 73
tissue inhibitor matrix metalloproteinase 113
TNF 197
topoisomerase 120
tragacanth 12,15,25
transforming growth factor 95,112,221
transglutaminase 112
transit time 59
transmucosal conductance 60
transmucosal potential difference 60
trefoil peptide 114
treharase 101
triacetin 210
tributyrin 128,214
tubulin 120
tumor necrosis factor 197
tumor suppressorgene 122

tyrosine kinase 123

U

UDP-glucuronosyltransferase 93
ulcerative colitis 52,217
unstirredwater layer 42
urokinase 112
urokinase plasminogen activator 114

V

valinomycin 44
vasopressin 69
Veillonella 18
verapamil hydrochloride 57
vinblastine 106

X

xylosylfructoside 12

◇ 著者略歴 ◇

原　健次（はら・けんじ）

　九州大学農学部農芸化学科で蛋白質化学，コーネル大学医学部で糖質化学，花王石鹸㈱(現花王㈱)で脂質化学，栄養生理学，研究開発・商品開発マネージメントの実務およびその手法を習得。花王㈱ではおしりを清潔にする"サニーナ"を発明，事業化を手掛け現在まで根強いファンに支えられている。

　また10数年前に発見したジアシルグリセロールの血清トリグリセリド濃度上昇抑制作用という栄養生理的特性が，昨年「体脂肪になりにくい食用油」健康エコナクッキングオイルとして上市されヒット商品となる。

　今から約10年前，自分で実験出来なくなりボケ防止のため，生理活性脂質についての総説を雑誌「油脂」に掲載開始，現在も継続中。

　現在花王㈱商品安全性推進本部でリスク・コミュニケーション担当，愛媛大学客員教授，ウルトラマラソン・ランナーとして全国を行脚中。脂質生化学，機能性脂質，研究開発マネージメント，商品開発マネージメント，ウルトラランニング関連の著書，共著多数。

生理活性脂質

短鎖脂肪酸の生化学と応用

2000年12月12日　初版第1刷発行

著者　原　　健　次
発行者　桑　野　知　章
発行所　株式会社　幸(さいわい)　書　房
東京都千代田区神田神保町1-25
Printed in Japan　　電話　東京 (3292)3061(代表)
2000ⓒ　　振替口座　00110-6-51894番

日本出版制作センター

本書を引用または転載する場合は必ず出所を明記して下さい。
Ⓡ本書の全部または一部を無断で複写複製（コピー）することは，著作権法上での例外を除き，禁じられています。本書からの複写を希望される場合は，日本複写権センター(03-3401-2382)にご連絡下さい。

ISBN4-7821-0177-5　C3047